LA SABIDURÍA DE
LA MENOPAUSIA

CHRISTIANE NORTHRUP

La sabiduría
de la menopausia

Cuida de tu salud física
y emocional durante
este periodo de cambios

URANO

Argentina - Chile - Colombia - España
Estados Unidos - México - Uruguay - Venezuela

Muchas de las historias de casos que aparecen en este libro son combinaciones de varias, y se han cambiado los nombres y características individuales. Sin embargo, reflejan situaciones reales de la vida de las miles de mujeres perimenopáusicas a las que he atendido en mi trabajo a lo largo de los años. Si crees reconocerte en alguno de estos casos, las similitudes son pura coincidencia, a no ser que me hayas dado tu permiso por escrito para relatar aquí tu historia.

Título original: *The Wisdom of Menopause*
Editor original: Bantam Books, Nueva York
Traducción: Amelia Brito A.

© 2001, 2006 *by* Christiane Northrup, M.D.
Ilustraciones: Judith E. Barrington
© de la traducción, 2002, 2009 *by* Amelia Brito A.
This translation published by arrangement with The Bantam Dell Publishing Group, a division of Ramdom House, Inc.
All Rights Reserved
© 2002, 2009 *by* Ediciones Urano, S.A.
  Aribau, 142, pral. - 08036 Barcelona
  www.mundourano.com
  www.edicionesurano.com

ISBN: 978-84-7953-727-2
Depósito legal: B. 47.375 - 2009

Fotocomposición: Ediciones Urano, S.A.
Impreso por Romanyà Valls, S.A. - Verdaguer, 1
08786 Capellades (Barcelona)

Impreso en España - *Printed in Spain*

*Dedico este libro al espíritu pionero personificado por las mujeres
de la generación de los años cincuenta.*

Índice

Lista de figuras

Agradecimientos

En primer lugar quiero manifestar mi gratitud a todas aquellas personas que me ayudaron con sus conocimientos especializados a dar a luz la primera edición de este libro, durante mi perimenopausia a comienzos de 2000, en especial a la doctora Mona Lisa Schulz y al doctor Joel Hargrove.

Por esta versión puesta al día quiero dar las gracias de corazón a:

Irwyn Applebaum, presidente de Bantam Books, por todos los años de apoyo y consejos.

Toni Burbank y Beth Rashbaum, por su magistral trabajo de preparación.

Ned Leavit, por ser un agente compañero del alma.

Barb Burg y Theresa Zorro, por sus veteranas dotes publicitarias.

Nancy Etnier y Hope Matthews, mis profesoras de Pilates, por ayudarme a transformar mi cuerpo en la edad madura.

La doctora Dixie Mills, por hacerme partícipe de tu compasión y pericia médica en lo relativo a la salud de los pechos.

La doctora Erika Schwartz, por tu veracidad, tu amistad y tu integridad para abordar la menopausia y la terapia hormonal.

El doctor Ray Strand, por su valor y sabiduría para poner en un formato tan útil sus observaciones clínicas para ayudar a las personas a sanar e invertir los efectos del estrés glucémico.

Fern Sao y su hija Maureen Manetti, por sus conocimientos y habilidad en la medicina china tradicional, y por hacer que mi *chi* siga circulando libremente.

Mi equipo de Hay House, Louise Hay, Reid Tracy, Ron Tillinghast, Margarete Nielsen, Donna Abate y Nancy Levin, por ayudarme placenteramente a producir mi hoja informativa y mis programas en la PBS, y por orquestar también maravillosas charlas.

Judie Harvey, por su hoja informativa y sus dotes para editar cartas por e-mail, y por su fabuloso sentido del humor.

Deena Spear, mi amiga y colega, sanadora vibracional que nos mantiene bien afinadas a mí y a mi vida.

Katy Koontz, por vivir tu arquetipo del escriba con tanta habilidad, velocidad y garbo. Has sido un tesoro durante mi trabajo de revisión.

Sue Abel, por ayudarme a mantener mi casa limpia, reposada y bella, y por cuidar tan bien de mis gatos cuando no estoy.

Mike Brewer, por tener bien mantenidos y bellos mi casa y terreno.

Abby Shattuck, por tus cualidades en jardinería y sentimientos por las plantas y la tierra.

Chip Gray y la familia Gray de la Harraseeket Inn de Freeport, por ofrecer deliciosas jornadas gastronómicas con alimentos biológicos en un hermoso ambiente. Habéis creado un oasis incomparable de comodidad, agrado y nutrición que aprecio muchísimo.

El personal de la Royal River Grillhouse de Yarmouth, por sus sustentadores y estimulantes almuerzos de trabajo todos los días.

Paulina Carr, por tu animosa disposición a hacer lo que sea necesario hacer, y por tu capacidad para perseverar hasta que obtienes una respuesta.

Janet Lambert, por tus excelentes dotes para la contabilidad y en general por tu fabulosa actitud de estar en todo.

Diane Grover, por ser la roca central de mi trabajo, manteniéndolo todo organizado, ordenado y agradable; te agradezco muchísimo también por darme ánimo en mi vida personal siempre y formar parte integrante de mi familia. Eres un genio del primer chakra por quien siento una enorme gratitud cada día.

Charlie Grover, el marido de Diane, cuyos buen humor y disposición a apoyar y ayudar son preciosos.

Mi hermana, Penny Northrup Kirk, y su marido Phil, por ser tan buenos amigos y socios perfectos en Team Northrup.

Mi madre Edna, por continuar siendo un estímulo cuanto le permiten sus más de ochenta años. A mi difunto padre, George Wilbur, cuyo trabajo fue la inspiración para mi trabajo sobre la salud de las mujeres. Y a mis hermanos, John y Bill, y sus esposas, Annie y Lori. Os quiero más de lo que sé decir.

Por último a mis dos hijas veinteañeras, Annie y Katie. Las dos me dais una enorme fe en el futuro, y os quiero con todo mi corazón.

DRA. CHRISTIANE NORTHRUP

Introducción

Comienza el viaje

Durante el año o el par de años anteriores a mis primeras faltas entre reglas, comencé a experimentar una creciente irritabilidad siempre que me interrumpían cuando estaba trabajando o tenía que contender con compañeros o empleados que no estaban tan comprometidos como yo con el trabajo. Mirando en retrospectiva, recuerdo que cuando estaba en la treintena, y mis hijas eran pequeñas, sus interrupciones, ya fuera que estuviera escribiendo un artículo o hablando por teléfono, sólo me causaban una irritación moderada. Mi cariño y mi preocupación por su bienestar solían superar cualquier rabia o frustración que hubiera podido sentir.

Pero al acercarme a la menopausia me vi incapaz de tolerar distracciones, por ejemplo cuando mi hija de dieciocho años me preguntaba: «¿A qué hora vamos a cenar?», sabiendo perfectamente que yo estaba ocupada. ¿Por qué era siempre responsabilidad mía entrar en la cocina y empezar a pensar en la necesidad de alimentarse de mi familia, aunque yo no tuviera hambre y estuviera profundamente concentrada en un trabajo? ¿Por qué mi marido no empezaba a hacer los preparativos de la cena? ¿Por qué mi familia parecía estar casi totalmente paralizada cuando se trataba de preparar una comida? ¿Por qué esperaban todos en la cocina, como si no fueran capaces de poner la mesa o servir un vaso de agua mientras no entrase yo y anunciase mi presencia diciendo: «Mamá ya está aquí; ahora vamos a comer»?

Lo mismo ocurría cuando era la hora de subir al coche para salir de fin de semana o de vacaciones. Sólo cuando yo me ponía en marcha hacia la puerta, se movilizaba el resto de la familia. Era como si mi presencia les hiciera perder su iniciativa personal para hacerse cargo de una situación, fuera una comida o un viaje familiar. Sin embargo, mientras mis hijas eran pequeñas, yo lo aceptaba con muy buena voluntad como parte de mi papel de esposa y madre, y al hacer eso, sin saberlo lo perpetuaba, en parte porque ser indispensable era muy agradable.

Durante mi perimenopausia perdí la paciencia respecto a ese comportamiento en todos los aspectos, tanto en casa como en el trabajo. Sentía en mi interior un volcán a punto de hacer erupción y una voz que rugía: «¡Basta! Sois personas sanas y capaces. Todos sabéis conducir un coche y hacer hervir agua. ¿Por qué mi energía tiene que seguir siendo el principio organizador aquí?». Mi indignación aumentaba al mascullar para mis adentros: «Si yo fuera un hombre en la plenitud de su vida y en la cima de su carrera, no me interrumpirían así. ¡Todos estarían imaginando formas de ayudarme, no haciendo todo lo contrario!».

Poco sabía yo entonces que esos pequeños estallidos de irritación por insignificantes asuntos de la dinámica familiar eran los primeros golpecitos en la puerta que lleva el letrero «Sabiduría menopáusica», e indicaban que necesitaba renegociar algunas de mis pautas de relación habituales. Tampoco sabía que cuando empezara a experimentar faltas de reglas y sofocos, mi vida tal como había sido durante el anterior cuarto de siglo ya estaría en el umbral de la transformación total. A medida que mi naturaleza cíclica se renovaba completamente, puse bajo el microscopio todas mis relaciones importantes y empecé a sanar los asuntos inconclusos de mi pasado, a experimentar las primeras punzadas de dolor del síndrome del nido vacío y a establecer una relación totalmente nueva y emocionante con mi creatividad y mi vocación.

Toda la transformación que iba a experimentar fue espoleada, apoyada y alentada por los cambios cerebrales y corporales, complejos y complicados, que forman parte de la transición menopáusica, que llegan sin anunciarse y que son inevitables y muchas veces abrumadores. En esta transformación de la mitad de la vida influyen muchas, muchísimas cosas además de las «hormonas enloquecidas». Los estudios de investigación sobre los cambios fisiológicos que se producen en la mujer perimenopáusica revelan que, además del cambio hormonal que pone fin a la edad reproductora, nuestro cuerpo, y concretamente el sistema nervioso, se reorganiza. Es así de sencillo: el cerebro cambia. Esta remodelación, o «recableado», de los circuitos cerebrales influye en los pensamientos de la mujer, en su capacidad de concentrarse y en la cantidad de combustible que va a los centros de la intuición de los lóbulos temporales. Después de trabajar con miles de mujeres que han pasado por este proceso, y de experimentarlo yo misma, puedo decir con gran seguridad que la menopausia es una fascinante fase de desarrollo, una fase que, si participamos en ella conscientemente, contiene enormes promesas de transformación y curación de nuestro cuerpo, nuestra mente y nuestro espíritu en los planos más profundos.

Como mujer que está comenzando la segunda mitad de su vida, formo parte de una población sin precedentes de 45.600.000 de mujeres fuertes, sólo en Estados Unidos. Este grupo ya no es invisible ni silencioso, sino una fuerza que hay que tomar en cuenta: educadas, elocuentes, complejas en nuestros conocimientos de la ciencia médica y resueltas a tomar el mando de nuestra salud. Piénsalo: más de cuarenta y cinco millones de mujeres, todas experimentando al mismo tiempo el mismo tipo de puesta al día de nuestros circuitos. En virtud de nuestro número, como también de nuestra influencia social y económica, somos poderosas, y un posible peligro para cualquier institución construida sobre el sistema establecido. Es una apuesta segura decir que el mundo va a cambiar, de buena o mala gana, junto con nosotras. Y es probable que lo haga para mejor.

No es casualidad que el actual movimiento de curación psicoespiritual esté formado en gran parte por mujeres de entre treinta y más de sesenta años. Estamos despertando en masa, y comenzando a transmitir al mundo un muy necesitado mensaje de salud, esperanza y curación.

Mi experiencia personal me dice que la desaparición del velo hormonal durante la perimenopausia, del ciclo mensual de hormonas reproductoras que tienden a mantenernos centradas en las necesidades y los sentimientos de los demás, puede ser a la vez liberadora y perturbadora. Esto lo confirma el elevado índice de separaciones, divorcios y cambios vocacionales que se da en la edad madura. Yo, por ejemplo, siempre me había imaginado casada con el mismo hombre toda mi vida, los dos envejeciendo juntos. Este ideal había sido uno de mis sueños más acariciados. Como miles de otras mujeres, en la edad madura he tenido que renunciar a mis fantasías de cómo pensaba que sería mi vida. He tenido que enfrentarme cara a cara con el antiguo dicho sobre lo difícil que es perder lo que nunca se ha tenido en realidad. Esto significa abandonar todas las ilusiones, y es muy difícil. Pero para mí el problema fue algo más que dónde y con quién envejecería. Fue un aviso, salido desde lo más profundo de mi espíritu, que me dijo: «Crecer o morir». Esas eran mis opciones. Elegí crecer.

Edad madura: redefinición de la creatividad y el hogar

La identidad y la autoestima de la mayoría de las mujeres vienen marcadas por sus relaciones; esto es así incluso en el caso de mujeres que tienen mucho poder en su trabajo y en el de aquellas que han decidido no casarse. En cambio, la identidad y la autoestima de los hombres provienen, en su mayor parte, del mundo exterior: su trabajo, sus ingresos, sus logros, los honores que reciben. Esta pauta puede cambiar en la edad madura, en los dos sexos.

A esta edad, las mujeres suelen comenzar a dirigir más energía hacia el mundo exterior, que de pronto se les aparece como una inmensa, nueva e invitadora fuente de recursos por explorar, de expresión creativa y de autoestima. Mientras tanto, hombres de la misma edad, que podrían estar experimentando una especie de menopausia masculina, suelen sentirse hastiados del mundo, dispuestos a jubilarse, apoltronarse y escapar de las batallas de su lugar de trabajo. Es posible que sientan que sus prioridades se trasladan a su interior, a la casa, el hogar y la familia.

Hay ironía en esta transposición: el hombre comienza a buscar relaciones para que le den «fuerza»; la mujer se siente biológicamente preparada para explorar el mundo exterior. En las parejas casadas, esto suele producir un drástico cambio de papeles. En el mejor de los mundos posibles, el hombre se jubila o reduce su horario de trabajo, se convierte en el principal cocinero y encargado de las tareas domésticas, y ofrece apoyo emocional y práctico a su mujer para que se pueda dedicar a sus nuevos intereses. Ella, por su parte, sale al mundo: abre un negocio o una empresa, estudia o hace lo que sea que le dicte el corazón. Si la relación es flexible y resistente, ambos se adaptan a sus nuevos papeles. Si no, es posible que él envidie el éxito y la independencia de su mujer y la presione para que continúe atendiéndolo como ha hecho siempre; incluso podría contraer una enfermedad cardiaca o sufrir una hipertensión grave, como ocurre muchas veces. Es importante recalcar que esto no es un acto intencionado; él simplemente responde a los dictados de nuestra cultura sesgada.

En estos casos, la mujer suele encontrarse en la difícil posición de tener que elegir entre volver al papel de cuidadora para atender a su marido a costa de sacrificar sus necesidades, o dedicarse a sus intereses creativos. Esta es una historia antigua, común a mujeres de muchas culturas, no sólo de la nuestra. La mujer menopáusica, que se está convirtiendo en la reina de sí misma, se encuentra en una encrucijada de la vida, indecisa entre el camino viejo que siempre ha conocido y un camino nuevo con el que ha empezado a soñar. Una voz del camino viejo (en muchos casos, la del marido) le ruega que continúe en su lugar: «Envejece conmigo; lo mejor está por venir». Pero desde el camino nuevo otra voz la invita, implorándole que explore aspectos de sí misma que han estado dormidos durante sus años de concentrarse en el cuidado y atención a los demás y en sus necesidades. Se está preparando para darse a luz a sí misma y, como ya saben muchas mujeres, el proceso del parto no se puede detener sin que haya consecuencias.

Cuidar de otros y dedicarse a intereses personales inexplorados son dos cosas que no se excluyen entre sí necesariamente, pero nuestra cultura hace parecer que sí, apoyando siempre lo primero a expensas de lo segundo. Esto forma parte de lo que hace que la transformación de la edad madura sea tan difícil, como yo sé muy bien.

Por qué escribo ahora un libro sobre la menopausia

Aunque durante más de veinte años he trabajado con mujeres menopáusicas, juré que no escribiría un libro sobre este tema mientras no pasara yo por ese proceso. Sabía que de la experiencia directa de esta transición aprendería algo que no podría aprender de ninguna otra manera. Mi enfoque personal del embarazo y el parto, por ejemplo, cambió totalmente y se profundizó cuando tuve a mis dos hijas. Lo mismo me ha ocurrido respecto a la transición menopáusica y sus retos anejos.

Para algunas personas es sorprendente que un médico, sea hombre o mujer, revele algo de su vida personal. Pero yo siempre me he sentido cómoda con la idea de que lo que tengo para ofrecer como mujer, esposa y madre es tan valioso como lo que tengo para ofrecer como profesional de la medicina, que ambas cosas son igualmente válidas como instrumentos de enseñanza y se refuerzan entre sí. En realidad, encuentro inimaginable la idea de dividirme en dos personas: una para el trabajo y la otra para el hogar. Esto no es sincero, y crea una barrera a la comunicación total en ambos frentes. Por eso, durante toda mi carrera profesional como médica, cirujana y profesora de los temas relativos a la salud femenina, he tratado a mis clientas y alumnos a partir de la totalidad de lo que soy, en todos mis papeles. Y dado que este modo de comunicarme ha tenido por consecuencia tal cantidad de aprecio y aceptación por parte de mis clientas y lectoras, nuevamente he encontrado el valor para exponer en este libro algunas de mis experiencias.

La cultura en general y la profesión médica en particular aconsejan a los médicos reservarse sus historias personales, sobre todo cuando entrañan emociones difíciles como el miedo o la rabia, supuestamente porque parecer demasiado humanos podría minar nuestra autoridad. Sin embargo, a lo largo de los años he descubierto que nada ilustra con más eficacia un punto ni es tan útil para mis clientas como una historia personal sincera. Decir la verdad sobre mi vulnerabilidad como ser humano normal también me ha sido útil a mí. Este es, al fin y al cabo, uno de los motivos de que los programas de doce pasos den tan buenos resultados para ayudar a las personas a recuperarse de las garras de la adicción y la negación. Las historias veraces sirven para despertar al sanador que llevamos dentro. Al revelar tanto la dicha como el dolor de mi transición, espero poder ilustrar, y también desmitificar, las oleadas de energía creativa que nos inundan a tantas mujeres en la edad madura. También relato historias personales de muchas de mis clientas y suscriptoras de mi hoja informativa, cuyas experiencias revelan que los cambios emocionales que se producen en la menopausia, y que pueden ser desagradables e incluso terribles al principio, en último término nos ayudan a hacer el trabajo (y la parte de diversión y placer también) que nos aguarda en el viaje.

El problema para mí y para mujeres de todas partes es que muchas veces nos sentimos culpables por revelarnos, porque pensamos que al ser sinceras respecto a nosotras mismas y nuestros sentimientos traicionamos a otras personas, especialmente a nuestros familiares. Te aseguro que las historias personales que cuento aquí las he hablado con mis familiares. En cuanto a las otras, he pedido permiso explícito a sus protagonistas, a excepción de los casos en que los detalles están tan cambiados que las personas no se pueden reconocer.

Abrir un nuevo camino

A lo largo de la mayor parte de la historia humana, la gran mayoría de mujeres morían, antes de la menopausia; en 1900 la duración media estimada de la vida de una mujer era de 40 años. Aquellas que sobrevivían a la menopausia la experimentaban como una señal de un deterioro físico inminente e inevitable. Pero en la actualidad, cuando la duración media de la vida de la mujer está entre los 68 y los 84 años, es razonable esperar no sólo que va a vivir treinta o cuarenta años más después de la menopausia, sino que, además, durante esos años va a ser una persona vibrante, inteligente e influyente. La menopausia que vas a experimentar no será como la de tu madre (o como la de tu abuela).

El ambiente social y político en el que tuvieron que hacer su transición las mujeres de la generación de la Segunda Guerra Mundial era totalmente diferente. No se podía hablar en público de la menopausia (ni tampoco de la menstruación). Hoy en día eso ya no es así. A medida que rompemos ese silencio, también derribamos barreras culturales, de modo que podemos entrar en esta nueva fase con los ojos bien abiertos, en compañía de más de cuarenta y cinco millones de mujeres que están experimentando la misma transformación que nosotras al mismo tiempo. Y, como descubrirás muy pronto, los cambios que ocurren en las mujeres de edad madura van a actuar como la central eléctrica de un tren de alta velocidad, llevando la evolución a toda nuestra sociedad en marcha directa, a lugares que aún no han sido cartografiados. El que subas a este tren de alta velocidad o te hagas a un lado y lo dejes pasar influirá de modo importante en lo lejos que llegues y en cómo te sientas a lo largo del camino.

Por último, he descubierto que este viaje es vigorizador, fascinante y bueno para la salud. Y sé que no estoy sola. Según una encuesta Gallup realizada en 1998, presentada en la reunión anual de la North American Menopause Society, más de la mitad de las estadounidenses de edades comprendidas entre los 50 y los 65 años se sienten más felices y realizadas en esta fase de su vida. En comparación con cómo se sentían a los veinte, los treinta y los cuarenta años, piensan que su vida ha mejorado en muchos sentidos: sus relaciones familiares, sus intereses, sus amistades y su relación con su pareja. Es decir, la visión tradicional de la menopausia como una transición terrible que anuncia «el comienzo del final» no puede estar más lejos de la verdad. Así pues, por favor, únete a mí, y a los millones de otras mujeres que han venido antes y vendrán después, en la empresa de transformar y mejorar nuestra vida y, en última instancia, nuestra cultura, comprendiendo, aplicando y viviendo la sabiduría de la menopausia.

1

La menopausia pone la vida bajo un microscopio

No es ningún secreto que las crisis en las relaciones son un efecto secundario común de la menopausia. Normalmente esto se atribuye a los efectos enloquecedores de los cambios hormonales que se producen en el cuerpo de la mujer en este periodo de transición. Lo que rara vez se reconoce o comprende es que esos cambios inducidos por las hormonas influyen en el cerebro, dan a la mujer una visión más clara de la desigualdad y la injusticia, y una voz que insiste en hablar de ellas. Es decir, le dan una especie de sabiduría y el valor para expresarla. Cuando empieza a levantarse el velo ofuscador de la visión generado por las hormonas de la reproducción, suelen volverse a encender el fuego y el espíritu juveniles de la mujer, junto con los deseos e impulsos creativos sublimados durante mucho tiempo. La edad madura alimenta esos impulsos con una energía volcánica que exige una salida.

Si la mujer no encuentra una salida, es decir, si guarda silencio para mantener la paz en casa y/o en el trabajo, o si se abstiene de seguir sus impulsos creativos, el resultado es equivalente a tapar la válvula de una olla a presión: algo tiene que ceder. Con mucha frecuencia lo que cede es la salud de la mujer, y la consecuencia es una o más de las tres «grandes» enfermedades de las mujeres posmenopáusicas: enfermedad cardiaca, depresión y cáncer de mama. Por otro lado, a aquellas de nosotras que elegimos honrar la sabiduría de nuestro cuerpo y expresar lo que tenemos dentro, nos conviene prepararnos para ciertas zozobras en el barco, que podrían producir fuertes sacudidas en relaciones ya muy establecidas. El matrimonio no es inmune a este efecto.

«Yo no; mi matrimonio va muy bien»

Todo matrimonio, incluso uno muy bueno, ha de experimentar cambios para seguir el ritmo de la renovación del cerebro de la mujer desencadenada por las hormonas no sólo durante la menopausia, sino también en los años que la preceden. No todos los matrimonios logran resistir estos cambios. El mío no lo resistió, y nadie se sorprendió más de esto que yo. Si esto te hace desear esconder la cabeza en la arena, te aseguro que lo comprendo. Pero si quieres ser fiel a ti misma y proteger tu salud emocional y física en la segunda mitad de tu vida, que probablemente durará cuarenta años o más, me permito aconsejarte que continúes hacia delante y des una buena mirada a todos los aspectos de tu relación de pareja (incluyendo algunos recovecos de tu matrimonio que antes eran intocables), porque podría ser la manera de servir mejor a tus intereses en los aspectos físico, emocional y espiritual.

Desde el punto de vista de la salud física, por ejemplo, hay muchísimas pruebas que sugieren que el aumento de enfermedades graves durante la edad madura, que no se pueden atribuir solamente al hecho de envejecer, están causadas en parte por las tensiones y los problemas de relación no resueltos que hervían a fuego lento bajo la superficie durante los años de crianza de los hijos, después a fuego más fuerte durante la perimenopausia, y que se desatendieron con el fin de mantener las cosas como estaban. También está en juego la salud de tu pareja. Continuar en una relación que se hizo a la medida de una pareja veinteañera sin hacer los ajustes necesarios para las personas en que os habéis convertido en la edad madura puede ser un riesgo para la salud tan grande para él como para ti.

Esto no quiere decir que las únicas opciones sean el divorcio o el ataque al corazón. Más bien, con el fin de conformar tu relación con la renovación de tu cerebro, tú y tu pareja debéis estar dispuestos a dedicar la energía y el tiempo necesarios a resolver viejos problemas y fijar nuevas normas para los años venideros. Si lográis hacer esto, entonces tu relación de pareja te ayudará a prosperar en la segunda mitad de tu vida. Si uno o los dos no puede o no quiere, entonces tanto vuestra salud como vuestra felicidad estarán en peligro si continuáis juntos.

Preparación para la transformación

En la mitad de la vida disponemos de más energía psíquica que en cualquier otra época desde la adolescencia. Si nos esforzamos por colaborar activamente con esa energía orgánica, confiando en que nos sirva para descubrir las creencias inconscientes y autodestructivas acerca de nosotras mismas que nos han impedido ser lo que podríamos ser, entonces veremos que tenemos acceso a todo lo que necesitamos para reinventarnos como mujeres más sanas, flexibles y resistentes, preparadas para entrar alegremente en la segunda mitad de la vida.

Pero este proceso de transformación sólo puede tener éxito si tomamos la iniciativa de dos maneras. En primer lugar, hemos de estar dispuestas a asumir la total responsabilidad de nuestra cuota de problemas en la vida. Se necesita mucho valor para reconocer nuestra aportación a las cosas que han ido mal y dejar de considerarnos sencillamente víctimas de alguien o de algo exterior a nosotras. Al fin y al cabo, la persona que está en el papel de víctima tiende a recibir toda la compasión y a imaginarse que está en el camino moralmente elevado, lo cual es atractivo; nadie desea sentirse como el malo de la película. Pero aunque adoptar el papel de víctima pueda parecer una buena alternativa durante un tiempo, en definitiva esta postura no nos da ningún poder para cambiar, sanar, crecer ni avanzar hacia una vida más dichosa y satisfactoria.

El segundo requisito para la transformación es muchísimo más difícil. Hemos de estar dispuestas a sentir el dolor de la pérdida y hacer el duelo por esas partes de nuestra vida que dejamos atrás. Y en eso entran nuestras fantasías de lo diferente que podría haber sido nuestra vida «si...». Enfrentar esa pérdida rara vez es fácil, y a eso se debe que muchas nos resistamos al cambio en general, y al cambio en la edad madura en particular. Una parte de nosotras razona: «¿Para qué hacer zozobrar el barco? Estoy a medio camino de acabar mi vida. ¿No sería más fácil aceptar lo que tengo que arriesgarme a lo desconocido?».

El fin de cualquier relación importante, o de cualquier fase importante de nuestra vida, incluso de una que nos ha hecho desgraciadas o nos ha impedido crecer y realizarnos, tiene la apariencia de una muerte, pura y simple. Para continuar adelante tenemos que sentir la tristeza de esa pérdida y hacer el duelo por lo que podría haber sido y ya no será.

Y después hemos de levantarnos y adentrarnos en lo desconocido. Es posible que afloren nuestros más profundos temores cuando nos encontramos ante la incertidumbre del futuro. Durante mis cambios perimenopáusicos aprendí esto en cantidad, con gran sorpresa mía.

Cuando me estaba acercando a la menopausia, ya había trabajado con muchísimas mujeres que habían pasado por los «procesos de limpieza» de la edad madura; las había orientado y aconsejado cuando sus hijos se fueron de casa, cuando sus padres enfermaron, cuando su matrimonio terminó, cuando su marido enfermó o murió, cuando ellas enfermaron, perdieron su trabajo o se jubilaron, en resumen, mientras pasaban por todas las tormentas y crisis de la edad madura. Pero nunca me imaginé que debería afrontar una crisis en mi matrimonio; siempre había presumido de mi convicción de estar casada con el hombre de mis sueños, aquel con quien permanecería unida «hasta que la muerte nos separe».

Delirante de felicidad y con las rodillas temblorosas

Nunca olvidaré la felicidad que sentí cuando conocí a mi futuro marido y luego cuando me casé con él; la decisión de casarnos la tomamos a los tres meses de conocernos. Él hacía sus prácticas en cirugía como residente cuando yo estudiaba medicina en Darmouth. Tenía la apariencia de un dios griego y yo me sentía halagadísima por sus atenciones, puesto que no estaba nada segura de tener lo que se necesitaba para atraer a un hombre tan guapo, socio de un club de campo y con estudios en una de las universidades más prestigiosas. Él me conmovía en lo más profundo de mi interior, me inspiraba un amor que trascendía toda razón, más intenso que cualquier sentimiento que me hubiera inspirado antes otro chico. Durante los cinco primeros años de nuestro matrimonio, me temblaban las piernas cada vez que lo miraba. No existía ninguna fuerza sobre el planeta capaz de hacerme pensar que no me convenía estar casada con él. Recuerdo que deseaba gritar mi amor desde las azoteas de los edificios altos, con una exuberancia nada típica de la estudiante callada y aplicada de la promoción de 1967 de la Ellicottville Central School que yo era.

Él, en cambio, era bastante menos dado a manifestar sus sentimientos. Durante los años en que los dos estábamos inmersos en nuestra formación quirúrgica, yo no podía dejar de notar que él se sentía incómodo al hablar conmigo mientras trabajábamos, y muchas veces parecía frío y distante cuando yo trataba de expresarle mi afecto en ese ambiente. Eso me extrañaba y me dolía, puesto que yo siempre me enorgullecía de presentarlo a mis clientas cuando por casualidad nos encontrábamos fuera del quirófano. Pero me decía que eso se debía a la forma en que lo habían educado, y que si recibía la suficiente dosis de amor y atención por mi parte, él se volvería más sensible y más accesible emocionalmente.

Los años reproductivos: equilibrio entre la vida personal y la profesional

La vida de mi marido no cambió mucho cuando tuvimos a nuestras dos hijas. La mía, en cambio, se convirtió en un esfuerzo constante, el que millones de mujeres reconocerán por propia experiencia, tratando de encontrar formas satisfactorias y eficaces de ser buena madre para mis hijas, continuar siendo la médica que deseaba ser, y al mismo tiempo ser una buena esposa para mi marido. De todos modos, esos fueron años muy felices, porque los dos adoramos a nuestras hijas desde el principio y disfrutábamos de las muchas actividades que compartíamos con ellas: los paseos de fines de semana, las vacaciones familiares y el simple contacto diario con dos seres pequeños y hermosos en desarrollo.

A veces sí me causaba resentimiento la disparidad entre lo que yo aportaba al mantenimiento de la vida familiar y lo que aportaba él. Una vez, cuando las niñas aún eran pequeñas, le pregunté si podría considerar la posibilidad de trabajar menos horas, para poder yo seguir asistiendo a partos, un aspecto de mi trabajo que me gustaba muchísimo. Me contestó: «Nunca se ha visto un cirujano ortopédico que trabaje a media jornada, ¿verdad?». Reconocí que no, pero sugerí que eso no significaba que él no lo pudiera hacer, con un poco de imaginación por su parte. Sin embargo, no fue así. Y como tantas otras mujeres, me convertí en experta en ingeniármelas, en adaptar mis necesidades a las de todos los demás miembros de mi familia.

En los primeros años de nuestra vida familiar, también me fui dando cuenta de que las injusticias que me molestaban en mi matrimonio eran un reflejo de las que existían en nuestra cultura. Veía a muchas personas como mi marido y yo, parejas que habían comenzado su vida en común en igualdad de condiciones económicas y de educación, incluso parejas que, como nosotros, hacían el mismo trabajo, y siempre, una vez que llegaban los hijos, era la mujer la que sacrificaba su tiempo de ocio, sus logros profesionales y su realización personal.

Cambia tú y cambiarás el mundo

Durante esos años, muchas veces agotadores, comencé a poner en práctica algunas de las ideas que había ido desarrollando sobre la salud de las mujeres, teniendo siempre buen cuidado de no hablar mucho de ellas en casa, donde sabía que no serían bien recibidas por mi marido. Inspirándome en mis experiencias y en las de mis clientas, y animada por la convicción de que mis ideas influirían para bien en la vida de las personas, en 1985 me uní a otras tres mujeres para establecer un centro de salud al que llamamos Women to Women. La idea de un centro de salud para mujeres llevado por mujeres era algo prácticamente inaudito en esa época. Nuestra principal misión era ayudar a las mujeres a valorar la unidad que forman la mente, el cuerpo y el espíritu, a ver la conexión entre la salud emocional y el bienestar físico. Mi deseo era dar poder a las mujeres, habilitarlas, ofrecerles un lugar seguro en donde pudieran contar sus historias personales, y descubrir maneras nuevas de vivir, más beneficiosas para su salud.

Sabía que a veces eso entrañaría desafiar el sistema establecido, porque las injusticias de la cultura se cobran un precio terrible en los cuerpos y espíritus de las mujeres. Pero al practicar esa nueva forma de medicina holística, que era bastante revolucionaria en esa época, comprendí que el hecho de tener una vida familiar normal y feliz, y un marido con ideas médicas tradicionales que trabajaba en la misma comunidad, me ofrecía una especie de cobertura. Me hacía parecer «segura» en un momento en que mis ideas se consideraban no probadas en el mejor de los casos, y peligrosas en el peor.

Mis tres socias y yo compramos una vieja casa victoriana para convertirla en nuestro centro de salud. Todas estuvimos de acuerdo en que queríamos mantener a nuestros respectivos maridos al margen de nuestra nueva empresa, no fuera que su participación nos minara la confianza en nosotras mismas, entusiasta pero todavía tierna, como mujeres de negocios.

Desde luego, en mi caso al menos, eso no significaba necesariamente que no deseara el apoyo de mi marido. Recuerdo muy bien un día, en la época en que estaban comenzando las obras de acondicionamiento y renovación del lugar; había dos grandes máquinas en el césped y obreros por todas partes, y el edificio estaba casi desarmado. En ese momento, todo el proyecto adquirió una repentina realidad para mí y comprendí que mis colegas y yo éramos las responsables de pagar todo eso; el pensamiento fue abrumador. Aunque no era nada típico en mí, esa noche al llegar a casa recurrí a mi marido para que me ayudara a calmar mis temores. «Tengo miedo —le dije—. No estoy segura de poder llevar esto adelante.» «Me fastidia cuando te sientes tan impotente», me contestó. Al instante comprendí que había sido tonta al esperar algo de él.

Su reacción en ese momento de vulnerabilidad emocional mía, atípico y arriesgado, simplemente reforzó en mí el estilo de arreglármelas sola que había desarrollado en mi infancia, un estoicismo necesario en una familia en que se desaprobaba el desvalimiento emocional y se nos instaba a «aguantarlo todo sin chistar». Otro dicho favorito en mi familia era: «No pidas una carga más liviana; pide una espalda más fuerte». Así pues, como siempre, hurgué en mis recursos interiores, me armé de valor y simulé que no tenía miedo.

Resulta que Women to Women se convirtió en un gran éxito; nuestro trabajo tocó una fibra sensible en nuestras clientas, se corrió la voz y el centro fue prosperando y creciendo. Por grande que fuera mi entusiasmo por lo que estaba haciendo, nunca logré interesar a mi marido en ninguna de las ideas sobre medicina alternativa que constituían el núcleo de mi trabajo clínico. Pero compartíamos tantos otros intereses comunes que pensé que no importaba su actitud hacia mi trabajo. De hecho me sentía orgullosa de mí por ser capaz de mantener una relación amorosa con un miembro activo del Colegio Oficial de Médicos de Estados Unidos.

Me casé con mi madre

Al mirar en retrospectiva, veo que, al casarme con mi marido, hice un juramento secreto y bastante inconsciente de hacer todo lo que fuera necesario para que mi matrimonio funcionara y ser la mujer que yo creía que él deseaba, mientras también pudiera dedicarme a mi trabajo, que me encantaba. (En ese tiempo, como muchas mujeres, yo no sabía que el secreto para la felicidad, de nosotras y de nuestros seres queridos, es en primer y principal lugar ser lo que realmente somos, no quienes creemos que debemos ser.) Sin darme cuenta, recreé con mi marido muchos aspectos de los asuntos inconclusos que había en mi relación con mi madre, hecho del que sólo empecé a darme cuenta unos veinte años después, cuando entré en la perimenopausia.

Hasta entonces, continué desempeñando en mi matrimonio el papel de la niña deseosa de complacer que yo había sido, mientras mi marido hacía el papel de mi madre, emocionalmente distante e inaccesible. Siendo callada y sensible en una familia de hermanos deportistas y extrovertidos, a los que les encantaba pasarse la vida esquiando a toda velocidad, siempre fui el tipo de chica que tendía a desaparecer: me instalaba sola en una habitación tranquila donde podía escuchar música, leer cuentos de hadas, soñar junto al hogar o contemplar el mar por la ventana. Mucho más sintonizada con los otros miembros de nuestra numerosa y bulliciosa familia, mi madre siempre parecía estar demasiado ocupada para fijarse en mí. Y aunque mi padre apoyaba mi lado estudioso, dejaba a mi madre los aspectos prácticos del cuidado de los hijos, como la mayoría de los hombres de su época.

Deseosa de la aprobación de mi madre, me esforzaba por ganarme su cariño siendo buena. Trabajaba y estudiaba mucho, jamás me metía en problemas y era su pequeña ayudante, cocinando, limpiando, ideando centros de mesa para las comidas festivas, haciendo lo que fuese que pensara que le demostraría mi valía. Como intuía que mi madre tenía ciertos sufrimientos, cuya naturaleza sólo llegué a comprender años después, trataba de ser un consuelo para ella, además de ayudarla, tal como lo hice después en mi matrimonio con el fin de sanar las heridas de la infancia de mi marido, tratando de darle todo el amor necesario para que lograra superar sus primeros miedos y heridas.

Mientras tanto, buscaba en mis profesores los elogios o aplausos que no recibía en casa. Esa búsqueda de reconocimiento me convirtió en la clásica alumna superestudiosa y responsable, pauta que continuaría durante todos mis años de estudios hasta terminar medicina y luego en mi matrimonio.

Finalmente, tal y como busqué en mis profesores el apoyo y la aprobación que no recibía en casa, me volvería hacia otras personas, y no hacia mi marido, para satisfacer mis necesidades emocionales. Pero antes de que comenzara el proceso de conocerme a mí misma que culminó en el naufragio de mi matrimonio, simplemente aceptaba el hecho de que, igual que mi madre, mi marido no podía verme ni valorarme tal como era. En realidad, nunca esperé que lo hiciera. Actuaba a partir de la suposición de que era indigna de ser apreciada por una persona tan especial.

Si me hubiera sentido más digna de amor, no habría elegido a un hombre como mi marido. Varios de los chicos con los que salí antes de conocerlo me admiraban y valoraban. Pero como yo creía que tenía que ganarme el amor siendo muy responsable y capaz en la vida y rescatando a alguien del dolor de la suya, entonces atraje a un hombre que reflejaba esa creencia mía. Inevitablemente, los jóvenes que me valoraban y me apoyaban no eran los que yo deseaba. Deseaba exactamente el tipo de inaccesibilidad emocional que más se pareciera a la que conocí en mi casa, y la obtuve.

En este sentido mi marido era un verdadero compañero del alma, y no le echo la culpa de lo que ocurrió entre nosotros. Sólo cuando logré cambiar mi alma, de dentro hacia fuera, del modo más fundamental, dejamos de ser compañeros en la vida. Mirando en retrospectiva, él fue uno de los mejores regalos que he tenido en mi vida.

Después de mi divorcio me encontré cara a cara con mis asuntos inconclusos con mi madre (tema muy común), y finalmente los resolvimos. (De los detalles hablo en mi libro *Madres e hijas*, Urano, 2006.)

Por qué debe cambiar el matrimonio en la edad madura

Si observamos la dinámica típica de las relaciones familiares en nuestra cultura, no es exageración decir que la gran mayoría de los papeles subordinados, de cuidado, atención y apoyo recaen en la mujer, como también la mayor parte del sacrificio o abnegación. Sí, ahora es algo más corriente que las mujeres ocupen puestos importantes en los campos empresarial, político y científico, pero siempre que hay que hacer concesiones en la profesión por el bien de la familia, lo más usual es que sea la mujer quien las haga, dejando su trabajo o reduciendo su horario laboral; por eso existe la expresión «seguir las huellas de la madre».

Es cierto que la biología de la mujer tiende a alentar su dedicación a la familia a costa de otros intereses durante la fase reproductiva de su vida. Pero también es cierto que el ambiente cultural de desigualdad entre los dos sexos explota extremadamente esta tendencia. Esto puede llevar a una increíble cantidad de resentimiento reprimido cuando se levanta el velo hormonal, y de pronto la mujer ve con claridad lo que ha ocurrido en su vida.

Los cambios emocionales que se producen en los años que preceden a la menopausia y durante esta fase de la vida de la mujer pueden experimentarse como un verdadero terremoto, e incluso parecer aterradores, en especial para aquellas que estamos acostumbradas a pensar que estamos al mando de nuestra vida. Una cosa es resistirnos al cambio proveniente de una fuerza externa, y otra muy diferente cuando el cambio proviene de dentro, y todo aquello a que nos aferramos y que nos resulta cómodo porque es conocido, incluida nuestra propia identidad, se transforma de dentro hacia fuera. Sólo hay dos maneras de evitar que estos bruscos cambios nos sacudan de esta manera: o bien desafiar los dictámenes sociales y culturales durante los años reproductivos y de crianza de los hijos para que al acercarse la menopausia ya estén en vigor muchos de los cambios que claman por hacerse en la edad madura, o bien desafiar la sabiduría del cuerpo en la perimenopausia y no hacer caso de su llamada a la verdad, la expresión creativa y la realización personal. Esta última medida puede tener consecuencias desastrosas en la salud propia y también en la de la pareja, por no decir nada de la relación, que entonces estaría basada en algo que no es el respeto y el amor mutuos. Y así no encontraremos nunca el tesoro sobre el que la perimenopausia intenta atraer nuestra atención: una vida basada en verdaderas libertad y dicha.

Cómo se programa el cerebro para las relaciones

Nada en la vida nos puede afectar más profundamente, tanto en lo físico como en lo emocional, como nuestras relaciones con otras personas. Las rutas neuronales que nos capacitan, o, mejor dicho, nos impulsan a relacionarnos con otros seres humanos se forman en el cerebro en la primera infancia. Las experiencias que tenemos en esa fase decisiva influyen en los circuitos que se desarrollan y siguen con nosotros toda la vida. Por ejemplo, si nuestras necesidades cuando somos bebés las satisface una persona cariñosa, que reacciona a nuestro llanto alimentándonos cuando tenemos hambre, cambiándonos cuando estamos mojados o acariciándonos y meciéndonos cuando estamos asustados, nos sentiremos a gusto con nosotros mismos y confiaremos en el mundo exterior; se han valorado nuestras necesidades y se han satisfecho nuestros anhelos emocionales, y nuestra relación con otro ser humano nos sirve de confirmación de nuestra valía. Sin duda la bioquímica de la maternidad apoya este resultado. Las hormonas que acompañan al parto y la lactancia en una madre feliz, sana y bien apoyada la predisponen a enamorarse de su bebé y a llenarlo de la sensación de ser amado y aceptado incondicionalmente.

A veces, sin embargo, nuestros padres no experimentaron ese tipo de amor incondicional en su propia infancia y por lo tanto podrían no ser capaces de dárnoslo. Entonces es posible que no hagan caso de nuestro llanto o, peor aún, que reaccionen con desaprobación o resentimiento, con lo cual tendremos la sensación de que el universo no es un lugar seguro; nuestras relaciones con los demás nos parecerán poco fiables e incluso peligrosas.

Los sentimientos que desarrollamos acerca de nosotros mismos y de los demás en la infancia se graban en los circuitos del cerebro y el cuerpo, desde los cuales continúan influyendo en nuestra manera de elegir las relaciones y reaccionar a ellas durante toda la vida. Forman parte de nuestra cartera emocional básica, por lo que es fácil acceder a ellos y expresarlos, a veces en exceso. Por otro lado, aquellos sentimientos que no se han reforzado con experiencias tempranas tienden a desvanecerse, y son inaccesibles si no hacemos un esfuerzo consciente por conectar con nuestro poder innato para cambiar esos circuitos.

Nuestra capacidad de vivir con éxito, definamos como definamos el éxito, depende en gran medida de cómo nos relacionamos con los demás. Si esa parte de nuestra vida es insatisfactoria, la única manera de revisar los circuitos que determinan nuestras relaciones actuales es exponerlos, revisarlos para ponerlos al día. Una vez que comprendemos mejor el ambiente en que nacimos y nos criamos, se nos hace posible, aunque nunca es fácil, cambiar algunas de las elecciones que solemos hacer de modo automático, a consecuencia de esos viejos circuitos neuronales.

Pero el cambio sólo puede darse cuando comprendemos lo importante que es cambiar. Hemos de preguntarnos por qué sentimos las emociones que sentimos, por qué elegimos las parejas que elegimos y por qué actuamos como actuamos. La respuesta está en esas primeras experiencias que sirvieron de arquitectos de nuestros circuitos neuronales y siguen vivas hoy en nuestras células.

Durante y después de la adolescencia casi siempre nos sentimos atraídas hacia parejas que nos capacitan para revisar y tal vez sanar los asuntos emocionales inconclusos de la infancia. En nuestra cultura, es en el amor romántico donde expresamos nuestros anhelos más profundos; así pues, cada relación romántica que entablamos puede servirnos de microscopio para ver nuestros circuitos emocionales. Más que cualquier otro aspecto de la vida, nuestras relaciones íntimas sacan a la luz las viejas heridas que todavía claman por cerrarse. Y, en general, a las mujeres se nos ha enseñado a poner en último lugar nuestras necesidades en las relaciones, porque nos sentimos indignas; por lo tanto, ni siquiera sabemos qué deseamos mientras no nos demos permiso para recordarlo.

Cuando miro hacia atrás, veo que esto fue así en mis sentimientos por el hombre que se convirtió en mi marido. Yo representaba con él un drama familiar que todavía continuaba para mí. Y aunque no puedo hablar por él, lo más probable es que yo le sirviera para una finalidad similar. Fueron necesarios los cambios hormonales y de desarrollo del climaterio para que yo comprendiera que el papel que desempeñaba en mi matrimonio estaba basado en viejas creencias acerca de mí y de mi valía, creencias que ya no me servían bien y habían dejado de ser válidas.

La menopausia al rescate

Puede que en el momento no se perciba como un rescate, pero la claridad de visión y la mayor intolerancia ante la injusticia, la desigualdad y la insatisfacción que acompañan a los cambios perimenopáusicos son un regalo. Nuestras hormonas nos ofrecen la oportunidad de ver, de una vez por todas, lo que necesitamos cambiar para vivir con sinceridad, plenitud, alegría y salud la segunda mitad de nuestra vida. Este es el periodo en que muchas mujeres dejan de hacer lo que yo llamo «disecarse», es decir, sofocar sus propias necesidades para atender a las de todos los demás. Nuestra cultura espera que las mujeres antepongamos a los demás, y durante todos nuestros años reproductivos eso es lo que hacemos la mayoría, nos cueste lo que nos cueste. Pero en la edad madura tenemos la oportunidad de hacer cambios, de crearnos una vida que se corresponda con lo que somos, o más exactamente, con la mujer en que nos hemos convertido.

Sin embargo, si una mujer no es capaz de enfrentar los cambios que necesita hacer en su vida, es posible que su cuerpo encuentre una manera de señalárselos, de iluminarlos con luz de neón y hacerle imposible no verlos. Es en esta fase cuando muchas mujeres llegan a una crisis que toma la forma de algún tipo de problema físico, algo que les altera la vida, incluso a veces una enfermedad grave.

Un problema físico muy común en los años que llevan a la menopausia, por ejemplo, son los miomas uterinos. Al 40 por ciento de todas las mujeres perimenopáusicas de nuestra cultura se les diagnostica uno o más, y a muchas de ellas se les practica una histerectomía para tratar el problema. En la medicina ortodoxa, los médicos se quedan satisfechos con la explicación de que los miomas se presentan con tanta frecuencia en las mujeres cuarentonas debido al cambio en los niveles hormonales: se produce demasiado estrógeno en relación con la producción de progesterona.

Aunque esto es verdad hasta cierto punto, no es toda la verdad. Esto lo sé por mi experiencia personal y profesional. Se me desarrolló un mioma que me diagnosticaron cuando tenía cuarenta y un años. Los síntomas corporales no son sólo de naturaleza física; con frecuencia contienen un mensaje sobre nuestra vida, y hace falta aprender a descifrarlo. A veces, como me ocurrió a mí, el mensaje se va aclarando en etapas, y sólo accedemos a su significado total mirando en retrospectiva. Pero lo que aprendí de primera mano durante los ocho años en que estuve procesando la experiencia de mi mioma es que atraemos exactamente la enfermedad o el problema que más nos facilita el acceso a nuestra sabiduría interior, un fenómeno que resulta pasmoso y a veces aterrador. Aunque esto nos ocurre a lo largo de toda la vida, nos llega con más fuerza y más directamente durante la perimenopausia y la menopausia, ya que la naturaleza trata de despertarnos una última vez antes de que dejemos atrás nuestros años reproductivos, en el periodo en que nuestra sabiduría interior, mediada en parte por nuestras hormonas, nos habla con voz más fuerte e intensa.

Un mioma fue mi llamada a despertar. Otra mujer podría tener un brote de migrañas o jaquecas, síntomas premenstruales, dolores en los pechos o cualquiera de los diversos trastornos tan comunes durante la perimenopausia. El mensaje que te dé tu cuerpo estará en el lenguaje que mejor rompa tus barreras particulares y hable concretamente de los asuntos que necesitas cambiar en tu vida. La sabiduría de este sistema es muy precisa.

Mi experiencia personal con un mioma: el último capítulo

El mioma me lo diagnosticaron en 1991, varios años antes de la publicación de mi primer libro: *Cuerpo de mujer, sabiduría de mujer*. Por entonces yo llevaba tres largos años trabajando en ese libro, y por un tiempo me pareció que era una especie de creación estancada. En mis momentos más negros llegaba a dudar de que alguna vez lo publicaran. Supuse que el mioma estaba relacionado con el tiempo que me estaba llevando terminar el libro y presentarlo al mundo. Muchas veces los miomas representan creatividad bloqueada, o creatividad que aún no ha nacido, normalmente debido a que se ha canalizado a través de relaciones, trabajos o proyectos sin futuro. (La energía creativa bloqueada también puede expresarse en otros lugares además del útero, por ejemplo en los ovarios, las trompas de Falopio, el intestino delgado, la parte baja de la espalda, la vejiga y las caderas, todas ellas partes del segundo centro energético femenino, o lo que los médicos orientales llaman la zona del segundo chakra.)

Cuando por fin se publicó *Cuerpo de mujer, sabiduría de mujer*, fue bien recibido, con gran sorpresa mía. Secretamente había temido que los miembros de mi amada profesión me vilipendiaran por haber escrito la verdad, tal como yo la veía, acerca de la profunda conexión entre la vida de la mujer y su salud. Si bien el libro no fue acogido exactamente con los brazos abiertos por mis colegas ginecólogos y tocólogos, tampoco fue rechazado. Y las mujeres, para quienes lo escribí, lo recibieron con enorme entusiasmo.

Me sentí feliz y aliviada por esa reacción, y mi mioma se mantuvo inactivo; no desapareció, pero tampoco creció. Quedó ahí como una especie de susurro medio adormilado de mi sabiduría interior. Yo sabía que el hecho de su presencia allí no era una casualidad; significaba algo, y por lo tanto me prometí mantenerme receptiva a su mensaje.

En los años siguientes continué haciendo caso a mi voz interior, al menos en lo que lograba entenderla. Intenté cambiar las relaciones que ya no me funcionaban, encontré unas cuantas nuevas que eran más recíprocas, más de compañerismo, y trataba de seguir mis instintos creativos adondequiera que me llevaran. Así, después de lo que fueron más de diez años de un trabajo muy agradable y satisfactorio con mis colegas de Women to Women, descubrí que mi corazón se inclinaba cada vez más hacia escribir y enseñar. Dados mis enormes deseos de hacer llegar mi mensaje a un público más amplio, comencé a reducir mi participación en nuestro centro.

Renuncié a mi trabajo quirúrgico y, paulatinamente, muy poco a poco, reduje también mi horario de atención a mis clientas. Aunque me sentía muy entusiasmada por la nueva dirección que estaba tomando mi vida, me preocupaba perder esa relación directa con mis clientas. También me encantaba ver regularmente a las mismas mujeres año tras año, ayudándolas en periodos de enfermedad y alegrándome con ellas a medida que aprendían las habilidades para crearse salud. Pero el montón de gráficos e informes que exigían mi atención al final de cada día me producía cada vez más un nudo en el estómago.

Mientras tanto, la hoja informativa mensual que iniciara en 1994 iba bien, y yo dedicaba gran cantidad de tiempo a investigar y escribirla cada mes. También comencé a viajar por el país enseñando y dando charlas. Durante todo ese tiempo de cambios, trataba de comprender qué quería enseñarme mi mioma, en especial cuando después de casi cuatro años de mantenerse estable comenzó a crecer hasta llegar al tamaño de un balón de fútbol. Aunque no consideraba que mi vida estuviera fuertemente desequilibrada en ningún sentido, sí me daba cuenta de que los diversos cambios que estaba haciendo iban acompañados por un gran sentimiento de culpabilidad, y sabía que el sentimiento de culpabilidad por hacer algo que nos gusta es siempre una pista que apunta hacia energía bloqueada. Pero puesto que me sentía tan realizada en el trabajo de mi vida, no comprendía cuál podía ser el bloqueo.

El día de Acción de Gracias de 1996, mientras buscaba algo que ponerme para la cena que ocultara la hinchazón ya visible de mi vientre, comprendí por fin que estaba harta de acomodar mi forma de vestir a mi mioma y harta de las molestias que me causaba siempre que me echaba boca abajo, así que decidí que era el momento de renunciar a mis intentos de reducirlo mediante visualización, homeopatía, dieta y acupuntura. Estaba dispuesta a buscar ayuda y hacérmelo extirpar quirúrgicamente.

Después de concertar la fecha para la operación, comencé a tomar un agonista de la hormona liberadora de gonadotropinas (GnRH), medicamento que reduce el nivel de estrógeno y por lo tanto los miomas. Esto produce una menopausia artificial, con muchos de los efectos secundarios experimentados por las mujeres que pasan por la verdadera menopausia, como cambios en la memoria, sofocos y pérdida de masa ósea. De todos modos, decidí que los beneficios que obtendría al reducir el tumor (cuanto más pequeño fuera, más pequeña sería la incisión y menor el riesgo de excesiva pérdida de sangre) eran mayores que los inconvenientes, sobre todo dado que yo sólo iba a tomar este fármaco durante dos meses.

Poco sabía entonces que los beneficios se extenderían más allá de la reducción del tumor. Mirando en retrospectiva ese periodo, veo que esos dos meses de menopausia artificial producida por el fármaco impulsaron los cambios, en mi cerebro y en mi vida, que dispusieron el escenario para una limpieza y una reorganización totales de algunas de mis relaciones más íntimas, incluyendo, en última instancia, la conyugal.

Furiosa y franca

Una noche, un par de semanas después de que yo empezara a tomar el agonista de la hormona liberadora de gonadotropinas, estábamos todos reunidos ante el televisor, viendo un episodio de *Urgencias*; también estaba nuestra empleada doméstica y ex niñera, a la que llamaré Lida. Al final del episodio, una de las enfermeras le dijo a un visitante que debería entrar a hablar con su amigo, un hombre que tenía tantas quemaduras que estaba a punto de morir. Al observar que la enfermera no le decía al visitante la verdad sobre la gravedad de su amigo, Lida me preguntó:

—¿En las clases de medicina les enseñan a ser así?

—¿Así cómo? —le pregunté.

—¿Les enseñan a no decir la verdad cuando la situación es muy terrible? —me aclaró ella.

Después de pensar un momento en la pregunta, le contesté que en realidad había una creencia tácita entre nuestros profesores de la Facultad de que los pacientes (y sus familiares y amigos) no eran capaces de afrontar la verdad, y que esa creencia llevaba a callarse muchas cosas, hecho que lo que acabábamos de ver en la televisión ilustraba muy bien.

Entonces mi marido se incorporó, elevándose en toda su impresionante estatura, y proclamó:

—Desde luego que no enseñan eso. ¡No sé de qué hablas!

Algo se rompió dentro de mí. Después de años y años de mantener bajo el volumen de mi verdad personal para que mi marido y cualquier figura de autoridad como él en la Facultad de Medicina me aceptaran, simplemente no pude continuar callada ni un solo momento más. Le dije que yo y todos los demás médicos habíamos sido condicionados socialmente de miles de formas no verbales a hablar con nuestros pacientes de cierta manera, y que esa manera dejaba fuera gran parte de nuestra verdad y de la de ellos. Claro que no había ninguna lista de «101 cosas que no hay que hablar con los pacientes», le dije, pero había aprendido, por ejemplo, que una mano en el pomo de la puerta o la visión de un médico que corre de cama en cama en las rondas transmitía un mundo de información a los pacientes acerca de lo que podían y no podían esperar respecto a la comunicación y el contacto con su médico.

La discusión se acaloró y nos retiramos a nuestro dormitorio para ahorrarles a los demás la exhibición de nuestra ira. Y durante los cuarenta minutos siguientes sentí que mi altura aumentaba más y más junto con mi verdad. Le dije a mi marido lo que pensaba sobre la práctica médica, sobre nuestra relación, sobre la desigualdad en la forma como habíamos vivido todos esos años, y no le ofrecí ninguna disculpa ni hice ningún intento de suavizar las cosas para que le resultaran más fáciles de oír. Fue una de esas increíbles erupciones volcánicas que ocurren de tanto en tanto cuando finalmente salta la tapa del recipiente lleno a rebosar de las cosas que sabemos pero no podemos decir porque somos mujeres y nos han enseñado que, para sobrevivir, tenemos que callar si queremos caer bien a las figuras de autoridad (la mayoría, hombres). Todo lo que hemos tratado de ignorar y mantener bajo la superficie hace explosión en toda su gloria inédita. Al final, mi marido ya no parecía tan alto como al comienzo, y me hablaba con voz suave y disculpándose. Ese fue el punto decisivo en nuestro matrimonio; no había vuelta atrás.

Lo que ocurrió en ese momento, en que de pronto opté por hablar en lugar de quedarme callada, fue consecuencia directa de mi menopausia artificial. Normalmente la menopausia llega poco a poco, por supuesto. Pero cuando se presenta más o menos instantáneamente debido a un medicamento, como me ocurrió a mí, o debido a una operación o una radioterapia, como les ocurre a otras mujeres, los repentinos cambios hormonales pueden producir percepciones acerca de nuestra vida que son tan tremendas e inesperadas como los sofocos que suelen molestarnos en ese periodo. Aunque mi prematura menopausia artificial no fue permanente y los sofocos acabaron tan pronto como dejé de tomar el fármaco que los causaba, el cambio interior producido por ese breve intervalo menopáusico sí fue permanente y sacó a la superficie todos los conflictos ocultos en mí y en mi matrimonio.

La dicha del compañerismo cocreativo

Si bien hasta ese momento mi matrimonio había silenciado mi voz en casa, no me había impedido hablar cada vez más en mi trabajo, y en esa época me escuchaban personas muy alejadas de mi círculo inmediato.

Mi estrella profesional estaba ciertamente subiendo; había cofundado un famoso centro médico para mujeres, había llegado a ser presidenta del Colegio de Médicos Holísticos de Estados Unidos y había escrito un libro que significó para mí una importante validación de mi trabajo y mis ideas. Mi fe en el trabajo que estaba haciendo no paraba de crecer.

También me sentía orgullosa de que mi aportación a la economía familiar fuera cada vez mayor, y, como siempre, buscaba la aprobación de mi marido, pero eso no habría de ser.

Como les ocurre a muchas mujeres en la edad madura, alrededor de esa época descubrí un nuevo modelo de compañerismo. Conocí a la doctora Mona Lisa Schulz cuando estaba acabando *Cuerpo de mujer, sabiduría de mujer*. Doctora en medicina y en neurociencias, Mona Lisa se convirtió finalmente en mi compañera de investigación y en una de mis más íntimas amigas. Evaluó mi trabajo desde el punto de vista de la ciencia pura y le encontró valor científico. Hasta entonces mi formación me había llevado a creer que los médicos que tratan cara a cara con los pacientes no son científicos. Tenía la idea de que los científicos eran personas que no se ensucian las manos con los detalles de la vida de los enfermos, y prefieren reunir información en condiciones perfectamente controladas. El tipo de medicina que yo practicaba era cualquier cosa menos controlada, dado que ayudaba a las mujeres a elegir soluciones individuales para sus problemas de salud, basándome no sólo en mi relación con ellas como médica, sino también en su conexión con su propia sabiduría interior. Eso no era ciencia para mí, desde luego.

Pero Mona Lisa me ayudó a verme a mí misma y a ver mi aportación con más claridad. Antes de conocerla, había encontrado a muy pocos médicos locales que compartieran mi enfoque de la medicina, y a menos aún que estuvieran dispuestos a hablar de eso en público. Aquella era una época en que era arriesgado llamarse «holística», de modo que no había muchos voluntarios para un posible martirio profesional. Pero Mona Lisa era una de ellos. Compartía mi visión y también mi disposición a correr riesgos, a hablar.

El enfoque de la ciencia de Mona Lisa no se limita a lo tradicionalmente aceptable. Además de ser neurocientífica, es intuitiva médica; es capaz de descubrir las pautas emocionales y mentales relacionadas con la enfermedad de una persona con sólo saber su nombre y su edad, sin siquiera haberla visto. Su validación científica de la intuición (definida como la capacidad de saber algo directamente sin información objetiva suficiente) me sirvió para acrecentar mi fe en mi orientación interior. Con ella podía hablar de mi interés de toda la vida por el misticismo, la astrología y los ángeles. También me enseñó a usar las cartas del tarot como instrumento para enfocar mi intuición. Yo, por mi parte, le ofrecía un modelo de médica que había combinado con éxito la sabiduría intuitiva del hemisferio derecho del cerebro con la habilidad diagnóstica y quirúrgica del hemisferio izquierdo.

Nuestro trabajo juntas se convirtió en un modelo práctico de sociedad entre dos personas que son a la vez compañeras y amigas. Además de nuestras ideas y nuestros valores, compartíamos muchas de las mismas actitudes hacia la vida. Teníamos el mismo sentido del humor, nos encantaba ir juntas al cine, disfrutábamos organizando fiestas para mis hijas, nos divertíamos y reíamos ayudándonos mutuamente a elegir «ropa de discurso» para las apariciones en público que las dos hacíamos cada vez con mayor frecuencia en ese tiempo. Esta experiencia de trabajar con una mujer divertida, feliz, realizada y ambiciosa estableció un nuevo modelo del tipo de persona con la que yo deseaba pasar mi tiempo.

Más validación: mi mensaje sale por televisión

A comienzos de 1997 comencé a trabajar en mis dos primeros programas especiales para la televisión. Poco después de que el agonista de la hormona liberadora de gonadotropinas diera un empujón a mi cerebro, conocí a Jack Wilson y Bill Heitz, dos productores de Chicago cuyas respectivas esposas les habían sugerido que me localizaran y presentaran mi trabajo en televisión. Hacer junto con Jack y Bill lo que finalmente resultó ser cuatro programas especiales para televisión, con mucho éxito, también aumentó mi confianza. Ya tenía la experiencia de haber sido comprendida y bien valorada no sólo por una científica rigurosa, sino también por dos personas que creyeron en mí cuando yo era una absoluta novata como personalidad televisiva.

Esa época fue muy emocionante para mí. Sin embargo, por ese tiempo yo estaba más fuera de la consulta que dentro. Mi sueño de enseñar y escribir, de hacer llegar mi mensaje a un público aún más amplio, se había hecho una realidad a jornada completa, y algo más. Con pena corté totalmente el cordón con Women to Women, vendiendo mi parte en el negocio y el edificio a mis socias. El trabajo que yo estaba haciendo ya no se correspondía con el modelo que iniciáramos juntas. Sabía que había llegado el momento de lanzarme sola.

Las fuerzas que cambian a la gansa también cambian al ganso

Mientras yo hacía y experimentaba todos estos cambios en mi vida, mi marido estaba pasando por sus propios cambios. Su revaluación de la vida en la edad madura comenzó por poner en tela de juicio sus objetivos profesionales. En esa época, la regulación de la atención médica por parte de la Administración lo estaba obligando a cambiar su forma de ejercer, y se sentía cada vez más desgraciado en su trabajo. También se sentía cada vez más angustiado por el dinero, un temor que al parecer mi éxito sólo intensificaba, en lugar de calmar. Yo no entendía por qué se preocupaba tanto por nuestras finanzas; al fin y al cabo, pensaba, yo estaba ganando mucho dinero y estábamos en esto juntos.

Uno de los motivos de su ansiedad era que estaba pensando en jubilarse cuando nuestra hija menor se graduara en el instituto, para lo que sólo faltaban dos cortos años. Yo, en cambio, me sentía como si estuviera recién cogiendo el tranquillo, y no tenía la menor intención de jubilarme, ni entonces ni nunca. Durante las sesiones de planificación de la jubilación que programó con nuestro contable, yo me sentía como si estuviéramos en dos mundos diferentes. No existía ningún programa de ordenador diseñado para tomar en cuenta dos conjuntos de objetivos tan distintos como los que mi marido y yo exponíamos en esas reuniones.

Daba la impresión de que mi marido, como muchos otros hombres a esa edad, quería calmar la ansiedad que le producían los cambios intentando ejercer más control en nuestros recursos económicos, recursos que provenían cada vez más de mis ingresos. O tal vez había ejercido siempre ese tipo de control y yo no me había dado cuenta hasta entonces; porque, como muchas mujeres, siempre había estado convencida de que mi marido era mejor que yo para administrar el dinero, y por eso dejaba que fuera él quien lo hiciera. Él hacía todos los planes y pagaba las facturas, y se pasaba horas en su ordenador cada fin de semana dedicado a nuestra contabilidad. Al experimentar su crisis de la edad madura, esa tarea parecía llenarlo de más miedo y preocupación cada vez que la hacía, con la consecuencia de que trataba de controlar hasta el más pequeño de mis gastos. Una parte de mí estaba convencida de que en realidad gastábamos demasiado, y siempre estaba a punto de sucumbir a los mismos temores que lo acosaban a él.

Pero por mucho que lo intentara, nunca logré vivir dentro del presupuesto que él consideraba apropiado a nuestras circunstancias. Me pillaba ocultándole compras, por miedo a que se enfadara conmigo. Lógicamente, no era ciega al conflicto entre los ideales que había estado predicando a mis clientas todos esos años y la realidad que estaba viviendo. Pero mi temor al enfado de mi marido era muy real. Me dejé dominar y silenciar por él durante años. Incluso entonces, en cierto sentido seguía siendo la persona que deseaba más que ninguna otra cosa complacer y apaciguar.

Golpea la verdadera menopausia

Dos semanas después de dejar el centro que había cofundado casi quince años atrás, comenzaron mis sofocos «oficiales». Eran mucho menos intensos que los inducidos por el medicamento que había experimentado antes (unos calores tan intensos que normalmente me quitaba el abrigo y me quedaba con el mínimo de ropa a mitad de invierno en Maine), pero lo bastante elocuentes como para hacerme comprender que finalmente había entrado de verdad en la menopausia.

Era el 18 de diciembre de 1998, el final de un año, que resultó ser también el final de una época para mí. La separación de Women to Women que acababa de negociar sólo fue un precalentamiento para lo que iba a ocurrir en casa, aunque en la superficie las cosas parecían ir muy bien, incluso festivas. El día en que me comenzaron los sofocos fue también el día en que mi marido, nuestras hijas y yo iniciamos unas vacaciones, largamente esperadas, para esquiar en Austria, donde pasaríamos las navidades con mi madre y mis hermanos. Eso era algo que durante años había soñado poder hacer.

El viaje fue maravilloso en muchos sentidos, y me sentía muy feliz por estar con toda mi familia en ese lugar tan mágico, pero notaba la tensión en mi matrimonio como nunca antes. Cuando miraba a otras parejas, hombres y mujeres que claramente estaban comprometidos y disfrutaban de la compañía mutua, me sentía muy sola. Descubrí que evitaba a mi marido, esquiando principalmente con mis hijas, mi hermana y mi madre. Sencillamente no quería usar mi energía en tratar de tranquilizar a mi marido y hacerle las cosas cómodas, como había hecho siempre antes. La llegada de mis sofocos había señalado otra etapa en mi revaluación de la edad madura: un compromiso para fijar límites más sanos, cuidar mejor de mí misma y decir la verdad.

Por si hubiera tenido alguna duda, mi cuerpo reforzó mi decisión de respetar mis necesidades: me brotó un acné de adulto, señal de que algo se me «había metido bajo la piel» y estaba a punto de hacer erupción. Cuando recurrí al tarot Madre Paz, que había usado en muchos otros momentos de incertidumbre en mi vida, sacaba una y otra vez la carta Chamán de espadas, cuyo mensaje es que hemos de decir lo que sabemos que es cierto. El universo me estaba hablando de muchas maneras, y yo ya estaba preparada para escucharlo.

Mi matrimonio se arruina

Poco después del Año Nuevo, a comienzos de 1999, una serie de avisos del banco de que estábamos en números rojos me pareció simbólica del grado en que mi marido y yo habíamos fracasado en crear una relación conyugal viable; no había fondos suficientes en nuestra cuenta para los gastos domésticos. Tampoco en nuestro matrimonio. Cuando le sugerí que necesitaba tener mi propio espacio durante un tiempo y deseaba que consideráramos la posibilidad de dormir en habitaciones separadas durante ese periodo, mi marido se marchó de casa con un ataque de rabia. No regresó.

Casi de la noche a la mañana se me ofrecía en bandeja la oportunidad, y la responsabilidad, de tomar el mando total de mi trabajo y de mi casa.

Hasta el momento en que mi marido se marchó, jamás se me había ocurrido, en todos los años de mi matrimonio, que acabaría divorciándome. Siempre mi fantasía había sido que mi marido cambiaría o que cambiaría yo, o que algo se modificaría de modo que los dos pudiéramos llegar a ser el equipo que yo creía que éramos capaces de ser. Durante años, adivinos y astrólogos me habían dicho que estábamos destinados a continuar juntos. Era imposible que ocurriera lo que estaba ocurriendo.

Y sin embargo, pese a todo lo que parecían decir los astros, y pese a nuestros tres años de terapia de pareja, había llegado al final del camino. Y no podía permitirme seguir en lo que consideraba una relación desequilibrada. Necesitaba ser independiente, ya no estaba dispuesta a que me controlara otra persona, ni en el aspecto emocional, ni en el económico ni en el físico. Había llegado demasiado lejos.

Finalmente estaba lista para hacer la última parte de la autocuración para la que me había estado preparando durante medio siglo. La menopausia me espoleó a hacer realidad los ideales que había estado promoviendo en mi trabajo. Sabía que tenía dos opciones: silenciar mi voz para poder continuar en mi matrimonio, o encontrar el valor que necesitaba para dar los pasos pertinentes hacia el divorcio. ¡Pero qué decisión más difícil!

Tal vez un motivo de que me resultara tan difícil era que los años cincuenta fueron el periodo en que se formaron mis circuitos cerebrales relativos a las relaciones. Si mi matrimonio se hubiera roto en esa época, todo el mundo habría estado de acuerdo en que yo había estropeado nuestra relación con mi ambición. ¿Por qué no había sido capaz sencillamente de anteponer las necesidades de mi marido a las mías? ¿Por qué había insistido en recibir su apoyo total y tener plena satisfacción en mi relación conyugal? ¿Por qué me había empeñado en empujar a mi marido en dirección hacia algo que a él no le resultaba cómodo? Lo había hecho porque no tenía otra alternativa. Algo en mi interior, una voz de mi misma alma, me impulsaba, y tenía que fiarme de ella.

De todos modos, sentía miedo de cómo sería vivir sin el hombre que desde hacía tanto tiempo era mi compañero. Y entonces un día recordé algo que había dicho una de mis hijas hacía unos meses: que las cosas eran tan desagradables en casa que dudaba de venir a pasar las vacaciones con nosotros una vez que se marchara a la universidad. Eso me dio el valor que necesitaba para seguir adelante.

Sanar mediante el dolor

Aun cuando, mirando en retrospectiva, veía que hacía varios años que había comenzado el proceso de desentenderme de mi matrimonio, todavía no estaba preparada para la profunda sensación de pérdida que sentí cuando acabó. Al principio me sentía como si me faltara una extremidad. Durante semanas me despertaba antes del alba, y sentía un dolor agudo en la garganta y el corazón tan pronto como me daba cuenta, nuevamente, de que mi marido no estaba a mi lado en la cama.

Una vez que salía de casa, a veces descubría que era capaz de sentirme bien durante días seguidos. Entonces iba a algún lugar donde tenía que llenar uno de esos formularios que están omnipresentes en la vida, y pensaba cómo sería cuando llegara el día en que tendría que marcar la casilla «Divorciada». Me aterraba ese día.

Recordaba lo difícil que fue la vida para mi madre cuando acabó su matrimonio; pero el de ella era un matrimonio feliz, cortado prematuramente cuando mi padre murió de repente en la pista de tenis a los sesenta y ocho años. Ese fue un golpe terrible para ella. De todos modos, en los primeros meses de mi separación, yo pensaba que mi dolor era peor en ciertos sentidos, porque me hacía poner en tela de juicio la realidad más importante de mi vida en los veinticuatro últimos años. Aunque sabía que el 50 por ciento de todos los matrimonios acaban en divorcio, lo sentía como un tremendo fracaso. Me iba a convertir en el tipo de mujer que, según había oído decir, nadie desea invitar a ninguna parte por temor a que le robe el marido a otra: una mujer sola en la edad madura, sin dueño, indeseada y peligrosa para el orden establecido.

La pérdida es un tema recurrente en la edad madura. Incluso mujeres que no pasan por el divorcio a esa edad suelen afrontar otras pérdidas: la muerte de los padres o del marido, el distanciamiento de un hijo, la pérdida del trabajo, cambios en la apariencia física, o la comprensión de que han llegado a su fin los años reproductivos. Para una mujer que nunca ha tenido un hijo y siempre ha esperado tener uno en el futuro, el final de su fertilidad puede ser una pérdida terrible. Pero sean cuales fueren las circunstancias, casi toda mujer tiene que renunciar a algún sueño acerca de lo que creía que sería su vida.

Y cuando llega esa comprensión, es muy dolorosa. Poco a poco me permití sentir toda mi aflicción y mi dolor, segura de que no me destruiría. Sabía que sólo de ese modo podría continuar adelante con mi vida.

Sanar mediante la rabia

Mentiría, y perpetuaría un grave mal servicio a las mujeres de edad madura, si te hiciera creer que mis sentimientos durante ese periodo sólo fueron de aflicción y duelo por la pérdida. Había otro sentimiento que brotaba hasta rebosar desde el fondo de mi ser, y esa emoción me salvó de la parálisis que podría haber sentido a no ser por ella.

La emoción que me dio la energía necesaria para continuar con la onerosa tarea de desmantelar veinticuatro años de vida conyugal y construirme otro tipo de vida fue la rabia. Usé la energía volcánica de mi rabia para que me ayudara a identificar mis necesidades y luego a satisfacerlas. Habiendo experimentado la marcha de mi marido como un abandono, de mí y de nuestras hijas, estaba resuelta a hacer lo que fuera necesario para que nuestra vida fuera plena otra vez.

Al principio dudaba de mi capacidad para lograrlo. Mi ira estaba templada por una buena dosis de miedo. Pero cada vez que me balanceaba al borde de la desesperación o el terror, llegaba algo por correo que me obligaba a ver la verdad: avisos de números rojos en el banco, facturas de tarjetas de crédito y cartas de abogados llegaban con enorme regularidad. Me gustara o no, estaba sola, económicamente y en todos los demás aspectos. Tendría que renunciar a mis fantasías sentimentales de que nuestro matrimonio todavía se podía salvar. Mi atención debía centrarse en asegurar el bienestar de mis hijas y mío.

También tuve otra fuente de energía durante esa época difícil. Mi hermano había pasado por la experiencia del divorcio unos años antes. Al parecer sabía instintivamente cuándo llamarme y qué decirme para alentarme. Su clarividencia me resultó valiosísima.

Sanar mediante la aceptación

Inicié una práctica diaria de oración con el fin de que me diera valor para continuar el proceso de dejar atrás mi matrimonio y mi identidad de mujer casada. Esto implicaba hacer una caminata cada mañana y detenerme a medio camino a contemplar el puerto. Allí pensaba en todo lo que tenía que agradecer en mi vida, que era muchísimo.

Después hacía una oración de acción de gracias en voz alta, enviando las palabras por el río hasta su fuente. Cada día me detenía ahí a contemplar el hielo en retroceso sobre el río, el cambio de marea. Pronto llegaría la primavera, y con ella la energía sanadora del renacimiento y la renovación. Sentía gratitud por el invierno y por el tiempo que me daba para hacer mi duelo, y también por tener la promesa de la primavera.

El fin de semana anterior a nuestro 24.º aniversario de bodas, unos tres meses después de nuestra separación, me sentí especialmente deprimida; mis sentimientos de pérdida borraron temporalmente todos mis motivos intelectuales y emocionales para seguir adelante con el divorcio. Una amiga me había llamado esa mañana para decirme lo apenada que se sentía por nuestra separación, porque pensaba que aún había mucho amor entre mi marido y yo. Me dijo que pasaría parte del fin de semana quemando varitas de incienso por nosotros en el *ashram* donde rendía su culto.

El lunes, el día de nuestro aniversario, me sentí inundada de nostalgia; pasé todo el día deseando llamar a mi marido. Entonces, cuando estábamos sentadas a la mesa para comer, sonó el timbre. Era el repartidor de la floristería, que traía una docena de rosas blancas acompañadas por una tarjeta que decía: «Gracias por los casi veinticuatro años juntos. Y por nuestras dos hijas». Me eché a llorar y les dije a las niñas: «Nunca dudéis de que vuestro padre y yo nos hemos amado siempre».

Medicina armadillo: el poder de la vulnerabilidad

En las semanas que siguieron a mi separación, me entrevistó una periodista para un reportaje que estaba haciendo sobre mi trabajo. «Sólo tengo una pregunta más —me dijo al final—. ¿Chris Northrup ha sufrido de verdad alguna vez?»

Me impresionó esa pregunta. En ese preciso momento yo estaba sintiendo la pérdida de la relación más importante de mi vida, y sintiéndola en cada célula de mi cuerpo. ¿Cómo podía suponer esa chica que mi vida era fácil? Pero no dije nada; aún era demasiado pronto para hablar públicamente de mi situación. Las heridas eran demasiado nuevas, todavía estaban en carne viva.

Un poco antes, ese mismo mes, Mona Lisa me había dicho: «No eres lo suficientemente vulnerable, así que ninguna persona se siente movida a cuidar de ti. Yo, en cambio, he tenido tantos problemas de salud que todo el mundo se siente inclinado a cuidarme. Me atraigo "madres" dondequiera que voy».

Recuerdo que eso me enfureció. No me había sentido segura para permitirme ser vulnerable con mi marido, ni antes con mi madre. En algún momento de mi vida había perdido esa capacidad. Además, no era una capacidad que yo admirara. Había visto a demasiadas mujeres chupar del papel de víctima, explotando la compasión de los demás para lograr satisfacer sus necesidades. Jamás quise ser una mujer así. Pero sabía que nuestra cultura se identifica tanto con las víctimas que duda de la humanidad de quienes no adoptan ese papel. En realidad eso fue lo que quiso decirme la periodista con su pregunta.

Después de mi conversación con Mona Lisa, durante dos noches seguidas busqué orientación en la baraja de «cartas medicinales» de animales, que a veces funciona como una baraja de tarot. Cada vez que cogía una carta, sacaba la del Armadillo (en posición invertida), cuyo mensaje es el siguiente:

> Puedes creer que la única manera de ganar en tu situación actual es esconderte o simular que vistes armadura y eres invencible, pero no es esa la manera de crecer. Es mejor que te abras y descubras el valor y la fuerza de tu vulnerabilidad. Experimentarás algo maravilloso si lo haces. La vulnerabilidad es la clave para disfrutar de los dones de la vida física. Dándote permiso para sentir se te hace accesible una miríada de expresiones. Por ejemplo, un elogio sincero es un flujo de energía admirativa. Si tienes miedo de que te hieran y te escondes de algo, jamás sentirás la alegría de la admiración de los demás.[1]

En mi caso, este mensaje daba directamente en el clavo. Y de nuevo recordé lo bien que había aprendido de mi estoica madre a ocultar mi vulnerabilidad. Era el momento de cambiar ese hábito, como parte del proceso de dejar atrás mi pasado.

En la edad madura, algunas mujeres buscan nuevas satisfacciones en el mundo exterior al hogar y la vida familiar. Tal vez necesiten ponerse una armadura. Pero otras necesitan bajar un poco la guardia. Ese era mi caso. Y esto también es cierto de muchos hombres, que tradicionalmente pasan los años que llevan a la edad madura concentrados en lograr el éxito en su trabajo. El asunto es que en la edad madura, más que en cualquier otra época, los aspectos de nuestra personalidad que nos mantienen vivas y funcionales durante la primera mitad de la vida, en realidad podrían ponernos en peligro durante la segunda mitad. Todas debemos encontrar el valor necesario para hacer los cambios que nos permitan vivir de un modo positivo y poderoso.

Celebrar el pasado creando un nuevo futuro

Nuestra vida en casa se relajó bastante después de que se marchó mi marido; desapareció la tensión. Adopté un par de gatitos del hogar de animales de nuestra localidad, y he descubierto que nos dan mucho consuelo y alegría a mis hijas y a mí. Nunca habíamos tenido animales domésticos, porque siempre nos parecía que un perro sería demasiado problema, y mi marido era alérgico a los gatos.

Curiosamente, también descubrí que dormía mejor de lo que había dormido durante años; me despertaba con facilidad por la mañana sin despertador, y eso no me había ocurrido nunca antes. Ahora, al mirar hacia atrás, finalmente me doy cuenta de la cantidad de energía que gastaba en el esfuerzo de mantener en marcha mi matrimonio.

Al pasar las semanas comencé el lento proceso de sentir cómo era eso de tenerme a mí sólo para mí. Y en un plano muy hondo empecé a sentir, poco a poco, que estaba recargando mis baterías interiores en una fuente muy profunda de mi ser. Con toda la aflicción que sentía y los esfuerzos que hacía por olvidar, había altibajos en el proceso. La noche de un jueves, por ejemplo, me eché a llorar mientras veía el programa de televisión que solía mirar con mi marido y mis hijas como un rito semanal. Pero a la semana siguiente fui capaz de pasar esa velada sola, lejos del televisor, disfrutando de la hermosa luz sobre el río fuera de mi casa. Estaba sola, pero no me sentía sola. Sabía que lo iba a lograr. Me sentía feliz.

El tipo de matrimonio que tuve me fue bien durante muchos años, y me siento muy agradecida por haber podido experimentar todos los placeres y alegrías de la vida familiar con mi marido y nuestras dos hijas. Esas alegrías fueron muy reales, como recordé el día que mi marido vino a casa a llevarse su parte de los cuadros que colgaban en las paredes. Después que los quitó, me quedé con esa horrible sensación de pérdida que nos producen las paredes desnudas en momentos como ese. Para superar esa última parte del duelo, dos amigas pasaron una tarde conmigo ayudándome a llenar la pared del comedor con fotografías familiares, que daban una prueba concreta y consoladora de los buenos tiempos de mi pasado. Un año después reemplacé las fotos de mi marido por otras de mis hijas y mías. Y después, cuando remodelé esa habitación, lo volví a cambiar todo. He comprendido que olvidar o dejar marchar es un proceso, no un suceso aislado.

También he comprendido que parte de ese proceso es reconocer el valor de la relación que se deja atrás, y hacerlo no solamente en silencio, con una misma, sino decírselo, en el momento apropiado, a la persona que formó parte de esa relación.

Eso hice cinco meses después de nuestra separación, cuando mi marido y yo nos acercábamos a un acuerdo. Cuando estábamos saliendo de una de las sesiones de mediación, le pedí que se reuniera conmigo en privado y entonces le dije todo lo que tenía en el corazón. Le pedí perdón por haber tratado de hacerlo cambiar; le dije qué contenta me sentía de que ninguno de los dos hubiera utilizado una aventura extraconyugal para acabar con el matrimonio; le agradecí el refugio seguro de la familia que habíamos creado juntos y las maravillosas hijas que no habrían existido sin nuestro amor mutuo. Le dije que le agradecía el apoyo y la estructura que me dio cuando yo estaba trazando nuevos caminos en la salud de las mujeres. También le dije que lo amaba.

Mis sentimientos eran tan intensos durante esa efusión de gratitud que comprendí por qué tantas parejas distanciadas desean mantener vivos el resentimiento y la rabia: así no tienen que sentir todo el dolor de lo que están perdiendo. Pero también comprendí lo dañino que es eso para sus hijos, para ellos mismos y para todas las demás personas involucradas, y me alegró haber encontrado el valor para expresar lo que sentía en mi corazón.

Ese año dejé marchar muchas cosas, entre otras, mi sensación de fracaso. Margaret Mead, la famosa antropóloga, dijo una vez que en el pasado la mayoría de los matrimonios continuaban hasta la separación de la muerte porque después de veinticinco años de casados uno o los dos miembros de la pareja morían. Es decir, a la edad en que la mayoría de nosotras pasamos por los cambios de la menopausia, nuestras antepasadas enfermaban y morían, o ya habían muerto. El «hasta que la muerte nos separe» era mucho más fácil de cumplir cuando la vida era más corta. Esa observación de Margaret Mead me ayudó a sentirme menos fracasada por no haber podido preservar mi matrimonio.

Mi salud continuó siendo buena durante todo el difícil y doloroso año de mi divorcio. Dejé correr libremente las lágrimas y dejé explotar y disiparse mi rabia. También invoqué sin cesar la orientación espiritual, y eso, junto con mi nueva apertura emocional, me ayudó a superar un periodo caracterizado por importantes cambios hormonales con los síntomas mínimos. También empleé diversos métodos naturales para equilibrar las hormonas, de los que hablo en el capítulo 6.

Ahora es el momento de que yo y muchas otras mujeres de la generación de los cincuenta seamos pioneras en la recreación de la segunda mitad de nuestra vida, según nuestras condiciones. Mientras lo hacemos, hemos de tener presente que la salud física y emocional es nuestro estado natural, incluso durante este periodo de transición. Y aunque la vida que aguarda a muchas es un territorio no cartografiado, yo he llegado al otro lado y puedo garantizarte que, si haces caso a tu sabiduría interior y sigues sus dictados, esta segunda fase de la vida ofrece todo lo necesario para ser el periodo más liberador y satisfactorio de tu vida.

Sea cual sea la decisión que tomes, no la lamentes. Aprovecha la claridad de visión que es el regalo de la menopausia y úsala para hacer que la segunda mitad de tu vida sea verdaderamente tuya.

2
El cerebro se enciende en la menopausia

Hace un tiempo una mujer me contó que cuando su madre se acercaba a la edad de la menopausia, su padre reunió a todos los hijos y les dijo: «Chicos, es posible que vuestra madre experimente algunos cambios ahora, y quiero que estéis preparados. El tío Ralph me contó que cuando tía Carol pasó por el cambio arrojó una pierna de cordero por la ventana». Si bien esta anécdota calza maravillosamente en el estereotipo de la menopáusica «loca», no hay que pasar por alto el hecho de que arrojar una pierna de cordero por la ventana podría haber sido la expresión externa del proceso interior por el que estaba pasando la tía Carol: la recuperación de sí misma. Tal vez fue su manera de decir que estaba harta de servir a su familia y darles a entender que su fase de cocinera, chófer y fregona ya había llegado a su fin. Para muchas mujeres, si no para la mayoría, una parte de este proceso de recuperación incluye conectar con la rabia y tal vez gritarles furiosa a sus seres queridos por primera vez. Los incidentes que inducen la rabia nunca son nuevos. Lo nuevo es nuestra disposición a reconocer y expresar esa rabia con energía, tanto a nosotras mismas como a los demás. Este puede ser el primer paso hacia un muy necesitado cambio en nuestra vida, cambio que suele llegar con mucho retraso.

Nuestra herencia cultural

Al margen de cuál sea tu situación actual en lo que respecta a la menstruación o a la transición menopáusica, es posible que hayas heredado unas cuantas creencias acerca del ciclo menstrual femenino que se pueden resumir en una variación de lo siguiente: «Los problemas que me surgen antes de la regla no tienen nada que ver con mi vida real; son estrictamente hormonales. Mis hormonas existen en un universo totalmente separado del resto de mi vida». En una popular revista femenina

encontré un magnífico ejemplo de esta inconsciencia, aprobada culturalmente, sobre el síndrome premenstrual:

> ¡Me encanta el síndrome premenstrual! ¡Me da tanta perspectiva! Me
> hace llorar en el pasillo del supermercado porque se les han agotado las
> aceitunas Calamata, conspiración intencionada del encargado del aprovi-
> sionamiento para sabotear mi nueva receta que me muero por probar en
> mi día libre. Me hace pelearme con mi marido por cosas tan importantes
> como, por ejemplo, que se olvide de sacar mi taza de café junto con la
> suya, lo cual es increíblemente simbólico de algo más profundo, ¿no te
> parece? [...] Y luego, ¡puf!, me viene la regla y despierto a un mundo
> color de rosa. Ha desaparecido mi necesidad de entablar demanda de di-
> vorcio, de enviar a mis hijos a un reformatorio y de trasladarme a otro
> país. De hecho, si lo comparo con cómo me sentía la semana pasada, me
> siento bastante bien, en realidad.[1]

Luego la periodista explica que su síndrome premenstrual se ha ido
intensificando a medida que se hace mayor, y que su ginecólogo le ha recomendado que vuelva a tomar la píldora o que tome Prozac antes de la
regla. Es decir, necesita que la «arreglen». Pero hace caso omiso a un mensaje posiblemente importante de su cuerpo. El síndrome premenstrual y el
aumento de síntomas que es tan común durante la perimenopausia son en
realidad nuestro sistema de orientación o guía interior que trata de hacernos prestar atención a los ajustes que necesitamos hacer en nuestra vida,
ajustes que se hacen particularmente urgentes durante la perimenopausia.

Si no prestamos atención a los problemas que nos surgen cada mes
durante los años en que las reglas son regulares, los síntomas aumentarán
al hacernos mayores. Cada problema premenstrual que la periodista atribuye al síndrome premenstrual está posiblemente relacionado con una
necesidad más grande y profunda que no satisface. Los problemas que
se le presentan pueden parecerle superficiales e incluso tontos a primera
vista. Pero si fuera totalmente sincera consigo misma, comprendería que
la falta de aceitunas en el supermercado y que su marido no le acerque la
taza para el café por la mañana podrían ser puertas de entrada a necesidades más profundas a las que no ha hecho caso: la necesidad de más tiempo libre, el anhelo de la satisfacción sensual de cocinar, el deseo de ser
mimada diariamente por su marido. Cuando no reconocemos nuestras
necesidades más profundas, nuestro cuerpo acaba chillando más y más
fuerte para atraernos la atención.

Al reducir las señales de su cuerpo a síntomas físicos, la periodista se ha tragado el sistema de creencias dualista que impregna la medicina occidental. Su actitud, que es muy común, es que las hormonas problemáticas son la cruz que ha de soportar la mujer, pero con una variedad de remedios y sentido del humor se pueden mantener a volumen bajo, para que al menos sean tolerables. En lugar de ver en ello una oportunidad para percibir las cosas con más claridad, menosprecia y descarta a su guía interior.

Nuestros cerebros se encienden en la menopausia

El cerebro empieza a cambiar realmente en la perimenopausia. Así como se nos acalora el cuerpo, con los sofocos, también se nos enciende el cerebro. Los cambios hormonales que son típicos durante la transición menopáusica conectan un interruptor que señala cambios en los lóbulos temporales, la zona del cerebro relacionada con una mayor intuición. Cómo nos influya esto dependerá en gran medida de nuestra disposición a hacer en nuestra vida los cambios hacia los que nos impulsan las hormonas durante los más o menos diez años que dura la perimenopausia.

Hay muchas pruebas científicas de los cambios cerebrales que comienzan a producirse durante la perimenopausia. Las diferencias en los niveles relativos de estrógeno y progesterona afectan a los lóbulos temporales y la zona límbica, y es posible que nos sintamos irritables, nerviosas e inestables emocionalmente. Aunque nuestra cultura nos lleva a creer que estos cambios de humor son simplemente consecuencia de las «hormonas furiosas» y no tienen nada que ver con nuestra vida, hay pruebas sólidas de que, en realidad, detrás de muchos de los cambios hormonales que se producen en el cerebro y el cuerpo hay repetidos episodios de estrés (debido, por ejemplo, a sentimientos de ira o impotencia ante problemas en las relaciones, los hijos o la situación laboral). Esto significa que si no cambia la situación en la vida de la mujer, ya sea en el trabajo, con los hijos, el marido, los padres o lo que sea, el estrés emocional no resuelto puede exacerbar el desequilibrio hormonal perimenopáusico. En un estado hormonal premenopáusico normal es mucho más fácil no hacer caso de esos aspectos de la vida que no funcionan, así como se los pasa por alto con más facilidad durante la primera mitad del ciclo menstrual, el periodo en que la mujer tiende más a sentirse animada, feliz y capaz de meter bajo la alfombra los asuntos difíciles; pero eso no significa que los problemas no existan.

Cómo reconocer y atender las llamadas a despertar

Ya sea que te encuentres en una perimenopausia prematura a los 35 años o en el umbral de la menopausia, la sabiduría interior de tu cuerpo intentará atraer tu atención mediante cuatro tipos de llamadas a despertar que van creciendo en intensidad.

La primera llamada a despertar: el síndrome premenstrual

¿Qué ocurre si durante nuestros años reproductivos nos desentendemos de nuestra naturaleza cíclica, nos desconectamos de la sabiduría de nuestro cuerpo y tratamos de funcionar como si fuéramos seres lineales, con los mismos impulsos, el mismo enfoque y las mismas aptitudes día tras día? Lo que ocurre con frecuencia es el síndrome premenstrual. Esta es la manera que tiene el cuerpo de la mujer de darle un codazo cada mes, con sus molestias físicas y emocionales, para recordarle el creciente volumen de problemas no resueltos que se van acumulando dentro de ella. Todo, desde la nutrición desequilibrada hasta los problemas de relación no resueltos, puede alterar el medio hormonal normal, haciendo estragos físicos y emocionales durante los años reproductivos. Hacer caso omiso de estos primeros codazos relativamente suaves, mes tras mes, dispone el escenario para recibir mensajes cada vez más intensos y urgentes. Por molestos que sean, estos dolores son nuestros aliados, nos suplican que averigüemos y veamos qué es lo que no funciona en nuestra vida. Pero solemos no hacerlo; la mayoría estamos demasiado ocupadas, y las molestias no son tan terribles después de todo. Es más fácil no hacerles caso. Pero el cuerpo es insistente.

Una imperiosa llamada a despertar: la depresión posparto

Está bien documentado que las mujeres que tienen síntomas importantes del síndrome premenstrual también son propensas a sufrir de depresión durante los primeros días o semanas después de dar a luz. O a veces aquellas que sufren de depresión posparto empiezan a padecer el síndrome premenstrual una vez que se reanudan las reglas. Dado que las nuevas madres suelen sentirse demasiado vulnerables para quejarse, la depresión posparto no se diagnostica ni se trata en nuestra cultura, aun cuando entre el 10 y el 15 por ciento de todas las mujeres experimentan cierta forma de trastorno anímico después del parto, que puede ir desde una depresión intensa a trastornos de ansiedad como los ataques de pánico. Como ocurre con toda enfermedad, hay factores genéticos, ambientales y nutricionales relacionados con esta depresión. Pero también es cierto

FIGURA 1. LAS DOS PRIMERAS LLAMADAS A DESPERTAR: EL SÍNDROME PREMENSTRUAL (SP) Y EL TRASTORNO AFECTIVO ESTACIONAL (TAE)

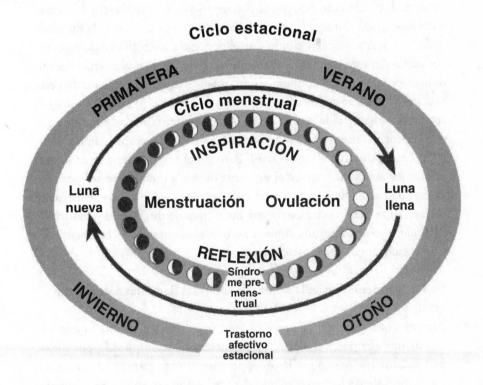

El síndrome premenstrual es al ciclo mensual lo que el trastorno afectivo estacional al ciclo anual. Ambos trastornos responden al mismo tratamiento a la vez que nos piden intensificar nuestra conexión con nuestra sabiduría cíclica.

© 2001 by Northrup y Schulz

que la depresión posparto suele ser un aviso, proveniente de la sabiduría interior de la madre, de que no está recibiendo el apoyo ni la ayuda que necesita en esos momentos, y que ciertos aspectos de su vida, especialmente su relación con sus padres o con su pareja, necesitan atención. Si estos problemas no se resuelven, es muy probable que vuelvan a surgir durante los cambios hormonales de la perimenopausia.

Una llamada anual a despertar: el trastorno afectivo estacional

Si los mensajes mensuales quedan sin atender, el cuerpo de la mujer podría enviar una llamada más fuerte al año, en forma de trastorno afectivo estacional [TAE; en inglés SAD: *seasonal affective disorder*]. Comienza con una intensificación de los síntomas del síndrome premenstrual durante los meses de otoño e invierno, cuando los días son más cortos y domina la oscuridad. Finalmente esto puede convertirse en una verdadera depresión y desesperación durante la época del año en que es más corta la duración de la luz diurna. Es bien sabido que exponerse a luz artificial de espectro completo durante dos horas al anochecer, para engañar al cuerpo haciéndole creer que los días son más largos, puede detener el aumento de peso, la depresión, las ansias de comer hidratos de carbono (o carbohidratos), la renuencia a hacer vida social, el cansancio y la irritabilidad causados por este trastorno (en estudios se ha comprobado que la terapia con luz alivia la depresión durante el embarazo[2]). Pero sin el uso continuado de luz artificial, los síntomas vuelven al siguiente otoño, a menos que se haga caso de esta llamada a despertar. La relación entre el síndrome premenstrual y el trastorno afectivo estacional es un buen ejemplo de cómo la sabiduría de las mujeres está codificada simultáneamente en nuestros ciclos mensuales y en el ciclo anual de las estaciones.

La perimenopausia: la madre de todas las llamadas a despertar

Para muchas mujeres, la perimenopausia puede ser, como lo expresó una de mis clientas, «el síndrome premenstrual multiplicado por diez», particularmente para aquellas que, por uno u otro motivo, desconectan los timbres de las llamadas mensuales y estacionales en lugar de hacerles caso. Esto no es negar los efectos físicos directos del cambio en los niveles hormonales. Sin embargo, está demostrado que cualquier síntoma desagradable que se presenta durante los periodos de cambios hormonales se amplifica y se prolonga si la mujer lleva una pesada carga de bagaje emocional. Estos síntomas son la sabiduría del cuerpo, que implora una y otra vez que se atiendan esos problemas no resueltos. Durante todos los años reproductivos de la mujer, se establece una especie de «deuda», en la que los problemas existentes y futuros se van acumulando y van generando intereses por cada mes que pasa sin pagar la deuda.

Así pues, la mujer normal, bendecida con alrededor de 480 periodos menstruales y 40 ciclos estacionales que la llevarán al umbral de su menopausia, recibe unos 500 informes de progreso. ¿Cómo van su salud física y su nutrición? ¿Cómo están sus emociones? ¿Qué ocurre en sus relaciones personales y en su trabajo o profesión? ¿Introduce placer en su vida diaria o se pone en último lugar? Ha tenido alrededor de 500 oportunidades de resolver esos problemas, o de meterlos bajo la alfombra. Durante la perimenopausia, el proceso se intensifica. Nuestro yo interior, honrado, sincero, que durante años ha intentado captar nuestra atención, hace un último intento, mediado por las hormonas, para lograr que encaremos las necesidades, las carencias y los deseos que hemos ido acumulando. Es probable que este se convierta en un periodo de enorme alboroto emocional, en la medida en que nos esforcemos por forjarnos una nueva vida, una vida que se acomode a nuestro yo emergente. Externa e internamente, este periodo es un reflejo de la adolescencia, época en la que nuestros cuerpo y cerebro también pasaron por importantes cambios hormonales que nos dieron la energía necesaria para afirmar nuestra individualidad, independiente de nuestra familia, y ser las personas que estábamos destinadas a ser. En la menopausia, reanudamos el proceso desde donde lo dejamos en la adolescencia; es el momento de acabar la tarea.

No debería sorprender, entonces, que los estudios de investigación documenten que aquellas mujeres que experimentan síntomas desagradables, e incluso graves, del síndrome premenstrual suelen ser las mismas que después tienen una perimenopausia tumultuosa, con síntomas físicos y emocionales que se hacen cada vez más difíciles de desatender.[3]

Cuando una mujer hace la transición a la segunda mitad de su vida, se encuentra en una lucha, no sólo con su aversión al conflicto y al enfrentamiento, sino también con la visión cultural de cómo «deben» ser las mujeres. La sabiduría interior de su cuerpo tiene su última y mejor oportunidad de romper las barreras erigidas por la cultura a la vez que ilumina los aspectos de su vida que necesita trabajar. Para resolver la situación, entonces, la mujer ha de conectar con la sabiduría de su cuerpo a mitad de camino.

«¿Soy yo o son mis hormonas?» *Demolición del mito de las hormonas furiosas*

Las fluctuaciones en los niveles hormonales que experimentan la mayoría de las mujeres durante la perimenopausia y la menopausia no causan, de suyo, los molestos síntomas emocionales y psíquicos (como la rabia y la depresión) que tantas mujeres sufren con el síndrome premenstrual y en la edad madura. Pero si ya existe una propensión subyacente a la angustia, sin duda los cambios hormonales contribuirán a sacarla a la superficie.

Aunque los niveles hormonales y el estado anímico tienden a fluctuar mucho durante los años reproductivos, y aún más durante los años perimenopáusicos, en los estudios no se ha encontrado ninguna diferencia apreciable entre los niveles de hormonas de las mujeres que sufren del síndrome premenstrual y los de las que no lo sufren. Lo que sí está bien documentado es que el cerebro de las mujeres que sufren síntomas como los del síndrome premenstrual es más vulnerable a los efectos de las fluctuaciones hormonales.[4] Es decir, el problema no está en los niveles hormonales por sí mismos; lo que produce los síntomas es más bien la combinación particular de los niveles hormonales, la química cerebral preexistente y la situación en la vida de la mujer. Se estima que el 27 por ciento de todas las mujeres que experimentan agitación y depresión durante sus reglas, y el 36 por ciento de todas las mujeres que experimentan depresión antes de la menstruación, serán muy sensibles a los cambios hormonales que tengan lugar durante su menopausia.[5]

Aunque tendemos a echarles la culpa de los síntomas perimenopáusicos a los cambios hormonales, sus orígenes son muchísimo más complejos. Varias clientas mías, por ejemplo, han experimentado síntomas como sofocos y cambios de humor cuando rondaban los cincuenta años de edad, pese a haberse tratado con terapia hormonal sustitutiva durante alrededor de veinte años debido a histerectomías y extirpación de los ovarios cuando aún no habían cumplido los treinta. Está claro que los cambios en los niveles de sus hormonas reproductivas por sí solos no explican estos síntomas. Esos síntomas son señales de la mente y el cuerpo que nos indican que hemos llegado a una nueva fase de desarrollo, una oportunidad de curación y crecimiento.

ANATOMÍA DE LA SABIDURÍA MENOPÁUSICA La menopausia combina la sabiduría de fases anteriores y la lleva a un nuevo nivel	
Proceso corporal	**Sabiduría codificada**
CICLO MENSTRUAL	Sabiduría intuitiva cíclica y reciclaje y procesado emocional
EMBARAZO/FERTILIDAD	Capacidad de concebir una idea o una vida con otra persona, sostenerla, nutrirla y permitirle nacer
MENOPAUSIA	Paso a los años de sabiduría
	Capacidad de estar receptiva al conocimiento intuitivo constante
	Nueva siembra en la comunidad

Traslado al interior

Antes de la edad madura, es característico que nuestras energías estén centradas en el cuidado de otras personas. Nos animan a hacer esto, en parte, las hormonas que controlan nuestro ciclo menstrual, las que nos alientan el instinto de nutrir y el amor por la cohesión y la armonía en el mundo. Pero cada mes, durante uno o dos días, antes o durante la regla, se produce un intervalo hormonal, en que se adelgaza el velo que separa el yo consciente del yo inconsciente, y entonces nos habla la voz del alma, recordándonos sutilmente nuestros deseos y necesidades, que no pueden ni deben supeditarse siempre a los de nuestros seres queridos.

Estas fluctuaciones entre los mundos interior y exterior y el modo como nuestras hormonas influyen en ellas se revelaron en un fascinante estudio realizado en los años treinta por una psicoanalista y un médico. La doctora Therese Benedek analizaba los datos psicoterapéuticos de las pacientes, mientras el doctor Boris Rubenstein se centraba en sus ciclos hormonales ováricos. Con sólo observar el estado emocional de una mujer, la doctora Benedek lograba identificar con increíble exactitud en qué momento de su ciclo menstrual estaba. Los dos médicos descubrieron que, justo antes de la ovulación, cuando está más elevado el nivel de estrógeno, las emociones y el comportamiento de las mujeres estaban dirigidos hacia el mundo exterior. Durante la ovulación, las mujeres estaban más relajadas, contentas y muy receptivas a las atenciones y el cariño de los demás. Durante la fase postovulatoria y premenstrual, cuando está más elevado el nivel de progesterona (y también están en su punto máximo los síntomas premenstruales), tendían más a centrarse en sí mismas y realizar actividades dirigidas a su interior.[6]

Me agrada pensar que la primera parte del ciclo es el periodo en que nos preparamos para dar a luz a alguien o algo exterior a nosotras. En la segunda mitad del ciclo, nos preparamos para darnos a luz nada menos que a nosotras mismas; es en este periodo cuando se activan las partes más intuitivas de nuestro cerebro y nos dan información, respuestas y orientación acerca del estado de nuestra vida interior. Una de las suscriptoras de mi hoja informativa, Lucinda, explica elocuentemente este proceso.

LUCINDA: CURACIÓN DEL SÍNDROME PREMENSTRUAL

El síndrome premenstrual ha sido un problema que me ha limitado gravemente la vida, ha dado a mis hijos una experiencia deformada de su madre y a mi marido le ha hecho terrible vivir conmigo. Durante años él insistía en que una alienígena se apoderaba de mi cuerpo cuando me fluctuaban las hormonas en preparación de mi ciclo menstrual; las migrañas también formaban parte de este cuadro. Yo insistía en que era mi «verdadero yo feo» el que afloraba en un periodo de debilidad. En un momento estaba racional y ocupada pacíficamente en mis tareas, y al momento siguiente me ponía a discutir hasta hacer estallar una guerra.

Entonces lloraba y me sentía la peor persona del planeta. Eso no me ocurría todos los meses, pero cuando sucedía era siempre alrededor del día 17 de mi ciclo. La consecuencia de esta pauta era que empecé a creer que estaba loca, y que no podía contar conmigo misma para una planificación normal de las cosas de nuestra vida; me había convertido en un miembro de la familia poco fiable. Si bien anhelaba la comunicación y la intimidad, me daba miedo acercarme a los demás. Estaba atrapada en el ajetreo de esposa y madre trabajadora, y no lograba eliminar ese problema de mi vida. Y así iba cojeando, tratando de parecer normal al mundo exterior, pero sintiéndome cada vez más agotada.

Al pasar los años, llegaron a mi conocimiento nuevas teorías sobre la conexión mente-cuerpo e información sobre los beneficios de liberar físicamente los problemas emocionales, pasados y presentes, llorando, bostezando, sudando, moviéndose, etcétera. Durante un buen tiempo, estas cosas sólo fueron conceptos; conocía la información, la había archivado en mi cabeza, pero no la había asimilado en mi ser para aplicarla; seguía luchando contra la discapacidad mensual del síndrome premenstrual y preguntándome las causas. ¿Por qué yo, que era una persona creativa, inteligente y cariñosa, tenía ese trastorno que me estropeaba la vida?

La comprensión profunda me llegó un día en que me estaba comenzando una jaqueca y sabía qué vendría a continuación. Conscientemente me pregunté qué ocurriría si en lugar de luchar contra el sentimiento y juzgarme como persona defectuosa, me permitía sentir totalmente lo que estaba ocurriendo en mi cuerpo. Me rendí, entregué el control y me concentré en estar presente en mi cuerpo por primera vez en mi vida.

Me sentí vulnerable. El cambio hormonal me hacía sentir vulnerable, y ese era un estado que yo no toleraba; era una guerrera, no una doncella. Lloré, reconociendo mi indefensión. Por primera vez experimenté mi lado femenino; por miedo, había protestado furiosamente contra él en el pasado. No era de extrañar que me sintiera una víctima, si ponía como un trapo a mi lado femenino, mi diosa interior.

Continué con el sentimiento, y no me morí. Necesitaba su suavidad y su sabiduría. Desapareció la jaqueca. Dejé de criticarme y acepté esa parte de mí tanto tiempo oculta, incluso de mi vista.

Disminuyeron los síntomas físicos que acompañaban a mi síndrome premenstrual, y aproveché la mayor energía que tenía para hacer otras cosas por mí. Consulto a un nutricionista holístico y poco a poco estoy mejorando mi dieta; también voy a una buena masajista. Continúo liberando mis sentimientos pasados y actuales. Lo paso bien en lo que sea que haga porque lo considero importante, es mi expresión creativa. Y hablo antes de que ocurra la crisis.

Mi cuerpo sigue desafiándome con su reacción cuando tomo malas decisiones. Le agradezco su capacidad para hacer eso, y ahora me pregunto más por el qué que por el por qué: ¿qué estoy haciendo que niega mi sabiduría interior femenina y va contra mi verdadera identidad espiritual?

Cuando me siento a pensar en esa pregunta, la respuesta brota de dentro. Es verdad que venimos acompañadas de un manual de instrucciones, si estamos dispuestas a callar para recibir la información y aprender algunas nuevas habilidades.

El paso de una corriente de sabiduría alterna a una continua

El medio hormonal que sólo estaba presente unos pocos días cada mes durante la mayor parte de los años reproductivos, destinado a inducirnos a reexaminar la vida un poquito cada vez, en la edad madura se queda en esa posición durante semanas o meses seguidos. Pasamos de una corriente de sabiduría alterna a una continua, que sigue activada después que acaba la menopausia. Durante la perimenopausia, nuestro cerebro hace el cambio de una manera de ser a la otra.

Desde el punto de vista biológico, estamos programadas para que en esta etapa de la vida nos retiremos del mundo exterior durante un tiempo para revisar nuestro pasado. Necesitamos estar libres de las distracciones que se nos presentan cuando concentramos nuestros cuidados maternales solamente en los demás. La perimenopausia es un periodo en que estamos destinadas a ser madres de nosotras mismas.

Podría no ser casualidad que la palabra inglesa *menopause* [*men* (hombres), *pause* (pausa)] inspire la idea de «pausa o descanso de los hombres». En realidad no necesitamos replegarnos o apartarnos de los hombres, lo que necesitamos es centrar la atención en nosotras mismas, en lugar de dedicar tanto tiempo y trabajo a complacerlos. De verdad nuestra biología nos insta, nos impulsa, a descansar de todo el mundo, de la humanidad en general, para hacer un trabajo importante en nosotras mismas. Tal vez a consecuencia de esto, uno de los rasgos más comunes en las explicaciones de las mujeres sobre cómo se sienten durante la transición menopáusica es el deseo de estar un tiempo a solas, de un refugio que les depare paz y silencio, sin distracciones ni exigencias.

Este es un sueño triste, aparentemente fuera de nuestro alcance en esta época en que tantas cosas nos tironean por todos lados. Pero aquellas mujeres que sienten ese anhelo suelen creer, de todos modos, que los desagradables síntomas menopáusicos se disolverían si pudieran permi-

FIGURA 2. CORRIENTES DE SABIDURÍA

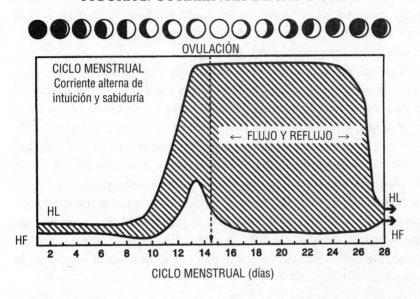

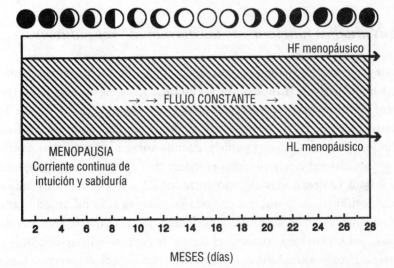

Las hormonas foliculoestimulante (HF) y luteinizante (HL) estimulan la ovulación y se liberan cíclicamente cada mes hasta los años anteriores a la menopausia. Después se produce un cambio durante el cual las ovulaciones se van acabando gradualmente y los niveles de estas hormonas van aumentando poco a poco. Yo creo que estos elevados niveles hormonales tienen que ver con el paso de «corriente alterna» a «corriente continua». La sabiduría intuitiva que antes estaba a nuestra disposición sólo durante ciertas partes del ciclo menstrual pasa a estar potencialmente disponible en todo momento.

© 2001 *by* Northrup y Schulz

tirse el lujo de cerrarse al mundo para poder sintonizar con el proceso de crecimiento que está ocurriendo en su interior. Este sueño triste es real, viene del alma, y he llegado a comprender que se puede confiar y creer en él, y que es necesario hacerle caso.

Aun cuando la realidad de ese sueño parezca fuera de nuestro alcance, la sencilla verdad es que toda mujer puede encontrar refugio en su entorno actual. Aunque no podamos alquilar un avión para ir a una isla desierta, si reconocemos y valoramos nuestra necesidad de soledad, podemos hacernos un tiempo y encontrar un lugar tranquilo al cual retirarnos diariamente. Podemos aislarnos del ruido, los teléfonos y la relación con los demás. Animo a toda mujer a buscar una manera de hacer esto, en el grado que le resulte posible. Cuando nos comprometemos a dar el primer paso, tenemos la posibilidad de desarrollar un nuevo sentido de nosotras mismas y de la finalidad de nuestra existencia, lo que nos da una jubilosa sensación de lo que nos es posible en la segunda mitad de nuestra vida.

Las muchas funciones de las hormonas «reproductoras»

Desde hace mucho tiempo se sabe que el papel de las hormonas femeninas no se limita a la función reproductora. Estas hormonas están conectadas con nuestros estados anímicos y con el modo de funcionar de nuestro cerebro. Hasta la pubertad, el índice de depresión es igual en los niños que en las niñas. Después, cuando surgen las hormonas ováricas y comienza el ciclo, aumenta el índice de depresión en las mujeres, que llega a su grado más elevado entre los 22 y los 45 años. El índice de depresión en los hombres, en toda su vida, es sólo de uno de cada diez, mientras que en las mujeres es de una de cada cuatro. Después de la menopausia vuelve a igualarse el índice de depresión entre hombres y mujeres. Estudios transculturales han demostrado que en otras culturas el índice de depresión también es mayor en las mujeres.

Yo creo que esta propensión femenina a la depresión está relacionada en parte con el papel subordinado que durante milenios nos hemos visto obligadas a desempeñar la mayor parte de las mujeres en la mayoría de las culturas. Dicho esto, también es cierto que en muchas mujeres el ciclo menstrual, el embarazo, el periodo posparto y el periodo perimenopáusico van acompañados de depresión. Y aquellas que suelen sufrir del síndrome premenstrual también son más propensas a la depresión posparto y a problemas anímicos perimenopáusicos. Parte del motivo de esto tiene que ver con la compleja interacción entre el hipotálamo, la glándula pituitaria, los ovarios y las diversas hormonas que se producen en esas zonas esenciales y actúan recíprocamente. Estas hormonas son:

- *Hormona liberadora de gonadotropinas (GnRH)*, que se produce en el hipotálamo.
- *Hormonas foliculoestimulante (HF)* y *luteinizante (HL)*, que se producen en la glándula pituitaria y estimulan a su vez el aumento de los niveles de estrógeno y progesterona durante el ciclo menstrual mensual.
- *Estrógeno*, que se produce en los ovarios, la grasa corporal y otras zonas.
- *Progesterona*, que se produce principalmente en los ovarios y que, junto con el estrógeno, prepara el revestimiento del útero para la implantación y el desarrollo de un embrión.

El hipotálamo regula la producción de todas estas hormonas y es a su vez regulado por ellas y por muchas otras. Tiene receptores no sólo para la progesterona, el estrógeno y los andrógenos (p. ej., la deshidroepiandrosterona [DHEA] y la testosterona), sino también para la noradrenalina, la dopamina y la serotonina, neurotransmisores que regulan el estado anímico y son influidos a su vez por los pensamientos, las creencias, la dieta y el entorno.

Si el estrógeno, la progesterona y el andrógeno no tuvieran ningún otro papel en el cuerpo aparte del de la reproducción, su nivel bajaría a cero durante la menopausia; pero no ocurre así. De modo similar, si de pronto la hormona liberadora de gonadotropinas y las hormonas foliculoestimulante y luteinizante no tuvieran ninguna finalidad después de la menopausia, podríamos suponer que entonces dejarían de circular por nuestro organismo; de hecho, ocurre lo contrario.

Durante la perimenopausia, comienza a elevarse el nivel de la hormona liberadora de gonadotropinas en el cerebro, lo cual a su vez hace elevarse a niveles mayores que nunca a las hormonas foliculoestimulante y luteinizante. Una explicación popular es que el cuerpo intenta dar un «empujoncito» a los ovarios para que reanuden su función original, lo cual tendría sentido si no fuera por un hecho elocuente: los niveles ele-

FIGURA 3. LA CONEXIÓN ENTRE EL HIPOTÁLAMO,
LA GLÁNDULA PITUITARIA Y LOS OVARIOS

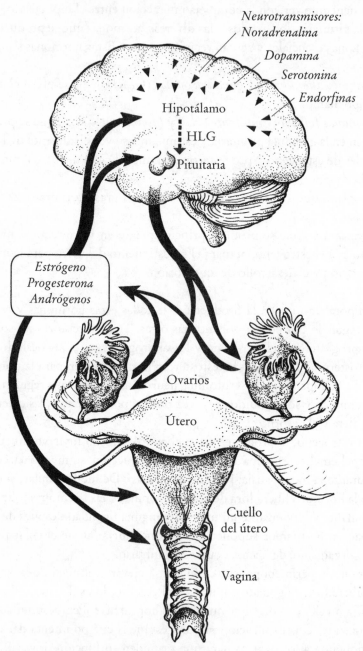

El cerebro y los órganos reproductores están íntimamente conectados por una compleja serie de bucles interactivos.

© 2001 *by* Northrup y Schulz

vados de las hormonas foliculoestimulante y luteinizante continúan así, permanentemente, mucho después de que resulta fisiológicamente obvio que los ovarios (que ya no disponen de óvulos) no tienen la menor intención de volver a subirse al carro reproductor. Parecería que el cuerpo, en su sabiduría, tiene motivos ulteriores para continuar produciendo esas llamadas hormonas reproductoras, y que la reproducción ya no es su finalidad. En realidad, hay cada vez más pruebas de que al menos una de las funciones de esta producción «fuera de temporada» de estas hormonas que precipitan su aumento es impulsar los cambios que tienen lugar en el cerebro de la mujer en la edad madura.

Por motivos biológicos, las hembras de la especie humana somos más fáciles de dominar intelectual, psíquica y socialmente durante nuestros años reproductores que antes de la pubertad (desde el nacimiento a los once años) o después de la menopausia. Cuando estamos formando un hogar y una familia, nuestro principal interés está en mantener el equilibrio y la paz. Al parecer sabemos instintivamente que cuando estamos criando hijos es mejor para todos que transijamos y conservemos el apoyo que tenemos, aunque sea inferior al ideal, en lugar de arriesgarnos a hacerlo solas. Si bien esto puede significar perder de vista nuestros objetivos individuales, nuestra capacidad para «seguir con el programa» es en realidad protectora. En un estudio médico reciente, por ejemplo, realizado en Suecia, se comprobó que el riesgo de muerte prematura de las madres que crían a sus hijos solas es un 70 por ciento mayor que el de las madres con pareja. Y, sorprendentemente, este mayor índice de muerte prematura es el mismo sean cuales sean los factores socioeconómicos o de salud. Es decir, incluso las madres solteras con buenos recursos económicos y sanas física y psíquicamente corren ese mayor riesgo.[7]

Este proceso de sublimar nuestro yo comienza pronto, en la adolescencia. Se subliman hormonalmente la mentalidad «activista» de la chica prepúber, su franqueza infantil y su tendencia a intervenir cuando hay un conflicto. Si bien a la adolescente podría preocuparle la injusticia social, probablemente va a estar más obsesionada por su imagen corporal y su atractivo para los chicos. Dicho de otra manera, mientras la mujer está biológicamente preparada para tener hijos, criarlos y nutrirlos y atender a los demás, todos ellos papeles esenciales y favorecedores de la continuidad de la especie, se le vuelven un tanto borrosos los conflictos del mundo en general. Su preocupación por las injusticias personales y los traumas de su infancia también puede ir desapareciendo, o tal vez las reprima; es probable que preste sólo una atención superficial a ofensas pequeñas, porque lamerse las heridas, analizar viejos sufrimientos o confrontar malos tratos que hace mucho que duran le exigiría gastar una energía preciosa. Necesita cumplir su papel principal, que, desde una perspectiva biológica, es reproducirse, alimentar y cuidar.

Se la recompensa muy bien por acatar esta programación biológica. Las hormonas reproductoras son directamente responsables de estimular los centros opiáceos del cerebro. Estas zonas producen sustancias químicas parecidas a narcóticos que entran en el torrente sanguíneo y provocan una sensación agradable, una euforia natural. El estrógeno, por ejemplo, es muy abundante durante la fase de mayor fertilidad del ciclo menstrual, en que la mujer está más «eléctrica», o atractiva, para los hombres y es más receptiva a sus galanteos. Hormonas como la prolactina también invaden el organismo cuando la mujer actúa en modalidad maternal, por ejemplo, dando el pecho a su bebé o cuidando de sus seres queridos. Esos fuertes sentimientos de atracción, esa profunda sensación de satisfacción y ese manto de amoroso calor y finalidad que siente la mujer cuando cría a sus hijos o cuida de otras personas, se deben en parte a las sustancias químicas semejantes a narcóticos producidas en el cerebro en respuesta a las hormonas reproductoras. Puesto que las sensaciones son maravillosas, se siente animada a continuar. Este es uno de los motivos de que las mujeres sean tan buenas cuidadoras.

Las lesbianas y/o aquellas mujeres que eligen no casarse o no tener hijos también tienen incorporado este sistema incentivador, porque este se graba en los circuitos del embrión femenino en sus primeros días de vida. Ya sea que el comportamiento cuidador esté relacionado con el embarazo y la crianza de los hijos o con otras formas de cuidado o atención a los demás, la reacción biológica es inevitable, potente y muy, muy positiva. En diversos estudios se ha comprobado claramente que cuando la mujer está estresada, produce oxitocina, la hormona llamada del vínculo, que induce el deseo de cuidar y sustentar a otros. La doctora Shelley Taylor, catedrática de psicología en la UCLA y autora de *The Tending Instinct*,* llama «atender y hacerse amiga» a esta reacción, contrapuesta a la reacción más masculina de «luchar o huir».[8]

---

* *Lazos vitales*, Taurus, Madrid, 2002. *(N. de la T.)*

FIGURA 4. RECOMPENSAS A LO LARGO DEL CICLO DE LA VIDA

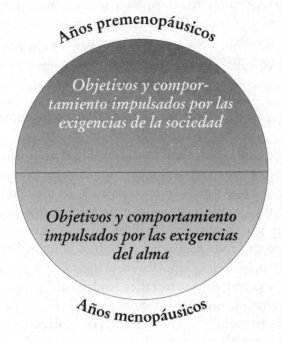

Años premenopáusicos

Objetivos y comportamiento impulsados por las exigencias de la sociedad

Objetivos y comportamiento impulsados por las exigencias del alma

Años menopáusicos

© 2001 *by* Northrup y Schulz

Cómo facilitan la remodelación cerebral los cambios hormonales

Cuando la mujer entra en la menopausia, abandona su papel principal de criar hijos y cuidar de los demás, escrito para ella por las hormonas. Esto no quiere decir que la mujer posmenopáusica ya no sea una buena cuidadora. Simplemente tiene más libertad para elegir hacia dónde dirigir su energía creativa, para «servir fuera de las filas», como si dijéramos. Muchos de los asuntos o problemas que se le volvieron borrosos cuando aparecieron las hormonas de la pubertad, pueden aflorar repentinamente con mucha claridad cuando el nivel de esas hormonas disminuye. Por eso tantas mujeres de edad madura recuerdan y deciden afrontar malos tratos y abusos pasados. Resurgen con mucha nitidez la preocupación por las injusticias sociales, los intereses políticos y los deseos personales que se sublimaron en los años reproductivos, y la mujer está preparada para examinarlos y actuar de acuerdo con ellos. Algunas mujeres canalizan esta mayor energía hacia nuevas empresas y profesiones. Otras descubren y cultivan talentos artísticos que ni siquiera sabían que poseían. Algunas observan un resurgir de su deseo sexual, con una intensidad que no habían sentido nunca antes. Otras experimentan un cambio en sus preferencias sexuales. Como sea que se canalice esta energía, produce una maravillosa sensación de vivir de dentro hacia fuera.

La aceptación del mensaje oculto en la rabia menopáusica

Las oleadas de GnRH (hormona liberadora de gonadotropinas) que vienen con la menopausia preparan al cerebro para nuevas percepciones y, por lo tanto, para un nuevo comportamiento. Es muy común que las mujeres se irriten e incluso se enfurezcan francamente por cosas que antes pasaban por alto con más facilidad. Mucho antes de comenzar a sentir los sofocos producidos por los cambios hormonales, su cerebro experimenta cambios en el hipotálamo, el lugar donde se produce esta hormona. Esa misma zona cerebral es fundamental para experimentar y, en último término, expresar emociones como la rabia.[9] Es bien sabido que las hormonas regulan la agresividad y la rabia. El cuerpo y el cerebro apoyan totalmente la capacidad de sentir y expresar la rabia con una claridad que no es posible antes de la edad madura.

La GnRH es sólo una de las hormonas que apoyan los cambios que ocurren en el cerebro. Moléculas de estrógeno y progesterona se ligan a zonas del cerebro como la amígdala y el hipocampo, que son importantes para la memoria, el hambre, el deseo sexual y la rabia. El cambio en los niveles de esas y otras hormonas podría servir para hacer aflorar viejos recuerdos, acompañados por emociones fuertes, sobre todo rabia. Eso no quiere decir que esta esté causada por el cambio hormonal. Simplemente significa que los cambios hormonales facilitan el recuerdo y la aclaración y limpieza de asuntos inconclusos.

Muchas mujeres se inquietan o se asustan cuando sienten surgir esa rabia. Tal vez crees que no es rabia lo que sientes; tal vez piensas que «sólo» te sientes irritable, malhumorada, molesta, envidiosa, quejica, abrumada o deprimida, o que «sólo» tienes un nivel elevado de colesterol o sufres de hipertensión. Te aseguro que todas estas emociones y estados físicos están relacionados con la misma cosa: rabia. La rabia en las mujeres tiene mala prensa, en general, a no ser que surja en servicio de los demás. Probablemente esto explica por qué se ha estudiado de un modo exhaustivo la rabia en los hombres, el sexo en el que es aceptable, mientras que el único tipo de rabia femenina que se ha estudiado bastante es la maternal, cuya función es proteger al hijo cuando algo o alguien lo amenace. También es socialmente aceptable que las mujeres expresen su rabia luchando por la justicia social, lo cual con muchísima frecuencia se convierte en una plataforma para desahogar la rabia personal. Aunque se nos ha condicionado para creer que nuestra rabia nace de observar las injusticias de las que son víctimas otras personas, la política es siempre personal: en última instancia, nuestra rabia es por nosotras mismas, y su energía siempre nos impulsa a la autorrealización.

Esto no quiere decir que tengamos que abandonar nuestra lucha por la reforma social y la búsqueda de la justicia. Simplemente significa que hemos de ser conscientes de nuestra motivación personal para participar en esa lucha, sin permitir que nos distraiga de nuestra transformación personal y nuestra propia curación, procesos que siempre nos hacen aún más eficaces como agentes del cambio social.

Necesitamos recuperar nuestra rabia. Sobre todo durante la edad madura, este sentimiento puede tener un importante papel en mejorar la calidad de nuestra vida y nuestra salud. Es una potente señal de nuestra sabiduría interior, y debemos aprender a escucharla y a poner en práctica lo que nos dice. La rabia suele surgir a causa de:

- No poder confiar en las promesas o los compromisos de los demás.
- Perder poder, categoría o respeto.
- Que se nos insulte, se nos ataque indirectamente o se nos subvalore.
- Que se nos amenace con hacernos daño, físico o emocional.
- Tener que postergar o cancelar una actividad o un acontecimiento importante o placentero para amoldarnos a la conveniencia de otra persona.
- No obtener algo que pensamos que nos corresponde legítimamente.[10]

Si antes de la menopausia la mujer no ha aprendido a reconocer su rabia e identificar lo que le dice (y esto les ocurre a muchas mujeres), la perimenopausia es la mejor oportunidad que le queda para hacerlo. La remodelación del cerebro que se produce en la perimenopausia le aclara la visión y le hace más fácil identificar sus motivaciones. Siempre es liberador utilizar la rabia a modo de catalizador de un cambio y un crecimiento positivos.

En las primeras fases de la perimenopausia, la irritabilidad que se siente puede ser muy sutil. La irritabilidad es una forma de rabia de bajo voltaje que no siempre conduce a un cambio duradero, o ni siquiera a un cambio. Es como tener agua a fuego suave en una olla, pero siempre añadiendo más agua o bajando el fuego justo antes de que hierva. Si no hacemos caso de las cosas que nos irritan en nuestra vida, la naturaleza sube el fuego del quemador con el fin de movilizarnos.

GLADYS: NO LLEVAR JAMÁS A EBULLICIÓN LA OLLA DE AGUA

Gladys era un verdadero cartel de anuncio de la irritabilidad menopáusica. En mi consulta solía quejarse de su marido, de sus hijos y de su trabajo. Sufría de sinusitis crónica, trastorno que suele estar relacionado con irritabilidad emocional y una rabia que hierve a fuego lento bajo la superficie. Siempre que le preguntaba cuándo iba a tomar medidas para cambiar esos aspectos de su vida que la irritaban constantemente, enseguida se recuperaba, esbozaba una ancha sonrisa y decía: «Pero es que en realidad mi marido es un hombre maravilloso. Y mis hijos son muy cariñosos. La verdad es que no hay ninguna parte de mi vida de la que pueda quejarme». Su médico de cabecera le recetó Prozac, pero ella nunca se sentía como si eso, ni ninguna otra cosa, le hiciera realmente bien. Durante los años en que la atendí, su salud no mejoró jamás.

Matar al mensajero: medicar nuestra rabia y nuestra irritabilidad para mantener las cosas como están

Por desgracia, en nuestra cultura el tratamiento normal para los síntomas perimenopáusicos como los cambios de humor y la irritabilidad es recetar algo que nos alivie y nos haga sentir mejor. Rara vez nos preguntamos, y ciertamente los médicos rara vez nos preguntan: «¿Qué está tan desequilibrado que necesita un cambio?». Si recurrimos a la terapia hormonal sustitutiva para aliviarnos sin tratar los problemas subyacentes, entonces es posible que ni siquiera las dosis apropiadas de hormonas sirvan de mucho.

Las mujeres más vulnerables a los efectos de las fluctuaciones hormonales, y que tienen más dificultad para hallar alivio en el tratamiento con hormonas suplementarias y otros medicamentos, son aquellas que han tenido problemas anímicos durante la menarquia, después del parto y durante la perimenopausia.[11] Si la mujer no atiende a los problemas emocionales de su vida, si no siente y desahoga totalmente el dolor por sus pérdidas de la edad madura (si, en otras palabras, no escucha lo que le dice su rabia ni toma medidas), podría acabar con una depresión en toda regla, la cual a veces se define como rabia vuelta hacia dentro. La depresión, a su vez, es un factor de riesgo independiente y bien documentado de enfermedades cardiacas, cáncer y osteoporosis.

El trastorno emocional afecta al cerebro y a todas sus funciones. Continuar en la misma situación trastornadora prácticamente garantiza que sigan desequilibradas las hormonas de la mujer. Cuanto más tiempo permite que persistan las situaciones negativas, más descontroladas estarán sus hormonas, y mayores serán sus molestias físicas. Recetarle estrógeno podría detener temporalmente este ciclo, pero el cuerpo al final le exigirá que escuche su mensaje.

DORIS: DESVÍO DE LA RABIA

Muchas personas restan importancia a su sufrimiento comparándose con otras que están mucho peor. Si no se resuelve, esta costumbre puede crear problemas de salud, sobre todo en la edad madura. El siguiente es un ejemplo tomado de mi trabajo.

Doris sufría de hipertensión y su nivel de colesterol era ligeramente elevado; ambos trastornos empeoraron cuando se acercaba al final de su transición menopáusica, a los 52 años. Según me contó, su mundana madre se había dedicado de un modo desequilibrado a su marido y a su profesión, descuidando bastante la relación afectiva con sus hijos, que estaban al cuidado de niñeras y personal de servicio. Sin darse cuenta, ella había creado esa misma pauta con su marido, que estaba tan dedicado a su trabajo que sencillamente no estaba disponible emocionalmente para ella. Pero no se permitía expresar la rabia que sentía contra su marido y contra su madre. Igual que muchas otras mujeres cuya vida parece relativamente privilegiada, me decía: «Me siento muy egoísta y tonta por compadecerme. En realidad no tengo nada de qué quejarme. Al fin y al cabo, ¿cuántas mujeres hay que han sido violadas o han sido víctimas de incesto, o cuyo marido las ha abandonado dejándolas sin un céntimo en la edad madura? Tengo mucho que agradecer».

A este sistema de Doris lo llamo desvío intelectual; intelectual porque la parte lógica del cerebro siempre es capaz de encontrar buenos motivos para convencernos de que no tenemos nada de qué quejarnos. Y en la superficie esto puede ser cierto. Sin embargo, hay un problema más de fondo. Comparar nuestro sufrimiento con el de otra persona siempre nos aleja de nuestras emociones y de lo que necesitamos hacer respecto a ellas. Esto se debe a que la parte del cerebro que nos permite sentir emociones tiene conexiones mucho más ricas y complejas con nuestros órganos internos, como el corazón y el sistema cardiovascular, que con la zona relacionada con el pensamiento lógico racional.[12] Las comparaciones nos dejan estancadas en el intelecto. No basta con pensar o hablar de nuestros sentimientos. Ten presente que la palabra *emoción* contiene la palabra *moción*. Nuestros sentimientos tienen por finalidad hacernos mover.

La curación no ocurre mientras no nos rendimos a nuestros sentimientos y les permitimos inundarnos. Doris sólo podrá crearse una salud cardiovascular total cuando se permita sentir lo doloroso que es tener un marido inaccesible emocionalmente, situación que refleja muchos aspectos de su infancia. Cuando por fin se rinda a la pena y la rabia que ha reprimido durante años, primero en su infancia y después nuevamente durante su matrimonio, estará en camino de crearse no sólo salud cardiovascular, sino también el regalo de una vida sanada. Descubrirá que detrás de su aflicción y rabia hay deseos y sueños que, pacientemente, han estado esperando años para encontrar su expresión.

Las emociones, las hormonas y la salud

Las emociones, deseos y sueños son nuestro sistema de orientación interior: nos hacen saber si estamos viviendo en un ambiente de salud bioquímica o en uno de malestar bioquímico. Comprender nuestros pensamientos y emociones influye en todas y cada una de las hormonas y células de nuestro cuerpo, y saber cambiarlos de una manera que favorezca nuestra salud nos da acceso al secreto más potente, más habilitador y saludable que existe en la Tierra.

Los alimentos naturales, los suplementos, las hierbas medicinales, la meditación, la acupuntura, etcétera, son todos potentes instrumentos para fortalecer y proteger la salud. Pero al margen de qué suplementos tomemos y de qué tipo de ejercicio hagamos, cuando está todo dicho y hecho, son la actitud, las creencias y los pensamientos diarios los que tienen el efecto más profundo en nuestra salud. Cuántas veces hemos oído a alguien decir: «Es que no lo entiendo. Esta mujer siempre se alimenta de un modo sano y hace ejercicio. ¿Cómo puede haber enfermado justamente ella?». En el otro extremo del espectro está la persona que fuma y bebe demasiado alcohol y sin embargo vive sana, sin ninguna enfermedad aparente hasta bien entrada la vejez. La respuesta está, al menos en parte, en las actitudes y emociones de la persona. Las actitudes y creencias también influyen en lo bien que se digiere la comida y en el efecto que hace el ejercicio. En nuestro interior tenemos el poder de crearnos una vida llena de dicha, abundancia y salud, y también la capacidad de crearnos una vida llena de estrés, cansancio y enfermedad. Con muy pocas excepciones, la elección es nuestra.

Pautas emocionales concretas están relacionadas con determinadas enfermedades en partes concretas del cuerpo

Ya se ha documentado que pautas concretas de vulnerabilidad emocional afectan a determinados órganos o sistemas del cuerpo.

Sólo sobre el cáncer de mama se han hecho decenas de estudios médicos que demuestran que la sensación de impotencia en relaciones importantes y la incapacidad de expresar toda la gama de emociones eleva el riesgo de contraerlo y disminuye el índice de supervivencia a él. De modo similar, muchos estudios sugieren que la dificultad para manejar las emociones negativas, sobre todo la hostilidad, está relacionada con muerte repentina por ataque al corazón.[13] Hay además cientos de estudios que indican que la falta de apoyo social, la pérdida o la separación de la familia y la dificultad para equilibrar la sensación de pertenencia con la de independencia pueden afectar al sistema inmunitario y aumentar la vulnerabilidad a infecciones y enfermedades causadas por el sistema inmunitario.

Durante siglos los profesionales de la salud han sabido que la conexión entre las emociones y el estado de la salud es fuerte y directa. Lo extraño es que nuestra cultura, tan concentrada en datos externos y en la relación causa-efecto, ha hecho caso omiso de las pruebas que demuestran esta conexión. No hace mucho, en los años setenta, el trabajo pionero de los científicos Walter B. Cannon y Hans Selye, que investigaron el estrés y la conexión mente-cuerpo, no fue aceptado por la corriente principal de la medicina. Sus estudios eran científicamente correctos y convincentes, pero nuestra cultura sencillamente no estaba preparada para ellos.

Las mujeres de edad madura sí estamos preparadas, y en estos momentos tenemos la oportunidad perfecta para vivir según este conocimiento a la vez que encendemos el fuego del cambio en la cultura en general.

Nuestras salud y felicidad dependen más de nuestra percepción de las circunstancias de la vida que de las circunstancias propiamente tales. Esto es una verdad que nuestra cultura no enseña. Lo que se nos enseña desde una tierna edad es que la salud es principalmente la consecuencia de la herencia genética, de si se nos ha vacunado o no, de los suplementos que tomamos y del ejercicio que hacemos. No cabe duda de que estos factores influyen en nuestro estado de salud, pero su influencia palidece ante el poder de nuestras creencias y actitudes.

Cómo los pensamientos y las percepciones se convierten en realidades bioquímicas en el cuerpo

El sistema nervioso autónomo es el que transforma los pensamientos y las emociones en el ambiente físico que con el tiempo se convertirá en el cuerpo físico real. Esta parte del sistema nervioso, que también rige la actividad diaria de todos los órganos internos, consta de dos partes: el sistema nervioso *parasimpático* y el sistema nervioso *simpático*. Estos dos sistemas inervan todos los órganos del cuerpo: entre otros, ojos, lagrimales, glándulas salivales, vasos sanguíneos, glándulas sudoríparas, corazón, laringe, tráquea, bronquios, pulmones, estómago, glándulas suprarrenales, riñones, páncreas, intestinos, vejiga y genitales externos.

En términos generales, el sistema nervioso parasimpático es el freno del cuerpo. Impulsa las funciones relacionadas con el crecimiento y el restablecimiento, el descanso y la relajación, y es responsable principalmente de la conservación de la energía corporal haciendo «descansar» los órganos vitales cuando no están «de servicio».

Por el contrario, el sistema nervioso simpático es el acelerador. Acelera el metabolismo para hacer frente a los desafíos externos. Su estimulación moviliza rápidamente las reservas del cuerpo para que la persona se pueda proteger y defender. Aquí es donde entra el legendario mecanismo llamado de lucha o huida: se dilatan las pupilas, aumentan la intensidad y la velocidad de los latidos del corazón, se constriñen los vasos sanguíneos y sube la presión arterial. Del depósito del intestino fluye la sangre hacia los músculos, los pulmones, el corazón y el cerebro, en preparación para la batalla. Los intestinos y la vejiga dejan de funcionar temporalmente, para conservar la energía necesaria tanto si se lucha como si se huye. (Esta es la función opuesta a la del sistema nevioso parasimpático, que contrae las pupilas, hace más lento el ritmo cardiaco, mueve los intestinos y relaja los esfínteres de la vejiga y el recto.)

Dado que el sistema nervioso parasimpático se encarga principalmente de la restauración y la conservación de la energía corporal y el descanso de los órganos vitales, cualquier actividad o pensamiento que activa este sistema equivale a hacer depósitos en el banco de la salud. A la inversa, la actividad del sistema nervioso simpático equivale a retirar fondos de ese banco.

Aquí es donde se hace tan importante la percepción. Lo que el cuerpo experimenta como un desafío del exterior (algo que produce tensión) varía de una persona a otra, puesto que influyen en ello sus experiencias pasadas, su infancia, su historial familiar, su dieta, su trabajo y las actividades que realice en cada momento. Muchas mujeres de edad madura viven en un estado de ansiedad constante, lo que en gran parte es un efecto secundario de la cultura que nos rodea. Deseamos ser buenas chicas y hacer lo correcto. Pero la cultura cambia con tanta rapidez y la sobrecarga de información es tan grande, que fácilmente nos abrumamos y confundimos, moviéndonos cada vez más rápido para mantener el ritmo. Sin saber qué elegir ni qué evitar, enviamos señales confusas al cuerpo. Quizá pisemos el acelerador y el freno al mismo tiempo o tal vez vivamos siempre aceleradas, en un estado constante de lucha o huida, y retirando demasiados fondos del banco de la salud.

Desde el punto de vista biológico, es posible que estemos experimentando un proceso evolutivo que capacitará a nuestra especie para manejar todo este estrés de un modo airoso y sano. Francamente, creo que el cerebro multimodal de la mujer madura va a la cabeza en esta marcha. Siempre hemos tenido que ser capaces de hacer al menos tres tareas a la vez. Y ahora, en la edad madura, cuando se nos dan a conocer más plenamente que nunca los dictados de nuestra alma, despertamos y descubrimos que nuestro cerebro y nuestro cuerpo se están reaprovisionando para facilitar esto de un modo muy hermoso.

El estrés y el temperamento

En estudios científicos se ha descubierto una conexión entre el temperamento, la personalidad y la capacidad para hacer frente a las situaciones estresantes. ¿Te has fijado que algunas personas se ven felices al margen de lo que ocurra en su vida, mientras que otras se ven tristes o deprimidas aun cuando la vida les sonríe? ¿Y que otras se sienten nerviosas y temerosas aunque estén seguras y a salvo? Hasta cierto punto nacemos con uno de esos temperamentos, y hay pruebas de diferencias *biológicas* medibles que acompañan a cada temperamento. Por ejemplo, el doctor Stephen Porges ha descubierto que cada persona tiene, desde que nace, su propio equilibrio característico entre los sistemas nerviosos parasimpático y simpático, de lo que resulta lo que se llama «tono vagal».[14] El equilibrio individual se puede ver en un tipo de electrocardiograma e ilustra cómo se coordina el ritmo cardiaco con el ritmo respiratorio, lo que da una valiosa información sobre el equilibrio metabólico y la resistencia innata al estrés. En un estudio con bebés, entre ellos algunos prematuros, Porges descubrió que a aquellos que tienen un tono vagal más elevado, es decir que tienen más activado el sistema nervioso parasimpático, los estresan menos los acontecimientos externos (por ejemplo, que los cojan o les pongan el tubo con suero) que a los bebés con un tono vagal bajo. También observó que los rasgos de personalidad característicos del tono vagal elevado o del bajo (feliz, resistente, deprimida, triste, nerviosa, confiada, temerosa) acompañan a la persona durante toda su vida. Estas diferencias también se reflejan en diferencias genéticas en la capacidad del cuerpo para metabolizar la adrenalina.

Esto explica mucho acerca de nuestras reacciones individuales a las situaciones de la vida. Por ejemplo, se ha demostrado con certeza que una persona puede experimentar mucho estrés al pasar por una operación médica relativamente sencilla, mientras que a otra le causa poco estrés una operación más difícil. Sin embargo, también es cierto que una misma persona podría tener una reacción mínima a una experiencia en un momento y tener una reacción fisiológica fuerte a una experiencia igual en otra ocasión. Por eso no son muy útiles los intentos de clasificar las situaciones estresantes. En un estudio realizado por el doctor Charles B. Nemeroff en la Facultad de Medicina de la Universidad Emory, se comprobó que las mujeres que en su infancia sufrieron de abuso sexual o malos tratos físicos, a diferencia de las que no tienen este historial, manifiestan reacciones fisiológicas muy exageradas a situaciones estresantes como pronunciar un discurso o resolver un problema aritmético delante de otras personas. También es mayor en ellas el riesgo de sufrir de depresión, trastornos de ansiedad y otras enfermedades emocionales más adelante en la vida.[15] Dado el gran número de mujeres que tienen un historial de abuso sexual u otros malos tratos, no es sorprendente que sean tantas las que tienen problemas anímicos y de otros tipos durante la perimenopausia.

Una de las peores cosas que puede hacerse la persona a sí misma es reprenderse o castigarse por su temperamento innato o su forma de reaccionar al estrés. Por eso no quiero sugerir que existe un modelo ideal de emociones; esto no sería distinto de decir a las mujeres que deben esforzarse por tener un peso, una altura y una talla ideales. Además, cada temperamento parece predisponer a las personas a cierto tipo de capacidades. Si uno se pasa la vida deseando tener un temperamento «más sano», por ejemplo, no aprovechará todas sus capacidades ni sacará el mejor partido de sus dones naturales.

Cómo influyen en la salud las emociones menopáusicas

El desequilibrio entre los sistemas nerviosos simpático y parasimpático, combinado con el medio hormonal cambiante de la menopausia, podría aumentar la propensión del cuerpo a determinados síntomas o enfermedades. El sistema nervioso autónomo inerva el timo (que produce los linfocitos T o timodependientes), los ganglios linfáticos (que producen los linfocitos B o bursodependientes) y la médula ósea (que produce los glóbulos rojos y blancos); por lo tanto, cada una de las zonas que generan células del sistema inmunitario tiene pedal acelerador (tono simpático) y pedal de freno (tono parasimpático).

¿Por qué es importante esto? Porque a través de este sistema el cuerpo registra y procesa las emociones, junto con las hormonas y sustancias neuroquímicas cuya producción inducen. Como he dicho, si la mujer tiene acumuladas muchas emociones no procesadas, éstas van a aflorar alrededor del periodo de la menopausia, y por lo tanto podría aumentar su vulnerabilidad a la enfermedad. Si se le activa una y otra vez la reacción de lucha o huida, provocada por el miedo, es posible que acabe sufriendo de diabetes, hipertensión o incluso de una enfermedad del sistema inmunitario como el lupus o la artritis reumatoidea. Cuál será la afección o enfermedad lo determinará el eslabón más débil de su cuerpo, el lugar en que la estructura genética la ha hecho más vulnerable.

El punto fundamental es que lo que ocurre en la mente tiene efectos bien documentados en todas las células del cuerpo, ya sea a través de la actividad del sistema nervioso parasimpático o del simpático.[16] Cada pensamiento y cada percepción que uno tiene cambia la homeostasis del cuerpo. ¿Será el freno o el acelerador, un depósito en la cuenta de la salud o una retirada de fondos de esta misma cuenta? En resumen, así es como el sistema nervioso autónomo transforma nuestro modo de ver el mundo en nuestro estado de salud.

Cómo influyen los pensamientos en los niveles hormonales en la menopausia

El «lenguaje» hablado por el sistema nervioso autónomo lo traducen las hormonas al resto del cuerpo. Los principales mensajeros del sistema nervioso simpático son las hormonas noradrenalina y adrenalina, muchas veces llamadas ambas adrenalina. Se producen en el cerebro y en las glándulas suprarrenales. Cada vez que sube el nivel de adrenalina, sube también el nivel de otra hormona suprarrenal, el cortisol.

Si bien el cortisol da el muy necesitado estímulo o ayuda para pasar por una crisis ocasional, tiene su lado negro. Si se vive durante mucho tiempo en la «pista rápida» del sistema nervioso simpático, la elevación prolongada del nivel de cortisol puede ser causa de un buen número de problemas. Al principio, el cortisol estimula al sistema inmunitario, pero si el estrés mantiene al cuerpo en un estado constante de tensión o alerta, el efecto de esta hormona en el sistema inmunitario se vuelve peligroso. Los glóbulos blancos entran a raudales en el torrente sanguíneo invadiendo el organismo con guerreros antigérmenes. Con el tiempo, el sistema inmunitario y la médula ósea se agotan. El exceso de cortisol en el organismo por un tiempo prolongado es causa de adelgazamiento de la piel, debilitamiento de los huesos, ruptura de tejido muscular y conjuntivo, metabolismo anormal de la insulina y retención de líquido en los tejidos; se forman hematomas en los brazos y las piernas con más facilidad, y el ánimo tiende a la depresión.

Si la persona persiste en la percepción de que las situaciones y exigencias de su vida son estresantes e incontrolables, adopta la mentalidad que acicatea continuamente a sus glándulas suprarrenales a producir más y más cortisol. Con el tiempo, estas glándulas podrían agotarse y perder la capacidad de satisfacer la demanda de mayor cantidad de esta hormona. Esto suele estar emparejado con una nutrición que no es la óptima, malas digestión y asimilación de nutrientes, todo lo cual va de la mano de una vida estresante. La insuficiencia inmunitaria resultante aumenta la vulnerabilidad no sólo a enfermedades infecciosas, sino también a trastornos del sistema inmunitario y a todo tipo de cáncer.

El sistema nervioso simpático excesivamente estimulado también es causa de desequilibrio en un grupo de hormonas llamadas eicosanoides, lo cual deteriora la capacidad de las células de metabolizar los ácidos grasos. Esto va acompañado de un aumento de peso, ya que el cuerpo tiende a descomponer masa muscular y reemplazarla por grasa almacenada y exceso de líquido. El desequilibrio de eicosanoides también va acompañado por inflamación de los tejidos, lo cual aumenta las molestias que se sienten en un buen número de enfermedades crónicas, como el lupus y la artritis reumatoidea. También se ha comprobado que aumenta la velocidad del desarrollo de tumores en personas que ya tienen cáncer.

En un cuerpo sano normal, el nivel de cortisol está en su punto máximo al despertar por la mañana. Durante la noche, el sistema nervioso parasimpático ha hecho su trabajo de proporcionar descanso y renovación a los órganos. Es decir, se ha hecho un depósito en el «banco de la salud». El mayor nivel de cortisol por la mañana proporciona la energía necesaria para levantarse y prepararse para el trabajo del día. Al anochecer, cuando la actividad llega a su fin, normalmente disminuye el nivel de cortisol, que llega a su punto mínimo alrededor de la medianoche, facilitando una noche reparadora y rejuvenecedora. Pero en muchas mujeres estresadas comienza a invertirse esta pauta de aumento y disminución en la producción de cortisol. El nivel es más bajo por la mañana, lo cual deja «sin gasolina» para comenzar el día, y es más elevado a medianoche, lo que hace casi imposible relajarse y descansar.

Esto no acaba ahí. Además de provocar una producción desquiciada de cortisol, la sobreestimulación del sistema nervioso simpático también causa una menor producción de progesterona, que es uno de los agentes calmantes naturales del cuerpo. La consecuencia es que la mujer que sufre de estrés crónico también tiende al desequilibrio entre el estrógeno, la progesterona y la testosterona (que es importante tanto en las mujeres como en los hombres).

Calmar las emociones antes de que se conviertan en enfermedad

Para empezar, no se gana nada con clasificar las emociones en «buenas» y «malas»; es mejor considerarlas una orientación. Las emociones que nos parecen buenas nos guían hacia la salud, mientras las que nos parecen malas quieren llamarnos la atención para que podamos cambiar o bien la percepción o el comportamiento. Es así de sencillo, de verdad.

Las emociones también se vuelven tóxicas si se las deja continuar no resueltas, en lugar de trabajarlas y liberarlas totalmente. Piensa, por ejemplo, en la mujer a la que se le murió un hijo hace quince años y ahora, cuando ya está bien entrada en la menopausia, todavía no ha cambiado nada en la habitación de ese hijo; la tiene exactamente como estaba el día en que él murió. Las emociones que la llevan a hacer una especie de relicario de esa habitación, la aflicción no resuelta, la negativa a avanzar en su vida, la negación, son tóxicas. No sólo le han robado quince años de vida, sino que también la predisponen a la enfermedad física, sobre todo dada la intensidad con que afloran las emociones no resueltas en la menopausia.

La mala salud y el dolor que se podría experimentar en la edad madura no están causados por las emociones difíciles en sí mismas, sino más bien por la disposición a dejar que continúen sin resolver, o por una mala percepción de lo que significan en la vida. Las emociones no resueltas, «estancadas», continúan generando la misma bioquímica corporal una y otra vez. El efecto de las emociones en el cuerpo se puede comparar con el agua de un río; el cuerpo está limpio y fresco mientras las emociones fluyen, activando cambios en nuestra percepción y nuestro comportamiento. En el instante en que el agua se estanca, comienza a producirse todo tipo de pudrición y de gérmenes.

Una de mis clientas menopáusicas llegó a una maravillosa comprensión. Comenzó a darse cuenta de que siempre que se sentía feliz también comenzaba a sentirse nerviosa, porque su percepción era que cada vez que ocurrían cosas buenas en su vida tenía que abandonar aspectos de ella que la habían sostenido. Obtener un ascenso en el trabajo, por ejemplo, iba acompañado de punzadas de pesar, porque sabía que subir de categoría cambiaba la dinámica de sus viejas relaciones. Las personas que habían sido sus amigas ya no la aceptaban del mismo modo. Yo he tenido esa experiencia en mi vida. Pero el rayito de esperanza en esa nube es que, al permitirnos avanzar continuamente hacia un éxito y una dicha cada vez mayores, atraemos nuevas amistades y circunstancias que nos apoyan totalmente para ser aquello en lo que nos estamos convirtiendo. Lo fundamental para esta mujer era concentrarse en todo lo bueno que le llegaba por el hecho de permitirse ser más feliz y tener más éxito.

Centrar la atención en el lado positivo de una situación tiene un fuerte efecto en nuestra salud. El doctor Bernie Siegel* cuenta una historia acerca de un paciente que oyó decir a los médicos que tenía un «ritmo de galope» en el corazón. Se trata de un trastorno peligroso, pero este paciente creyó que significaba que tenía el corazón tan fuerte como un caballo. Debido a esa percepción, su estado general mejoró espectacularmente y salió de la unidad de cuidados intensivos en un tiempo récord.

Pero, repito, hay que tener cuidado con la excesiva simplificación de considerar que la «felicidad» es un buen sentimiento y la «tristeza» es uno malo. Ambas emociones son necesarias para funcionar como ser humano normal. Sin la tristeza, la experiencia de la felicidad perdería su dulzura. Lo sano es esforzarnos por tener un equilibrio entre las sustancias químicas producidas por las emociones que apoye la salud, y procurar que esas emociones entren y salgan como las mareas; así como las mareas son esenciales para limpiar el mar, nuestras emociones nos limpian la mente y el cuerpo. La tristeza y el pesar de nuestro pasado podrían adoptar un papel más intenso en la edad madura, ayudándonos a limpiar de veras los sedimentos que impiden que fluya la corriente de nuestra vida emocional, disponiendo así el escenario para que entre más satisfacción y dicha.

¿Somos responsables de nuestra salud?

Los críticos de la conexión mente-cuerpo dicen que centrarse en la dimensión emocional de la enfermedad hace sentirse peor a la persona, que ya está en una situación vulnerable, como si fuera culpable de haberse causado la enfermedad. Estoy de acuerdo en que es posible llevar demasiado lejos esta idea y culparnos de nuestra mala salud. Sin embargo, el valor de la conexión mente-cuerpo es demasiado grande para descartarlo. La simple verdad es que las personas que sanan más rápido y conti-

---

* Autor de *Cómo vivir día a día* y *Paz, amor y autocuración*, ambos publicados por Ediciones Urano. *(N. del E.)*

núan sanas más tiempo son aquellas que piensan que su vida es satisfactoria y dichosa. Aunque estén enfermas, creen que su vida tiene sentido y que tienen un cierto control. Quienes piensan «El mundo me hace esto», «No hay nada que hacer», «No puedo tener un momento de descanso», «El mundo está en mi contra», «Así es el mundo», etcétera, se sienten impotentes debido a sus pensamientos y percepciones. Esto contribuye directamente a un desequilibrio en el sistema nervioso autónomo y en los sistemas hormonales relacionados. Veinte años de ejercicio de la medicina me han hecho ver con mucha claridad que las emociones son la principal energía en funcionamiento, que inclinan la balanza hacia uno u otro lado, hacia la enfermedad o hacia la salud, y que la mentalidad de víctima es la causa principal de muchas enfermedades. El doctor Bruce Lipton, especialista en biología celular, ha documentado el más reciente y pionero estudio sobre el profundo efecto de las creencias en el estado de salud en su libro *The Biology of Belief* (*La biología de la creencia*, Palmyra, Madrid, 2007). En casi todos los casos, las creencias son más poderosas que los genes. En realidad, la creencia y la percepción controlan la expresión de los genes.

Pese a lo que oímos diariamente acerca de lo beneficiosos que son para la salud el ejercicio, la dieta sana y la buena atención médica, la manera más importante de contribuir a nuestra buena salud es mediante la calidad de nuestros procesos de pensamiento. Este poder es un don valioso, a la luz de la absoluta falta de control que tenemos en otros aspectos de la vida. Imagínate que vas en un avión y hay turbulencias debidas al mal tiempo; no tienes ningún control sobre los vientos ni sobre la pericia ni el estado mental del piloto. Pero sí tienes el poder de reducir al mínimo tu malestar. Puedes optar por leer un libro, entablar conversación con la persona que está sentada a tu lado, tomar tus suplementos antioxidantes, envolverte en una manta, dormir, escuchar música o ver la película. La otra alternativa es prestar atención a todos los ruidos del motor y dejarte debilitar por la preocupación durante todo el vuelo. La elección es tuya.

En último término, eres la única persona que puede hacer depósitos importantes en tu banco de salud. Eso es responsabilidad tuya, y no de tu médico, de tu nutricionista, de tu pareja ni de tus padres. No existe ningún suplemento, ningún profesional de la salud ni ninguna hierba exótica que pueda hacer por uno lo que uno puede hacer por sí mismo.

Lo esencial es comprenderse con corazón compasivo. El famoso terapeuta Gay Hendricks ha observado que cualquier dolor o sentimiento de culpabilidad o de vergüenza que tengamos está ahí porque no hemos amado lo suficiente ese aspecto de nosotros mismos. Te sientas como te sientas, la única manera de librarte de un sentimiento difícil es amarte por tenerlo. Si piensas que eres estúpida, ámate por sentir eso. Es una paradoja, pero da resultado. Para sanar, tú debes ser la primera en iluminar con la luz de la compasión cualquier aspecto de tu interior que encuentres inaceptable (y todos los tenemos). Los cambios hormonales que se experimentan alrededor del periodo de la menopausia facilitan esto.

Cómo se organizan el cerebro y el cuerpo maduros para sanar el pasado

Si bien los recuerdos están distribuidos por todo el cuerpo y el cerebro, ciertas zonas cerebrales, sobre todo la amígdala y el hipocampo, son importantísimas para la codificación y recuperación de recuerdos. Lo interesante es que estas zonas son particularmente ricas en receptores de estrógeno, progesterona y hormona liberadora de gonadotropinas, las hormonas que fluctúan más durante los años perimenopáusicos. Dada la mayor actividad de estas hormonas en esas zonas, es lógico que aumente la activación y recuperación de recuerdos durante los años en torno a la menopausia.[17] De pronto podrían hacerse abrumadoras heridas y pérdidas que hemos logrado olvidar o minimizar durante años, incluso decenios, aun cuando creamos que ya deberíamos tener «superado» todo ese dolor del pasado.

CHRISTINE: LA EDAD MADURA TRAE AUTOCURACIÓN

El décimo aniversario del día en que la violaron, escribe Christine, despertó con una oleada de energía mayor que nunca. Esos torrentes de sensación habían ido aumentando en potencia a medida que avanzaba por la perimenopausia, como exageraciones de las cimas y los valles hormonales de sus ciclos mensuales, que ella describía como «síndrome premenstrual multiplicado por diez». Estas oleadas venían cada vez más acompañadas por molestos síntomas físicos, con los que su cuerpo le suplicaba que prestara atención a las heridas dejadas por la agresión sexual.

FIGURA 5. POR QUÉ SE PUEDEN REVIVIR LOS RECUERDOS TRAUMÁTICOS EN LA EDAD MADURA

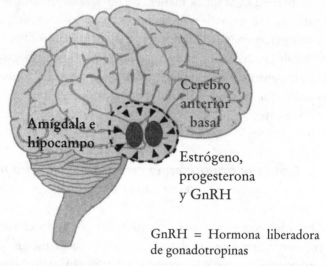

Amígdala e hipocampo

Cerebro anterior basal

Estrógeno, progesterona y GnRH

GnRH = Hormona liberadora de gonadotropinas

Los centros cerebrales de la memoria son ricos en receptores de las hormonas que fluctúan durante la perimenopausia.

© 2001 *by* Northrup y Schulz

Dolores de cabeza, dolores por todo el cuerpo, náuseas, insomnio, ataques de ansiedad, diarrea, dolores de muelas y muchos otros síntomas se manifestaban una y otra vez a lo largo del camino hacia mi recuperación. Con el tiempo, aprendí a tranquilizarme y experimentar totalmente lo que sentía cuando me atacaba cada una de esas «enfermedades». Siempre me asaltaban fuertes emociones que luego se calmaban, a veces a los pocos minutos, y los síntomas desaparecían.

La receptividad de Christine a los mensajes que le enviaba su cuerpo le facilitó la curación.

La percepción más increíble que se me hizo clara durante el proceso de desahogo, liberación y curación que ocurría una y otra vez, fue que yo misma era mi sanadora. Me sorprendió comprender lo relacionadas que estaban mis emociones con los diversos síntomas que experimentaba.

SUSAN: ARREGLÁRSELAS SOLA EN LA MENOPAUSIA

A sus 45 años, Susan escribe: «Para mí la menopausia es el valor y el empuje que he necesitado toda mi vida». Sus padres eran alcohólicos, y mientras ellos «estaban de juerga», ella y su hermano tenían la responsabilidad de llevar la casa y cuidar de sus hermanas menores. A los 18 años se fue de casa para contraer matrimonio.

Naturalmente me casé con un alcohólico, pero de eso sólo lo comprendí años más tarde. Él era muy controlador y abusivo en la relación, mental, emocional y físicamente. Controlaba todas mis decisiones, desde cuándo podía ver a mi familia hasta dónde trabajaba y qué coche conducía; él decidía qué muebles comprar, y la decisión de no tener hijos también era suya. Me convencí de que nuestra relación era maravillosa e íntima. Nos convertimos en mis padres, de juerga y bebiendo los fines de semana igual que ellos; yo bebía para conservar la compañía de mi marido y para «formar parte» de algo. También comencé a fumar; llegué a fumar dos paquetes diarios. Cuando quedé embarazada, a los treinta años, él me convenció de que abortara, diciendo que estaba muy apremiado y prometiéndome que volveríamos a intentarlo al año siguiente. Pero en lugar de eso, él tuvo una aventura con otra; yo continué con él, y finalmente su aventura acabó y volvió a mí. Yo interpreté eso como la prueba positiva de que de verdad me amaba.

Cuatro años después, Susan buscó terapia de pareja, pero en el último momento él se negó a hacerla. En lugar de cancelar la hora, ella fue sola. Por consejo del terapeuta, comenzó a asistir a reuniones de Hijos Adultos de Alcohólicos y de Alcohólicos Anónimos, donde comprendió que no estaba sola. Eso señaló el comienzo de una nueva vida para ella.

Su primer gran salto importante fue hablar de su aborto; después dejó de fumar. «Eso me abrió todo un mundo nuevo. Ya no tenía que tragarme los sentimientos encendiendo un cigarrillo. Tenía boca. Tenía algo que decir, y ah, dije muchísimo, tuve una diarrea de palabras. ¡Y cuánta sinceridad!» Después dejó de beber. «A mi marido no le gustó en absoluto mi nuevo yo. Ya no era su chica para las fiestas, siempre a sus órdenes.»

Mientras cambiaba, se sentía desgarrada en dos, porque la vida que la rodeaba, la que su marido le había dispuesto, no cambiaba en absoluto. «Me convertí en una mujer casada que llevaba vida de soltera. Ya no íbamos juntos a ninguna parte ni hacíamos nada juntos.» Hubo una serie de intentos de terapia de pareja, una separación y una reconciliación y terapia para el alcoholismo de él, pero nada dio resultado. Después llegó el último empujón, la menopausia. «A los 42 años entré en la perimenopausia. Creo que eso me dio la sinceridad, el valor y el empuje necesarios para mirar mi vida pensando en lo que deseaba y necesitaba.» Comenzó a hacer «muchas cosas que había deseado hacer y nunca había hecho». Finalmente entabló demanda de divorcio y comenzó a llevar la vida que siempre había deseado, a casi cinco mil kilómetros de su Nueva York natal. «Tuve una transición muy fácil», comenta maravillada. «Me alejé de todo lo que formaba parte de mi vida ahí, marido, trabajo, amigos, de todo excepto las pocas cosas que me llevé cuando me marché, pero supongo que ya había hecho mi duelo mientras todavía duraba mi matrimonio. Mi vida ahora es muy plena.»

La principal defensa contra los recuerdos y emociones desagradables es evadirlos, evitarlos. Este subterfugio suele ir bastante bien hasta la transición perimenopáusica, en que el cambio de enfoque debido a las hormonas y los cambios en la actividad cerebral que lo acompañan conspiran para sacar a la luz traumas y problemas no resueltos, expresándolos mediante síntomas físicos de los que no se puede hacer caso omiso. Sea cual sea la causa de las heridas que quedan en la mujer, podríamos decir que la perimenopausia es como un sistema de apoyo incorporado que la prepara para experimentar una profunda curación y para recuperar el tesoro que lleva dentro. Aunque tal vez al principio no se la considere así, es un regalo.

Además de darnos la claridad y el valor necesarios para hacer frente a los malos tratos o sufrimientos pasados, la menopausia nos ayuda a dar un paso atrás para ver mejor, reconocer la necesidad de cambiar y hacer lo que sea necesario para abandonar nuestros hábitos destructivos. Con la ayuda de los cambios inducidos por la menopausia en el cerebro, en la energía y en el enfoque de las cosas, podemos modificar hasta nuestras costumbres más arraigadas. A veces, la manera más eficaz de hacer estos cambios es comenzar a introducir en la vida actividades placenteras que siempre hemos deseado hacer, por ejemplo, manicura, pedicura, clases de baile, etcétera.

Cuidado con reforzar los traumas del pasado

Los recuerdos perturbadores y la depresión que suelen surgir en la menopausia son mucho menos terribles y discapacitadores si los consideramos en lo que son. Son la prueba de que ahora somos lo bastante fuertes por dentro para dejar salir a la superficie los sufrimientos y secretos del pasado y liberarnos de ellos de una vez por todas. En la edad madura, necesitamos examinar nuestras experiencias o pautas dolorosas del pasado y liberarnos de ellas si queremos sanar de verdad. Confía en que tu cerebro y tu cuerpo te darán la información que necesitas para manejarla cuando estés preparada para hacerlo. No es necesario darle vueltas y vueltas alargando el proceso; considéralo un programa de «coger y soltar».

Es valioso que otra persona sea testigo de nuestro sufrimiento y lo valide. Muchas personas han descubierto que no es sólo la experiencia dolorosa lo que las hirió tanto en su infancia, sino también que no tenían a nadie a quien recurrir, nadie que comprendiera ni validara su realidad en el momento.

Podrías decidir trabajar con un terapeuta, y también podrías considerar la posibilidad de tomar un medicamento para tratar el insomnio, la ansiedad o el pánico que podrían surgir. Sin embargo, ten presente que muchos ansiolíticos son muy adictivos. Son muchas las mujeres a las que se recetó Xanac o Valium durante su transición menopáusica y luego se han visto dependientes de ellos para el resto de su vida. Si estás dispuesta a trabajar en terapia y hacer los cambios necesarios en tu vida, probablemente sólo necesitarás tomar medicación durante un tiempo corto, que puede ir de seis meses a dos años. (En el capítulo 10, «La nutrición del cerebro», encontrarás más información sobre medicamentos con receta y alternativas sin receta.)

Si bien no puedo esbozar en detalle el curso de la recuperación, sí quiero advertirte de un escollo: algunas formas de terapia refuerzan las pautas negativas, tanto en el cerebro como en el cuerpo. Entre ellas están las que se basan en «revivir» repetidamente el trauma y escarbar para desenterrar recuerdos. El motivo de que esto refuerce la pauta negativa es el siguiente: un estrés importante de cualquier tipo, incluido el de revivir experiencias dolorosas del pasado, va acompañado de un nivel elevado de cortisol; este es justamente el medio hormonal que aumenta la posibilidad de grabar en la memoria recuerdos de todo tipo, especialmente los traumáticos, por mediación de la zona del cerebro llamada amígdala.[18]

Si eres una persona muy sensible o sugestionable, receptiva a imágenes mentales, y tienes mucho cortisol en el torrente sanguíneo (como cuando estás estresada), es muy posible que incorpores nuevos «recuerdos» traumáticos en tu cerebro y tu cuerpo que no están basados en tus experiencias pasadas, sino que podrían ser el producto de tu entorno actual combinado con las sugerencias e imágenes de un terapeuta bien intencionado. Por ejemplo, si el terapeuta te pregunta: «¿La violó su padre cuando tenía tres años?», y estás en un estado biológico vulnerable, tu cerebro podría simplemente incorporar la pregunta como un hecho: «Mi padre me violó cuando yo tenía tres años», haya ocurrido eso o no en la realidad. Esto podría quedar codificado como un nuevo recuerdo traumático, uno con el que tendrás que arreglártelas más encima de los recuerdos reales que han surgido solos.

Fundamentalmente, haz que tu objetivo sea perdonarte a ti misma y perdonar a las personas que te causaron dolor en el pasado. Perdonar no significa que lo que te ocurrió sea aceptable. Simplemente quiere decir que ya no permites que una herida del pasado te siga impidiendo vivir plenamente y con salud en el presente.

Búsqueda de un sentido más amplio

En algunas culturas, por ejemplo la hindú, la edad madura es una etapa que va acompañada por la seria búsqueda de las dimensiones espirituales de la vida. Veo que en Estados Unidos está ocurriendo algo parecido, pues la mayoría de las personas que asisten a conferencias sobre la conexión entre el cuerpo y el alma son mujeres de edad madura. Habiendo dejado atrás los años de crianza de los hijos, tenemos libres nuestras energías creativas. Nuestra búsqueda del sentido de la vida comienza a sernos más necesaria, y empezamos a vernos como posibles recipientes del Espíritu. Desde hace mucho tiempo creo que cada vida está dirigida por una fuerza que llamo Dios. Esta fuerza es mucho más grande que nuestro intelecto, y siempre nos hace avanzar hacia la finalidad superior posible, trabajando con la expresión única que representa cada uno de nosotros. Mi interés de toda la vida en la metafísica y la astrología me ha proporcionado pruebas muy claras de esta verdad.

Barbara Hand Clow, escritora que se especializa en utilizar la astrología para darnos más acceso a nuestro poder, explica que todos hemos de pasar por varios pasajes o tránsitos fundamentales para llegar a nuestra plena sabiduría. Cada pasaje va acompañado por cambios muy concretos y previsibles que, si los hacemos conscientemente, nos abren a todo nuestro potencial. En su libro publicado en 1996, *The Liquid Light of Sex: Kundalini Rising at Mid-Life Crisis* (*La energía luminosa del sexo: la ascensión de Kundalini en la crisis de la mediana edad*, Obelisco, Barcelona, 1999), escribe: «Nos formamos a los treinta años, nos transformamos a los cuarenta y nos transmutamos a los cincuenta».[19]

Alrededor de los cuarenta años, la energía universal llamada kundalini (que en muchas tradiciones curativas antiguas se describe como una serpiente) comienza a subir gradualmente de un modo natural a partir de la base de la columna, activando al hacerlo cada centro energético (o chakra) del cuerpo. A veces, la energía sexual resultante que se libera en ese periodo puede ser muy intensa, impulsando a algunas mujeres a tener aventuras amorosas o a canalizarla hacia la pintura, la construcción de una nueva casa o algún otro interés creativo.

Esta activación energética también podría manifestarse en síntomas corporales. La cantidad de asuntos inconclusos que tenemos en cada uno de esos centros energéticos determina el tipo y la intensidad de los síntomas que vamos a experimentar en esa zona. Por ejemplo, yo experimenté varios accesos de dolor bastante fuertes en el pecho durante el año en que me comenzaron los sofocos y las faltas en las reglas, indicación de aflicción y desesperación, emociones de las que yo no tenía plena conciencia. Otras mujeres experimentan palpitaciones, ansiedad, dolor pelviano o indigestión.

Cuando reenmarcamos los síntomas y los consideramos golpes dados en la puerta de cada centro emocional por nuestra guía interior, para pedirnos que pongamos más luz y sabiduría en esa determinada zona, entonces no nos sentimos víctimas de nuestro cuerpo y tenemos la oportunidad de sentirnos capacitadas por la energía vital que circula por nosotras en la edad madura.

Por ejemplo, mi divorcio culminó durante lo que en astrología se llama «el retorno de Quirón», el momento cumbre para transmutarme y conectarme más intensamente que nunca con mi espíritu y la finalidad de mi vida. Al mismo tiempo estaba bajo la influencia de una configuración astrológica llamada yod, que quiere decir «el dedo de Dios». La finalidad de esto era sacarme de mi antigua vida para que tuviera el tiempo y la motivación que necesitaba para establecer relaciones nuevas y más sanas.

LOS SIETE CENTROS DE ENERGÍA EMOCIONAL
Los efectos físicos de las pautas mentales y emocionales

Centro emocional	Órganos	Asuntos mentales y emocionales
7	Cualquier sistema corporal	Capacidad de percibir o confiar en la finalidad de la vida Conexión con Dios o la fuente universal de la energía Capacidad de equilibrar la responsabilidad por los sucesos de la vida con la aceptación de las cosas que no podemos controlar
6	Cerebro, ojos, oídos, nariz, glándula pineal	Percepción: claridad o ambigüedad. Pensamiento: hemisferio cerebral izquierdo o hemisferio cerebral derecho; racional o no racional Moralidad: conservadora o liberal; normas sociales o conciencia individual; represión o desinhibición
5	Tiroides, tráquea, vértebras cervicales, garganta, boca, dientes y encías	Comunicación: expresión o comprensión (hablar o escuchar) Sentido de la oportunidad: actuar o esperar Voluntad: voluntariedad o sumisión
4	Corazón, pulmones, vasos sanguíneos, hombros, costillas, pechos, diafragma, parte superior del esófago	Expresión emocional: capacidad de sentir plenamente; expresar la alegría y el amor; resolver la rabia, la hostilidad y la aflicción; experimentar el perdón Relaciones: capacidad de establecer relaciones recíprocas con un equilibrio entre la atención a sí misma y la atención a los demás; entre la intimidad con otros y la capacidad de estar sola

Centro emocional	Órganos	Asuntos mentales y emocionales
3	Abdomen, intestino delgado, hígado, vesícula biliar, parte inferior del esófago, estómago, riñones, páncreas, glándulas suprarrenales, bazo, parte media de la columna vertebral	Autoestima, confianza en y aceptación de sí misma Poder personal: aptitud y habilidad en el mundo exterior Responsabilidad exagerada o irresponsabilidad Adicción al azúcar, el alcohol, drogas o medicamentos y el tabaco Agresividad o actitud defensiva Competitividad o no competitividad; ganar o perder
2	Útero, ovarios, vagina, cuello del útero, intestino grueso, parte inferior de la columna vertebral, pelvis, apéndice, vejiga	Poder personal: sexualidad, dinero y relaciones Fertilidad y capacidad de generar: creatividad individual; crear junto con otras personas Límites en las relaciones: dependencia o independencia; dar o recibir; autoafirmación o pasividad
1	Músculos, huesos, columna vertebral, sangre, sistema inmunitario	Seguridad en el mundo; saber cuándo confiar y cuándo no Saber cuándo sentir miedo y cuándo no Equilibrio entre dependencia e independencia

Fuentes: Caroline Myss y C. Norman Shealy, *La creación de la salud*, Luciérnaga, Barcelona, 1998. Documentación científica del sistema energético humano e información puesta al día de Mona Lisa Schulz, en *Despierta tu intuición*, Ediciones Urano, Barcelona, 1999.

FIGURA 6. ANATOMÍA EMOCIONAL

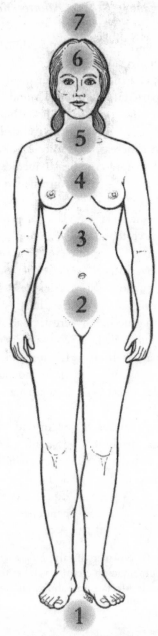

La conexión entre las emociones y la anatomía física converge en los siete centros emocionales. Estos se corresponden más o menos con los mapas energéticos tradicionales del cuerpo con siete centros energéticos o chakras.

Aunque este conocimiento no me libró totalmente del sufrimiento por el que pasé, me consoló muchísimo saber que había una finalidad y un sentido más amplios en los acontecimientos de esos años, que mi experiencia significaba algo más que un divorcio doloroso y el comienzo de los sofocos.

3

Encuentro con nosotras mismas: de la dependencia a una autonomía sana

La necesidad y el deseo de tener más dominio sobre nuestra vida se convierte en un problema candente en la menopausia. De pronto nos encontramos poniendo en tela de juicio el sentido y el valor de relaciones que jamás nos habíamos atrevido a mirar muy de cerca. Si bien todas deseamos mantener las relaciones que nos sostienen en el plano más profundo, muchas mujeres descubren que es necesario revisar y poner al día su forma de sentir y comportarse con las personas más cercanas, ya sean los padres, los hijos, la pareja, los amigos o los jefes. Y cada vez que ponemos al día nuestra vida, tenemos que hacer duelo por la vieja vida que perdemos. Tener el valor de aceptar los cambios necesarios en la edad madura y sentir la pérdida que los acompaña es fundamental si queremos crear unos cimientos firmes para nuestra salud en la segunda mitad de la vida.

El síndrome del nido vacío

No hace falta ser madre para tener la experiencia del síndrome del nido vacío, esa dolorosa sensación de pérdida personal, soledad y limbo que con mucha frecuencia tenemos cuando hay un cambio importante en nuestra vida. Por muy seguras y establecidas que nos sintamos antes de la edad madura, el paso transformador a la segunda mitad de la vida casi siempre entraña un éxodo de algún tipo. Ya sea la ruptura final con un marido del que desde hace tiempo nos sentimos distanciadas, cambios o reveses profesionales o laborales, la salida de casa de hijos que se han hecho mayores y se marchan para iniciar su propia vida, una vida que ya no nos incluye como una presencia o necesidad diaria, o la combinación de todo esto, cuando el hogar, en otro tiempo bullicioso, queda en silencio y/o la rutina cotidiana cambia repentinamente y tenemos la impresión de no tener nada que hacer, la experiencia no es diferente a la de la muerte inesperada de un ser querido. Y aun en el caso de que la mujer lo hubiera visto venir y se creyera preparada, e incluso en el caso de ser la que se marcha, es doloroso, porque es imposible prepararse totalmente para este tipo de conmoción tan profunda, que contiene la capacidad de tranformarnos totalmente de dentro hacia fuera.

Una amiga mía, que ha logrado mantener una dinámica profesión empresarial al mismo tiempo que criaba dos hijos, me comentó hace poco: «Cuando mi hijo menor se marchó a la universidad el otoño pasado, yo estaba muy ocupada asesorando a una empresa próspera y creativa que se estaba ampliando, lo cual me obligaba a viajar bastantes veces fuera del país. Aunque mis días estaban llenos de emoción, novedad y aventura, me sorprendía llorando cada vez que detenía el coche en un semáforo. A ratos me sentía como si me hubieran arrancado una parte del corazón. Después de todos esos años de resuelta y enérgica maternidad, arreglándomelas siempre para poner primero a mis hijos, pese a mi profesión, me sorprendió cómo sentía en el cuerpo esa pérdida y lo dolorosa que era. Y eso no había manera de preverlo».

Coincido con ella totalmente. A modo de anticipo de mi experiencia del síndrome del nido vacío, en junio de 1999 mi hija menor estuvo fuera de casa durante un mes, de campamento; se marchó dos semanas después de que la mayor se fuera para asistir a un curso de verano preparatorio para la universidad, donde ingresaría el siguiente otoño. Yo ya me había separado de mi marido, y los trámites de divorcio casi habían finalizado. Esa era la primera vez, desde mis años en la universidad y en la facultad de medicina, que me quedaba verdaderamente sola en casa. Por un tiempo me sentí bien. La casa estaba más limpia y ordenada de lo que había estado en años (y no es que ese haya sido nunca un objetivo para mí), y el hecho de verme libre del caos de otras personas fue un agradable efecto secundario al comenzar a recrear la vida en casa a mi manera. Comía lo que quería y cuando quería, trabajaba cuando me apetecía, encendía velas y me quedaba hasta tarde por la noche viendo películas. Poco a poco comencé a disfrutar de la oportunidad de estar en silencio y contemplar mi vida sin interrupciones. Después de todo, me decía, no estaba realmente sola; mis hijas volverían a casa muy pronto.

Pero pasado el mes me di de cabeza con la pena y la soledad. Fui a recoger a mi hija al campamento y juntas hicimos un viaje a Dartmouth, puesto que ella estaba comenzando a considerar sus opciones para cuando le llegara el momento de entrar en la universidad. Siendo la sede de mi Facultad de Medicina, además del lugar donde conocí a mi marido, Dartmouth me traía recuerdos muy gratos. Recordé muy claramente la euforia que sentí al llegar allí veintiocho años atrás, cuando el lugar me conquistó por completo. En ese momento estaba en ese mismo campus, una madre de cincuenta años, recién divorciada, observando a la menor de sus dos hijas haciendo planes para su vida. Me estaba enfrentando a la pérdida no sólo de mi marido y mis dos hijas, sino también de todos los sueños que había forjado para mi futuro. Mi hija durmió durante todo el trayecto, de tres horas, de regreso a casa, y noté, sorprendida, que me sentía más sola que cuando ella no estaba.

A la mañana siguiente, en casa, desperté con una pena terrible, y me dije: «Ah, esta es la sensación del nido vacío de que he oído hablar, el sentimiento que dice "No estás a gusto en tu nuevo mundo, y tu viejo mundo ya no te va bien"». Estaba en un limbo, deseando lo que fue y lo que podría haber sido. Intelectualmente sabía que esa era una fase de crecimiento, una especie de dolor de parto que me proporcionaría cosas maravillosas si me permitía pasar por él (me sirvió saber que en realidad no tenía otra opción). En lugar de zanjar la dificultad buscando maneras de embotarme la mente para librarme de la angustia, me permití sentirla. Me sentía sola, decepcionada, apenada y asustada; me senté en la cama y lloré por todo lo que estaba muriendo en mi vida.

Pero también hay cosas positivas. Cualquiera que haya experimentado el alboroto emocional producido por los cambios de la edad madura puede decirte que, si bien los sentimientos dolorosos asociados con el síndrome del nido vacío surgen una y otra vez, con el tiempo son menos frecuentes y duran menos, y el dolor se va volviendo menos penetrante con cada visita. Así pues, la tarea es simplemente estar presente. Mi experiencia del síndrome del nido vacío, y la de todas las mujeres que me la han contado, indican que la recompensa final por participar plenamente en las emociones que nos invaden en ese periodo es que la lucha acaba antes de lo que acabaría si tratáramos de resistirnos a ellas o negarlas. Lo comprenda o no la mujer, esa perturbadora experiencia del síndrome del nido vacío es una bendición disfrazada. Considéralo una especie de dolor de parto. Lo que tratas de dar a luz es tu nueva vida, a la que tus hormonas, tu cerebro y tu cuerpo ya han dado la bienvenida, aun cuando tú todavía no lo sepas conscientemente. Para crearse una vida renovada, es necesario entrar en el abismo, en el vacío que tal vez hemos tratado de evitar toda nuestra vida utilizando las relaciones y ocupaciones. Habiendo visto el abismo por mí misma, entiendo por qué a una mujer que entra en él podría resultarle muy difícil creer que habrá un resultado positivo. Pero ahora que ya he salido por el otro lado, sé que el viaje valió la pena.

PATRICIA: RETRASAR LO INEVITABLE

Muchas mujeres hacen todo lo que está en su poder para resistirse al cambio y la transformación, muchas veces dedicándose a cuidar y atender a otras personas, como han hecho toda su vida. Gastan una energía preciosa tratando de mantener a raya los cambios importantes de la vida, principalmente remando río arriba en lugar de dejarse llevar por la corriente hacia aguas nuevas e inexploradas. Con frecuencia el miedo de avanzar es tan grande que las lleva a retroceder.

Después de criar a cinco hijos, Patricia llegó a una encrucijada que la tomó totalmente por sorpresa.

Mi marido siempre había mandado en el gallinero. Él tomaba todas las decisiones: qué alimentos comprar, cuáles de nuestros hijos ayudarían en las tareas domésticas, de qué color pintar la cocina, etcétera, y con los años aprendí a sobrellevar esto cerrándome y retirándome al mundo que había creado con mis hijos. Cuando se marchó el menor, la comprensión me golpeó como una tonelada de ladrillos: estábamos solos mi marido y yo. La verdad es que nunca había pensado en eso. Nos llevábamos bien, pero principalmente porque él hacía sus cosas y yo las mías. Siempre que había una contradicción en nuestros planes o proyectos, yo me sometía; eso se había convertido en un hábito para mí, porque era más fácil. Estando ya todos nuestros hijos fuera de casa, de pronto comprendí que ese podía ser mi tiempo para mí. Pero mi marido nunca había permitido eso, y yo sabía que tampoco lo permitiría ahora.

La terapia de pareja y el divorcio eran temas tabúes en la familia de su marido, y Patricia comprendió que no estaba dispuesta a hacer más concesiones para amoldarse al modo como él le había organizado la vida. Entonces decidió evitar ese futuro inaceptable tratando de recrear el pasado. A sus 47 años de edad, convenció a su marido de adoptar una niñita.

En el momento no lo comprendí, pero, mirando en retrospectiva, supongo que sabía que el bebé me salvaría de tener que poner bajo una nueva luz mi matrimonio. Quise retrasar el reloj. Me daba demasiado miedo avanzar. En cierto modo, dio resultado: me mantenía ocupada. Pero aun cuando criar hijos fue mi dicha en mi juventud, comprendí, demasiado tarde, que había cambiado. Dedicar mi vida a los hijos era algo del pasado. Ahora, a mis cincuenta y tantos años, sé que no es eso lo único que deseo hacer en esta fase de mi vida. Me siento tan cansada todo el tiempo que estoy como sedada, y no es que sea un trabajo tan difícil físicamente; lo que pasa es que mi corazón no está en él. Me siento tironeada, como si alguna fuerza intentara alejarme de aquí. Tengo la impresión de que cada dos años envejezco diez. Pero ahora estoy comprometida con esta pequeña, que se merece todo lo que yo le pueda dar. Espero durar hasta que haya crecido.

Bebés bumerán

Diferentes variaciones de la historia de Patricia se están haciendo cada vez más comunes, debido al enorme número de hijos adultos que, por un motivo u otro, vuelven a casa, muchas veces con hijos propios, esperando que la abuela los cuide mientras ellos tratan de abrirse camino. Si la mujer quiere reclamar para sí la segunda mitad de su vida, para explorar sus posibilidades creativas y elegir actividades en las cuales centrar su energía vital, debe encontrar la manera de mantenerse firme contra esas fuerzas que podrían inducirla a echarse sobre los hombros responsabilidades de otras personas, y durante mucho tiempo, fuerzas como el sentimiento de culpabilidad y el impulso de proteger a sus hijos de las consecuencias de sus decisiones. Cuando las decisiones de otras personas y las circunstancias externas conspiran para mantener el nido lleno, existe la fuerte posibilidad de que la nueva vida de la mujer se convierta en una cansada repetición de la antigua.

ANITA: CORTAR EL CORDÓN POR FIN

Cuando la hija recién casada (y embarazada) de Anita y Ralph se fue a vivir con su marido a un apartamento alquilado en el mismo barrio donde ellos vivían, Anita se sintió feliz. Pero en los meses siguientes algo comenzó a ir mal.

Al principio pensé que estaba en el cielo. Jenny venía a verme todo el tiempo, a veces a hacer la colada (asegurando que su lavadora tenía un problema y Jim no tenía tiempo para arreglarlo), a veces a pedir una taza de azúcar, a veces simplemente a verme. A mí esto me parecía fabuloso, era como si no hubiera perdido a mi hija. En lugar del nido vacío, seguía teniendo a mi hija conmigo, y además iba a tener de nuevo un bebé en casa. Pero poco a poco me di cuenta de que la situación me preocupaba. Recordé la época en que yo estaba recién casada; aunque adoraba a mi familia, no pasaba tanto tiempo con ellos como Jenny conmigo. Comencé a observarla, por si veía algún signo de que había problemas en su matrimonio, sin comprender que ya había reconocido uno: que en realidad Jenny todavía no se había marchado de casa.

Al cabo de un mes, a Jim lo ascendieron, lo cual significaba un traslado a la Costa Oeste. Me sentí como si me hubieran dado una patada en el estómago. Jenny era nuestra única hija, y había sido toda mi vida. Tenían que apresurarse a hacer la mudanza, porque disponían sólo de seis semanas para arreglarlo todo y estar instalados en California, pero observé que en medio de todos los preparativos para el traslado, Jenny pasaba aun más tiempo conmigo.

Dos semanas después, ella y Jim tuvieron una tremenda riña y acto seguido Jenny se presentó en casa, lista para volver con nosotros, con una expresión en la cara que era una mezcla de angustia y quizás un poco de júbilo. Después me dijo que pensó que yo estaría contenta, porque ella sabía cuánto la iba a echar de menos. A eso se debió en parte que mi reacción la sorprendiera tanto.

Para mí fue muy doloroso. Detesté ver sufrir a mi hija, su cara hinchada de llorar y su vientre que ya empezaba a delatar su embarazo. Pero, no sé, de alguna manera, afortunadamente, desperté, y ya era hora. Le dije que no podía volver a casa, que era hora de que avanzara, no de que retrocediera. Comprendí que debía cortar el cordón y empezar a explorar mi propia vida, y que ella necesitaba hacer lo mismo; si no, las dos quedaríamos estancadas en una fase de la vida que ya nos quedaba pequeña.

Cuando una mujer se enfrenta a la perspectiva de un nido vacío, por amedrentadora que esta sea, lo fundamental que debe tener en cuenta es lo siguiente: la separación es algo necesario y en última instancia una bendición, pues le despeja el camino para su siguiente fase de desarrollo. Bloquear ese proceso se puede comparar con dejar una planta en una maceta demasiado pequeña, constreñida y atrofiada. La mujer puede elegir facilitar su crecimiento, lo cual al comienzo puede ser muy doloroso, o bloquearlo, decisión que tiene por consecuencia un envejecimiento acelerado y una pérdida de vitalidad, igual que le ocurriría a esa planta en una maceta demasiado pequeña. Quedarse donde se está, en otras palabras, no es una opción viable. O crecer, o morir.

Sentimientos potentes, curación potente

Para tomar un nuevo camino es necesario dejar atrás el viejo. Este es uno de los aspectos más aterradores de la transformación de la edad madura, dejar atrás lo conocido y adentrarse en lo desconocido. Durante el primer verano después de mi divorcio, por ejemplo, vi salir de casa a mi hija con mi ex marido para pasar ese precioso día navegando, actividad familiar de la que habíamos disfrutado juntos durante años. Me sentí abandonada, olvidada, pensando qué le había ocurrido a mi vida. En realidad, me sentí como si, aparte de mi trabajo, ya no tuviera una verdadera vida. Cuando estamos ante una encrucijada de la vida, es inevitable que surjan las dudas: «¿Soy capaz de hacer esto? ¿Tengo el talento necesario? ¿Tengo la suficiente fuerza? ¿Soy capaz de arreglármelas para lograrlo?». O, como en mi caso: «¿De qué me sirve haber logrado el éxito si no tengo a nadie al llegar a casa?». Arrancada del medio en el que ya ha demostrado su valía, y arrojada a la deriva en un entorno desconocido, la mujer tiene que ser extraordinaria para no sentir miedo. Su inseguridad en sí misma podría acrecentarla el hecho de que, mientras enfrenta sus pérdidas, el camino que la llevará hacia su nueva vida no está nada claro.

Es esencial, para su tranquilidad y consuelo, que comprenda que la dirección de su nuevo camino y su disposición a tomarlo llegarán... a su tiempo. Al fin y al cabo esa dirección ya está dentro de ella. Ya es de suponer que los pasos que separan su antigua vida de la nueva no van a ser fáciles, así como no se supone que el proceso del parto va a ser fácil. Con lo difícil que es aceptarlo, sobre todo en nuestra cultura, que tiende a las soluciones rápidas, al parecer las dificultades que acompañan a la transformación de la edad madura forman parte del proceso de aprendizaje, y sin ellas no tendríamos el estímulo necesario para poner un pie delante del otro. Para que comience el proceso de curación, hemos de reconocer y experimentar la sensación del nido vacío, los cambios en el espacio hogareño, la alteración del enfoque vital, la sensación de ir a la deriva, junto con las emociones que acompañan a todas estas cosas. Mientras tanto, mientras experimentamos el cataclismo y esperamos que se nos haga claro el nuevo camino, tenemos que mantenernos en el «mundo subterráneo» por un tiempo, y permitirnos experimentar totalmente nuestros miedos, nuestras penas y nuestra confusión. Entonces, y sólo entonces, comenzará a levantarse la niebla y se nos revelarán nuevas puertas, nuevas direcciones y un nuevo enfoque para esa brillante nueva vida.

Todo esto está muy bien, dirás tú, ¿pero cómo se experimentan plenamente esas intensas emociones sin meditar excesivamente en ellas o revolcarnos en la autocompasión?

Identificar las emociones mediante la escritura

Hay una técnica de escritura que ha demostrado ser eficaz para que la mujer reconozca, identifique y exprese esos sentimientos con la atención bien centrada en ellos, y luego los libere activamente, momento a momento, de una manera espontánea. Es una técnica que precisa práctica, pero las recompensas son inmediatas, y mejoran a medida que aumenta el grado de pericia. Consiste en lo siguiente:

Comprométete a honrar y respetar tu cuerpo estando dispuesta a aprender de las emociones que lo afectan, aunque eso sólo signifique poner tu amorosa atención en ellas. Es decir, atiende a tu cuerpo y tus emociones tal como atenderías a un hijo o a cualquier otro ser querido. Si de pronto te sientes abrumada por la tristeza o la rabia, por ejemplo, detente a identificar ese sentimiento, en lugar de simplemente reaccionar ante él. Reconócelo, di para ti misma: «Estoy triste», «Estoy enfadada», «Estoy furiosa».

Contempla tu tristeza sin tratar de aliviarla. La esencia de ser una buena oyente, de ti misma o de una amiga íntima, consiste sencillamente en permitir que la emoción se exprese libre y sinceramente. Con el tiempo, tu atención cariñosa puede transformar el dolor en compasión. Haz el esfuerzo de notar tus emociones y permanecer con ellas en lugar de intentar cambiarlas, desecharlas, desatenderlas u ocultarlas en algún rincón secreto. Entonces, una vez que tengas la atención centrada en ellas, tómate un tiempo para escribir sobre lo que sientes.

Cuando siento emociones fuertes que me paralizan, casi siempre me resulta útil describir la experiencia por escrito tan pronto como encuentro un momento para hacerlo.[1] Me siento, enciendo una vela, pongo una cinta con adagios de música barroca, hago tres respiraciones y empiezo a escribir, anotando mis pensamientos como una buena secretaria. Cuando un determinado pensamiento va acompañado por un cierto zumbido o energía, me insto a profundizarlo más, preguntándome qué quiero decir con «triste», «enfadada», «irritada» o lo que sea. Por lo general, cuando termina un lado de la cinta, ya he descubierto qué quería enseñarme exactamente la emoción. Y más aún, compruebo que escribir lleva mi energía a un lugar totalmente nuevo.

Identificar las emociones en el cuerpo

Una forma similar de percepción entraña captar las sensaciones corporales. Por ejemplo, cuando notes tensos los músculos de la sien, limítate a observarlos, y fíjate cómo se relajan debido a tu atención. Trata de reconocer las muchas formas que tiene cada emoción de manifestarse en tu cuerpo: la caída de los hombros, la opresión en la garganta, la tensión de los músculos de la mandíbula, el temblor o la debilidad de las piernas, el nudo o la sensación de vacío en la boca del estómago, la congestión de los conductos nasales cuando brotan las lágrimas. Aplica el poder sanador de tu atención a todas estas sensaciones, las emocionales y las físicas. Tu atención consciente les da validez, y finalmente elimina cualquier obstáculo a tu capacidad de estar sana y totalmente presente en tu vida. La armonía y la belleza de este método es que da su tiempo al sufrimiento, para que pueda fluir por nuestro ser y luego salir, que saldrá. Al hacerlo, dispones las cosas para tu curación y para que tu capacidad progrese. También puedes hacer fluir las emociones por ti llorando, moviéndote y respirando a pleno pulmón.

Cuidar de nosotras mismas, cuidar de los demás: encontrar el equilibrio

Todas estamos unidas por la continuidad de la solicitud cariñosa, que es uno de los valores femeninos que el mundo necesita más, no menos. Sin embargo, también es cierto que a veces las mujeres sacrifican innecesariamente su vida en aras de esta virtud.

A las mujeres de mi edad se las llama a veces la generación «emparedado», porque muchas están atrapadas entre cuidar de sus hijos aún dependientes y a la vez cuidar de sus padres u otros parientes ancianos. Esta es una época en que nuestra programación y nuestro deseo de ser buenas hijas, buenas madres y buenas esposas (papeles que nos atraen el amor y la aprobación de los demás) van paralelos a nuestra necesidad cada vez más urgente de cuidar de nosotras mismas y atender a las necesidades de nuestra alma. La competición resultante entre estos dos deseos, fuertes pero aparentemente contradictorios, puede hacer estragos en nuestra salud si no los examinamos detenidamente y fijamos prioridades.

He visto a cientos de mujeres agobiarse en la edad madura intentando cuidar de un progenitor con Alzheimer, hacer un trabajo a jornada completa y además llevar la casa y atender a su familia. Con mucha frecuencia, este sistema de vida tipo circo de tres pistas es causa de problemas de salud, tales como hipertensión, nivel elevado de colesterol, ataques de ansiedad, palpitaciones cardíacas, sofocos graves e insomnio. De hecho, los estudios han demostrado que las personas que cuidan de padres con una enfermedad crónica tienen más trastornos de salud que requieren tratamiento que aquellas que no tienen esta responsabilidad.[2]

SHARON: DEMASIADO BUENA PARA SU BIEN

Sharon me visitó por primera vez a los 51 años, aquejada de sofocos e incapacidad para conciliar el sueño. Cuando le pregunté acerca de sus hábitos de ejercicio y comida, se encogió de hombros y dijo: «¿Quién tiene tiempo para hacer ejercicio o comer bien?». Aunque tenía trece kilos de sobrepeso y deseaba adelgazar, simplemente no veía cómo podía hacerse tiempo para mejorar su estilo de vida de alguna manera. Me enteré de que era la mayor de cinco hermanos y la única mujer. Cuando murió su madre, quedó a cargo de su padre, de 72 años, que había sido algo abusivo y distante con sus hijos durante la mayor parte de la vida de Sharon; su salud se deterioró un tanto después de la muerte de su mujer, y aunque no necesitaba cuidado especializado, sí necesitaba que alguien fuera a prepararle las comidas, lavarle la ropa y limpiar la casa, tareas que siempre había hecho su esposa.

Automáticamente, Sharon añadió estas tareas a su ya recargado programa, aun cuando le llevaba unos treinta minutos ir a la casa de su padre, hacía un trabajo a jornada completa como enfermera, estaba casada y tenía dos hijos adolescentes que todavía vivían en casa. Lo primero que le pregunté fue: «¿Dónde están tus hermanos?». Me dijo que dos de ellos vivían en otro estado, pero los otros dos vivían en la misma ciudad que ella y su padre. La siguiente pregunta, obvia, fue: «¿Y estos hermanos colaboran en algo en el cuidado de vuestro padre?». La respuesta fue que en realidad no podía contar con sus hermanos para esa tarea; al fin y al cabo, cada uno tenía su trabajo, estaba casado y tenía mujer e hijos. «Además —añadió—, no son muy buenos para cocinar ni limpiar. Y mi padre quiere que sea yo la que vaya a hacerle las cosas.»

Le expliqué que, si no conseguía alguna ayuda en esto, era posible que acabara con un problema de salud, y entonces no podría cuidar de su padre en absoluto. He visto casos como este muchas veces en mi trabajo y en mi vida. También le dije que comprendía muy bien su temor de que sus hermanos opusieran resistencia a su necesidad de ayuda, y que era posible que estuvieran resentidos con ella por un tiempo. A ellos les resultaba muy cómoda su buena disposición a hacer todo ese trabajo sola, situación a la que no iban a renunciar fácilmente. También le señalé que su disposición a sacrificarse para tener la aprobación de sus hermanos le proporcionaba cariño, gratitud y una sensación de finalidad.

Aunque Sharon se sentía víctima de su situación, jamás se le había ocurrido pedir ayuda a sus hermanos. Tampoco le gustó oír esa sugerencia de mi parte. Pero cuando le planteé la posibilidad de que su problema de peso y su hipertensión estuvieran relacionados con el exceso de trabajo, comprendió que tenía que dejar algo. Lo primero que le aconsejé fue que diera una larga y atenta mirada a sus creencias acerca del cuidado de los demás.

Sharon, como su madre antes que ella, verdaderamente creía que «si no lo hago yo, no se hará». Se había criado en una casa llena de chicos, ninguno de los cuales cocinaba, limpiaba ni lavaba los platos. Entre ella y su madre, a la que la familia llamaba «una santa», hacían todo el trabajo de la casa. No es de extrañar que se casara con un hombre que tampoco colaboraba en los quehaceres domésticos. Y sus cuatro hermanos se casaron con mujeres que, igual que su madre, estaban felices de estar en casa, hacer las tareas domésticas y atender a su familia.

Desgraciadamente, esa forma de martirio ya se había cobrado la vida de su madre, que sólo tenía 68 años cuando murió de un ataque al corazón. Si Sharon quería evitar tener el mismo destino de su madre, tendría que revisar sus creencias y su comportamiento respecto a la abnegación y el cuidado de los demás.

Pero rara vez es fácil cambiar este tipo de actitud y comportamiento, porque cuando una cuidadora como Sharon por fin empieza a autoafirmarse, se pone en marcha una especie de reacción emocional en cadena. Cuando volví a verla varios meses después, Sharon había hablado con sus hermanos para que colaboraran en el cuidado de su padre. Uno de ellos se enfadó tanto con ella que estuvo un mes sin hablarle; el otro se mostró más comprensivo. En el momento en que escribo esto, Sharon dice que ha habido una división en la familia por causa de la actitud que ha adoptado. Sus hermanos han asumido alrededor del 40 por ciento del cuidado de su padre, que por su parte está aprendiendo a hacer más cosas solo, y ella ha adelgazado un poco y también le ha bajado la tensión arterial. Aunque se siente mal por la escisión que ha «causado» en su familia, también se siente animada por los cambios positivos que ha habido en su salud. Sabe que está en el camino correcto.

Romper la cadena de abnegación

Todas hacemos elecciones cada día, y cada elección que hacemos tiene sus consecuencias. Cuanto más sinceras seamos con nosotras mismas respecto a las motivaciones que impulsan nuestras elecciones, más sanas estaremos. Esto es tan cierto de la atención y el cuidado de los demás como de cualquier otro aspecto de nuestra vida, tal vez incluso más. Los pasos siguientes están pensados para ayudarte a cuidar conscientemente de ti misma mientras cuidas de otras personas cuando lo necesitan.

Primer paso. Reconoce que las mujeres hemos heredado un legado cultural y personal de abnegación que se nos ha transmitido de generación en generación. Si rutinariamente te sacrificas por los demás, tranquilízate, eres normal. Se nos ha condicionado para valorar lo que aportamos a nuestra familia o nuestro grupo social (nuestro valor social) más de lo que nos valoramos a nosotras mismas y de lo que valoramos nuestra relación con nuestra alma. Durante al menos cinco mil años, el valor de una mujer se ha determinado principalmente por lo bien que sirve a aquellos que tienen más poder e influencia que ella. Si dudas de esto, recuerda que las mujeres consiguieron el derecho a votar en 1920, hace menos de un siglo. Antes de esa fecha, las opiniones y la vida de las mujeres ni siquiera recibían un reconocimiento oficial por parte del Gobierno. No hemos tenido mucho tiempo para despojarnos del papel automático de atender a los demás que nos ha ganado tantas alabanzas durante milenios, y mucho menos para reemplazarlo por nuevas creencias y comportamientos relacionados con tomarnos nuestra vida tan en serio como nos tomamos las de los demás, en particular las de los hombres.

Segundo paso. Aprende a diferenciar entre cuidar y cuidar en exceso. El verdadero cuidado de los demás, impulsado por el amor incondicional, nos favorece la salud, en parte porque va acompañado de oxitocina, la hormona del vínculo. Ese es uno de los motivos de que el trabajo voluntario y el servicio a la comunidad estén relacionados con una mejor salud. Pero excederse y quemarse en este servicio es consecuencia de que no nos incluimos a nosotras mismas en la lista de personas que necesitan atención. Este exceso nos deteriora la salud y nos agota las pilas, y suele estar motivado por un sentimiento de culpabilidad y asuntos inconclusos que esperamos compensar mediante el papel de cuidadoras. La manera de discernir entre los dos es tomar conciencia de cómo nos hace sentir cuidar de otras personas. Hay que ser sincera al cien por cien en lo que se refiere al cuidado excesivo de los demás.

Una de mis amigas me dijo: «Cuando hago cosas para hacer feliz a mi familia, me siento buena y amada. Cuantas más hago, como preparar pasteles, cocinar y tener la casa limpia y ordenada, más elogios recibo. Aunque esto puede ser agotador, y aunque me paso la vida diciéndome que necesito tener una vida propia además de trabajar y limpiar para todos, secretamente tengo miedo de que si adopto esa actitud y delego en otros familiares la responsabilidad de parte de ese trabajo, se van a molestar conmigo y no me van a querer tanto. La compensación de hacerlo todo yo es que recibo el amor de mis padres y de mi marido». Cuando oigo algo de este estilo, tengo que preguntarme si es realmente el placer lo que motiva el cuidado de los demás, como ella cree, o teme. (Este año pensaba en serio no armar el árbol de Navidad, y en el último momento, cedí. No deseaba armarlo, pero pensé que a mis hijas les gustaría verlo cuando estuvieran en casa. Resultó que no les importaba si había o no árbol. Esa fue otra lección que me obligó a examinar mi comportamiento en relación al cuidado o exceso de cuidado de los demás.)

Cada una ha de examinar qué recibe a cambio de sacrificarse. Una de mis pacientes, cuya madre la maltrataba física y verbalmente, aprendió a edad muy temprana que la única manera de evitar que la golpearan era preparar todas las comidas, fregar el suelo y limpiar la casa. Hasta hoy, siempre que conoce a alguna persona, se siente obligada a cocinarle, limpiarle la casa y hacerle regalos con el fin de ganarse su cariño. Hace poco me dijo que había tenido la siguiente percepción: «Si actúas como una santa, nadie se mete contigo, ni te maltrata ni te golpea. Te conviertes en una parte valiosa de cada grupo al que perteneces».

La santidad de este tipo parece ser principalmente una estrategia de evitación. Por otro lado, el deseo de atender y cuidar a los demás, incluyendo las plantas y los animales, es una emoción positiva que al parecer está en la programación biológica de la mayoría de las mujeres (y de muchos hombres). En varios estudios se ha comprobado, por ejemplo, que cuando a las personas que prestan servicios como voluntarias en residencias de ancianos se les enseña a hacer masajes a los residentes, la salud de los masajistas voluntarios mejora tanto como la de las personas que reciben los masajes. ¿Quién no ha gozado de la satisfacción que produce preparar un almuerzo escolar especial que sorprende y encanta al niño, o ayudar a una amiga enferma que necesita una comida o que alguien cuide a sus hijos?

A mí me produce un placer interior inmenso llevar consuelo a personas que sufren. En realidad, toda mi profesión se basa en ayudar a otras personas a sentirse mejor. Muchas veces, cuando atiendo a alguien como médica, me siento como si estuviera en contacto con un poder que es superior a mí pero que pasa a través de mí, y me ayuda a mí tanto como a la otra persona. Pero muchas mujeres, yo incluida, hemos comprendido a lo largo de los años, a veces mediante la sabiduría de la enfermedad personal, que no podemos estar disponibles para otra persona de un modo sano mientras no estén satisfechas nuestras necesidades también. Y entre esas necesidades debe contarse un tiempo para actividades placenteras, como comer bien y dormir todas las horas convenientes.

Tercer paso. Comprende los beneficios que tiene para tu salud el interesarte por ti y ser buena contigo misma. He aquí una verdad científica fundamental: servimos mejor a nuestra salud participando en las actividades que van en nuestro mayor interés y nos procuran el mayor placer. Esto no es egoísmo; es el fundamento mismo de una vida sana. No hay ni una sola célula en el cuerpo que prospere sacrificando su salud por la de las células que la rodean; sencillamente eso no tiene lógica. Pero las células sí se comunican constantemente entre ellas; la salud de una afecta a la de todas. Cuanto más plenamente te dedicas a las actividades que te producen la mayor alegría y dicha, más sana estarás tú y más sanas estarán también todas las personas de tu grupo.

Cuarto paso. Comprende que cuidar de tus padres u otros parientes ancianos podría ser un intento de sanar problemas inconclusos de tu pasado familiar. Claris, una de mis clientas menopáusicas, cuya diabetes fue particularmente difícil de controlar cuando estaba cuidando de su padre moribundo, me dijo que la sola idea de no ocuparse de su padre, que se estaba muriendo de cáncer, la llenaba de un intenso sentimiento de culpabilidad. «Mi padre no quería a ninguna persona desconocida en casa, por lo cual consideré que no podía contratar a una enfermera ni a ninguna otra persona para que fuera a casa a cuidarlo, aun cuando había dinero para hacerlo. Para ser franca, he de decir que su insistencia en que fuera yo quien cuidara de él me hacía sentir especial». Cuando Claris inició una terapia después de la muerte de su padre, comprendió que siempre se había sentido menos valorada por su padre que sus hermanos, y que por lo tanto intentó demostrar su valía cuidando de él, algo que sabía hacer mejor que sus hermanos. Llegó a ver que estar siempre disponible para su padre, aun habiendo otras opciones posibles, era una manera de intentar ganarse el amor y la aprobación que nunca creyó recibir de él en su infancia.

Quinto paso. Aprende a delegar y a pedir ayuda. Cuidar de otras personas en la edad madura es otra oportunidad más para aprender a fijar límites sanos y a exponer claramente la situación de modo que los otros familiares asuman parte de la carga o nos paguen la atención y los cuidados. Por ejemplo, si tu marido no está trabajando, o trabaja menos horas que tú, no hay ningún motivo para que no coopere. (Tendrás que aprender la manera de pedirlo sin rabia ni resentimiento para conseguir lo que deseas. Y para hacer eso primero tienes que creer que te mereces la ayuda, que eres digna de ella. ¡Lo eres!)

Sé muy bien que muchas mujeres no están en una situación económica que les permita contratar ayuda externa para cuidar de sus familiares. Pero casi en todos los casos hay una solución para que el trabajo no recaiga por entero en los hombros de una sola mujer. Ya es hora de que todos los hombres aprendan las nociones básicas de cocinar y limpiar la casa. O si ninguna persona de la familia puede o quiere colaborar, otra táctica sería calcular cuánto vale el tiempo que dedicas a esos cuidados, averiguando cuánto costaría contratar a una persona que vaya a casa a hacer el trabajo que haces tú. Entonces podrías pedir a tus hermanos u otros familiares que te paguen eso a ti para así poder reducir tus horas de trabajo en otra parte. De esa manera tendrías más tiempo para reponerte cada día, hacer ejercicio y comer bien.

Como Sharon, es posible que tengas que recuperarte de la programación familiar que te lleva a creer que tu papel como mujer debe incluir el sacrificio de ti misma. Sharon tuvo que decirle a su padre que debía aprender a recibir cuidados de otras personas, y su padre necesitó deshacer toda una vida de condicionamiento que le decía que alguien se ocuparía automáticamente de todos los quehaceres domésticos de su casa. Está bien documentado que las personas mayores, los hombres también, son capaces de aprender y crecer hasta el fin de su vida. No hay ningún motivo que impida a un hombre aprender a hervir un huevo, cocer una pieza de pollo o poner una carga de ropa en la lavadora. Los padres que verdaderamente nos aman desean lo mejor para nosotras, aun cuando eso signifique hacer algunas modificaciones en su comportamiento y sus expectativas.

Sexto paso. Haz tus planes por adelantado; no esperes a que tu padre o tu madre u otro familiar necesite que lo cuiden para hablar de esa posibilidad con tus hermanos. Así se evitan los cuidados de urgencia que aparentemente sólo «se nos presentan», pero que en realidad pusimos en marcha años atrás debido a nuestras creencias y elecciones. Una de mis amigas, que es la hija mayor de la familia, acaba de cumplir cuarenta años, y ya ha dejado claro a su hermana menor, que vive en la misma ciudad de su progenitora, que no tiene ninguna intención de llevarse a vivir con ella a su madre, mujer muy dependiente, si le ocurriera algo a su padre. Mi amiga no es egoísta, sólo realista. Quiere a su madre, pero no pretende sacrificar su vida y su profesión por ella. Su firme actitud respecto al posible futuro de su madre avisa a los demás familiares de que no pueden confiar automáticamente en que ella albergue a su madre en el caso de que surja la necesidad. Esto rompe la cadena de sacrificio de la hija mayor antes de que se suelde.

Llegamos al aspecto económico: aclararse respecto al dinero en la edad madura

Sean cuales fueren los cambios que precipiten la experiencia femenina del nido vacío, el único camino que permite la expresión total de las capacidades creativas de la mujer en la segunda mitad de su vida es aquel que establece su verdadera independencia, tanto en lo económico como en lo emocional. Aunque en estos momentos tenga un marido que la mantiene o le llegue dinero de su familia, es importante que sepa que es capaz de mantenerse sola en caso de necesidad. La incapacidad para mantenerse solas es el motivo principal de que las mujeres continúen en relaciones que no son en absoluto ideales, en las que no se las trata como a personas autónomas con igual poder de decisión. Ser capaces de mantenernos económicamente nos abre todo un mundo nuevo de posibilidades placenteras.

Aunque no pretendo ser una experta en finanzas, sí sé esto: cómo, dónde, cuándo y en quién gasta dinero la mujer, y de dónde obtiene ese dinero, nos dice más acerca de sus verdaderos valores, creencias y prioridades que cualquier otro aspecto de su vida. Nuestro comportamiento en lo que concierne a ganar dinero, gastarlo y ahorrarlo deja al descubierto nuestras creencias más profundas acerca de nosotras mismas y de nuestro valor en el mundo.

La dinámica del dinero también nos ofrece un reflejo de nuestras relaciones, diciéndonos cómo se valora el aporte de cada miembro de la pareja, y si estamos en una relación verdaderamente cocreativa. Por eso hablar de quién paga qué y quién hace tal o cual tarea en una relación es un tema muy «cargado» y muchas veces desagradable.

Ambivalencia cultural respecto a las mujeres y el dinero

Aun cuando actualmente muchas mujeres ganan más que su pareja, los informes sugieren que todavía no nos sentimos cómodos con esta situación, ya sea como individuos o como cultura. Piensa en los siguientes resultados de investigaciones: aunque en un estudio realizado por la Universidad de Missouri en St. Louis se comprobó que en uno de cada cinco matrimonios la mujer gana más que su marido, sólo el 56 por ciento de los hombres encuestados en el sondeo de opinión Virginia Slims 2000 dijo que sería aceptable que su mujer fuera la principal fuente de ingresos en la casa. Muchas mujeres están de acuerdo con esto; en esa misma encuesta, sólo el 61 por ciento de las mujeres dijo que sería aceptable que ellas fueran la principal fuente de ingresos de su familia.

El que una mujer gane más que su marido no borra la diferencia en el poder. Al parecer, si hace algo es exacerbarla, debido a la ambivalencia de las parejas respecto a esta inversión de los papeles. Julie Brines, socióloga de la Universidad de Washington que estudia la inversión de los papeles en las parejas, ha descubierto, por ejemplo, que cuanto más aporta la mujer a la economía familiar, menos propenso es su marido a colaborar en las tareas domésticas. De hecho, en el caso de mujeres que ganaban todo el dinero mientras sus maridos se quedaban en casa, estos hombres hacían menos trabajo doméstico que los que trabajaban fuera de casa.[3] Brines también ha descubierto que, en estos matrimonios en que se han invertido los papeles, la mujer cede mucho poder de decisión a su marido. Esto es lo contrario de lo que ocurre en los matrimonios tradicionales, en que el marido, que es quien trae el dinero a casa, tiende a tomar todas las decisiones. Es decir, cuando las mujeres son las principales proveedoras de dinero, no hay una relación directa entre los ingresos y el poder; estas mujeres se esfuerzan por lograr un equilibrio, aunque este llamado equilibrio es cualquier cosa menos eso.

Las implicaciones de los resultados de estos estudios son claras: por grande que sea la carga económica que llevemos sobre los hombros, seguimos sintiéndonos responsables de la felicidad de nuestro marido, de hacer que se sienta bien consigo mismo, sobre todo si no gana tanto dinero como nosotras.

La triste verdad es que muchas seguimos inseguras de nuestra valía en cuanto mujeres en relación a los hombres, lo cual es perfectamente comprensible dada nuestra historia. Por lo tanto, hacemos más de lo que nos corresponde para tener feliz al hombre de nuestra vida, no sea que nos deje por otra que lo valore más. Secretamente tenemos miedo de que si exigimos demasiado nos quedaremos solas. No nos damos cuenta del inmenso poder interior que tenemos para crearnos la vida soñada porque se nos ha convencido de que no lo tenemos.

Y luego está ese otro deseo profundamente femenino: que nos mimen y nos cuiden. Vivimos de la esperanza (a veces pese a sobradas pruebas en contra) de que tener un marido significa que vamos a estar protegidas. De niña me encantaban las películas de Tarzán. Hace poco fui a ver la clásica *Tarzán y su compañera*, que no veía desde hacía años. Esta vez la vi con otros ojos. La programación de los papeles del hombre y la mujer está muy clara: Jane ofrecía la diversión y la sexualidad mientras Tarzán la protegía de los animales salvajes y hacía mucho trabajo pesado para procurarle un hogar seguro y cómodo. Muy conmovedor; muy atractivo. Y, como muchas mujeres, yo deseo tener las partes buenas de esto pero sin tener que sacrificarme para tenerlas. Finalmente se me ocurrió cómo hacerlo, pero antes tuve que reprogramar mis creencias y comportamientos subconscientes en torno a las relaciones. Esto me llevó varios años, todavía sigo aprendiendo día a día.

En mi familia, tan pronto como mis hermanos cumplían los dieciocho años, mi padre los hacía sentarse para decirles que tenían que empezar a mantenerse a sí mismos. Pero a mí me pagó la matrícula de la universidad sin poner la menor objeción. Yo me pagué los estudios de medicina con becas y préstamos para estudiantes, pero cuando me casé, durante el último mes en la facultad, dejé alegremente que mi marido se ocupara de todos los detalles de comprar nuestra primera casa, proceso que en ese tiempo me desconcertaba y me aterraba. Él usó lo último que le quedaba de su fondo de fideicomiso educacional para pagar la entrada, y yo me sentía increíblemente afortunada por estar viviendo esa vida de cuento de hadas. Pagamos mis préstamos sin ninguna dificultad.

Mi marido también decidía qué donaciones e inversiones hacíamos, aunque nuestros ingresos eran fundamentalmente iguales. Las donaciones iban a las instituciones educativas y benéficas que él elegía; yo jamás discutí eso. Encontraba antipático el tema del dinero, hasta que me vi obligada a despertar en la edad madura. No estoy sola en eso; muchas mujeres se encuentran en la misma situación. Aunque en la universidad pasamos por la liberación de las mujeres, debido a nuestro interés en crearnos un hogar y una vida familiar felices siempre estábamos dispuestas a hacer «un poco más» de trabajo doméstico y a cuidar más de los hijos que nuestro marido. Ahora nuestra generación tiene que dar el siguiente paso y despertar en el aspecto financiero.

Cuando estaba pasando por los trámites de divorcio, esperaba secretamente que mi vida se arreglaría como por milagro al conocer a un hombre próspero y bien versado en finanzas para casarme y así poder vivir en paz y bien acomodada otra vez. Pues sí, lo reconozco. Tenía la esperanza de que ese príncipe azul se presentara montado en su caballo blanco a salvarme (vi cómo, a pesar de mi éxito profesional, esta vieja programación seguía viviendo en mí). Pero fue pasando el tiempo y no llegó ningún príncipe azul a mi puerta, así que me vi obligada a aprender a salvarme. Aprendí que salvarme no sólo era agradable, era muy estimulante también. Cuando cayeron las escamas de mis ojos y fui aprendiendo a confiar en mí, a valorarme, y a valorar mis deseos y mi inteligencia financiera, pude por fin liberarme también de mis conceptos sobre los hombres. Comprendí que son seres humanos y defectuosos, igual que yo. No son mejores; no son peores. En mis tratos con banqueros, agentes bursátiles, agentes de seguros y contables, vi que los hombres no tienen más conocimiento ni otra «magia» financieros que los que tenía yo. En realidad, cuanto más me veía como el manantial de mi propia magia, mejor iba mi vida. Y desde esa perspectiva, arrebolada de placer y deleite ante mi nueva y más próspera forma de ser en el mundo, comencé a valorar más que nunca a los hombres. Y descubrí que si uno es clara con ellos respecto a lo que desea y lo pide de modo simpático (sin rabia ni actitud desvalida), suelen sentirse muy felices de darlo. La pasada Navidad, por ejemplo, le dije a mi hermano mayor que deseaba una fogata al aire libre para celebrar el solsticio. Cuando llegué a su casa, me encontré ante un montón de leña que él y mi hermano menor habían preparado llevando carretillas y carretillas; el montón era tan grande que pensé que la hoguera se vería desde el espacio. Me conmovió y gratificó profundamente ese gesto de cariño y apoyo. La pasada primavera, cuando mi coche se negaba a ponerse en marcha, vino un amigo a casa y me cambió la batería. Comprendí que lo único que tenía que hacer era pedir en lugar de estar resuelta a solucionar las cosas yo sola. Mi vieja actitud estoica de «no necesito a nadie» comenzó a derretirse en el agradable calorcillo de la aceptación y compasión de mí misma y mi vulnerabilidad. Pero toda esta magia sólo comenzó cuando ya no buscaba a un hombre para que me «completara» o me hiciera feliz. Cuando descubrí que tenía lo que hacía falta para hacerme feliz por mí misma, y renuncié a la inutilidad de la abnegación o del sacrificio como forma de satisfacer indirectamente mis necesidades, cambió todo mi mundo. Y así puede cambiar el tuyo.

MARY: NUNCA HAY SUFICIENTE

Mary, de 46 años, vivió mucho tiempo convencida de que su marido era mejor que ella para las finanzas. Él pagaba todas las facturas y hacía la declaración de la renta cada año. Pero esas actividades siempre lo llenaban de inquietud, y repetía: «Nunca hay suficiente, nunca hay suficiente», como si esa frase fuera su mantra. Por ello, Mary llegó a pensar que no podía pedirle dinero si no era para lo mínimo indispensable; le parecía que la única manera de aliviar la situación era gastar menos. Finalmente, después de mucho buscar en su interior, decidió reciclarse como enfermera, la profesión que tenía cuando conoció a su marido y se casó con él. Debido a la escasez de enfermeras y a que en su ciudad había varios hospitales grandes, no tuvo ninguna dificultad para encontrar un trabajo con un buen sueldo y seguro médico. Al cabo de un año más o menos, su contribución a la economía familiar ya era bastante importante. Eso la hacía sentirse bien, aun cuando detestaba la parte de su trabajo que implicaba estar disponible a cualquier hora. Pero a pesar de su aportación, su marido continuó ejerciendo un control férreo en todas las decisiones económicas.

Mary supuso que uno de los motivos de que su marido no quisiera compartir con ella la toma de decisiones, con lo desgraciado que esto parecía hacerlo, era que estaba pasando por la crisis de la edad madura y se sentía insatisfecho en el trabajo. Se lo veía deprimido por su profesión, y por no haber conseguido el éxito que creía que debería tener a esa edad, a la que él llamaba sus «años poderosos». Había empezado a hablar de jubilarse pronto, vender la casa y viajar por el país en una pequeña caravana. Ella esperaba que eso sólo fuera una fase por la que estaba pasando, y pensaba que se recuperaría pronto. Le sugirió que hiciera algún tipo de terapia, pero él se enfadó, y le dijo que no le pasaba absolutamente nada y que no estaba deprimido.

Mientras tanto, llevar un sueldo a casa le daba a ella bastante más poder en el mundo, aunque no se lo diera en su hogar. Sin embargo, comenzó a sufrir una serie de problemas de salud, entre otros, palpitaciones, intensos sofocos y dolor en la parte baja de la espalda. Por otro lado, sus reglas se volvieron irregulares y muy abundantes. En ese momento fue cuando vino a verme y yo le pregunté qué pasaba en su vida. Cuando me lo contó, le di una serie de recomendaciones para aliviar sus síntomas físicos (de las que hablaré más adelante, en otros capítulos). También le sugerí que comenzara a asumir un papel más activo en la administración del dinero de la familia, a lo que ella accedió.

Cuando volvió al cabo de tres meses, muchos de sus síntomas menopáusicos habían mejorado. Me contó que al principio su marido se resistió a su deseo de conocer cómo estaban sus finanzas y de participar en la toma de decisiones respecto a los gastos. Muy poco después de que ella planteara el tema, él comenzó a sentir dolor en el pecho, y el médico le diagnosticó una angina de pecho. Entonces él comprendió que si su vida continuaba así, podría morir de un ataque al corazón. Esa fue su llamada a despertar, y lo hizo caer en la cuenta de que él también necesitaba renovar sus creencias y comportamientos anticuados.

Mientras tanto, Mary hizo su propio trabajo al informarse y poner al día sus conocimientos financieros. Ciertamente su nueva confianza forzó cambios en su matrimonio. Me contó que ella y su marido habían rehecho totalmente sus acuerdos respecto al manejo del dinero y las labores domésticas. No fue fácil. Pero, con el tiempo, su marido comprendió que iba en interés de él y de ella que ambos lo supieran todo respecto a los ingresos y finanzas, y accedió a compartir el poder de decisión en cuanto a los gastos.

Cambiar el legado cultural

Las mujeres de clase media de la generación de mi madre fueron educadas para creer que sus maridos cuidarían de ellas. Con la ayuda de las pólizas de seguros de vida y el crecimiento económico sin precedentes que siguió a la Segunda Guerra Mundial, muchas de ellas tuvieron esa situación. La mayoría de las amigas de mi madre, mujeres que ahora están entre los sesenta y tantos y los ochenta años, jamás trabajaron después de casarse y no tuvieron que volver a hacerlo al quedarse viudas. El movimiento de liberación de la mujer trajo a nuestra conciencia colectiva el precio que pagaron nuestras madres por haber sido protegidas de esa manera, y las mujeres de mi generación juramos que no seríamos como ellas. (Mi madre me dice que suele sentirse consternada por la forma despectiva y abusiva en que son tratadas muchas de sus amigas por sus maridos.) Aunque hemos progresado mucho en lo referente a ganar dinero y administrarlo, la verdad es que muchísimas mujeres todavía carecen del conocimiento elemental del manejo del dinero, por lo que dependen excesivamente de su marido, empleados o familiares para que les hagan la planificación financiera. El problema se reduce a lo siguiente: a muchas mujeres se nos ha educado para pensar que otra persona cuidará de nosotras en lo económico si nosotras nos encargamos de los demás tipos de cuidados. Invertimos en las personas (normalmente nuestro marido, pero no siempre) que creemos que nos mantendrán y nos amarán. En realidad, somos francamente buenas para manejar y administrar el dinero una vez que comprendemos que este es simplemente la manifestación de la energía vital y no algo que está fuera de nuestro alcance. La mejor manera de convertirnos en expertas financieras es comprender que tenemos la capacidad innata para manejar eficientemente el dinero, con un poco de educación. Si en el cuerpo tenemos la habilidad y el conocimiento para transformar nuestra energía vital en un ser humano totalmente nuevo de nuestros propios carne y huesos, tendría que ser pan comido administrar la energía vital de la que el dinero es sencillamente un símbolo.

Es buena esta noticia. Las mujeres, en especial las de edad mardura, se han identificado ahora como un nuevo mercado lucrativo para la industria financiera. Y resulta que somos buenas para administrar nuestro dinero. En estudios se ha comprobado, por ejemplo, que a los grupos de inversión femeninos les va mejor a la larga que a los formados por hombres. Las mujeres tienden a dar más importancia a objetivos financieros de largo plazo, que no de corto plazo, tal vez porque vivimos más tiempo y sabemos que hay más probabilidades de que nos toque mantener a nuestros hijos o a padres ancianos.

El valor de adquirir conocimientos financieros

Al margen de tus circunstancias actuales, es esencial que tengas muy claras tus creencias respecto al dinero para poder comenzar a asumir el control del tuyo del mismo modo que diariamente asumes el control de tu salud. El dinero es una forma muy concreta de energía: es poder en nuestra sociedad, y nos permite ir adonde queremos ir y estar donde queremos estar. Tener el control de nuestro dinero nos da una sensación de libertad y seguridad. Un estudio tras otro relacionan constantemente una posición socioeconómica elevada con una mejor salud. Pero yo creo que lo realmente importante es la sensación de capacitación y control, no la cantidad de dinero en sí.

Muchas mujeres dicen que, después de asumir el control financiero, al principio se sentían espoleadas por la rabia y el miedo. Yo no fui una excepción. En esos primeros meses después de mi separación, me sentí poseída por una nueva sensación de finalidad, impulsada por la necesidad de tener una vida libre, despejada y establecida. Tuve que arreglármelas para pagar las deudas, cubrir los números rojos en el banco y reorganizar las cuentas de la casa. Al principio esto me asustaba, lo encontraba terrible y pesado, pero rápidamente pasó a ser muy estimulante, cuando comprendí que era capaz de hacerlo todo yo sola. La verdad es que nunca antes me había dado cuenta de que dudaba de mi capacidad para hacer eso. Vi que era capaz de manejar las finanzas de la casa con la misma eficiencia con que durante años había llevado mis finanzas profesionales, y sin los ingresos, los consejos ni la ayuda de mi marido. Con esto no pretendo minimizar ni menospreciar su aporte durante todos los años que duró nuestro matrimonio. Sólo trato de señalar la capacitación personal que viene de independizarse económicamente.

De la conciencia de pobreza a la conciencia de prosperidad

Todo se puso realmente en marcha cuando caí en la cuenta de que yo era la responsable de pagar la hipoteca y la mayor parte de las cuotas de dos universidades privadas. Había leído acerca de las leyes universales de la prosperidad, pero nunca me había encontrado lo bastante «apurada» para aplicarlas a mi vida. Eso se acabó. Todos los días, mientras corría en mi cinta de andar, leía *Think and Grow Rich*, de Napoleon Hill (*Piense y hágase rico*, Grijalbo, 1992), acerca de cómo el deseo y la conciencia crean la actitud o mentalidad que atrae prosperidad, *The Courage to Be Rich*, de Suze Orman, y todo lo escrito por Robert Kiyosaki, el autor de *Rich Dad, Poor Dad* (*Padre rico, padre pobre*, Ed. Alfonso Martínez, 2002). Jugaba una y otra vez a su inteligente juego Cash Flow 101, hasta que lograba escapar fácilmente de la incesante lucha por salir adelante (vivir de paga a paga) y entrar en la «vía rápida» (tener ingresos residuales de negocios e inversiones, que entran periódicamente, se trabaje o no). Por primera vez en mi vida comencé a considerarme un negocio que produce un producto. Entendí que mis libros, cedés y hoja informativa eran «productos», y todos comercializables.

También vi con qué claridad se reflejaban mis creencias sobre el dinero y la prosperidad en mi cuenta bancaria. En torno a esa época conocí a Suze Orman, en el salón verde del programa *Today*. Me dijo que la mala salud de las personas se ve primero en su dinero, porque el dinero no tiene dónde esconder un desequilibrio de energía. O se tiene dinero o se tienen deudas. Sencillo. Tarde o temprano, si no se corrigen los comportamientos y creencias que generan problemas de dinero, estos se manifiestan en el cuerpo como problemas de salud. Esa vez yo me quejé de que debía soportar toda la responsabilidad de los gastos de mis hijas. Ella me dijo: «Lo único que impide que el dinero acuda a ti es la rabia y el miedo». Comprendí que había dado justo en el clavo. La rabia con mi ex marido, que por entonces se había vuelto a casar e iba a ser padre, me tenía a rebosar de resentimiento. Y vi que ya era hora de olvidar eso para no continuar estancada en la prisión que yo misma me había creado. El comentario de Suze fue una llamada a despertar. Decidí dejar de considerarme una víctima y en lugar de eso agradecer la oportunidad de aprender de verdad a mantenerme por mí misma. Ahí y en ese momento decidí manifestar más prosperidad de la que jamás había soñado. Comprendí que lo que mi ex marido hacía o no hacía con su vida y su dinero no tenía por qué afectarme adversamente de ninguna manera, si yo no lo permitía. Comprendí que era capaz de manifestar el dinero que necesitaba, y de mantenernos a mí y a mis hijas incluso mejor que antes. Leí el libro de Catherine Ponder, *The Dynamic Laws of Prosperity*, y comencé a hacer frecuentes afirmaciones sobre la prosperidad. Las sigo haciendo cada día para mantener a raya los malos efectos de la conciencia de pobreza, que invade la forma de pensar de muchas personas y atrae a su equivalente. Lee lo siguiente y piensa cómo te hace sentir:

Ahora gozo de una salud perfecta, abundante prosperidad y una felicidad absoluta y completa. Esto es así porque el mundo está lleno de personas encantadoras que me ayudan amorosamente en todos los sentidos. Ahora entro en una compañía de innumerables ángeles. Llevo una vida placentera, interesante y satisfactoria, del tipo más universalmente útil. Dadas mi riqueza, salud y felicidad, ahora puedo ayudar a otras personas a llevar una vida placentera, interesante y satisfactoria, del tipo más universalmente útil. Mi bien, nuestro bien, es universal.

Ahora imagínate pensando cosas como esta todos los días. Eso cambia la vida. A consecuencia de mi trabajo en este aspecto, mi situación económica es ahora muchísimo mejor de lo que era cuando estaba casada. También lo son mi salud mental y física. De hecho, me han impresionado tanto los resultados de esta actitud y enfoque en mi vida, y en la vida de mis hijas, familiares y amistades íntimas, que he comenzado a incluir la conciencia de prosperidad como parte esencial de la creación de salud.

Puesta en marcha

Muchas mujeres ya dirigen sus propios negocios o empresas y también llevan las finanzas de la familia. Si eres una de ellas, te insto a poner al día tu conciencia de prosperidad para que lo hagas mejor aún. También te recomiendo el libro *Secrets of Six-Figure Women* (HarperBusiness, 2004), de Barbara Stanny, y el sitio web *www.debtfreediva.com*, para aprender la conexión valía personal-valor neto.

Si actualmente te mantiene tu marido u otro familiar, puedes entrar en el camino hacia la aptitud financiera haciendo el siguiente ejercicio durante un mes: imagínate que te divorcias, quedas viuda o de repente te encuentras en la situación de mantenerte sola. Hazte continuamente preguntas como estas: «¿Dónde están las pólizas del seguro? ¿Los papeles de la hipoteca? ¿Los documentos del plan de pensión? ¿Los impresos de Hacienda de los últimos años? ¿En cuánto está tasada la casa? ¿Cuándo fue la última vez que rellené un formulario financiero?». Tener una sólida comprensión de este tipo de información te servirá para estar segura de que continúas en la relación por todos los motivos correctos, porque te satisface y te hace mejor la vida en muchos sentidos, no porque crees que te derrumbarás sin la relación. Una mujer sencillamente no puede estar disponible para una verdadera relación y una estimulante cocreación con una pareja mientras no sepa sostener su peso y haya enfrentado francamente su dependencia y hecho algo al respecto.

Encontrarnos a nosotras mismas

Cuando escribí esto para la primera edición de este libro, estaba bien adentrada en la perimenopausia, periodo en que debería haber estado en medio de lo que muchos llaman «el infierno hormonal». Sin embargo, me sentía mejor de lo que me había sentido desde hacía años. Los fuertes sofocos que experimenté en los últimos meses de mi matrimonio prácticamente desaparecieron después de que se marchó mi marido, fenómeno que he visto una y otra vez en otras mujeres que han tenido el valor de poner fin a relaciones sin futuro. Repetidas veces he visto resolverse síntomas perimenopáusicos en mujeres que han tenido el valor de pasar los rápidos de la transición de la edad madura de un modo consciente y capacitado, dando por fin la principal prioridad a sus necesidades.

Pero también he visto ocurrir algo aún más profundo: la aparición de lo que sólo se puede definir como dicha o alegría pura, la sensación que surge cuando una mujer se encuentra verdaderamente a sí misma. Mi experiencia corrobora esto: me maravillaba el poder de mi recién descubierto instinto de nidificar, y el modo tan diferente que elegía para hacer las cosas cuando ya tenía los dos pies bien firmes sobre el umbral de mi nueva vida.

Una de las cosas más asombrosas que descubrí después de que se marchara mi marido fue una necesidad casi física de recuperar y redecorar mi casa, en especial los dormitorios, tanto los de la familia como el de huéspedes. Un día, con catálogos, el teléfono y una tarjeta de crédito en la mano, en menos de una hora compré un sofá, una alfombra y mesitas de noche para la habitación de huéspedes, e incluso cortinas, algo que, a mis cuarenta y nueve años, no había hecho nunca. Mi trabajo, combinado con el cuidado de mis hijas, no me había dejado tiempo para pensar en decoración, y mucho menos para cambiar la de mi casa. Pero esa era mi antigua vida. En esos momentos, con mi paisaje interior, que iba cambiando muy de prisa, sentía el fuerte impulso de hacer que mi entorno reflejara el rejuvenecimiento que estaba ocurriendo en mi interior.

Descubrí que el feng shui, el arte chino de organizar el entorno, me sería muy útil en este proceso. Llegué a comprender que nuestra casa refleja nuestra vida, y que cambiándola conscientemente según los principios del feng shui podemos mejorar todos los aspectos de nuestra vida. Usando el llamado mapa «bagua», se puede determinar qué partes de una habitación o de la casa corresponden a aspectos concretos de la vida, por ejemplo, salud y familia, riqueza y prosperidad, personas útiles y viajes, amor y matrimonio. Esta información nos ayuda a mejorar y cambiar nuestro espacio físico con el fin de mejorar y cambiar un determinado aspecto de nuestra vida. Y como pasa con todo, cuando hacemos esto, a veces las cosas empeoran antes de mejorar, más o menos lo que ocurre al sacar la basura como parte del proceso de la limpieza de primavera. Cuando mi amiga y colega Terah Kathryn Collins, la autora del libro *Feng shui para Occidente*, vino a verme a mi consulta, las dos nos reímos al darnos cuenta de que aún no habían pasado cuatro meses desde que se marchara mi marido y yo ya había «mejorado» la zona del amor y el matrimonio de nuestra propiedad con una hermosa glorieta. «Esto lo veo una y otra vez», comentó. «Cuando mejoramos un aspecto de nuestra vida que no funciona, primero hemos de despojarnos de todo aquello que nos impide obtener lo que verdaderamente deseamos.» También puse una farola en la «zona de personas útiles y lugares» de la propiedad. En menos de dos meses, mi vida se llenó de personas hábiles que me ayudan en todos los aspectos de mi vida, tanto en casa como en el trabajo. (En el apartado «Recursos y proveedores» encontrarás información sobre el feng shui.)

Quería que mi casa fuera el tipo de lugar donde las personas se sintieran cómodas y bien acogidas. Y yo quería sentirme a gusto ahí, rodeada por los colores y las texturas que me gustan. Por primera vez en mi vida supe exactamente cómo era mi estilo y cómo quería que se vieran y sintieran mis habitaciones. Cuando empezaron a llegar los muebles y las habitaciones tomaron forma, me encantaron los resultados, e iba una y otra vez a mirarlas. Poco a poco comencé a tomar conciencia de lo que estaba haciendo: estaba creando un espacio para dar cabida a toda la energía que empezaba a entrar a raudales en mi vida. Mientras antes sentía aflicción por el nido vacío, ahora estaba convirtiendo el viejo nido en un nuevo lugar que reflejara a la mujer en que me estaba transformando. Era un nido que ciertamente acomodaría muy bien a mis hijas, a sus amistades y a las personas que, estaba segura, entrarían en mi vida.

PAMELA: CASA PROPIA

Mientras para mí el proceso de encontrarme a mí misma significó aceptar la ruptura de mi matrimonio, Pamela encontró un camino distinto y muy poco convencional. Escribe:

Tengo cuarenta y siete años de edad, y llevo ocho años de relación con Don, cinco de ellos casados. Él es doce años mayor que yo, y su filosofía de la vida se aproxima bastante a: «Como yo quiero o nada». Sus decisiones unilaterales no siempre me favorecen, de modo que el año pasado decidí que necesitaba hacer cosas que reflejaran mis creencias y me prepararan para el futuro. Él viaja con frecuencia, por trabajo y por placer, y yo me pasaba una buena cantidad de tiempo sola en una casa en la que no me sentía a gusto.

Incluso tenía una habitación propia, que yo misma había decorado, pero no me bastaba.

Así pues, me compré una casa. Nuestro matrimonio ha tenido que pasar por una transformación ahora que ya no estamos juntos diariamente, y podría haber fracasado. Don vive donde quiere vivir y yo vivo donde necesito vivir. No tengo palabras para expresar la alegría que siento por vivir en una casa que me sustenta emocional y espiritualmente. Me gusta cuidar de la casa y el jardín tal como ellos cuidan de mí. Gozo con las cosas más simples y sencillas. Los amigos que han venido a verme están de acuerdo en que la casa es un reflejo de mí misma.

Agradezco ser capaz de ganarme la vida y no depender de Don económicamente. Y tal vez el hecho de haber triunfado por fin en mi profesión me dio la confianza en mí misma que necesitaba para crearme la casa de mis sueños. Después de toda una vida de dejar que mi valía la determinara la aprobación masculina, ahora hago las cosas escuchando a mi corazón y no por obligación.

Despertar vocacional en la edad madura

Para algunas mujeres, el hogar, que ha sido su centro de atención antes de la edad madura, cede el lugar a una nueva pasión, que se revela en la forma de una llamada vocacional. Otras mujeres dejan su trabajo en el «hogar» para trabajar fuera o montar su propia empresa. Y otras simplemente se ven obligadas por las circunstancias a tomar un nuevo camino.

La amplitud de los intereses y las relaciones de la mujer fuera de casa durante los años de crianza de los hijos influye en la facilidad con que pasa a su nueva vida. Es posible que necesite experimentar un poco para descubrir dónde están sus pasiones, y puede que a algunas mujeres les lleve más tiempo que a otras encontrar su lugar. Aquellas que continúan definiéndose por papeles que ya no tienen (los de madre y esposa, por ejemplo) y que han vivido mucho tiempo encerradas en ellos, podrían sentirse abrumadas por el miedo y caer en el inmovilismo. Bueno, pues, lo principal para encontrar nuevas pasiones es salir y ponerse en movimiento, aun cuando no se sepa adónde ir. A veces se trata simplemente de pasar tambaleante del punto A al punto B con los ojos bien abiertos para ver las posibilidades.

SYLVIA: DESCUBRIR A LA ARTISTA

Sylvia se retiró de la docencia el mismo año en que su hijo menor se casó y se trasladó a California. Le resultó muy difícil renunciar al mismo tiempo al papel de madre y al de orientadora, tanto de sus hijos como de los alumnos del tercer curso de básica en que había dado clases durante los veinticinco últimos años. Se mantuvo en contacto conmigo durante todo su proceso de duelo por sus pérdidas, y reconocía que había momentos en que pensaba que nunca se encontraría a sí misma.

«Más o menos todo lo que era estaba envuelto en niños», escribió. «Por un lado, el tiempo libre extra del que disponía me hacía el proceso más difícil, porque no sabía qué hacer. Encontraba los días tremendamente largos y tristes.» Pero al mirarlo en retrospectiva, ese tiempo fue un lujo, porque le permitió centrar la atención en sus sentimientos y expresarlos de un modo fuerte y claro. «Mi marido continuaba yendo a trabajar, de modo que yo podía llorar a todo pulmón, gritar y rugir de frustración. Hacía unos sonidos bastante parecidos a los de animales, sola en esa casa con mis intensos sentimientos, que rebotaban en las paredes.»

Pasadas unas semanas, comenzó a mirar la casa como si fuera una propiedad que pensaba comprar; vio que tenía muchas posibilidades, pero era necesario hacer algunas modificaciones para adaptarla a su nueva vida. Echó abajo paredes e incorporó el espacio de las habitaciones de sus hijos a la sala de estar, creando un gran salón muy apropiado para acomodar a las profesionales de su localidad que se reunían allí una vez al mes para hablar de nuevas técnicas, proyectos e ideas. Ella misma hizo una buena parte de la remodelación, pese a que jamás en su vida había enyesado paredes ni puesto baldosas de cerámica. Cuando llegó el turno de demostrar una nueva técnica al grupo, les enseñó la obra de alicatado que había hecho en el cuarto de baño. Entonces comenzó a poner baldosas en los baños de sus amigas, baldosas hechas a mano con dibujos y formas innovadoras. Lo que comenzó siendo un trabajo de fin de semana acabó convirtiéndose en una segunda profesión para ella. Se corrió la voz, y a los dos años de comenzar, ya tiene clientes hasta en Nueva York y ha contratado y formado a dos mujeres para que la ayuden a hacer frente a la demanda. «Me encanta viajar», dice. «Siempre he sido muy casera, y jamás iba a ninguna parte sin mi marido. Ahora voy a visitar unas casas preciosas y hago funcionar mi magia para hacerlas aún más hermosas, mientras mi marido se queda en casa y lleva los asuntos domésticos. Varias clientas me han pedido que ponga mi firma en alguna baldosa llamativa, como un pintor firma sus cuadros. Me siento estimulada y libre como un pájaro. Me encanta esta nueva vida.»

JUDITH: ENCONTRAR LA VERDADERA VOCACIÓN

Para muchas mujeres, la clave para encontrar su lugar en la edad madura es reconocer las pasiones que siempre han tenido pero a las que nunca se han podido dedicar por falta de tiempo. A los cincuenta y cuatro años, después de más de treinta años en el mundo empresarial, Judith decidió jubilarse. Al pensar en sus muchos años de trabajos voluntarios, comprendió que cuidar de personas ancianas era un sueño que deseaba hacer realidad. En lugar de buscarse disculpas debido a su edad, se matriculó en un difícil curso para prepararse para su nuevo trabajo. Escribe:

Decidí dejar mi puesto de analista de empresas y embarcarme en un cambio de profesión. Me retiré con una misión declarada: dedicar el trabajo de mi vida a la iluminación personal, el desarrollo creativo y la alegría de ser mayor, y ofrecer servicios a los ancianos que favorezcan su desarrollo físico, mental y espiritual. Me entrevisté con directores y administradores de centros de atención diurna y residencias de ancianos a la vez que continuaba mi trabajo voluntario de llevar comidas calientes a personas mayores que lo necesitaban. En junio pasado terminé el curso y las prácticas necesarios para licenciarme en psicología gerontológica.

He comprendido que, si bien puede ser doloroso a veces, sólo mediante el proceso de transición, con los ojos y el corazón bien abiertos, una persona puede triunfar verdaderamente en su crecimiento personal. Ahora siento entusiasmo y miedo ante la tarea de llevar adelante mi plan y hacer efectivamente lo que he estado estudiando y diciendo que voy a hacer. Mi hija me dice: «Mamá, ¿quién te va a contratar a tu edad?». Mi marido me desea éxito. Sé que tengo recursos interiores ilimitados y que algo nuevo está naciendo mientras entro en esta nueva fase de mi vida.

Muchas mujeres descubren que cuando encuentran una nueva dirección en la vida se renuevan y por lo tanto atraen nuevas amistades. Una paciente mía lo expresa así: «Me volví más interesante. Tenía más que ofrecer a nivel personal, más temas de qué hablar aparte de los partidos de fútbol de mis hijos y el ascenso de mi marido. Esta nueva persona en que me he convertido, me gusta, de verdad».

Mapa para explorar territorios desconocidos

Dar esos primeros pasos en el camino que te llevará a encontrarte a ti misma podría ser una de las cosas más difíciles que hagas en tu vida. Pero cuando te aventures en él descubrirás que pierde sus aspectos amedrentadores y se convierte en un viaje de exploración y descubrimiento. A continuación te daré unas cuantas indicaciones que te ayudarán en ese viaje.

Anímate. Aunque es doloroso, tu sentimiento de soledad, como todos los sentimientos, se irá aliviando y cambiará poco a poco con el tiempo. Has de experimentarlo mientras ocurre. La profundidad con que te permitas sentir el dolor es la profundidad con que sentirás también la alegría. Y tienes que confiar en que esa alegría llegará otra vez, aun cuando tu vida nunca vuelva a ser igual. Es una buena noticia, y sé que es verdad porque la he estado oyendo durante años, y yo soy un ejemplo vivo.

Una de las suscriptoras a mi hoja informativa escribe:

No me había sentido tan bien desde que empezó todo ese desatino en los primeros años de la adolescencia. Después de pasar una horrible época perimenopáusica a los cuarenta y tantos, espero mi cincuenta y dos cumpleaños con una gran sonrisa. ¡Tantos años de buscar relaciones para crearme una identidad! Ahora vivo dichosamente sola (bueno, tengo a *Harriet*, la gata) y tengo una interesante relación con un hombre excepcional que no me limita. Aun cuando mi cuerpo ya no aguanta cualquier cosa que quiera hacerle, acepto mis achaques y dolores con ecuanimidad. Mi vida está llena de posibilidades y placenteras amistades, mi casa y mi jardín, bailar el tango, viajar y, en fin, muchas más cosas que hacer, pero también tengo un enorme respeto por mis momentos de silencio, descanso y placer personal.

Abraza la sabiduría de la rutina y la disciplina. Inicia o continúa realizando por lo menos una actividad que hagas periódicamente. No te puedes imaginar lo sanadora que es tener una rutina. En mi caso, esta actividad rutinaria es hacer ejercicio diariamente y asistir a clases de gimnasia Pilates dos veces a la semana. El método Pilates es un tipo de ejercicio exigente que consiste en moverse y centrar la atención en lo que se llama «centro o fuente de energía»: los músculos profundos de la pelvis, las nalgas y el abdomen, que forman una banda alrededor de la parte inferior del tronco. Pase lo que pase en mi vida, consigo tiempo para asistir a esas clases y trabajar el vínculo entre mis músculos y mi cerebro. El que esta actividad sea siempre igual y exija disciplina me hace sentir muy segura: es una parte de mi vida que no ha cambiado ni desaparecido. De hecho, la mañana en que mi marido se marchó de casa, fui a mi clase como de costumbre. Aunque en esos momentos no tenía ni idea de qué iba a ocurrirle a nuestro matrimonio, y aunque estaba asustada y tenía el corazón acelerado, vestirme para la clase de Pilates y hacer los ejercicios habituales fue muy tranquilizador y calmante. A pesar de que una parte importante de mi mundo se estaba desmoronando, logré concentrarme en mi respiración, en la fuerza de mis músculos y en la realidad de que el planeta seguiría girando. La gimnasia Pilates ha sido una disciplina que ha transformado mi cuerpo, fortaleciéndolo y haciéndolo más flexible que nunca.

Mejora tu vida diaria. Durante los primeros meses de vivir en un nido casi vacío (mi hija menor todavía estaba en casa, pero absorta en sus propias actividades), me habitué a encender la estufa de leña todas las noches y dejar sus puertas abiertas para poder disfrutar mirando las llamas mientras cenaba. En todos los años de nuestro matrimonio, rara vez abríamos las puertas de esa estufa porque eso disminuye la cantidad de calor que produce. Pero a mí ya no me interesaba tanto la termodinámica; simplemente quería disfrutar de la luz del fuego en mi casa, sobre todo a la hora de la cena, cuando la perspectiva de pasar una noche sola arrojaba una larga sombra sobre mí. También encendía velas para cenar todas las noches y ponía mis discos favoritos. Seis meses después, cuando mi hija menor se marchó para pasar su primer semestre lejos de casa, y me encontré verdaderamente sola cada noche, estaba resuelta a emplear mi tiempo en armonizar y profundizar mi relación conmigo misma y mi espíritu. Principalmente deseaba sanar esas partes que me llevaron a la necesidad de pasar por un divorcio. Y quería sentirme lo bastante a gusto sola en casa para no necesitar establecer inmediatamente una nueva relación con el único fin de evitar el dolor de la ausencia de mi marido y mis hijas. Sabía que eso podría llevarme a una relación que simplemente repetiría comportamientos viejos no sanados. He observado que las personas que se dan este tiempo suelen acabar después en relaciones mucho más felices y sanas.

Comprende que el miedo a la pérdida suele ser peor que la pérdida propiamente dicha. Descubrí que mi miedo al nido vacío era mucho peor que la experiencia real. En realidad, estaba tan ocupada en mi trabajo que disfrutaba teniendo que atenderme sólo a mí misma. Además, me enteré de que me gusta leer en la cama hasta la hora que quiera, ir a ver todas las películas que me apetezca, darme un baño a cualquier hora del día o de la noche y, en general, descubrir cuáles son mis verdaderos deseos y necesidades. Aunque al principio había pensado pedirle a mi madre que viniera a pasar unos días conmigo y me acompañara a esquiar durante el primer invierno que iba a pasar en mi nido vacío, el tiempo transcurrió muy rápido y no llegamos a hacerlo. Sin embargo, era agradable saber que ella estaba dispuesta a venir para apoyarme y pasar buenos ratos conmigo si yo lo necesitaba.

No olvides que somos más fuertes y resistentes de lo que creemos. El día en que habría celebrado mi veinticinco aniversario de boda, desperté y me quedé en la cama, para experimentar mis emociones durante unos minutos. No había logrado llegar al cuarto de siglo en mi matrimonio, y me sentía mal por eso. Pensé que podría pasarme todo el día triste. Pero ante mi sorpresa, no fue así. Diane, la mujer que ha trabajado conmigo durante más de veinte años, me regaló una tarjeta muy divertida: una foto ridícula de un hombre musculoso vestido con un tutú y una serpiente colgada del hombro; al abrir la tarjeta, vi que ponía: «¿Todavía buscas al Hombre Ideal?». Me reí a carcajadas y guardé la tarjeta en mi diario. Después salí a comer para celebrar el cumpleaños de una amiga. El día vino y se marchó y yo continué tranquila y feliz. El año anterior, el corazón se me estaba rompiendo el día de mi aniversario de boda, y por la noche me deshice en lágrimas durante la cena con mis hijas. Un año después, me sentía renovada y en paz.

No quiero decir con esto que haya sido fácil pasar por un divorcio y ver marcharse a mis hijas ese mismo año. Ese primer año en mi nido vacío fue el periodo más difícil de mi vida, ya que experimenté el desmoronamiento de todo aquello en que creía que podía confiar. Paradójicamente, ese año resultó ser el más fortalecedor y estimulante de toda mi vida. Al mirar hacia atrás, me maravilla lo lejos que he llegado. Al entregar mi vida a la energía Fuente y estar dispuesta a arremangarme para reconstruirla, se me ha infundido la energía de la esperanza, el alivio y un nuevo comienzo. Cada día algo me recuerda que la energía que sustenta mi nueva vida es abundante. Sólo tenemos que creer en ella, rendirnos a ella y pedir ayuda.

4
«Esto no puede ser la menopausia, ¿verdad?»
La base física del cambio

Los primeros signos del climaterio cogen desprevenidas a muchas mujeres, que no esperan que se produzcan síntomas mientras no haya llegado el punto final, la cesación absoluta de las reglas. Pero normalmente la última regla suele venir precedida por un largo periodo de transición, en el que puede haber síntomas como sofocos, cambios de humor, dificultad para dormir y sudores nocturnos. En realidad, los síntomas menopáusicos son peores durante la perimenopausia, y desaparecen más o menos al año de la última regla.

Doreen era una mujer animosa y de aspecto juvenil de cuarenta y seis años cuando tuvo su primer sofoco. Había notado cierta irritabilidad en su forma de relacionarse con su marido, que le hacía bromas diciéndole que estaba menopáusica. Ella negaba rotundamente esa posibilidad, alegando: «Todavía tengo mis reglas como un reloj. Mi madre tenía cincuenta y tres años cuando tuvo la menopausia. ¡Aún no tengo edad para pasar por el cambio!».

Es cierto que la edad en que la madre de una mujer tuvo su última regla es probablemente el mejor indicador de cuándo le va a ocurrir a ella. Pero si no entiende que los primeros síntomas del climaterio pueden aparecer bastante antes de esa edad, a veces diez o más años antes, es normal que proteste como Doreen: «Esto no puede ser la menopausia, ¿verdad?».

La respuesta rápida es: si tienes motivos para preguntar eso, probablemente lo es.

Lo que ocurre en el cuerpo: cambios hormonales

Oficialmente, la menopausia se define como ese punto en el tiempo en que las reglas acaban permanentemente. En la menopausia natural, la mujer no tiene ninguna manera de saber si una determinada regla es la última hasta que ha transcurrido un año. A medida que se acerca la menopausia, los ciclos suelen volverse bastante irregulares, y no es infrecuente que pasen varios meses entre regla y regla. A los cuarenta años ya están bien encaminados algunos de los primeros cambios hormonales que acompañan a la perimenopausia *(peri* significa «alrededor de» o «cerca de»). Se han hecho estudios que han demostrado que a los 40 años muchas mujeres ya han experimentado cambios en la densidad de su masa ósea, y a los 44 muchas han comenzado a tener reglas o bien menos abundantes y/o más cortas o más abundantes y/o más largas. Alrededor del 80 por ciento de las mujeres empiezan a experimentar faltas en las reglas antes de la menopausia propiamente tal;[1] en realidad, sólo aproximadamente un 10 por ciento de las mujeres dejan de menstruar del todo sin pasar antes por un periodo prolongado de irregularidad en el ciclo. En un extenso estudio realizado con más de 2.700 mujeres se comprobó que la mayoría experimentaron una transición perimenopáusica de entre dos y ocho años.[2]

A menos que se haya entrado en la menopausia bruscamente, debido a una operación o un tratamiento médico, la perimenopausia se puede considerar el otro extremo del proceso que se inició con la primera menstruación. Por lo general, a ese primer periodo menstrual le siguen cinco o seis años de ciclos relativamente largos que suelen ser irregulares y muchas veces anovulatorios. Por último, hacia el final de la adolescencia o pasados los veinte años, la duración del ciclo se acorta, y se regulariza aún más cuando la mujer llega a su edad reproductora por excelencia, que dura alrededor de veinte años. Pasados los cuarenta, el ciclo nuevamente comienza a alargarse. Aunque a la mayoría se nos ha hecho creer que la duración del ciclo normal es de veintiocho días, los estudios han demostrado que sólo el 12,4 por ciento de las mujeres tienen realmente ciclos de veintiocho días. La inmensa mayoría tienen ciclos que duran entre veinticuatro y treinta y cinco días, y el 20 por ciento de todas las mujeres tienen ciclos irregulares.[3]

De dos a ocho años antes de la menopausia, la mayoría de las mujeres comienzan a experimentar faltas de ovulación; durante esos años van perdiendo de un modo acelerado los folículos ováricos, que hacen madurar los óvulos cada mes, hasta que finalmente la provisión se agota. Los estudios sugieren que, en nuestra cultura al menos, la aceleración en la pérdida de folículos comienza alrededor de los 37-38 años. Los ovarios disminuyen su producción de inhibina, lo cual tiene por consecuencia el aumento del nivel de la hormona foliculoestimulante, secretada por la glándula pituitaria. (Esto no significa que la mujer no pueda quedar embarazada. Para más información sobre la fertilidad en este periodo, véase el capítulo 11, «Nuestra fertilidad», de mi libro *Cuerpo de mujer, sabiduría de mujer.*)

Contrariamente a lo que se cree, durante la perimenopausia los niveles de estrógeno continúan relativamente estables, o incluso aumentan. No disminuyen hasta menos de un año antes del último periodo menstrual.[4] Hasta la menopausia, el principal estrógeno que fabrica el cuerpo de la mujer es el estradiol. Sin embargo, durante la perimenopausia comienza a producir más estrógeno de otro tipo, llamado estrona, en los ovarios y en la grasa corporal.

Normalmente el nivel de testosterona no baja de modo apreciable durante la perimenopausia; de hecho, los ovarios posmenopáusicos de muchas mujeres (no de todas) secretan más testosterona que los ovarios premenopáusicos.

Por otro lado, el nivel de progesterona sí comienza a bajar en la perimenopausia, con frecuencia mucho antes de los cambios en los niveles de estrógeno y testosterona. Como veremos más adelante, este es el problema perimenopáusico más importante para la mayoría de las mujeres.

El mensaje predominante parece ser el siguiente: si bien la reproducción ya no es el objetivo, estas hormonas llamadas reproductoras continúan teniendo un papel importante, un papel esencial, favorecedor de la salud, que no tiene nada que ver con procrear. Las pruebas de esto se pueden ver en el hecho de que se encuentran receptores de hormonas esteroideas en casi todos los órganos de nuestro cuerpo. El estrógeno y los andrógenos (como la testosterona) son importantes, por ejemplo, para mantener fuertes y sanos los huesos y resistentes los tejidos vaginal y uretral. Y tanto el estrógeno como la progesterona son importantes para mantener una capa sana de colágeno en la piel.

La perimenopausia es un proceso normal, no una enfermedad

Lo principal que hay que tener presente acerca de la perimenopausia es que es un proceso absolutamente normal, y no una enfermedad que haya que tratar. Pero para que el cuerpo continúe produciendo los niveles de hormonas adecuados para apoyar la salud, es necesario que la mujer continúe manteniéndose óptimamente sana en todos los aspectos: físico, emocional, espiritual y de situación. Es decir, su bienestar futuro depende no sólo de la salud de su cuerpo físico sino también de su sistema de apoyo no físico; ambas cosas son un reflejo de cómo cuida de sí misma en el presente y de cómo ha vivido hasta ese momento. Puesto que la perimenopausia tiene lugar en el punto medio de la vida, este es un excelente periodo para hacer una revisión o evaluación y asegurarnos de que estamos haciendo todo lo posible para restablecer o fortalecer nuestra salud.

Pese a toda la atención que dedican los medios de comunicación a los suplementos hormonales (cuáles tomar, en qué dosis, si naturales o sintéticos, etc.), es importante tener presente este hecho muchas veces olvidado: el cuerpo de la mujer comienza su vida totalmente equipado para producir todas las hormonas que necesita durante toda su vida. Todas las llamadas hormonas sexuales (estrógeno, progesterona, andrógenos) se fabrican a partir de la misma y omnipresente molécula precursora: el colesterol. Además, el cuerpo también tiene la capacidad de convertir un tipo de hormona sexual en otra. Así, por ejemplo, el estrógeno se puede convertir en testosterona, y la progesterona se puede convertir en estrógeno. Que ocurra o no esta conversión depende de las necesidades de nuestro cuerpo minuto a minuto, de nuestro estado emocional, nuestro estado nutricional, etcétera.

Lo que significa todo esto es que no todas las mujeres van a necesitar suplementos hormonales. En muchas culturas rara vez se recetan, y sin embargo las mujeres de esas culturas pocas veces tienen síntomas perimenopáusicos desagradables. ¿Cómo puede ser esto?

En primer lugar, los ovarios sólo se vuelven más lentos, no dejan de funcionar. Además, el cuerpo femenino está diseñado para producir estrógeno, progesterona y testosterona en otros lugares además de los ovarios, y está preparado y dispuesto a aumentar o favorecer su producción en esos sitios auxiliares cuando surge la necesidad en la edad madura.

FIGURA 7. LUGARES DEL CUERPO DONDE SE PRODUCEN HORMONAS

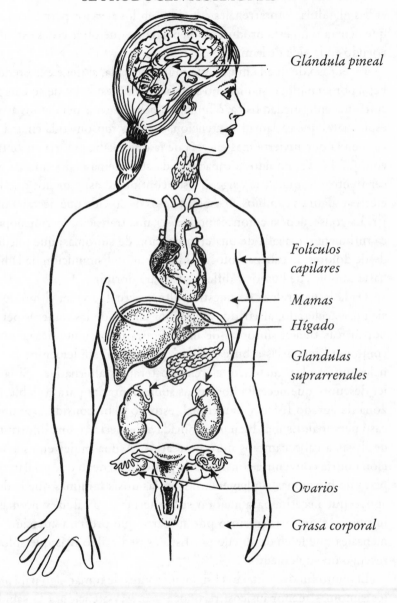

Glándula pineal

Folículos capilares

Mamas

Hígado

Glandulas suprarrenales

Ovarios

Grasa corporal

El cuerpo sano está equipado para producir todas las hormonas que necesita la mujer durante toda su vida. Esta capacidad natural se puede apoyar o frustrar con las formas de estilo de vida y el estado de salud en todos los aspectos: físico, emocional, espiritual y de situación.

© 2001 *by* Northrup y Schulz

Los estudios han demostrado, por ejemplo, que se produce estrógeno, progesterona y andrógenos en la grasa corporal, en la piel, en el cerebro, en las glándulas suprarrenales e incluso en los nervios periféricos. Pero que ocurra o no esta producción depende de qué otras cosas estén ocurriendo en la vida de la mujer.

En el caso de que la mujer esté muy estresada, si tiene exceso de trabajo, por ejemplo, o su dieta no satisface las necesidades de su cuerpo, o sufre una enfermedad física, o fuma y/o bebe, o evita atender los asuntos espirituales que reclaman su atención, o está comprometida en una relación en la que invierte más energía de la que recibe, podría encontrarse con que ha disminuido la capacidad de su sistema endocrino para hacer frente a lo que se le exige. Y esto continuará así a menos que logre efectuar algunos cambios en esos aspectos de su vida que necesita trabajar. La consecuencia entonces podría ser una transición perimenopáusica turbulenta, plagada de una combinación de síntomas, que pueden ir desde dolores de cabeza, sofocos, hinchazón y disminución de la libido hasta cambios de humor y dificultades para dormir.

Dada la naturaleza de nuestra cultura actual, con su ritmo de vida siempre acelerado, alrededor del 75 por ciento de las mujeres perimenopáusicas tienen síntomas de menopausia lo bastante desagradables como para incitarlas a buscar alivio, ya sea con suplementos hormonales, un cambio dietético, ejercicio o terapias alternativas. Si la mujer descubre que necesita hormonas suplementarias para restablecer su zona de agrado físico y emocional, esto no debe considerarse un fracaso personal. Es más bien una llamada a despertar y una oportunidad de llevar a cabo cambios muy necesarios. A una mujer en esta situación podría convenirle considerar la posibilidad de lo que yo llamo una pizca de hormonas suplementarias, en las dosis mínimas que le den el apoyo que necesita para mejorar su bienestar y su salud, y no más. Al mismo tiempo sería juicioso por su parte que prestara atención a los mensajes que le envía su cuerpo. Esto es pedir algo más que sólo una receta o un suplemento.

El punto fundamental es el siguiente: antes de tomar algo para aliviar los síntomas menopáusicos, reconoce y presta atención a la sabiduría interior de tu cuerpo al generar esos síntomas externos; éstos son únicamente tuyos. Cómo se comportan las hormonas durante la perimenopausia y cómo responden el cuerpo y la mente a los cambios hormonales es algo tan personal como las huellas digitales.

Los tres tipos de menopausia

Imagínate que estás al pie de una hermosa montaña; ves brillar la luz detrás de la cima y sientes deseos de subir allí para disfrutar de las vistas. Hay tres maneras de subir. Puedes tomar el camino de pendiente gradual y serpentina, que tal vez te exigirá pasar por encima de alguna que otra roca aquí y allá. Puedes tomar el camino directo, recto, de pendiente abrupta, que es mucho más difícil y requerirá más equipo y apoyo técnico. O puedes evitar la subida a pie y pedirle a alguien que te suba en helicóptero, lo cual parece fácil, hasta que caes en la cuenta de que tus músculos y órganos no han tenido el tiempo o el acondicionamiento necesario para resistir el frío y la falta de oxígeno de la cima.

- *La menopausia natural* (el camino serpentino de pendiente gradual) se produce poco a poco, normalmente entre los 45 y los 55 años, en la mujer que tiene por lo menos uno de sus ovarios. En la mayoría de los casos la duración es de cinco a diez años, aunque a veces todo el proceso dura hasta trece años. Durante este tiempo, las reglas pueden faltar varios meses y luego volver, y pueden aumentar o disminuir en duración, intensidad y flujo. Siendo todo lo demás igual, durante la menopausia natural la mujer puede necesitar algún tratamiento sólo por su bienestar físico, porque su salud general puede ser lo bastante fuerte y la transición lo bastante gradual para que su cuerpo esté a la altura de las exigencias de los cambios. Es decir, eso dependerá de las otras cosas que ocurran en su cuerpo y en su vida.

- *La menopausia prematura* (el camino corto) se produce algo más rápido y antes, en mujeres de 35 a 44 años que tienen por lo menos un ovario. Aproximadamente una de cada cien mujeres completan su transición menopáusica a los 40 años o antes. En estos casos es posible que la mujer tenga una enfermedad (por ejemplo, una enfermedad del sistema inmunitario o desnutrición) o algún tipo de estrés crónico (por ejemplo, el de un entrenamiento atlético excesivo) que ha afectado adversamente las funciones reproductoras mediadas por las hormonas. Normalmente esta menopausia dura menos que la normal, de uno a tres años. Dado que la transición es más rápida y el cambio prematuro suele estar relacionado con un trastorno físico preexistente, es fuerte la probabilidad de que la mujer que tiene la menopausia prematura necesite hormonas suplementarias durante el periodo de adaptación.[5]

- *La menopausia artificial* (la subida en helicóptero) puede presentarse bruscamente, inducida por la extirpación o la obstrucción quirúrgica del conducto reproductor (por ejemplo, la extirpación de los ovarios o la obstrucción quirúrgica del aprovisionamiento de sangre a los ovarios), por radioterapia o quimioterapia, o por la toma de ciertos fármacos que provocan o imitan la menopausia por motivos médicos (por ejemplo, para reducir los miomas uterinos).

Se ha comprobado que incluso la ligadura de trompas baja el nivel de progesterona durante al menos un año después de la operación.[6] (El nuevo método de ligadura de trompas, u oclusión tubárica, Essure no tendría por qué tener este efecto, puesto que no altera la provisión de sangre a los ovarios.) Y muchas mujeres que se hacen una histerectomía preservando los ovarios experimentan síntomas de cambio hormonal, además, por supuesto, del cese de sus reglas.

La estimación actual es que aproximadamente una de cada cuatro mujeres estadounidenses entrarán en una menopausia artificial abrupta. Dado que no hay ninguna oportunidad de adaptación gradual al bajón hormonal, sus síntomas pueden ser intensos y debilitantes. Casi siempre se elige la terapia hormonal sustitutiva para aliviar el malestar físico.

PATTI: MENOPAUSIA ARTIFICIAL

A Patti, madre soltera de 41 años y propietaria de una pequeña empresa, le diagnosticaron mal, como «perimenopausia y estrés», una serie de síntomas vagos (sudores nocturnos, pérdida de peso y sarpullidos persistentes en la zona del biquini) en un centro de atención de urgencias. Seis semanas después le diagnosticaron la enfermedad de Hodgkin, que es un tipo de linfoma. Dos tandas de seis semanas de quimioterapia la dejaron agotada temporalmente y sin sus cabellos rubios rizados, pero curada. El único efecto secundario que resultó no ser temporal fue el cese de sus reglas.

Patty escribe: «Un par de semanas después de acabar la quimioterapia, cuando empezaba a recuperar mi energía, me volvieron los sudores nocturnos. Eso me asustó, porque pensé que me había vuelto el cáncer, y mis cambios de humor los atribuí a la preocupación constante». Su médico le ordenó que se hiciera análisis hormonales, le confirmó que había tenido la menopausia y le recetó la terapia hormonal sustitutiva adecuada en forma de parches dérmicos, que le daban dosis suaves y graduales de hormonas a lo largo del día y de la noche. «A los pocos días ya me sentía mucho mejor, y creo que en mi condición, después de todo lo que había pasado, me fue muy bien para recuperarme más rápido, porque tenía el cuerpo muy traumatizado y la mente agotada.»

La perimenopausia y los niveles hormonales

La opinión ortodoxa de lo que ocurre en la perimenopausia es que baja drásticamente el nivel de estrógeno. Esta es una simplificación muy exagerada que con muchísima frecuencia lleva a tratamientos que pueden empeorar síntomas moderadamente desagradables. En la menopausia natural, el primer cambio hormonal que se produce es una disminución gradual del nivel de progesterona, mientras el nivel de estrógeno continúa en su tasa normal o incluso aumenta. Puesto que la progesterona y el estrógeno se equilibran mutuamente contrapesándose durante el ciclo menstrual (uno baja mientras el otro aumenta, y viceversa), una disminución general de progesterona permite que el nivel de estrógeno aumente sin oposición, es decir, sin el contrapeso habitual. La consecuencia entonces es un exceso relativo de estrógeno, trastorno al que suele llamarse predominio estrogénico, y que es exactamente lo contrario de la opinión ortodoxa.

Si la mujer comienza a experimentar síntomas desagradables en esta fase, se debe a que su cuerpo advierte el exceso relativo de estrógeno e intenta adaptarse a él. Los niveles elevados de insulina y de hormonas del estrés también exacerban este exceso de estrógeno. Pero, lamentablemente, los síntomas de los diversos desequilibrios hormonales se solapan, hasta el punto de que no es infrecuente que se le receten más estrógenos o incluso antidepresivos a la mujer que presenta síntomas de exceso de estrógeno. No es de extrañar entonces que empeoren sus síntomas moderados.

A medida que transcurre la transición, el nivel de progesterona continúa disminuyendo, y finalmente el nivel de estrógeno podría comenzar a oscilar fuertemente. El nivel elevado de estrógeno se produce debido a que los ovarios han comenzado a permitir que grupos enteros de folículos se desarrollen y maduren durante ciclos mentruales sucesivos, en lugar de uno por vez, como si intentaran «gastar» a toda prisa los óvulos que quedan. (A esto se debe que con la edad aumente el número de embarazos de gemelos.) La disminución en la producción de progesterona se debe a que cada vez es menor el número de óvulos que completan realmente el proceso de ovulación.

Cuando los ovarios comienzan a saltarse ovulaciones, se vuelven irregulares los niveles de las hormonas foliculoestimulante y luteinizante, que la glándula pituitaria del cerebro normalmente libera en cantidades muy medidas para estimular el desarrollo folicular controlado y la ovulación. Cuando está más cerca la menopausia, los niveles de estas hormonas empiezan a estabilizarse hasta llegar a cotas mucho más elevadas, en las que permanecen el resto de la vida de la mujer.

Síntomas de disminución de progesterona y de predominio estrógenico

- Menor impulso sexual
- Reglas irregulares o anormales (con mucha frecuencia, sangrado excesivo)
- Hinchazón (retención de líquido)
- Hinchazón y sensibilidad de los pechos
- Cambios de humor (con mucha frecuencia, depresión e irritabilidad)
- Subida de peso (en particular, aumento de gordura alrededor del abdomen y las caderas)
- Manos y pies fríos
- Dolores de cabeza, especialmente antes de la regla

¿Existe algún análisis para determinar la menopausia?

Durante años el diagnóstico de la menopausia se basó simplemente en la edad y los síntomas. Ahora es más usual recurrir a análisis de laboratorio para confirmar los niveles hormonales. Los motivos son los siguientes:

en primer lugar, como lo ilustra la historia de Patti, hay enfermedades cuyos síntomas se asemejan de modo muy convincente a los de la perimenopausia (otro ejemplo es el hipertiroidismo; véase la siguiente sección). Al confirmar la entrada en el climaterio, se descarta simultáneamente un problema médico inesperado. En segundo lugar, al conocer los niveles de las hormonas (estrógeno, progesterona y testosterona, y posiblemente deshidroepiandrosterona [DHEA] y la hormona tiroidea también), la mujer y su médico pueden determinar mejor en qué fase de la perimenopausia se encuentra y qué tratamiento aplicar a los síntomas, si se aplica alguno.

Si decides buscar confirmación por laboratorio, es importante que sepas qué análisis existen y qué pueden (y no pueden) revelar respecto a tu estado actual.

Niveles hormonales en la sangre: hormonas foliculoestimulante y luteinizante

El método analítico empleado por muchos centros médicos consiste en medir los niveles de la hormona foliculoestimulante y/o la luteinizante en la sangre o la saliva. Esto se basa en que, durante la menopausia y después, estas hormonas se elevan a niveles mayores que nunca. Pero este método presenta ciertos problemas. En primer lugar, no dice nada acerca del nivel de estrógeno, porque la hormona foliculoestimulante está controlada por la inhibina, no por el estrógeno (este es uno de los motivos de que el estrógeno suplementario no disminuya el nivel de esta hormona después de la menopausia).[7] Además, durante los años (de cinco a diez) de la perimenopausia (antes de que cese la menstruación para siempre), los niveles de las hormonas foliculoestimulante y luteinizante pueden fluctuar muchísimo. Es posible que los ovarios estén inactivos durante unos días o semanas y luego reanuden la producción de óvulos. Por ejemplo, puede que en una mujer la hormona foliculoestimulante alcance niveles posmenopáusicos (superiores a 30 UI/l) cuando todavía tiene reglas normales; mientras tanto, la hormona luteinizante continúa en el nivel premenopáusico normal. Por esta razón, un solo análisis que dé niveles elevados de las hormonas foliculoestimulante y luteinizante no se puede usar para determinar si la mujer está o no en la menopausia. Mientras no pase un año sin ninguna regla y estas hormonas no estén bien instaladas en los niveles posmenopáusicos (el de la hormona foliculoestimulante superior a 30 UI/l, y el de la hormona luteinizante superior a 40 UI/l), es incluso posible que se quede embarazada. Por eso es prudente usar anticonceptivos durante un año después de que se cree que las reglas se han acabado del todo.

Niveles hormonales en la sangre:
estrógeno, progesterona y testosterona

Otro análisis de sangre común mide la cantidad total de estrógeno, progesterona y/o testosterona en el torrente sanguíneo. La principal desventaja de este método es que la mayor parte de las hormonas así medidas son inactivas. El cuerpo de una mujer sana produce como mínimo diez veces más de estas hormonas de las que puede utilizar, de modo que proteínas especializadas se enlazan a más del 90 por ciento de las moléculas hormonales producidas, las inactivan y cierran las «puertas» que de otro modo les permitirían salir del torrente sanguíneo y entrar en los tejidos. La forma biológicamente activa de las hormonas es la parte que queda libre, que entra rápidamente en los tejidos en lugar de permanecer en la sangre. Así pues, el análisis de sangre estándar, que no distingue entre las hormonas enlazadas y las libres, da un resultado no determinante porque mide principalmente las hormonas inactivas, inutilizables por estar enlazadas a proteínas.

Métodos de análisis preferidos

Dado el enfoque individualizado de la menopausia, que se ha convertido en el nuevo modelo de atención médica, muchos médicos están descubriendo que la medición de los niveles hormonales da información útil para equilibrar las hormonas, ya sea mediante nutrición o terapia con hormonas bioidénticas. Aunque yo recomendaba la medición de los niveles hormonales en la saliva, y los primeros estudios eran prometedores, las pruebas aportadas por los estudios científicos publicados siguen siendo insuficientes para obtener conclusiones sobre la exactitud de este método para el control de la menopausia y el envejecimiento.[8]

Actualmente, muchos médicos que atienden a mujeres menopáusicas prefieren análisis de sangre realizados por laboratorios especializados en este campo. Ahora existen sistemas de análisis nuevos y mejorados, aprobados por el FDA (Departamento de Control de Productos Alimentarios y Farmacéuticos), que miden no sólo los niveles de estrógeno, progesterona y testosterona activos, sino también los productos de su descomposición. Un creciente número de estudios indica que el equilibrio hormonal influye en la masa ósea, el metabolismo de los lípidos y la función del sistema inmunitario, así como en los cánceres dependientes de hormonas, entre ellos el de mama y el uterino. Dado que los resultados de los análisis de sangre se pueden modificar por cambios en el estilo de vida, entre otras cosas la dieta, el ejercicio, la toma de suplementos y una posible terapia hormonal, tal vez valdrá la pena que te hagan un perfil hormonal si tienes muchos síntomas o estás pensando en recurrir a la terapia hormonal sustitutiva. Es importante trabajar con un médico que esté familiarizado con este tipo de análisis hormonal. Recomiendo el Women's Hormonal Health Assessment (Evaluación de la Salud de las Mujeres) de Genova Diagnostic. (Véase «Recursos y proveedores».)

Doble análisis: si te haces un análisis, repítelo

Si tienes síntomas y decides buscar un tratamiento para equilibrar las hormonas, te recomiendo hacer dos veces el análisis, lo cual toma en cuenta que los niveles hormonales fluctúan, especialmente durante la perimenopausia. La mejor hora del día para tomar la muestra es por la mañana temprano, y el mejor periodo del mes es el comprendido entre los días 20 y 23 del ciclo, cuando el nivel de progesterona tiende a estar más elevado. Si las reglas son irregulares, es más difícil evaluar con exactitud el nivel de progesterona con una sola muestra, otro motivo para hacerse dos veces el análisis. Con el doble análisis, se toma la muestra y se analiza por lo menos en dos ocasiones diferentes antes del tratamiento. (Si los síntomas son muy intensos, no es necesario retrasar el tratamiento. Simplemente hazte otro análisis alrededor de un mes después de empezar el tratamiento, para así poder hacer las modificaciones pertinentes.)

Hacerse dos análisis aumenta las posibilidades de que revelen las variaciones biológicas normales y las fluctuaciones perimenopáusicas. Si los resultados del segundo análisis son muy distintos de los del primero, podría ser necesario hacer otro o varios más, para determinar si la diferencia se debe a un error del laboratorio o a fluctuaciones naturales. Hacer esta distinción puede evitar que se receten hormonas que en el mejor de los casos no satisfacen las necesidades del cuerpo, y en el peor exacerban el problema. Dado que los niveles hormonales suelen normalizarse o mejorar con cambios en el estilo de vida, es recomendable documentar esta mejoría con los resultados de análisis.

La menopausia y la función tiroidea

Los ovarios son los órganos en que centramos más la atención en la menopausia, pero en realidad los fundamentos físicos de la experiencia menopáusica de la mujer se apoyan en la salud de todas sus glándulas endocrinas (productoras de hormonas). Durante los años perimenopáusicos y posmenopáusicos son muy comunes los problemas de la glándula tiroides. Si bien en muchas mujeres estos problemas son totalmente asintomáticos, otras pueden tener una amplia variedad de síntomas. Entre los más comunes están las perturbaciones anímicas (con mucha frecuencia en forma de depresión e irritabilidad), poca energía, subida de peso, confusión mental y dificultades para dormir.

Los problemas de la glándula tiroides están estrechamente entrelazados con la menopausia, y no sólo debido a la realidad epidemiológica de que a alrededor del 26 por ciento de las mujeres que están o se acercan a la perimenopausia se les diagnostica hipotiroidismo.[9] Según el difunto doctor John R. Lee, famoso médico y escritor, al parecer existe una relación de causa y efecto entre el hipotiroidismo y el predominio de estrógeno. Cuando el estrógeno no está apropiadamente contrapesado por la progesterona, puede obstaculizar la acción de la hormona tiroidea, de modo que aun en el caso de que el tiroides produzca cantidades normales de esta hormona, esta es ineficaz y aparecen los síntomas del hipotiroidismo. En este caso, los análisis de laboratorio podrían indicar niveles normales de la hormona tiroidea en el organismo de la mujer, porque la glándula tiroides no está funcionando mal.

No es ninguna sorpresa, entonces, que el problema se complique cuando a la mujer le recetan estrógeno suplementario, que produce un desequilibrio aún mayor. En esa circunstancia, recetar hormona tiroidea suplementaria no corrige el problema subyacente: el predominio de estrógeno.

Con mucha frecuencia el predominio de estrógeno, y también el estrés glucémico (véase capítulo 6), van acompañados por un elevado nivel de adrenalina. Y esta situación metabólica puede exacerbar los problemas tiroideos. Lo que ocurre es lo siguiente: la adrenalina estimula el sistema nervioso simpático, tal como hace el estrés glucémico. Entre los efectos están la aceleración del ritmo cardiaco y la elevación de la tensión arterial, lo que puede llevar a palpitaciones. Pero también es causa de que el estrógeno se metabolice en sustancias llamadas catecoles (estrógenos que tienen efectos similares a los de la adrenalina). La principal hormona tiroidea, la tiroxina, también estimula el corazón y el sistema nervioso simpático. Para ajustarse al nivel ya demasiado elevado de adrenalina, la glándula tiroides suele cerrarse un poco para disminuir la estimulación de la tiroxina, lo que se refleja en niveles ligeramente elevados de la hormona estimulante del tiroides.

El hipotiroidismo puede ser un problema confuso, porque hay un continuo entre el hipotiroidismo declarado o evidente y el subclínico, que se solapan en buena medida. Según el especialista y según el criterio que emplee para hacer el diagnóstico, hasta el 25 por ciento de las mujeres perimenopáusicas tienen algún tipo de problema tiroideo. Muchos de estos casos son hipotiroidismo subclínico. Aunque haya síntomas, los resultados de análisis para comprobar el funcionamiento del tiroides son sólo ligeramente anormales (nivel de la hormona estimulante del tiroides en 0,5-5,0, y niveles normales de T3, o triyodotironina, y de T4, o tiroxina). Es cada vez mayor el número de médicos especializados en soluciones hormonales individuales que encuentran que el margen considerado «normal» para la hormona estimulante del tiroides en la mayoría de los laboratorios (0,5-5,0) es demasiado amplio y debería estar más o menos entre 0,5 y 2,0. Yo he visto que a muchas mujeres que tienen el nivel de la hormona estimulante del tiroides en torno a 2,0 les va bien una terapia hormonal tiroidea en dosis baja, al menos durante la perimenopausia.

Una vez que se trata el estrés suprarrenal, el estrés glucémico y el predominio del estrógeno, mediante modalidades como toma de suplementos, descanso adecuado y luz natural, se normalizan también los niveles de las hormonas tiroideas. Mientras tanto, muchas veces es útil tomar en pequeñas dosis un compuesto que contenga las dos hormonas tiroideas (T3 y T4), que se compra en farmacias especializadas en fórmulas. (Véase «Recursos y proveedores».)

Aun cuando la hormona tiroidea suplementaria alivie el hipotiroidismo existente, en un buen número de estos casos la depresión persiste, por un motivo distinto y bastante sorprendente: la propia depresión puede ser la causa de la disfunción tiroidea. En otras palabras, tratar el hipotiroidismo podría significar tratar un síntoma y no la causa subyacente.

Déjame que lo explique. En muchas mujeres se produce la disfunción tiroidea debido a un bloqueo energético en la región de la garganta, consecuencia de toda una vida de «tragarse» las palabras que ansía decir. En aras de mantener la armonía, o porque ha aprendido a vivir como un miembro impotente de su familia o grupo social, se ha acostumbrado a ahogar su autoexpresión. Es posible que sí haya tratado de expresarse, sólo para descubrir que eso no cambia nada, porque en sus relaciones más íntimas se la ha definido como insignificante. Para resolver esta situación compleja y enmarañada, podría ser necesario que la mujer no sólo tome progesterona y hormona tiroidea suplementarias, sino que además mire detenidamente qué partes de su vida y sus relaciones personales necesita cambiar.

La menopausia y la función suprarrenal

Las dos glándulas suprarrenales, cada una del tamaño del dedo pulgar, secretan tres hormonas esenciales que nos ayudan a resistir muchas de las tensiones y cargas de la vida. Sin embargo, si la mujer ha vivido mucho tiempo con la percepción de que su vida es inevitablemente estresante, o si tiene una enfermedad crónica, entonces es posible que les haya exigido demasiado a sus glándulas suprarrenales y no les haya dado el tiempo adecuado para reponerse. Podría ser una de las muchas mujeres que actualmente entran en la menopausia en un estado de agotamiento suprarrenal.

Para entender qué puede hacer al cuerpo el agotamiento suprarrenal y cómo influye en la experiencia menopáusica, es importante saber qué hacen diariamente las glándulas suprarrenales, mediante los efectos de las tres hormonas distintas pero complementarias que secretan.

• *Adrenalina.* Esta es la hormona llamada de lucha o huida, que producimos cuando algo nos amenaza (o creemos que algo nos amenaza). Entre sus efectos están: acelerar el ritmo cardiaco, precipitar la sangre hacia el corazón y los grupos de músculos grandes, dilatar las pupilas, agudizar la mente y aumentar la tolerancia al dolor, para que estemos bien preparados para la batalla. En la vida moderna estas batallas suelen consistir en las dificultades diarias, como obligar al cuerpo a continuar cuando está cansado, hacer día a día un trabajo estresante, y reaccionar con reflejos rápidos para evitar un accidente de tráfico. Estas oleadas de adrenalina podríamos imaginarlas como retiradas de dinero del banco, para ayudarnos a pasar por los lugares escabrosos de la vida. Si nos hemos habituado a retirar adrenalina de nuestra cuenta con demasiada frecuencia, finalmente acabaremos con poquísimos fondos. Las glándulas suprarrenales estarán agobiadas, y tendremos muy poca adrenalina cuando realmente la necesitemos.

- *Cortisol.* Esta hormona aumenta el apetito y el grado de energía, a la vez que modera las reacciones alérgicas e inflamatorias del sistema inmunitario. Estimula la liberación y el almacenamiento de la energía en el cuerpo, lo ayuda a resistir los efectos estresantes de las infecciones, los traumatismos y las temperaturas extremas, y nos ayuda a mantener estables las emociones. En medicina humana y veterinaria se recetan versiones sintéticas de cortisol (prednisona y cortisona, por ejemplo) para reanimar al paciente de modo que se sienta mejor para comer, beber y moverse más, con lo que será más capaz de derrotar la enfermedad o sanar de una lesión o herida. Lo ideal es que el cortisol sólo se libere al organismo de vez en cuando, no en reacción a un estrés permanente. Si el nivel de cortisol permanece muy elevado durante mucho tiempo, puede producir efectos secundarios indeseables, entre ellos pérdida de masa ósea, debilitamiento muscular, adelgazamiento de la piel, menor capacidad para fabricar proteína, problemas renales, retención de líquido, un nivel de azúcar muy elevado, aumento de peso y una mayor vulnerabilidad a las bacterias, los virus, los hongos, las alergias, los parásitos e incluso el cáncer. Si has visto a una persona que toma prednisona en dosis elevadas, has visto cómo este fármaco afecta adversamente al cuerpo.

- *Deshidroepiandrosterona (DHEA).* Esta hormona, también llamada simplemente DHEA, es un andrógeno producido por las glándulas suprarrenales y por los ovarios. Tanto en las mujeres como en los hombres, neutraliza el efecto inmunosupresor del cortisol, mejorando por lo tanto la resistencia a la enfermedad (el cortisol y la DHEA son inversamente proporcionales entre sí: cuando el nivel de una de estas hormonas sube, el de la otra baja). La DHEA también aumenta la densidad ósea, protege la salud cardiovascular controlando el nivel del colesterol «malo» (LDL), proporciona una sensación general de vitalidad y energía, mantiene la mente aguda y contribuye a normalizar el sueño. Igual que la adrenalina y el cortisol, esta hormona también mejora la capacidad para recuperarse del estrés, los traumatismos, el exceso de trabajo, las temperaturas extremas, etcétera. Y si la mujer experimenta una disminución de la libido debido a un bajo nivel de testosterona, con mucha frecuencia la causa de esta insuficiencia de testosterona es un menor nivel de deshidroepiandrosterona, porque esta hormona es el ingrediente principal a partir del cual el cuerpo fabrica testosterona.

Exigir demasiado a las glándulas suprarrenales tiene su precio. La exposición excesiva del organismo a la adrenalina y al cortisol puede ser causa de trastornos anímicos, perturbaciones en el sueño, menor resistencia a la enfermedad y cambios en la circulación vital, problemas todos comunes en el estilo de vida actual, siempre con los nervios de punta. Y puesto que estos efectos secundarios no son tan desagradables que se hagan insoportables, el estilo de vida autodestructivo continúa. Entonces la deshidroepiandrosterona, que ayuda al cuerpo a reponerse de este tipo de abuso crónico, está de guardia constantemente en lugar de trabajar sólo de vez en cuando. Poco a poco las glándulas suprarrenales se agotan gravemente, y el primero y más profundo efecto de esto es su menor capacidad para producir deshidroepiandrosterona o DHEA. Cuando baja el nivel de esta hormona restauradora, también comienzan a fluctuar los niveles de cortisol y adrenalina, ya que las glándulas suprarrenales intentan realizar trabajos cada vez más difíciles para ofrecer más apoyo. Entonces el cansancio debilitante e implacable, que es uno de los signos esenciales del agotamiento suprarrenal, se convierte en un trastorno importante. Si bien este cansancio suele ir acompañado por ánimo deprimido, irritabilidad y pérdida de interés por la vida, esto no significa que la crisis suprarrenal sea necesariamente la causa del cambio de humor, así como problemas similares no siempre están causados por el mal funcionamiento de la glándula tiroides. Este es el motivo de que estos síntomas emocionales no siempre desaparezcan con el tratamiento: los problemas subyacentes siguen sin resolverse.

La mujer en un estado de agotamiento suprarrenal se encontrará en clara desventaja cuando entre en la perimenopausia, sencillamente porque ésta es otra forma de estrés. Además, el agotamiento suprarrenal sugiere que hay problemas que hace mucho tiempo que duran y necesitan ser resueltos. Estos problemas se vuelven mucho más importantes al verlos con la sensata claridad mental de la perimenopausia, pero el agotamiento suprarrenal no sólo hace la transición desagradable sin necesidad, sino que también priva a la mujer de los recursos que necesita para tratar esos problemas y aprovechar al máximo la promesa creativa de la segunda mitad de su vida.

Si una mujer se siente permanentemente cansada o deprimida, si comienza el día sin sentirse descansada o si ve que las tensiones normales de la vida tienen en ella un efecto desproporcionado, es posible que esté sufriendo de una disfunción de las glándulas suprarrenales.

Estresantes suprarrenales

Los siguientes factores pueden llevar a cansancio y finalmente a disfunción suprarrenales, lo que a su vez puede empeorar algunos de los factores estresantes.

- Preocupación, ira, sentimiento de culpabilidad, ansiedad o miedo excesivos y constantes
- Depresión
- Exceso de ejercicio
- Exposición permanente a toxinas industriales u otras
- Exceso de trabajo, tanto físico como mental (esto sólo en el caso de que el trabajo no sea gratificante, satisfactorio)
- Trabajar hasta tarde continuamente, o dormir poco
- Trauma, lesión o herida no curados
- Enfermedad crónica
- Interrupción del ciclo de la luz: turnos en el trabajo
- Intervención quirúrgica

Análisis de las hormonas suprarrenales

Los niveles de DHEA y cortisol en la saliva y en la sangre se analizan fácilmente en laboratorios acreditados. Un análisis de sangre normal, que se realiza con sangre extraída en el momento en que te han dado hora para hacerlo, podría indicar que tus glándulas suprarrenales funcionan «bien». Sin embargo, un método diagnóstico mejor analiza los niveles de estas hormonas a diferentes horas del día, lo cual ofrece muchas más posibilidades de ver si hay alguna alteración en la secreción de cortisol o DHEA. Si deseas un examen de la función suprarrenal, consulta a un médico que comprenda las complejidades de estos análisis.

Cómo restablecer la función suprarrenal

Si te haces el análisis y este revela que produces niveles inadecuados de las hormonas suprarrenales, hay varias formas de tomar suplementos de deshidroepiandrosterona y/o cortisol. Pero tratándose de las glándulas suprarrenales, el objetivo último es restablecer su salud y su funcionamiento para que finalmente sean capaces de producir las hormonas que necesitas sin tomar suplementos. Probablemente esto te exigirá hacer cambios en el estilo de vida que causó el agotamiento suprarrenal. Si se toman suplementos de estas hormonas en dosis demasiado elevadas o durante mucho tiempo, la consecuencia puede ser una depresión permanente de la función suprarrenal.

Deshidroepiandrosterona o DHEA. Existen suplementos en comprimidos, cremas transdérmicas y extractos sublinguales. Aunque se venden sin receta en las tiendas de alimentos naturales, su calidad varía enormemente. Siempre es mejor trabajar con un profesional de la salud que te ayude a controlar las dosis y los niveles de esta hormona con análisis de sangre o de saliva. También recomiendo verificar que la DHEA que se toma es de calidad farmacéutica (véase «Recursos y proveedores»). Al margen de la forma de suplemento de esta hormona que se tome, debe hacerse un análisis cada tres meses para comprobar el nivel. Cuando éste vuelve a su franja normal, se debe reducir poco a poco la dosis del suplemento hasta dejar de tomarlo totalmente.

También puedes aumentar el nivel de DHEA centrando más la mente en pensamientos amorosos que te produzcan placer (por ejemplo, pensar en tus seres queridos, en tus animales domésticos favoritos, en una comida deliciosa o un recuerdo agradable, dulce) y menos en cosas estresantes. Al principio puede ser difícil aprender a «pensar con el corazón», pero es una habilidad valiosa ya que corta los circuitos del daño causado por la reacción fisiológica al estrés. Recomiendo el programa de formación y los libros de The Institute of HeartMath (para más información sobre HeartMath, visita su sitio web en *www.hartmath.com*). También recomiendo leer *The Amazing Power of Deliberate Intent*, de Esther y Jerry Hicks (*Intentar es conseguir: el sorprendente poder del intento deliberado*, Urano, Barcelona, 2006). Además, haz más cosas que te den placer y te hagan reír, y menos actividades que sientas como obligaciones. Pasa más tiempo con personas que te hacen sentir bien y menos con personas que te agotan. Piensa más en lo que te gusta de ti y menos en lo que consideras tus limitaciones. En resumen, ¡diviértete más! Haz del placer una prioridad, que no un lujo. Esto exige valor, y vale la pena.

Cortisol. Algunas personas necesitan dosis muy pequeñas de hidrocortisona, que es eficaz y se puede tomar sin riesgos si la receta un médico con conocimiento de cómo y cuándo hay que tomarla.[10]

Dieta. El plan de alimentación esbozado en el capítulo 7 está pensado para apoyar el restablecimiento de las suprarrenales, entre otros beneficios. No olvides comer suficientes proteínas; cada comida o tentempié ha de contener algo de proteína. Y recuerda que la cafeína hace trabajar con frenesí a las suprarrenales hasta agotarlas; evítala totalmente. Evita también los ayunos y las dietas de limpieza.

Suplementos nutritivos. Complementa tu dieta con el mayor número de los nutrientes de la lista del capítulo 7, durante al menos tres meses para obtener los mejores resultados. Después los puedes reducir según cómo te sientas. Procura tomar mucha vitamina C (1.000 a 2.000 mg al día, en dosis repartidas), un complejo vitamínico B (25 a 50 mg diarios), zinc (15 a 30 mg diarios) y magnesio (300 a 800 mg al día en dosis repartidas, en forma de fumarato, citrato, glicinato o malato). Mi colega el doctor Norm Shealy ha tenido mucho éxito con el magnesio transdérmico (que se puede encargar a su empresa Self-Health Systems; para más información visita su sitio web en *www.normshealy.com*). El suplemento Youth Formula del doctor Shealy está específicamente pensado para elevar el nivel de la deshidroepiandrosterona (DHEA).

Sueño. Dormir es el método más eficaz para bajar el nivel de adrenalina cuando está elevado; el sueño restablece la función suprarrenal mejor que ninguna otra cosa (cuando estoy estresada, normalmente duermo diez horas o más). Procura dormir por lo menos ocho buenas horas por noche.

Ejercicio. Haz ejercicio periódicamente, de suave a moderado, pero no tanto que después te sientas agotada.

Luz del sol. La exposición a la luz del sol no sólo es buena para las glándulas suprarrenales sino que también favorece la producción de vitamina D. Pero haz esto con prudencia; toma el sol solamente por la mañana temprano o a última hora de la tarde, nunca a mediodía, y nunca tanto rato que te quemes o se te enrojezca la piel. Ve aumentando la exposición al sol de 10 hasta 15 minutos, tres o cuatro veces por semana. Este tipo de exposición no aumenta el riesgo de enfermar de cáncer de piel.

Apoyo herbolario. Dado que uno de los componentes del ginsén siberiano está emparentado con un precursor de la DHEA y el cortisol, tomar esta hierba es muy útil para restablecer la buena función suprarrenal; prueba con una cápsula de 100 mg dos veces al día. El ginsén puede tener un efecto estimulante, así que si te produce insomio, tómala antes de las tres de la tarde. La raíz de regaliz también es buena para las suprarrenales porque contiene hormonas vegetales que imitan los efectos del cortisol; toma hasta un cuarto de cucharadita de extracto seco de raíz de regaliz tres veces al día.

Qué esperar en la transición

Pese a la gran cantidad de libros que explican los síntomas «normales» de la perimenopausia, hay muchas mujeres que se libran de muchos o de todos ellos. Sin embargo, varios de esos síntomas son frecuentes en las mujeres de nuestra cultura, y tal vez te convenga leer lo que digo de ellos en las páginas siguientes para estar informada y preparada. Es posible también que disminuya tu ansiedad respecto a un determinado síntoma al saber que forma parte de la transición normal.

Ten presente la siguiente advertencia: es posible que tus expectativas respecto a la experiencia de la menopausia se conviertan en realidad simplemente porque crees que eso es lo que te ocurrirá. No olvides que las mujeres de algunas culturas rara vez experimentan algún síntoma de la perimenopausia, y que no está necesariamente escrito en tu «guión» biológico que vayas a tener ninguna molestia.

Recuerda, además, que la experiencia menopáusica de tu madre podría haberte creado una fuerte pauta inconsciente. Si su experiencia fue negativa, no supongas que tú seguirás sus pasos. Centra la atención en las cosas que te diferencian de tu madre, y elige un «guión» nuevo y mejor para ti.

Las citas que describen los síntomas proceden de clientas mías o suscriptoras de mi hoja informativa. Indico los capítulos en que se tratan con más detalles los síntomas y sus soluciones.

Sofocos

«He tenido que dejar de usar jerséis porque de pronto me acaloro tanto que siento la necesidad de abrir todas las ventanas (incluso en invierno) y quitarme todas las capas de ropa que puedo.»

Los sofocos son el síntoma perimenopáusico más común en nuestra cultura; les ocurre a alrededor del 70-85 por ciento de todas las mujeres perimenopáusicas.[11] Pueden ser muy leves, o tan intensos que impiden dormir y llevan a la depresión por falta de sueño. Comienzan como una repentina y pasajera sensación de calor que luego puede intensificarse en

FIGURA 8. PERIODOS DE SÍNTOMAS MENOPÁUSICOS

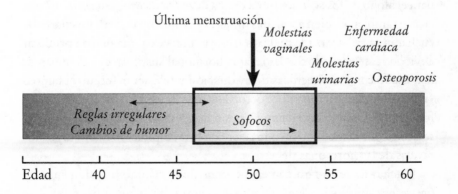

© 2001 *by* Northrup y Schulz

la cara, el cuero cabelludo y la zona del pecho; pueden ir acompañados por rojez en la piel y sudor. A veces también van acompañados por una aceleración del ritmo cardiaco, hormigueo en las manos, una sensación desagradable bajo la piel y/o náuseas. En algunos casos, al acaloramiento le sigue una sensación de frío o escalofríos. En la mayoría de las mujeres perimenopáusicas, los sofocos suelen comenzar justo antes o durante la regla. Desencadenados por el descenso del nivel de estrógeno y la elevación del nivel de la hormona foliculoestimulante, tienden a ser más frecuentes cuando se acerca la última regla o menopausia. Este es el periodo en que el estrógeno está en su nivel más bajo y la hormona foliculoestimulante en su nivel más alto. Por lo general, los sofocos acaban alrededor de uno o dos años después de la menopausia, aunque en algunos casos (relativamente raros) podrían continuar durante muchos años.

También llamado inestabilidad vasomotora, el sofoco se produce cuando los vasos sanguíneos de la piel de la cabeza y el cuello se dilatan más de lo normal, con lo que llega más sangre a esa zona, generando calor y rojez. Además de los cambios hormonales, hay factores externos que pueden influir en la intensidad y la duración de los sofocos. La ansiedad y/o el nerviosismo los intensifican, como también una dieta rica en azúcares simples e carbohidratos refinados como los que se encuentran en los zumos de frutas, los pasteles, las galletas, los caramelos, el pan blanco, el vino, la cerveza, etcétera. El café, aunque sea descafeinado, también lo desencadena en algunas mujeres.

Hay muchos métodos para aliviar los sofocos. El estrógeno suplementario es eficaz en un 95 por ciento y se considera el «patrón oro» para el alivio de los sofocos. Una crema dérmica de progesterona al 2 por ciento también va bien a muchas mujeres perimenopáusicas; un cuarto de cucharadita aplicado a la piel con fricción una vez al día podría producir alivio[12] (véase capítulo 5, «La terapia hormonal sustitutiva»). Además, se han usado con éxito técnicas de meditación y relajación (como la famosa «reacción de relajación» del doctor Herbert Benson) para aliviar los sofocos a un 90 por ciento de mujeres sin ninguna terapia hormonal.[13] Esto se debe a que la meditación o los ejercicios de respiración disminuyen los niveles de las hormonas del estrés.

Muchas mujeres también encuentran alivio cuando mejoran su dieta (véase el capítulo 7, «Plan de alimentación para la menopausia»). Los productos de soja (un total de 45-160 mg de isoflavonas de soja diarios) proporcionan alivio; también muchas hierbas medicinales, como la cimicífuga, el dong quai o angélica y el sauzgatillo. La acupuntura también es muy eficaz (estos métodos se detallan en el capítulo 6, «Alimentos y suplementos para apoyar el cambio»).

Sudores nocturnos

«Sudo tanto por la noche que tengo que levantarme a cambiar las sábanas.»

Los sudores nocturnos forman un continuo con los sofocos. La medicina china tradicional nos dice, y muchas de mis clientas lo han confirmado, que la hora más común para los sudores nocturnos es de las tres a las cuatro de la madrugada. A esas horas podrías despertar mojada de sudor. (Esto suele ocurrir después del parto también; a mí me gusta pensar que es la manera que tiene el cuerpo de desintoxicarse.)

Palpitaciones

«Es como si de repente notara los latidos de mi corazón, cuando antes mi corazón se limitaba a hacer su trabajo sin que yo ni siquiera lo notara.»

Como los sofocos, las palpitaciones varían de moderadas a fuertes. Rara vez son peligrosas, aunque a veces asustan un poco. Son la consecuencia de desequilibrios entre los sistemas nerviosos simpático y parasimpático, activados por las hormonas del estrés, y suelen estar relacionadas con el miedo y la ansiedad. Si persisten, consulta a tu médico. (Véase capítulo 14, «Vivir de corazón, con pasión y alegría».)

LESLIE: OLEADAS DE PODER EN LA MENOPAUSIA

Leslie es profesora de arte en un instituto de enseñanza media de su localidad, y es además consejera no oficial de sus alumnos, que la quieren y respetan por su evidente dedicación. «Soy una de esas profesoras de arte que se detectan a un kilómetro de distancia», escribe. «Supongo que tengo todo el aspecto de serlo. Trato de hacer algo más que limitarme a enseñar a pintar y esculpir a los chicos; es decir, estamos rodeados de arte en este mundo, y gran parte de la alegría de la vida está en apreciarlo. Intento demostrar eso en mi forma de vivir.»

A Leslie le gusta imaginarse que los sofocos son «oleadas de poder», símbolos de un proceso transformador positivo, y no ha encontrado problemáticos ni los sofocos ni sus demás síntomas; tampoco ha querido enmascararlos o amortiguarlos con medicación. «La doctora no se sorprendió cuando le dije que prefería no someterme a la terapia hormonal sustitutiva. Yo consideraba que esta decisión era una manera de honrar mi cuerpo y los cambios naturales que estaban ocurriendo en mí, y ella lo sabía. Al mismo tiempo, sí deseaba dar a mi cuerpo el apoyo necesario, ayudarlo a adaptarse, para que mis síntomas no fueran tan intensos.» Leslie decidió darle ese apoyo a su cuerpo mediante una mejor nutrición, hierbas medicinales y hormonas vegetales (fitoestrógenos). Toma raíz de cimicífuga, que le suavizó los sofocos antes de que transcurriera la primera semana, y a partir de entonces se mantuvieron tan suaves que eran simplemente «interesantes», no molestos. También se bebe un vaso de leche de soja con vainilla por la mañana y por la noche.

Jaquecas o migrañas

«Desde que cumplí los cuarenta, me viene un horroroso dolor de cabeza uno o dos días antes de la regla. Esto nunca me había ocurrido antes.»

El desequilibrio en los niveles hormonales contribuye a la llamada «migraña menstrual» durante la perimenopausia y la menopausia. Este tipo de cefalea suele presentarse justo antes de la regla, cuando bajan drásticamente los niveles de estrógeno y progesterona. Cientos de mujeres han logrado recuperarse totalmente de las migrañas menstruales y menopáusicas utilizando crema de progesterona al 2 por ciento; aplícate de un cuarto a media cucharadita de crema en la piel diariamente durante las dos semanas anteriores a la regla, o tres semanas de cada mes si ya no tienes la menstruación. (En «Recursos y proveedores» indico otros remedios para el dolor de cabeza.) La acupuntura y las hierbas (p. ej., matricaria) también alivian las jaquecas.

Hinchazón y sensibilidad o dolor en los pechos

«A veces tengo los pechos tan sensibles que me duelen al abrazar a mis hijos.»

Muchas mujeres sienten los pechos delicados o doloridos justo antes de la regla. Pero durante la perimenopausia tal vez notes que te duelen o se hinchan con más frecuencia. Esto es mucho más común cuando hay un predominio estrogénico. Muchas veces se logra un alivio siguiendo una dieta equilibradora de hormonas (véase el capítulo 7, «Plan de alimentación para la menopausia»), con un adecuado consumo de vitaminas B y ácidos grasos omega-3, como EPA y DHA (de 100 a 200 miligramos una o dos veces al día), evitando la cafeína y/o usando una crema de progesterona al 2 por ciento (1/4 de cucharadita dos veces al día). También puede ser muy útil añadir productos de soja a la dieta. (Véase el capítulo 13, «Salud de los pechos».)

Reglas muy abundantes

«Ahora tengo reglas tan abundantes que en quince minutos empapo un par de tampones y una compresa maxi de las que duran para toda la noche. A veces incluso me mancho la ropa en el trabajo.»

Cuando el nivel de estrógeno es elevado, o cuando es normal pero el de progesterona es demasiado bajo, por falta de ovulación, la acumulación de sangre menstrual en el endometrio (revestimiento uterino), impulsada por el estrógeno, continúa sin oposición. La consecuencia es que cuando al fin se expulsa, la hemorragia es irregular y abundante y puede durar días y días.

Esto puede volverse tan molesto que algunas mujeres recurren a la histerectomía para solucionarlo, pero dado que ese sangrado tan abundante suele desaparecer al acercarse la menopausia, esta intervención rara vez es necesaria. El estrógeno sin oposición suele tratarse con diversos tipos de progesterona o con píldoras anticonceptivas. Puesto que el problema es peor en las mujeres que tienen demasiada grasa corporal (la grasa produce estrógeno), suelen ir bien el ejercicio y la dieta. También son útiles métodos alternativos como la acupuntura y la medicina china tradicional. En los casos graves, se puede cauterizar el revestimiento uterino con rayos láser en una operación quirúrgica llamada «ablación endometrial». (Véase el capítulo 8, «Creación de salud y poder pelvianos».)

Reglas irregulares

«Nunca sé cuándo voy a tener la regla. A veces me viene una normal, y al cabo de una semana tengo unas pocas gotas. Después pasan tres meses sin nada hasta que me viene otra vez. Siempre tengo que llevar tampones en el bolso, por si acaso.»

Durante los cambios hormonales de la perimenopausia, es posible cualquier tipo de hemorragia uterina, desde reglas muy poco abundantes y cortas a reglas distanciadas tres o más meses entre sí. Y algunas mujeres tienen formas de hemorragia tan irregulares que casi no parecen reglas.

Si puedes aguantar esta situación durante un tiempo, el problema desaparecerá solo; no se trata de algo anormal. Pero si tienes también otros síntomas, como cambios de humor o dolores de cabeza, o sencillamente quieres que tus reglas sean más regulares, hay una muy amplia variedad de tratamientos, desde las píldoras anticonceptivas a alternativas eficaces como la progesterona natural en crema dérmica o la hierba sauzgatillo (*Vitex agnus-castus*), que regula el eje hipotálamo-pituitaria-ovarios para producir más estrógeno. (Véase el capítulo 8, «Creación de salud y poder pelvianos».)

Miomas

«Tenía reglas muy irregulares, y en la visita anual a mi ginecóloga, ella me dijo que tenía un tumor en el útero que era un mioma. Una exploración por ultrasonido confirmó el diagnóstico. La doctora dice que tenemos que limitarnos a observarlo.»

Alrededor del 40 por ciento de las mujeres desarrollan tumores fibrosos benignos (miomas) en el útero durante la perimenopausia; su desarrollo lo estimula el estrógeno, y pueden crecer hasta hacerse bastante grandes. Los miomas se reducen drásticamente después de la menopausia y, al igual que las hemorragias abundantes, normalmente no requieren cirugía ni otro tratamiento, sobre todo si no producen síntomas. Pero algunos sí pueden producir sangrado abundante, según sea su posición en la pelvis. Los pequeños se pueden extirpar mediante cirugía laparoscópica, o a veces con extirpación quirúrgica por la vagina. Otros tratamientos no quirúrgicos son la embolización de la arteria uterina (EAU) y el tratamiento por ultrasonido, como ExAblate. En muchos casos son eficaces métodos alternativos como bajar de peso, la acupuntura, hierbas medicinales, un cambio dietético y la progesterona natural. (Véase el capítulo 8, «Creación de salud y poder pelvianos».) Actualmente hay muchos centros médicos, como The Cleveland Clinic y Johns Hopkins, que tienen centros especializados en tratamiento de miomas y ofrecen una amplia variedad de opciones.

Pérdida del deseo sexual

«No pasa nada en mi matrimonio; amo a mi marido. Pero la verdad es que ya ni siquiera Tom Cruise me atrae sexualmente, y no digamos mi marido.»

Lo primero que hay que comprobar en una mujer que ha perdido el apetito sexual son sus niveles hormonales. Por motivos que no están claros, algunas mujeres experimentan un bajón en el nivel de testosterona durante la perimenopausia; esto puede acabar con el deseo sexual. Otro factor podría ser el agotamiento suprarrenal. Si el problema se debe a esta carencia hormonal, una pequeña dosis de testosterona suplementaria o de su precursora, la DHEA (deshidroepiandrosterona), normalizará la libido. En algunas mujeres este problema está relacionado con la falta de estrógeno o el adelgazamiento del tejido vaginal. (Véase el capítulo 9, «Sexualidad y menopausia».) Las mujeres a las que se les han extirpado los ovarios, y aquellas cuya función ovárica ha sido dañada por enfermedad, quimioterapia o radioterapia, han perdido una fuente importante de su producción hormonal normal. Diversas alternativas sin riesgo, como una elevada dosis de isoflavonas de soja, suelen ser útiles en situaciones como éstas.

Sequedad vaginal y/o coito doloroso

«Parece que ya no tengo capacidad de lubricación durante la relación sexual. Y cuando hacemos el amor, ¡me duele!»

El revestimiento del tercio externo de la uretra y el revestimiento de la vagina son sensibles al estrógeno. Los síntomas pueden presentarse por falta de estrógeno, así como también por la disminución del tono muscular y la subsiguiente irrigación sanguínea de la zona urogenital.

En muchas mujeres, el primer signo de perimenopausia es la disminución del flujo de mucosa vaginal normal, que es una consecuencia directa del menor nivel de estrógeno. Algunas podrían necesitar aplicarse un lubricante vaginal antes del coito, porque la excitación y la lubricación total tardan más (p. ej., K-Y Jelly o Crème de la Femme). Pueden ser muy útiles una crema de estrógeno tópica, supositorios de vitamina E, suplemento de estrógeno oral o un mayor consumo de fitoestrógenos como la soja. Algunas de mis clientas han logrado aumentar su lubricación vaginal mediante visualización creativa. (Véase el capítulo 9, «Sexualidad y menopausia».)

Síntomas urinarios

«Cada dos por tres tengo síntomas que dan la impresión de ser una infección de las vías urinarias. Siento deseos de orinar todo el tiempo, pero mis análisis de orina no indican ninguna infección.»

«Tuve mi primera infección de las vías urinarias a los cuarenta y cinco años, que resultó ser la primera de muchas.»

«A veces me orino un poquito cuando toso o estornudo. Me preocupa que si esto continúa voy a terminar necesitando pañales para adultos.»

Las infecciones urinarias recurrentes o la incontinencia urinaria por esfuerzo (pérdida de orina al toser, estornudar, reírse, etc.) pueden deberse al adelgazamiento del revestimiento del tercio externo de la uretra, que es dependiente del estrógeno. Los síntomas urinarios suelen resolverse mediante la aplicación local de una pizca de crema de estrógeno. Los ejercicios de Kegel también aumentan la irrigación sanguínea de esa zona y van bien para controlar la incontinencia. (Véase el capítulo 8, «Creación de salud y poder pelvianos».)

La piel

«Casi de la noche a la mañana noto la piel reseca y rugosa, especialmente alrededor de los ojos.»

La capa de colágeno de la piel se adelgaza cuando bajan los niveles hormonales. Actualmente existe una gran variedad de tratamientos muy eficaces que forman colágeno, alisan la piel y previenen las arrugas. Las hormonas suplementarias, ya sea por vía oral o transdérmica, los alimentos ricos en fitoestrógeno, como la soja, y suplementos antioxidantes como las vitaminas C y E, el glutatión y las proantocianidinas (de semillas de uva o corteza de pino) también forman colágeno y rejuvenecen la piel. (Véase el capítulo 11, «De botón de rosa a escaramujo».)

Pérdida de masa ósea

«Con cada año que pasa, mi abuela está más bajita y más encorvada. No quiero que a mí me ocurra lo mismo.»

En muchas mujeres la pérdida de masa ósea por el insidioso proceso llamado osteoporosis comienza ya a los treinta años, o antes incluso. Debido a constantes dietas de adelgazamiento, poca comida, exceso de ejercicio, falta de nutrientes o anorexia, muchas mujeres no llegan a la densidad ósea óptima que deberían tener en la adolescencia y la juventud (lo ideal es prevenir la osteoporosis desde la infancia). Por lo tanto, cuando pasan de los cuarenta y sus niveles hormonales comienzan a cambiar, es posible que su densidad ósea ya esté en peligro. Cuando comienzan a cambiar los niveles de estrógeno, progesterona y andrógenos, la matriz colágena que forma el cimiento del hueso sano podría empezar a debilitarse, especialmente si la mujer no sigue un buen programa de nutrición y ejercicio. Hay muchas maneras de mantener la matriz colágena en los huesos y también de contribuir a reconstruir huesos sanos, entre ellas, consumir la cantidad adecuada de fitohormonas de alimentos como la soja y de hierbas, hormonas suplementarias y suplementos de calcio y magnesio, obtener suficiente vitamina D mediante exposición al sol o suplementos, y hacer ejercicios con pesas. (Véase el capítulo 12, «Erguidas toda la vida».)

Cambios de humor

«Resulta que ahora me da por llorar durante los anuncios de televisión. Y luego pierdo los estribos con mis hijos sin ningún motivo.»

Como hice notar en el capítulo 2, muchas mujeres experimentan una intensificación de la volubilidad anímica que en otro tiempo sentían principalmente antes de las reglas, si es que eso les ocurría. Parte del motivo de esta volubilidad, o del aumento de los estados de ánimo sombríos, negativos, es hormonal. Pero también podría ser una señal de la sabiduría interior de la mujer, que quiere atraer su atención.

Insomnio

«Sencillamente no logro conciliar el sueño por la noche. Y cuando me duermo, cada dos por tres me despierto mojada y acalorada. Entonces me quito las mantas y luego me muero de frío.»

Muchas mujeres no tendrían insomnio si no fuera por sus sudores y sofocos nocturnos. A otras, la ansiedad les impide dormir bien. Otra causa es una dieta de alimentos refinados pobre en nutrientes. Si el problema para dormir está causado por los sofocos, suele resolverse tratándolos. Si se debe a la ansiedad, tal vez la mujer necesite hacer algunos cambios en su vida, a los que la ansiedad le atrae la atención. También podría necesitar limpiar su dieta. Otros problemas para dormir podrían estar relacionados con el hecho de que la perimenopausia, como la adolescencia, es un periodo de transición en los hábitos de sueño. Algunas mujeres, como las adolescentes, de pronto empiezan a necesitar dormir muchísimo más que antes. Normalmente esto vuelve a cambiar después de la menopausia, cuando necesitamos dormir menos que entre los 20 y los 40 años. A algunas mujeres les va muy bien echar una siesta o una cabezada cada día durante la transición. (Véase el apartado «Sueño» de la sección «Cómo restablecer la función suprarrenal, en este capítulo, y el capítulo 10, «La nutrición del cerebro».)

Mente confusa

«Vivo perdiendo las llaves. Entro en una habitación y no recuerdo a qué iba allí. A veces siento la cabeza como si la tuviera llena de algodón.»

Muchas mujeres dicen que se notan olvidadizas o con la «cabeza algodonosa» durante la perimenopausia. No es raro tener problemas para concentrarse, o hacer cosas como poner el teléfono móvil en el refrigerador. Lo mismo suele ocurrir durante el periodo posparto, cuando la mujer vuelve a casa con su bebé y de pronto es incapaz de apuntar en su talonario todos los cheques que hace. La diferencia entre el periodo posparto y la perimenopausia es que en esta última una se da nacimiento a sí misma. Muchas veces da la impresión de que el lado lógico del cerebro se duerme un rato como para obligarnos a ser más intuitivas y a sintonizar más con nuestras emociones y nuestra sabiduría interior. Hierbas como el ginkgo biloba y el hipérico van bien para mantener la mente despejada y clara. También es efectivo hacer una dieta que mantenga estable el nivel de azúcar en la sangre (véase el capítulo 7, «Plan de alimentación para la menopausia»). A algunas mujeres les ha ido bien con isoflavonas de soja u hormonas como la progesterona o el estrógeno. Lo principal que hay que tener presente es que no se trata de la enfermedad de Alzheimer. El cerebro sencillamente está reorganizando sus circuitos para pensar de una manera totalmente nueva. (Véase el capítulo 10, «La nutrición del cerebro».)

¿Cuánto me van a durar estos síntomas?

Muchas mujeres creen que los síntomas que están experimentando son lo que las espera durante la menopausia y todo el resto de su vida. La verdad es que estos síntomas, cuando se presentan, son los dolores del parto, como si dijéramos: forman parte de nuestra adaptación a los cambios hormonales que tienen lugar cuando nuestro enfoque biológico pasa de la procreación al crecimiento personal. Es decir, los síntomas del climaterio son temporales. Su duración depende de un buen número de factores, entre ellos el tipo de menopausia que experimenta la mujer (véase «Los tres tipos de menopausia», en el capítulo 4), qué otras cosas ocurren en su vida en ese momento y la capacidad de su cuerpo y su alma para apoyarla durante este periodo de transición. En nuestra cultura, los síntomas de la perimenopausia, en una transición natural, duran de cinco a diez años, con un gradual ascenso al comienzo, una cima cuando se acerca la mitad del periodo de transición, y un descenso gradual hacia el final, cuando el cuerpo ya ha aprendido a vivir en armonía con su nuevo sistema de apoyo hormonal.

Dado que los síntomas menopáusicos están relacionados entre sí, el tratamiento de uno podría aliviar también los otros. Puesto que hay muchos tratamientos diferentes y eficaces, a cada mujer le convendrá elegir aquellos que la atraigan más. Muchas mujeres eligen varios tratamientos distintos al mismo tiempo. Un ejemplo de esto podría ser seguir la terapia hormonal sustitutiva ortodoxa y tomar a la vez un producto de soja y un buen complejo multivitamínico, además de un buen programa de ejercicios. Lo importante es que no hay ninguna necesidad de sufrir durante la perimenopausia. A medida que leas los capítulos siguientes, elige los tratamientos que te digan algo. Experimenta. Tu cuerpo va cambiando constantemente, y no puedes equivocarte, de verdad.

5

La terapia hormonal sustitutiva: elección personal

La ciencia de la terapia hormonal ha ido evolucionando constantemente desde que se inició en 1949 con el uso de estrógeno suplementario y luego, en los años sesenta, entró en el mercado la primera píldora anticonceptiva, la cual se convirtió en una especie de píldora mágica, al permitir a las mujeres hacer su vida diaria sin tener conciencia de sus ritmos hormonales y de fertilidad naturales. El lado malo es que se ha dado un sentido patológico a esos ritmos y a la sabiduría natural que los creó, haciendo creer a las mujeres que las hormonas sintéticas, hechas por el hombre, son más seguras y mejores que las «imprevisibles» que se encuentran de modo natural en el cuerpo. La terapia hormonal sustitutiva ortodoxa es una extensión de esta forma de pensar: que el cuerpo femenino es deficiente y es necesario arreglarlo.

Pero actualmente hay nuevas opciones que respetan mucho más la sabiduría del cuerpo. Para entender cómo evolucionaron, va bien saber de dónde proceden.

Breve historia de la terapia hormonal sustitutiva

Cuando, durante mi formación en medicina general, estaba haciendo mis prácticas en un pequeño hospital de Vermont, recuerdo que me llamó la atención un libro que vi en la biblioteca, en uno de los estantes más altos, y me puse a leerlo. Era *Feminine Forever*, del doctor Robert Wilson. Explicaba con detalles gráficos cómo la falta de estrógeno en la menopausia lleva inevitablemente a la reducción del cuerpo de la mujer, dejándola vieja y decrépita.

Su solución: pastillas de estrógeno para suplir lo que su cuerpo deficiente ya no produce. Esto se presentaba como una especie de poción mágica que la conservaría «femenina para siempre»: joven, flexible, resistente, húmeda, sexy y deseable. Por la forma como el doctor Wilson describía los beneficios del estrógeno, yo no podía imaginarme que una mujer quisiera vivir sin él durante la menopausia, fase de la vida sobre el que mi formación médica no me había enseñado prácticamente nada.

En ese tiempo todavía no me daba cuenta de lo arraigada que está en nuestra cultura la desvalorización del cuerpo femenino, ni de la poderosa influencia que esta desvalorización tiene en la práctica de la medicina y en la ciencia que la respalda (en esa época, a cualquier mujer que tuviera su primer hijo a los treinta años o más se la llamaba «primigrávida vieja»). Mis creencias, como las de muchos de mis compañeros, estaban obnubiladas por mi legado cultural: así como masculino era superior a femenino, joven era superior a viejo. La salvación vendría de negar toda diferencia entre masculino y femenino y conseguir permanecer joven eternamente. Nuestra sociedad, convencida de que se vive mejor mediante la química, estaba empeñada en ayudarnos a controlar nuestra desmandada fisiología femenina por medio de píldoras anticonceptivas durante nuestros años reproductores, y estrógeno durante la menopausia. No es de extrañar que empezara a dispararse la venta de Premarin, el primer estrógeno que salió al mercado.

Cae una sombra sobre el Premarin

Cuando estaba en tercer año de medicina, una amiga de mi madre me contó que había dejado de tomar Premarin porque había comenzado a tener hemorragias. Después le diagnosticaron un trastorno llamado hiperplasia adenomatosa del endometrio, que indicaba que el Premarin le había estimulado excesivamente el revestimiento uterino. Aunque nunca reanudó la toma de este fármaco, no le volvieron las hemorragias y tampoco empezó repentinamente a arrugarse y encogerse. De hecho, continuó subiendo montañas y haciendo largas excursiones con sus amigas hasta el final de su vida, a los noventa años de edad.

Esta amiga de mi madre no fue la única. Entre mediados y finales de los años setenta, aparecieron un estudio tras otro que demostraban fuera de toda duda que tomar estrógeno tenía por consecuencia un riesgo hasta cuatro veces mayor de contraer cáncer de útero. Alrededor de la misma época, se demostró que las píldoras anticonceptivas aumentan el riesgo de sufrir accidente cerebrovascular, embolia pulmonar y ataque al corazón, complicaciones mortales en mujeres jóvenes. La venta de Premarin cayó en picado. Las mujeres le tomaron miedo a la píldora. Llevó varios años que nuevos estudios con píldoras de dosis más bajas, y mucho trabajo de publicidad, apaciguaran esos temores, aunque nunca del todo.

Se restablece la venta de Premarin

Entonces empezaron a aparecer estudios que demostraban que el estrógeno podría prevenir la osteoporosis. Me picó la curiosidad. Mi marido estaba haciendo sus prácticas en cirugía ortopédica, y se pasaba muchas noches reparando fracturas de caderas de mujeres mayores, muchas de las cuales nunca volvían a caminar ni a vivir independientes.

Investigué la relación entre el estrógeno y la salud de los huesos y presenté mi estudio al personal de tocología y ginecología del hospital. Muchos de mis profesores estaban absolutamente en contra del Premarin, para lo que fuera: habían quedado muy quemados con los descubrimientos de cáncer uterino. Y aunque yo estaba convencida de que el estrógeno suplementario podía prevenir la osteoporosis, me interesaban muchísimo más alternativas como el suplemento de calcio y el ejercicio. Una colega y yo incluso hablamos de realizar un estudio de largo plazo, con dieta y ejercicio, pero estábamos demasiado ocupadas tratando de terminar nuestras prácticas como residentes; tendrían que pasar otros veinte años para que esas ideas se demostraran y fueran aceptadas por los médicos.

Mientras tanto, en otros estudios se comprobó que era posible prevenir el cáncer de endometrio si a la mujer se le daba progesterona junto con la dosis de estrógeno. La terapia sustitutiva de estrógeno volvió al escenario, de un modo lento pero seguro, esta vez en combinación con Provera, una forma sintética de progesterona que se daba a todas las mujeres que tomaban estrógeno, a no ser que hubieran sido sometidas a una histerectomía (en ese caso, razonaban los médicos, no había ningún motivo para recetarla). Así, el papel de la progesterona se redujo al de una aspiradora uterina: algo que previene la formación excesiva de revestimiento uterino pero que no tiene ningún beneficio propio.

Premarin se convierte en sinónimo
de terapia hormonal sustitutiva

El Premarin consta de compuestos estrogénicos derivados de la orina de yeguas preñadas. Desde su introducción en 1949, ha mantenido su lugar como el principal tratamiento hormonal mundial. De hecho, cuando se habla de «terapia hormonal», la mayoría de las personas, incluidos médicos, siguen pensando en el Premarin, y punto.

Las ventas de Premarin se mantuvieron en la cima durante todos los años ochenta y comienzos de los noventa, cuando un estudio tras otro (muchos financiados por Wyeth-Ayerst, el fabricante) confirmaban el papel del estrógeno para mantener sano el sistema cardiovascular. Por ejemplo, se demostró que baja el colesterol LDL, que el famoso estudio Framingham había identificado como un riesgo de ataque al corazón. Dado que la enfermedad cardiovascular estaba también apareciendo como la asesina número uno de mujeres posmenopáusicas, los médicos de todo el mundo se convencieron de que todas las mujeres menopáusicas necesitaban estrógeno para proteger su corazón. Algunos incluso se negaban a atender a las mujeres que no querían tomarlo.

También se pregonaron otros beneficios. Al parecer, el Premarin valía para todo: mejoraba la depresión, engrosaba el tejido vaginal, acababa con los sofocos, prevenía las enfermedades cardiacas y la osteoporosis e incluso mantenía a raya la enfermedad de Alzheimer. Se recetaba libremente como remedio «para todas las tallas»: la misma dosis para todas las mujeres, sin tomar en cuenta su constitución ni su historial médico. Se le añadía Provera de diez a doce días al mes para proteger el útero. Después Premarin y Provera se combinaron en una píldora llamada Prempro o Premphase. Esa era la terapia hormonal sustitutiva.

¿Fin del imperio Premarin?

Entonces apareció una enorme dificultad: muchos estudios empezaron a confirmar una relación incontrovertible entre el estrógeno suplementario y el cáncer de mama. Esta relación tiene su sentido biológico, porque, como se sabe muy bien, el estrógeno estimula el desarrollo de los tejidos sensibles a él, como son los tejidos de las mamas y del útero. De todos modos, los beneficios cardiovasculares parecían tan fuertes que a muchas mujeres se las persuadió de superar su miedo al cáncer de mama y continuar tomando Premarin o Prempro.

Sin embargo, al acabar el milenio, varios extensos estudios prospectivos pusieron en tela de juicio el dogma de la protección del corazón. En un extenso estudio llamado HERS (Estudio sobre el Corazón y la Terapia con Estrógeno/Progestina) con mujeres que ya sufrían de enfermedad cardiaca, los suplementos hormonales en forma de Premarin y Provera no sólo no disminuyeron el riesgo de ataque al corazón, sino que en realidad lo aumentaron considerablemente durante el primer año de toma, y después el riesgo se estabilizó.

Entonces, en julio de 2002 se interrumpió bruscamente una rama del extenso estudio sobre la terapia hormonal sustitutiva llamado Women's Health Iniciative [Iniciativa para la Salud de las Mujeres] o WHI, financiado por el Gobierno, debido a que los datos indicaban que los riesgos a largo plazo de la toma de Pempro superaban claramente los beneficios. En este estudio participaban 16.000 mujeres posmenopáusicas, sanas al comenzarlo, a las que se les asignó al azar la toma de o bien Prempro o bien un placebo de apariencia similar; se descubrió que entre aquellas que tomaban la combinación de hormonas sintéticas había más casos de cáncer de mama, ataque al corazón, accidente cerebrovascular y trombos sanguíneos que entre las que tomaban el placebo.[1] Otro estudio, este realizado por el Intituto Nacional del Cáncer, publicado el mismo día, informaba que las mujeres que tomaban solamente estrógeno suplementario durante más de diez años duplicaban su riesgo de contraer cáncer de ovario.[2]

La publicación de esta información generó inmenso desconcierto y confusión a los millones de mujeres y sus médicos que llevaban más de diez años convencidos de que tomar estrógeno el resto de la vida era la clave para prevenir la enfermedad cardiaca, tener buena piel y huesos sanos y gozar de una fabulosa vida sexual. Prácticamente de la noche a la mañana se produjo en nuestra cultura una revolución en la forma de considerar la terapia hormonal sustitutiva en general y Prempro en particular. Las mujeres dejaron de tomarlo a montones y, en cuanto profesionales, los médicos comprendimos que era necesario individualizar los tratamientos.

Después, a comienzos de 2006, un nuevo análisis de los datos del Nurses' Health Study (Salud de las Enfermeras) y el de Women Health Initiative (WHI) indicaba que las mujeres más jóvenes que comenzaban la terapia hormonal dentro de los diez años después de la menopausia experimentaban entre un 11 y un 30 por ciento de menos riesgo de enfermedad cardiaca (el tipo de resultado que esperaban ver los investigadores cuando comenzaron el estudio WHI); pero aquellas que comenzaban la terapia después (diez o más años después de la menopausia, como la mayoría de las participantes en el estudio WHI) experimentaban un mayor riesgo de accidente cardiovascular, ataque al corazón e incluso enfermedad de Alzheimer. Las mujeres más jóvenes que tomaban estrógeno solo tenían un 44 por ciento de menos riesgo de enfermar del corazón, siempre que comenzaran la terapia antes que hubieran transcurrido diez años desde la menopausia.[3] Sin duda estos nuevos datos están de acuerdo con el bien documentado efecto beneficioso del estrógeno en los vasos sanguíneos. Nadie sabe de cierto por qué un mismo fármaco debe administrarse antes para obtener un buen efecto cardiovascular cuando administrado después de diez años es peligroso. Yo sospecho que tiene algo que ver con la prevención del tipo de problemas vasculares que suelen ser consecuencias del estrés, elevado nivel de azúcar en la sangre, una dieta pobre en nutrientes y no suficiente ejercicio.

Al final esto es lo que nos queda. Después de decenios de intentar convencer a las mujeres de que la menopausia es un estado de carencia que se podría «curar» con terapia hormonal, finalmente comprendemos la verdad. No existe ninguna píldora mágica, ninguna receta hormonal «para todas las tallas» ni ningún tratamiento farmacológico de ningún tipo que sea correcto y sano para que todas o incluso la mayoría de las mujeres lo tomen o sigan indefinidamente. Y dado que cada una de nosotras es una persona con diferentes necesidades, constitución, creencias y entorno, nunca lo habrá, por muchos estudios que se realicen. Muy francamente, eso lo considero positivo.

Por otro lado, no hay ninguna necesidad de arrojarlo todo por la ventana por un exceso de celo. La ciencia de la terapia hormonal sigue evolucionando, y los últimos informes de los nuevos análisis de los estudios WHI y Salud de las Enfermeras son alentadores. La terapia hormonal sustitutiva tiene beneficios muy reales. Incluso en el estudio Women's Health Iniciative, de mujeres mayores, se comprobó que aquellas que tomaban Prempro (que yo considero la forma menos deseable de terapia hormonal) corrían menos riesgo de contraer cáncer de intestino y de fracturarse los huesos que aquellas que tomaban el placebo. Y nadie discutiría que la terapia hormonal ofrece a muchas mujeres una de las mejores maneras de aliviar síntomas perimenopáusicos como los sofocos. Afortunadamente existen maneras de obtener los beneficios de la terapia hormonal disminuyendo los riesgos y los efectos secundarios.

Hormonas bioidénticas: diseño ideal de la naturaleza

A diferencia de las hormonas que contienen Premarin, Provera y Prempro, las que yo recomiendo son exactamente iguales a las que se encuentran en el cuerpo femenino. Aunque se sintetizan en el laboratorio a partir de precursores hormonales presentes en la soja o el ñame, su estructura molecular está diseñada exactamente igual que la de las que fabrica el cuerpo humano; por eso las llamamos bioidénticas, término mucho más preciso que naturales, que se presta a la confusión y la ambigüedad. Por ejemplo, hay quienes dicen que el Premarin es un producto «natural» porque se fabrica a partir de orina de yegua. «El Premarin es una hormona natural si tu alimento natural es el heno», dice el doctor Joel Hargrove, pionero en el uso de hormonas bioidénticas y director médico de la Unidad para la Menopausia del Centro Médico de la Universidad Vanderbilt de Tennessee.

Dado que las hormonas bioidénticas son iguales a las que nuestro cuerpo reconoce y utiliza, sus efectos son más fisiológicos (coherentes con nuestra bioquímica normal) y hay menores posibilidades de efectos secundarios imprevisibles a dosis bajas que en el caso de las hormonas sintéticas no bioidénticas.

Para aprovechar estos beneficios, primero hay que abandonar la idea de que existe una sola solución fácil a la medida de todas, porque no la hay. Algunas mujeres necesitan la terapia hormonal sustitutiva, y otras no. Algunas la necesitan durante un año o dos, a otras les conviene continuar con ella más tiempo. Tratándose de terapia hormonal, la ciencia en la que buscamos soluciones no es coherente, está influida por fuerzas comerciales, y confunde a investigadores, médicos y mujeres por igual. Lo bueno es que este dilema nos obliga a sintonizar más plenamente con nuestra sabiduría interior, y a elegir opciones que estén en total acuerdo con nuestra intuición y nuestro intelecto. Este modo de ver las cosas es la esencia de la sabiduría femenina.

Más allá del Premarin

Cuando se introdujo el Premarin, aún no existía la tecnología necesaria para producir otros tipos de estrógeno, de modo que se convirtió en el patrón de oro. Pero esos estrógenos equinos no se encuentran normalmente en el cuerpo femenino, y suelen ir acompañados por efectos secundarios como migrañas, hinchazón y dolor en los pechos. Además, los productos de la descomposición metabólica del Premarin en la mujer son biológicamente más fuertes y activos que los estrógenos equinos originales. Muchísimos estudios han demostrado que pueden causar daños en el ADN y que son cancerígenos en los tejidos. Teniendo en cuenta esto, no es de extrañar que la incidencia de cáncer de mama aumente estadísticamente cuando las mujeres toman ese fármaco.[4] En cambio, los productos de la descomposición metabólica de los estrógenos bioidénticos son biológicamente más débiles, de modo que sus efectos en los tejidos no duran tanto.

Hay motivos para creer que el estrógeno bioidéntico en dosis individuales bajas no tiene el mismo efecto cancerígeno que el Premarin o Prempro en el tejido mamario. Pero mientras no tengamos estudios de largo plazo del estrógeno bioidéntico para compararlos con la inmensa cantidad de información que tenemos sobre el Premarin, no dispondremos de la verificación científica que necesitamos. Por desgracia, los estudios de largo plazo son inmensamente caros. El estudio Women's Health Iniciative costó más de 628 millones de dólares al público estadounidense;[5] también fue financiado en parte por Wyeth-Ayerst, los fabricantes de Premarin y Prempo, porque esperaban poder publicitar estos fármacos como preventivos y como tratamiento para la enfermedad cardiaca, que es la principal causa de muerte prematura entre las mujeres en el país.[6] Dados los resultados adversos de la primera parte del estudio WHI, ¿qué posibilidades hay de que un fabricante de hormonas vuelva a correr ese riesgo financiero? Eso está por verse. Sin embargo, muchos médicos consideran que recetar hormonas bioidénticas durante un tiempo corto para aliviar síntomas como la sequedad vaginal, los sofocos e incluso los cambios de humor puede hacer maravillas a algunas mujeres. Los cambios de noticias acerca de Premarin y Prempro ha abierto las mentes de muchas mujeres y sus médicos a estas alternativas más fisiológicas y bien toleradas. Ten presente que esto es un proceso que continúa. Así pues, ahora más que nunca necesitas tomar la decisión sobre terapia hormonal de acuerdo con tu guía interior.

Terapia hormonal:
resumen de los resultados de estudios

Beneficios del estrógeno

Sofocos. El estrógeno suplementario alivia mejor los sofocos que prácticamente cualquier otro tratamiento. Podría llevar hasta cuatro semanas notar el efecto.

Piel. El estrógeno, ya sea en toma oral o aplicado a la piel, aumenta el grosor y mejora la capa de colágeno en las mujeres cuyo nivel de estrógeno es bajo. También va bien para reducir la aparición de arrugas.

Función sexual. El estrógeno mejora la función sexual al eliminar el adelgazamiento de las paredes vaginales y la sequedad, que a muchas mujeres les hacen doloroso el coito. Es efectivo tanto en toma oral como en aplicación tópica. Algunos estudios sugieren que el estrógeno favorece el deseo sexual. Se ha demostrado que la testosterona en forma transdérmica, aplicada en dosis elevadas, aumenta el deseo en algunas mujeres que han pasado por la menopausia quirúrgica.

Vías urinarias. El estrógeno en aplicación tópica local podría disminuir las incidencias de infección en las vías urinarias. *Observación:* Se ha comprobado que el estrógeno en toma oral aumenta el riesgo de incontinencia urinaria por esfuerzo.

Cognición. El estrógeno (y otras hormonas esteroideas) tienen efectos bien documentados en las neuronas. Sin embargo, no previene el deterioro cognitivo en mujeres mayores ni mejora la demencia ya establecida. Son necesarios más estudios en este aspecto.

Depresión. El estrógeno podría tener un efecto antidepresivo en algunas mujeres pero no se debe usar como tratamiento principal. Las progesteronas sintéticas, o progestinas, podrían tener un efecto depresivo. La menopausia de suyo no va acompañada por un aumento de depresión.

Osteoporosis. El estrógeno tiene un efecto beneficioso bien documentado en la densidad ósea, que equivale al de los bifosfonatos (p. ej., Fosamax). En efecto reduce el riesgo de fracturas, y probablemente lo hace de manera distinta a la de los moduladores selectivos de los receptores de estrógeno (véase más adelante) o a la de los bifosfonatos.

Corazón y vasos sanguíneos. Muchos estudios han documentado el efecto positivo del estrógeno en el sistema cardiovascular. Pero los resultados del estudio WHI publicados en 2002, estudio realizado principalmente con mujeres mayores que comenzaron la terapia hormonal (estrógeno más progesterona sintética) diez años o más después de la menopausia, demostraban que el Prempro aumenta el riesgo de ataque al corazón y accidentes cerebrovasculares. El nuevo análisis de los datos de este estudio y el de las enfermeras, realizado en 2006, indicaba que el estrógeno disminuye el riesgo de ataque al corazón cuando la mujer comienza a tomarlo antes de que hayan transcurrido diez años de la menopausia, por motivos que no están claros. Son necesarios más estudios de investigación. Pero por el momento, la mayoría de las autoridades no recomiendan estrógeno para la prevención de enfermedades crónicas.

Riesgos del estrógeno

Cáncer de mama. Varios estudios clínicos con grupo de control y método de doble ciego y otros estudios de observación han demostrado que el estrógeno aumenta el riesgo de cáncer de mama; una vez que se deja de tomar estrógeno, el riesgo desaparece rápidamente. El riesgo absoluto con la terapia hormonal tradicional (estrógeno más progesterona sintética) es muy bajo (veinte casos más de los que se esperaría por cada diez mil mujeres a lo largo de cinco años). *Observación:* Muchos estudios bien programados no indican un mayor riesgo de cáncer de mama con la terapia hormonal.

Pancreatitis y cálculos biliares. Las mujeres que tienen elevados niveles de triglicéridos corren mayor riesgo de contraer pancreatitis (que a veces es fatal) cuando toman estrógeno por vía oral, con o sin progesterona. Todas las mujeres corren mayor riesgo de desarrollar cálculos biliares y de operación del conducto biliar con la toma de estrógeno.

Trombos y accidentes cerebrovasculares. Parece ser que el estrógeno dobla el riesgo de formación de coágulos o trombos. También aumenta el riesgo de embolia pulmonar. Es más probable que ocurra la embolia durante el primer año de terapia y en especial a aquellas mujeres que tienen un historial de coágulos sanguíneos. En estudios con grupo de control también se ha comprobado un mayor riesgo de accidentes cerebrovasculares con el uso de estrógeno solo sin oposición. El riesgo es mayor para las fumadoras y mujeres mayores.

Efectos neutros del estrógeno

Cambio en el peso y resistencia a la insulina. El estrógeno no causa aumento de peso ni afecta el nivel de azúcar en la sangre de las mujeres diabéticas.

Osteoartritis. El estrógeno no mejora ni hace daño a las mujeres pacientes de osteoartritis.

Cánceres de ovario, de endometrio y de intestino. En algunos estudios se ha comprobado que aumenta el riesgo de cáncer de ovario cuando se toma estrógeno durante diez años o más. La terapia con estrógeno solo, sin progesterona, aumenta el riesgo de cáncer de endometrio, pero añadir progesterona elimina este riesgo. El estrógeno disminuye el riesgo de cáncer colorrectal, pero los especialistas están de acuerdo en que no se debe recetar solamente con esta finalidad.

Fuentes: American College of Obstetrics and Gynecology Hormone Therapy Task Force (octubre de 2004); *Obstetrics and Gynecology*, 104 (supl. 4), pp. 35-45.

El método equilibrado:
suplementos individualizados de hormonas bioidénticas

Es posible obtener con receta toda una gama de hormonas bioidénticas, solas o combinadas, en farmacias que elaboran fórmulas según pedido. Las dosis se pueden ajustar a la persona; yo receto hormonas basándome en los resultados de análisis y en los síntomas, de modo que la mujer sólo toma lo que necesita para mantener los niveles óptimos de hormonas en su cuerpo. Este método es el estándar tratándose de la hormona tiroidea, pero hasta hace muy poco no se aplicaba a las hormonas sexuales. También es posible elaborar una terapia hormonal sustitutiva con los preparados hormonales existentes en todas las farmacias tradicionales. Simplemente hay que saber qué hormonas son bioidénticas y cuáles no (véase el cuadro más adelante).

Estas dosis hormonales individualizadas se pueden tomar por vía oral, transdérmica o vaginal, según cuál vaya mejor a la paciente. Aunque muchas mujeres están acostumbradas a tomar comprimidos, la vía transdérmica es la más adecuada fisiológicamente para tomar hormonas, porque de la piel van directamente al torrente sanguíneo (los órganos endocrinos secretan las hormonas propias del cuerpo directamente al torrente sanguíneo).

Por otro lado, las hormonas de los preparados para tomar por vía oral tienen que ser absorbidas primero por los intestinos y luego transportadas al hígado, donde se las somete a más descomposición metabólica para luego pasar finalmente a la sangre. Este proceso induce al hígado a fabricar más factores coagulantes, y este es uno de los motivos de que el estrógeno por vía oral, sobre todo en dosis elevadas, se relacione con un mayor riesgo de accidente cerebrovascular, ataque al corazón y tromboflebitis.

Una forma popular de terapia hormonal sustitutiva es una receta especialmente elaborada de una mezcla de uno o más estrógenos bioidénticos (estradiol, estrona, estriol), combinados con progesterona bioidéntica y un andrógeno en forma de DHEA (deshidroepiandrosterona) o testosterona si es necesario. Estas hormonas se mezclan en una loción, crema u otra base para aplicar a la piel.

Los estudios han demostrado claramente que estos tratamientos sustitutivos con hormonas bioidénticas transdérmicas proporcionan los niveles hormonales adecuados, protegen el revestimiento uterino del exceso de estimulación y producen un eficaz alivio de los síntomas perimenopáusicos.[7] Si bien es enorme el número de combinaciones de hormonas bioidénticas, hay dos fórmulas que he encontrado particularmente útiles para aliviar los síntomas menopáusicos. Estas fueron ideadas por dos pioneros en el campo de las hormonas bioidénticas, los doctores Joel Hargrove y Erika Schwartz. El doctor Hargrove ha estado en la vanguardia de la investigación sobre hormonas bioidénticas durante más de veinte años. Su fórmula más reciente y útil combina estradiol, progesterona y testosterona (cuando es necesaria) mezcladas en un frasco con gotero, por lo que es fácil aplicarlas a la piel gota a gota. Las hormonas están disueltas en glicol propileno, con lo que se absorben casi inmediatamente y no queda ningún residuo. Cada gota contiene 0,25 mg de estradiol, 12,5 mg de progesterona y 12,5 mg de testosterona si es necesaria. La dosis normal es de una a tres gotas al día. Cualquier farmacia especializada en fórmulas, en Estados Unidos y fuera, puede elaborar esta fórmula con la receta de tu médico.

Este método es particularmente motivador porque la propia mujer puede ajustar fácilmente su dosis según sea necesario sin peligro de efectos secundarios. El doctor Hargrove observa, por ejemplo, que si una mujer tiene síntomas premenstruales como retención de líquido, dolor de cabeza e hinchazón, quiere decir que está recibiendo demasiado estrógeno y debe disminuir el número de gotas. Lo mismo vale si le viene hemorragia vaginal. Si tiene sofocos sin síndrome premenstrual, necesita más estrógeno y debe aumentar la dosis. Hasta la fecha miles de mujeres muy satisfechas usan este método del doctor Hargrove, que además no resulta nada caro; según la farmacia que prepare la fórmula, muchas mujeres sólo gastan 70 dólares en total al año en sus hormonas.[8] (Véase «Recursos y proveedores».)

La doctora Erika Schwartz, autora de *The 30-Day Natural Hormone Plan* y de *The Hormone Solution* (Warner Books, 2004 y 2002), es la fundadora del International Hormone Institute, que realiza investigaciones acerca de las hormonas naturales y educa al público acerca de sus beneficios. Ofrece consultas por la red además de programas personalizados de tres meses para equilibrar las hormonas. Su combinación para la dosis estándar de inicio es de 0,3 mg de 17-betaestradiol y 100 mg de progesterona bioidéntica, aplicada como crema en la parte interior de las muñecas. La mujer puede ir aumentando gradualmente la dosis diaria hasta 0,6 mg de estradiol y 200 mg de progesterona. (Para más información, puedes entrar en su sitio web en *www.drerika.com.*)

Por qué tantas hormonas son sintéticas

Aunque intuitiva y científicamente debería ser evidente que las hormonas bioidénticas en dosis individualizadas dan los mejores resultados, muchos científicos y médicos han cerrado los ojos a este concepto. La explicación es sencilla: motivos económicos.

Las hormonas bioidénticas no se pueden patentar, de modo que no hay ningún incentivo económico para que una empresa farmacéutica financie los caros estudios de investigación y procesos necesarios para elaborar productos que las contengan (los sistemas de liberación únicos sí se pueden patentar, y por eso pueden ser lucrativos los parches como Climara, Estraderm, Vivelle y el anillo vaginal Estring, que contienen estradiol bioidéntico).

Las hormonas sintéticas, en cambio, se fabrican alterando la estructura molecular de una hormona lo suficiente para que se pueda patentar. Estas hormonas sintéticas conservan algo de la actividad de la hormona natural, pero cualquier cambio en la estructura tridimensional de una hormona, por pequeño que sea, altera sus efectos biológicos en la célula de modos que no se entienden del todo. (Observación: Premarin es una hormona bioidéntica para una yegua, no para una mujer.)

Francamente, confío mucho más en los millones de años de experimentación de la Madre Naturaleza que en los cincuenta años de brujería química del Padre Farmacéutico. Pero no todas las mujeres piensan igual; algunas se sienten más seguras tomando lo que les receta su médico. Y puesto que la fe influye en la biología, lo que se cree puede configurar la experiencia. La decisión es de la propia mujer, y mi sistema no pretende minar la experiencia positiva de nadie.

¿Y las píldoras anticonceptivas?

Las píldoras anticonceptivas se recetan muchísimo como una forma cómoda de poner el cuerpo y sus síntomas en piloto automático hasta que sea el momento de pasar a la terapia hormonal sustitutiva ortodoxa. Actualmente hay una tendencia generalizada a convencer a las mujeres de que nuestros periodos menstruales son peligrosos y que tomar la píldora ya desde la adolescencia y continuar tomándola, excepto para tener hijos, a la larga prevendrá problemas de salud. Ten presente, sin embargo, que todas las píldoras anticonceptivas consisten en productos sintéticos que enmascaran nuestros ritmos hormonales normales y los mensajes sobre nuestra salud que nos transmiten. Las píldoras anticonceptivas también van acompañadas de una amplia variedad de efectos secundarios, entre ellos coágulos sanguíneos, dolores de cabeza y síndrome premenstrual. Aunque en algunos casos están indicadas, yo prefiero tener mis hormonas en armonía con los ciclos de la Luna y los planetas antes que depender de una empresa farmacéutica. Es posible que en estos momentos no estés preparada para usar otro método anticonceptivo, o tal vez tomas la píldora para aliviar síntomas como reglas muy abundantes o irregulares, pero no olvides que existen otras opciones.

Información esencial sobre las hormonas: lo que toda mujer debe saber

Es importante tener presente que la terapia hormonal sustitutiva entraña algo más que estrógeno; también incluye otras hormonas producidas por los ovarios: progesterona y andrógenos como la testosterona. Algunas mujeres podrían estar muy bien sin tomar hormonas suplementarias; otras podrían necesitar solamente progesterona, y otras podrían precisar las tres. Entender el papel original de estas hormonas en el cuerpo y el tipo de reacciones que experimentan algunas mujeres cuando bajan sus niveles puede servirte para tomar tu decisión personal respecto a la terapia hormonal sustitutiva.

Estrógeno

Durante generaciones, el estrógeno ha sido la primera (y muchas veces la única) hormona que se receta a las mujeres que sufren de síntomas como sofocos, sequedad vaginal y cambios de humor. Sin embargo, como expliqué en el capítulo 4, el nivel de estrógeno no baja hasta bien avanzada la transición menopáusica, y la mayoría de los síntomas perimenopáusicos en mujeres con los ovarios intactos están más relacionados con la falta de progesterona que con la falta de estrógeno.

El nombre «estrógeno» abarca tres compuestos estrogénicos distintos que se producen naturalmente en el cuerpo: el estradiol, la estrona y el estriol. El estriol alcanza su mayor nivel durante el embarazo; sus efectos biológicos en los tejidos mamarios y uterinos son más débiles que los de la estrona y el estradiol. (Al parecer es menor el índice de cáncer de mama entre las mujeres que tienen niveles de estriol naturalmente más elevados, lo cual ha llevado a algunos médicos a recetar estriol para reducir el riesgo de cáncer de mama.[9] Son necesarios muchos más estudios de investigación para establecer la efectividad de este tratamiento.)

Hay un aspecto en el que se sabe que el estriol es particularmente eficaz: los síntomas urogenitales. Su aplicación tópica en la vagina alivia la frecuencia urinaria, la sequedad vaginal y otros trastornos que acompañan al adelgazamiento de estos tejidos.[10]

Como dije en el capítulo 4, hay motivos para creer que el papel del estrógeno durante los años reproductores es muy diferente del que tiene después de la menopausia. Antes de la menopausia, el principal papel del estradiol es estimular el desarrollo de las mamas, los ovarios y el útero, y participar en el desarrollo y la maduración de los folículos que contienen los óvulos. También es un factor importante en la estimulación del comportamiento materno. Es decir, favorece el parto y el cuidado del bebé. Después de la menopausia, la estrona pasa a ser el estrógeno predomi-

FIGURA 9. TIPOS DE ESTRÓGENO

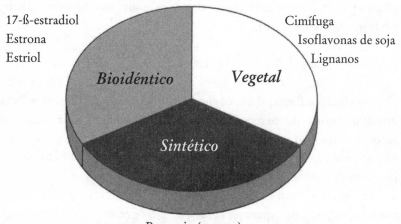

17-ß-estradiol
Estrona
Estriol

Cimífuga
Isoflavonas de soja
Lignanos

Bioidéntico

Vegetal

Sintético

Premarin (y otros)
La mayoría de píldoras anticonceptivas
Moduladores selectivos de receptores de estrógeno

© 2001 *by* Northrup y Schulz

nante. Nadie sabe exactamente por qué ocurre esto, pero es evidente que no tiene nada que ver con la procreación. Es probable que la capacidad del estrógeno de proteger el corazón, el cerebro y los huesos sea parte de su finalidad en esta fase de la vida.

Recuerda también que los ovarios continúan produciendo pequeñas cantidades de estradiol, así como también los sitios secundarios de producción hormonal. En consecuencia, es biológicamente posible que la mujer produzca la cantidad de estrógeno suficiente para contribuir a que su salud sea óptima durante toda la segunda mitad de su vida. Rara vez se toma en cuenta esto, tal vez porque el estrés, las necesidades espirituales no satisfechas y las expectativas culturales se confabulan para deteriorar la capacidad natural de la mujer para producir niveles adecuados de estrógenos.

El beneficio más obvio e inmediato del estrógeno suplementario es el alivio de los síntomas de insuficiencia de estrógeno (véase recuadro). Un beneficio a largo plazo es su capacidad de prevenir la pérdida excesiva de minerales en los huesos, que lleva a la osteoporosis. El estrógeno también mantiene el grosor de la capa de colágeno de la piel. Algunos estudios sugieren que también protege la función mental, o por lo menos retrasa los llamados cambios cerebrales normales de la vejez y la demencia senil del tipo enfermedad de Alzheimer. Sin embargo, una revisión exhaustiva de todos los estudios importantes que han investigado este tema no indica beneficios, al menos no con Prempro o Premarin.[11] En general, no hay pruebas suficientes que respalden la prescripción de estrógeno sólo para los cambios cognitivos.

El estrógeno se encuentra en comprimidos, parches dérmicos y cremas vaginales. En dosis bajas, incluso el estrógeno sintético de las cremas vaginales tiene una absorción insignificante en el organismo, y en general no presenta riesgos para las mujeres que necesitan el efecto local del estrógeno pero no desean más exposición a él que la necesaria.

NOTA ACERCA DE LOS «ESTRÓGENOS DE DISEÑO»: LOS MODULADORES SELECTIVOS DE RECEPTORES DE ESTRÓGENO

Los moduladores selectivos de receptores de estrógeno (MSRE) son fármacos sintéticos como el tamoxifeno y el raloxifeno (estos son los que hay en el mercado en estos momentos; seguro que aparecerán otros). Se les da este nombre por su capacidad de unirse a receptores de estrógeno y modular selectivamente sus efectos en los diferentes tejidos corporales. El tamoxifeno (nombre de marca: Nolvadex) bloquea los receptores

Síntomas de insuficiencia de estrógeno

- Sofocos
- Sudores nocturnos
- Sequedad vaginal
- Cambios de humor (principalmente irritabilidad y depresión)
- Confusión mental
- Dolores de cabeza, jaquecas o migrañas
- Infecciones vaginales y/o de la vejiga
- Incontinencia; infecciones recurrentes en las vías urinarias
- Adelgazamiento de la pared vaginal
- Menor respuesta sexual

Síntomas de exceso de estrógeno

- Dolor de cabeza palpitante, bilateral
- Infecciones fúngicas vaginales recurrentes
- Hinchazón y sensibilidad de los pechos
- Depresión
- Náuseas, vómitos
- Hinchazón
- Calambres en las piernas
- Piel amarillenta
- Hemorragia vaginal excesiva

de estrógeno de las células mamarias, a la vez que mantiene un efecto estrogénico positivo en los huesos, el tejido uterino y el sistema cardiovascular. El raloxifeno (nombre de marca: Evista) también favorece la densidad ósea a la vez que disminuye la estimulación del tejido mamario por el estrógeno. Esta actividad selectiva es posible porque hay dos tipos diferentes de receptores de estrógeno, RE-alfa y RE-beta, cada uno con predominio en ciertos tejidos. El mismo estrógeno puede producir efectos diferentes según el receptor al cual se una.[12]

El tamoxifeno, que es el modulador selectivo de receptores de estrógeno más usado, fue aprobado por el FDA en 1978 para el tratamiento de pacientes de cáncer de mama con receptores de estrógeno en el tumor. Ahora se receta a alrededor de la mitad de todas las mujeres con diagnóstico de cáncer de mama en Estados Unidos. Se ha demostrado que reduce el riesgo de que el cáncer se propague al resto de la mama, así como también las recurrencias y la muerte por cáncer de mama. Hace poco se aprobó el tamoxifeno para prevenir el cáncer de mama en mujeres que están en alto riesgo de contraer esta enfermedad o se cree que lo están. Previene la pérdida de masa ósea y tiene efectos beneficiosos en el nivel de colesterol LDL, pero no disminuye el riesgo de enfermedad cardiaca.

Desde que los resultados del estudio WHI en 2002 subrayaron los riesgos del estrógeno, sobre todo en mujeres mayores, el raloxifeno se receta más que nunca para proteger a las mujeres de la osteoporosis. Sin embargo, no protege los huesos tan bien como el estrógeno. Con o sin estrógeno, la mayoría de las mujeres pueden dar a sus huesos toda la protección que necesitan haciendo ejercicios con pesas, tomando vitamina D y minerales en dosis adecuadas y siguiendo las directrices que ofrezco en el capítulo 12 para mantener los huesos sanos. ¿Para qué ponerse en riesgo con un fármaco relativamente no probado?

A mí me preocupan muchísimo estos fármacos moduladores selectivos de receptores de estrógeno. No se encuentran en ninguna parte en la naturaleza y no tienen la antigüedad suficiente para que evaluemos verdaderamente sus beneficios y riesgos. Al pregonarse la capacidad de estos fármacos de estimular los efectos «buenos» del estrógeno y evitar los «malos», se explota la actual oleada de pánico por el cáncer de mama, y la consecuencia es que los piden mujeres que en realidad no los necesitan, o para las cuales existen alternativas mucho más seguras. Si una joven que teme el cáncer de mama empieza a tomar uno de estos fármacos, es probable que lo tome durante muchos años. Este bloqueo prolongado de algunos receptores de estrógeno junto con la estimulación de otros es una espada de doble filo. ¿Y si descubrimos que estos fármacos en realidad aumentan el riesgo de sufrir la enfermedad de Alzheimer al bloquear receptores de estrogéno en el cerebro?

Ya se han documentado efectos secundarios inquietantes del tamoxifeno, entre otros un mayor riesgo de ciertos trastornos de la vista, embolia pulmonar mortal y cáncer de endometrio. Aunque los estudios indican que, a diferencia del tamoxifeno, el raloxifeno podría proteger del cáncer de endometrio, tanto uno como otro están implicados en el aumento del riesgo de cáncer de colon.[13] También aumentan los sofocos a muchas mujeres, justamente el síntoma para el que la mayoría de las mujeres perimenopáusicas buscan tratamiento.[14]

Más inquietante aún es el reciente descubrimiento de que al cabo de cinco años de uso se invierten los efectos antiestrogénicos del tamoxifeno en las células de las mamas; es decir, el fármaco podría favorecer el cáncer, por motivos que no están claros.[15]

Lo esencial es lo siguiente: a menos que no tengas ninguna otra alternativa, te recomiendo evitar los moduladores selectivos de receptores de estrógeno o, en todo caso, limitar su uso a cinco años o menos. Mejor aún, recurre a las hormonas bioidénticas o a las alternativas que explico en el capítulo 6.

Progesterona

La disminución del nivel de progesterona es el primer cambio hormonal que causa síntomas en una mujer que se aproxima a la menopausia, a veces años antes de que sospeche que podría estar cerca de este cambio. Dado que el cuerpo está hecho para que la progesterona y el estrógeno estén presentes de un modo que se equilibren mutuamente, la consecuencia es un predominio estrogénico, con síntomas de insuficiencia de progesterona y de un relativo exceso de estrógeno.

La progesterona procede principalmente de los ovarios, antes y después de la menopausia, pero también se produce en el cerebro y en los nervios periféricos.[16] Su principal tarea durante los años reproductores es preparar y mantener el útero para su función más importante: el embarazo. También es un relajante muscular uterino que previene las contracciones prematuras. El nivel de progesterona se eleva en previsión del embarazo, estimulando el engrosamiento del revestimiento uterino con tejido abundante y bien vascularizado para sostener al embrión, y después baja drásticamente si no se produce el embarazo. Este brusco bajón de progesterona es lo que señala el desprendimiento del «nido» (ese revestimiento uterino engrosado) en forma de sangre menstrual.

La progesterona también influye en la función cerebral; produce una sensación de tranquilidad, y su efecto sedante, ansiolítico, favorece un sueño rejuvenecedor.

La progesterona proviene de una glándula temporalmente amarillenta del ovario llamada «cuerpo lúteo», que se forma con rapidez en la pequeña estructura parecida a un quiste que queda cuando el folículo ovula. El cuerpo lúteo produce mayores cantidades de progesterona hasta que el cuerpo le envía la señal que indica «No hay embarazo», momento en que el cuerpo lúteo se reabsorbe. A partir de cierta edad, que va de los 35 a los primeros años de la cuarentena, hay más probabilidades (al menos en nuestra cultura) de que el folículo no ovule, lo cual significa que el cuerpo lúteo no se forma.[17] Con el tiempo, esto contribuye a una mayor insuficiencia de progesterona.

Síntomas de insuficiencia de progesterona

- Migraña o jaqueca premenstrual
- Síntomas parecidos a los del síndrome premenstrual
- Reglas irregulares o excesivamente abundantes
- Ansiedad y nerviosismo

Síntomas de exceso de progesterona

- Somnolencia
- Modorra, sopor
- Depresión

Nota: Nuestro cuerpo está diseñado para contener niveles muy elevados de progesterona durante el embarazo; por eso son raros los síntomas de exceso de esta hormona. Sin embargo, la depresión es un efecto secundario común de las progestinas (progesteronas sintéticas) como Provera. Y algunas mujeres son tan sensibles a la progesterona que se deprimen incluso con dosis muy pequeñas de progesterona bioidéntica. Las mujeres que sufren este efecto secundario deberían probar a tomar sauzgatillo *(Vitex agnus-castus)* para aumentar de modo natural la producción de progesterona.

PROGESTERONA BIOIDÉNTICA

El suplemento de progesterona bioidéntica alivia los síntomas de insuficiencia de progesterona y los de exceso de estrógeno, restableciendo el equilibrio.

Esto ofrece beneficios a corto y largo plazo. Como ya he dicho, un creciente número de pruebas señalan al predominio estrogénico como importante favorecedor del cáncer de mama o de útero en mujeres vulnerables. Los estudios indican que cuando el suplemento de estrógeno se toma combinado con una dosis apropiada de progesterona (para formar la terapia hormonal sustitutiva), no aumenta el índice de cáncer de útero. Esto es así ya sea la progesterona sintética o bioidéntica. También está claro que Prempro (Premarin y Provera) en las dosis usadas en el estudio WHI aumenta el riesgo de cáncer de mama. Pero aún no tenemos estudios de largo plazo sobre los efectos de la progesterona bioidéntica en el cáncer de mama. (Véase el capítulo 13, «Salud de los pechos».)

Otra ventaja del suplemento de progesterona está relacionada con la capacidad relativamente única de esta hormona de convertirse en otras hormonas según se necesiten. Por ejemplo, si el nivel de progesterona es el adecuado pero el de testosterona está bajo, la progesterona suplementaria puede llegar a convertirse en testosterona; también

FIGURA 10. TIPOS DE PROGESTERONA

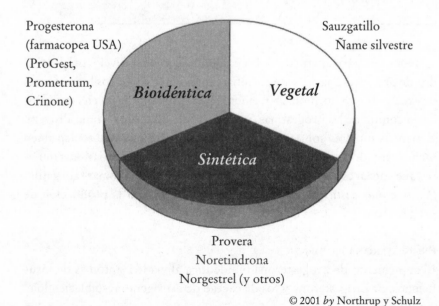

Progesterona
(farmacopea USA)
(ProGest,
Prometrium,
Crinone)

Sauzgatillo
Ñame silvestre

Bioidéntica

Vegetal

Sintética

Provera
Noretindrona
Norgestrel (y otros)

aumenta el nivel de DHEA (véase «Cómo restablecer la función suprarrenal», en el capítulo 4). Dadas las circunstancias correctas, la progesterona suplementaria incluso se puede metabolizar en estrógeno. Este es uno de los motivos de que las mujeres experimenten un alivio sintomático al usar crema de progesterona natural al comienzo de la perimenopausia, cuando hay una enorme variación en los niveles de estas tres hormonas.

La crema de progesterona se vende sin receta, en una concentración del 2 por ciento, y yo la he recomendado durante años. Se aplica con fricción en cualquier parte del cuerpo. Uno de los mejores lugares es directamente en las manos, porque están bien vascularizadas. Pero a muchas mujeres les encanta el efecto de la crema de progesterona como crema facial o corporal. (Recomiendo ProGest Cream de Emerita y PhytoGest Cream de Kevala, que se pueden encargar a Emerson Ecologics en la web *www.emersonecologics.com.*)

También se encuentra progesterona natural al 4 u 8 por ciento en forma de gel (p. ej., Crinone o Prochieve), o en forma micronizada para tomar por vía oral (Prometrium). Ambas requieren receta. Si bien el fabricante no señala este uso, el contenido de las cápsulas de Prometrium se puede aplicar a la piel. He comprobado que esto va muy bien a las mujeres que no toleran la progesterona por vía oral, pero necesitan una dosis más elevada que la que ofrecen las cremas de venta sin receta.

Advertencia respecto a la crema de ñame

Dado que la progesterona bioidéntica suele producirse a partir de ñames silvestres mexicanos, algunas mujeres intentan ahorrar dinero comprando una de las muchas cremas de ese ñame silvestre. El problema es que el ñame sólo contiene un precursor de progesterona, que permanece inactivo una vez que se absorbe por la piel. La conversión del ñame silvestre en progesterona bioidéntica (farmacopea USA) sólo se puede realizar en laboratorio. Las cremas de ñame podrían ofrecen algunos fitoestrógenos beneficiosos, pero no producen los beneficios documentados de la progesterona con calidad de laboratorio.

El problema de la progesterona sintética

La progestina (o progesterona sintética) es otra historia. La que más se receta corrientemente es la medroxiprogesterona acetato (nombres de marca: Provera, Amen). Otras son la noretindrona, el norgestrel y el norgestimato. En realidad, la progestina causa o exagera muchos síntomas (véase la lista en el recuadro). Este es otro motivo de que yo no recomiende ninguna de las terapias hormonales sustitutivas que emplean progestinas. Dados los resultados comprobados en 2002 del estudio WHI, las progestinas también están implicadas como factor de riesgo de accidente cerebrovascular, enfermedad cardiaca y cáncer de mama.

También se ha demostrado que la medroxiprogesterona acetato disminuye algunos de los efectos positivos bien documentados del estrógeno en los vasos sanguíneos; aumenta la resistencia vascular, y la de las arterias cerebrales, e inhibe la circulación sanguínea. En un extenso estudio de mujeres que recibían una terapia continuada consistente en estrógeno más medroxiprogesterona acetato (Prempro es otro ejemplo de este tipo de terapia), se comprobó un notable aumento de infarto de miocardio, muerte por enfermedad de la arteria coronaria y trombosis venosa (coágulos en las venas) durante los dos primeros años de terapia.[18] El reanálisis de los datos de los estudios WHI y de la Salud de las Enfermeras también respalda un efecto adverso de la progestina. En mujeres más jóvenes que tomaban Prempro se comprobó un 30 por ciento de disminución de riesgo de enfermedad cardiaca cuando comenzaron la

---

Síntomas causados por la progestina o progesterona sintética

- Dolor de cabeza
- Depresión
- Aumento de peso e hinchazón
- Irritabilidad
- Falta de deseo sexual
- Posible estrechamiento de los vasos sanguíneos, que produce dolor en el pecho y falta de oxígeno en el corazón

terapia antes de que pasaran diez años de la menopausia; entre aquellas que sólo tomaban estrógeno, la disminución del riesgo fue del 44 por ciento. Yo supongo que la diferencia entre los dos grupos se debió al efecto adverso de la medroxiprogesterona acetato.

La progesterona natural bioidéntica no presenta esos riesgos y sí muchos beneficios. En el famoso estudio PEPI (Postmenopausal Estrogen/Progestin Intervention; Intervención Estrógeno-Progestina Posmenopáusica), la progesterona oral natural en forma micronizada previno los efectos adversos del colesterol que se veían en mujeres que tomaban Provera.

ELLEN: DEMASIADO ESTRÓGENO, MUY POCA PROGESTERONA

Ellen, ceramista e instructora de yoga en una ciudad universitaria, comenzó a notar una sutil obnubilación mental y mareos matutinos durante la primavera del año en que cumplió los 43 años. Un día, cuando estaba poniendo un frasco de aspirinas en su carro de la compra, se dio cuenta también de que, aunque nunca había tenido dolores de cabeza, poco a poco había empezado a tenerlos con frecuencia, y a atribuirlos a la tensión, al cambio de tiempo o al síndrome premenstrual. En una visita a su médico, éste le extrajo una muestra de sangre para analizar el nivel de la hormona foliculoestimulante; el nivel era elevado, y esto lo convenció de que ella estaba menopáusica. Le dijo que sus síntomas (confusión mental, mareos y dolores de cabeza) correspondían a la menopausia, y que se le aliviarían si tomaba hormonas suplementarias. Le recetó Premarin para que lo tomara diariamente, y Provera para los doce últimos días de cada mes. A los pocos días, Ellen se sentía fatal; lo que antes parecía un dolor de cabeza debido a la tensión, se había convertido en una terrible migraña; se sentía deprimida e inquieta, tenía dificultad para dormir y la mayoría de los otros síntomas persistían.

Es cierto que los síntomas que experimentaba Ellen se correspondían con los del climaterio, pero teniendo en cuenta su juventud relativa y que esos síntomas los tenía hacía sólo unos meses, era probable que estuviera en la fase inicial de la perimenopausia, la cual en muchas mujeres va acompañada por un nivel bajo de progesterona y un exceso relativo de estrógeno. El análisis de sangre para ver su nivel de hormona foliculoestimulante, en que su médico basó su diagnóstico de menopausia, es

El mismo perro con distinto collar

La última innovación en la terapia hormonal sustitutiva son las combinaciones ya preparadas. Las hormonas sintéticas que se usan en estos preparados existen desde hace años; lo diferente es el envase y la forma de recetarlas. El preparado más empleado, Prempro, es una combinación de Premarin y Provera. Otros son Ortho-Prefest (combinación de estradiol bioidéntico y la progestina norgestimato) y FemHRT (estradiol sintético más noretindrona sintética). La ventaja de estas combinaciones es que son cómodas y, supuestamente, las mujeres no tienen ninguna hemorragia mensual si las toman. El problema es que muchas experimentan goteos y sangrados intermitentes durante meses, hasta que su cuerpo se acostumbra a la combinación, motivo por el cual muchas dejan de tomarlas. El principal inconveniente de estas combinaciones es que todas contienen algún tipo de progestina, lo que aumenta las posibilidades de que la mujer sufra efectos secundarios parecidos al síndrome premenstrual, y también podría aumentar su riesgo de contraer enfermedad cardiaca y cáncer de mama. (Para ser justa, debo decir que en el reanálisis de los datos de los estudios WHI y Salud de las Enfermeras, realizado en 2006, sí se comprobó una disminución del riesgo de enfermedad cardiaca en mujeres más jóvenes, incluso en aquellas que tomaban Prempro, que contiene una progestina o progesterona sintética. Pero, ¿para qué correr un riesgo cuando existen otras formas de progesterona?)

un modo inexacto de evaluar el cuadro completo; es como mirar un solo fotograma de una película muy larga. De hecho, los síntomas que experimentó después de tomar el estrógeno que le recetó el médico correspondían a una sobredosis de estrógeno.

Sin saber nada de esto, Ellen hizo lo que le dictaba su intuición: dejó de tomar el estrógeno. Antes de que transcurrieran veinticuatro horas, empezó a sentirse mejor, y juró mantenerse firme y no volver a ver a ese médico. Pero los síntomas que tenía al principio persistieron; finalmente, una amiga le recomendó otro médico, que le pidió un análisis salival para ver los niveles de estrógeno, progesterona y testosterona. Los resultados confirmaron que estaba en una primera fase de la perimenopausia, y su principal cambio hormonal era un bajo nivel de progesterona. Ahora se siente mucho mejor usando una crema de progesterona natural para compensar suavemente la disminución de esa hormona en su cuerpo, y entiende muchísimo más acerca del proceso de transición. «Soy una obra en desarrollo», escribe. «Mi situación hormonal está cambiando, y sé que lo que me va bien ahora podría necesitar unas pocas modificaciones dentro de seis meses.»

Testosterona

La testosterona se produce en los ovarios y en las glándulas suprarrenales. Su principal tarea es proporcionar energía vital afirmadora e impulso sexual. La testosterona y otros andrógenos aumentan la facilidad de la mujer para excitarse sexualmente, así como la frecuencia con que actúa según su deseo e inicia la actividad sexual. También aumenta la sensibilidad de las zonas erógenas, la frecuencia del orgasmo, la intensidad de las fantasías sexuales y la incidencia de sueños orgásmicos.

No en todas las mujeres disminuye el nivel de testosterona en la perimenopausia; de hecho, en algunas aumentan los niveles de andrógenos. Pero si la mujer sufre de agotamiento suprarrenal debido a estrés crónico (véase el capítulo 4), puede producirse un bajón drástico del nivel de testosterona, con síntomas de disminución de la libido y agotamiento de la energía general. La extirpación quirúrgica de los ovarios, el útero o ambos, la quimioterapia y la radioterapia o una enfermedad del sistema inmunitario también contribuyen a un bajón del nivel de testosterona, lo bastante fuerte para causar síntomas.

Por motivos que aún falta aclarar, algunas mujeres experimentan una disminución gradual de su nivel de testosterona desde los primeros años de la edad adulta hasta la vejez, mientras que otras continúan produciendo abundante testosterona durante toda su vida. Las glándulas suprarrenales tienen su papel en esto, sin duda, pero está por verse si existen otros factores. Antes de decidirse a probar con un suplemento de testosterona, es esencial tener la confirmación de su insuficiencia, mediante análisis de laboratorio, salival o de sangre, de la testosterona libre (no enlazada). En cuanto a otros síntomas menopáusicos, hay un considerable solapamiento entre las tres hormonas. En muchas mujeres, por ejemplo, la disminución del impulso sexual se debe a una insuficiencia de estrógeno, mientras que el nivel de testosterona puede ser normal. No tiene ningún beneficio tomar testosterona suplementaria si no hay insuficiencia. Y muchas mujeres con un nivel de testosterona bajo tienen un impulso sexual normal (véase el capítulo 9).

Es importante hacer hincapié en esto, porque actualmente muchas mujeres piden testosterona suplementaria pensando que le va a dar un buen empujón a su decaída vida sexual. Si hay insuficiencia, los beneficios son, entre otros, la intensificación del impulso sexual y mejoría del funcionamiento sexual, un mayor grado de energía general, un mejor tono muscular y mejoría del estado de ánimo y la actitud. También se ha demostrado que normalizar el nivel de testosterona contribuye a mejorar la densidad mineral de la masa ósea. Incorporada a una crema vaginal, también restablece el grosor y la lubricación normales de la pared vaginal. Pero si no hay insuficiencia, es probable que el suplemento lleve a un exceso de testosterona, cuyos síntomas la mayoría de las mujeres encuentran indeseables.

La testosterona bioidéntica o la precursora suprarrenal de la testosterona, DHEA (deshidroepiandrosterona), se pueden comprar en farmacias que elaboran fórmulas, y las pueden usar como crema para la piel o la vagina las mujeres que lo necesiten. La DHEA se vende sin receta, pero la calidad varía considerablemente; recomiendo la de calidad farmacéutica, que se encuentra en farmacias especializadas en fórmulas y en Emerson Ecologics (visita *www.emersonecologics.com*). Recomiendo 5 mg de DHEA sublingual fabricada por Douglas Laboratories; la dosis sugerida es de media a una tableta diaria, o la que se especifique. También se encuentra testosterona en parches.

Existe una testosterona sintética, la metiltestosterona, que se encuentra en comprimidos, o mezclada con estrógeno en un preparado llamado Estratest, que no recomiendo.

Cómo decidir si tomar o no hormonas

Que se deba o no se deba tomar hormonas suplementarias en la menopausia depende de un buen número de factores, entre ellos, la salud física general, el bienestar emocional y espiritual, la situación nutricional, el estilo de vida, etcétera. Todos estos factores influyen en lo

Síntomas de insuficiencia de testosterona

- Disminución de la libido
- Deterioro de la función sexual
- Menor energía general
- Menor sensación de bienestar
- Caída del vello púbico

Síntomas de exceso o sobredosis de testosterona

- Perturbaciones anímicas
- Acné, particularmente en la cara y el cuero cabelludo
- Crecimiento de pelo facial
- Voz más ronca

bien que los sitios secundarios de producción hormonal satisfacen las nuevas necesidades del cuerpo. Para algunas mujeres, el solo hecho de saber que los síntomas perimenopáusicos son temporales es un motivo suficiente de tranquilidad, y están dispuestas a experimentarlos sin enmascararlos con medicamentos. Una vez que nos relajamos y dejamos que desaparezcan nuestros miedos y resistencia, es muy posible que los síntomas disminuyan en intensidad. Esto es el «efecto placebo» en acción, y también es un factor importante en los tratamientos para la menopausia. Saber que podemos pedir y recibir ayuda genera su propia energía sanadora.

Primero evaluar para después tomar la decisión

Antes de decidirse por la terapia hormonal sustitutiva, es importante que la mujer se mire con sinceridad y revise su historial médico y el de sus familiares, para poder tener un cuadro fiel de sus objetivos y necesidades. Algunas mujeres necesitan tomar o usar hormonas para sentirse bien; a otras no les hace ningún bien. Algunas producen naturalmente hormonas suficientes para pasar por la menopausia sin ayuda externa. Otras no pueden hacer las conversiones necesarias para mantener el equilibrio hormonal correcto. Y a otras les han extirpado los ovarios y necesitan apoyo hormonal suplementario, por lo menos hasta haber llegado a la edad en que suele venir la menopausia.

Pese a la reciente buena noticia acerca de la terapia hormonal y la enfermedad cardiaca, es mejor tener cautela y los ojos bien abiertos para considerar la posibilidad del uso prolongado de estrógeno para prevenir la enfermedad crónica. Sin embargo, pocos estarán en desacuerdo en que la terapia hormonal puede ser muy útil para muchas mujeres durante la transición perimenopáusica, cuando son peores los síntomas. Pero para algunas mujeres, los beneficios de una terapia hormonal de largo plazo podrían superar los riesgos, por ejemplo, cuando hay un historial de osteoporosis en la familia o cuando la mujer se siente mucho mejor tomando hormonas que no tomándolas.

Dada la naturaleza de la ciencia, la medicina y la industria farmacéutica, se puede esperar que continúe cambiando la sabiduría tradicional acerca de la terapia hormonal sustitutiva. Por lo tanto, mantente informada. Si tienes síntomas perimenopáusicos que no se alivian con otros métodos, prueba la terapia hormonal y continúa con ella, digamos, alrededor de un año, y luego baja la dosis y observa cómo te sientes. Si te sientes bien, bájala, y continúa bajándola hasta dejarla del todo. En cambio, si decididamente te sientes mejor con la terapia, continúa con ella y reevalúa tu decisión una vez al año.

El primer paso necesario para tomar la decisión sobre seguir la terapia hormonal o no es identificar los factores de riesgo y decidir cuánto peso les quieres dar.

Con «cuánto peso les quieres dar» quiero decir que sólo tú tienes el poder para decidir cuánta influencia tiene tu marco cultural y familiar en tu realidad. Las molestias perimenopáusicas son una realidad para la mayoría de las estadounidenses, mientras que las mujeres de otras culturas tienen una experiencia diferente. Los estudios indican que mientras el 70-85 por ciento de las estadounidenses tienen sofocos, sólo el 18 por ciento de las obreras fabriles de Hong Kong los experimentan.[19] Te aseguro que la biología de los ovarios de las mujeres chinas no es diferente de la nuestra. Esto nos habla de la fuerza que tienen las expectativas y de cómo una cultura llega a dictar lo que experimenta cada persona. Sin embargo, todas y cada una de nosotras tenemos el poder para reconocer esta influencia y cambiar nuestra reacción a ella.

Las estadísticas pronostican lo que les ocurrirá a los grupos en general, no a cada persona en particular. Los estudios han demostrado que la

Opciones hormonales seleccionadas

PRODUCTO	VÍA DE ADMINISTRACIÓN	ESTRÓGENO	PROGESTERONA	BIOIDÉNTICAS O SINTÉTICAS
Ogen	Crema vaginal	Estropipato	Ninguna	Sintética
Estring	Anillo vaginal de silicona	Estradiol	Ninguna	Bioidéntica
Aygestin	Oral	Ninguno	Noretindrona acetato	Sintética
Provera	Oral	Ninguno	Medroxiprogesterona acetato	Sintética
Amen	Oral	Ninguno	Medroxiprogesterona acetato	Sintética
Prometrium	Oral	Ninguno	Progesterona micronizada	Bioidéntica
Crinone	Gel vaginal	Ninguno	Progesterona	Bioidéntica
Prochieve	Gel vaginal	Ninguno	Progesterona	Bioidéntica
Prempro	Oral	Estrógenos equinos conjugados	Medroxiprogesterona acetato	Sintéticas
FemHRT	Oral	Etinilestradiol	Noretindrona acetato	Sintética
Ortho-Prefest	Oral	17-ß-estradiol	Norgestimato	Estrógeno bioidéntico; progesterona sintética
Combi-Patch	Parche dérmico	Estradiol	Noretindrona acetato	Estrógeno bioidéntico; progesterona sintética

fe de una mujer en (o su rechazo de) las creencias o normas culturales, genéticas y familiares tiene un importante papel en cómo se manifiesta su realidad. Las personas a las que en su familia se las llama «la oveja negra» son las menos propensas a caer víctimas de las enfermedades que se dan en su familia, tal vez porque con su actitud y comportamiento rechazan las normas familiares y actúan de un modo distinto. Dado que la mayoría de los profesionales de la salud están formados para consultar las estadísticas antes de tomar una decisión o hacer un pronóstico sobre nuestra salud, es esencial que cada una fortalezca su capacidad innata para convertirse en una «oveja negra» cuando esta postura pueda mejorar su salud y su actitud ante la vida.

Si bien los estudios científicos podrían cambiar nuestra forma de pensar acerca de algo, nuestro comportamiento y lo que hacemos con la información científica están mucho más configurados por nuestras relaciones cotidianas con amigos y familiares que por cualquier otro factor. Si, por ejemplo, has visto revivir a tu madre, tu hermana o tu mejor amiga después de tomar algún tipo de hormonas suplementarias, tu actitud será muy positiva respecto a los beneficios de este tratamiento. En cambio, si has visto a una mujer cercana a ti sufrir de migrañas y dolor en los pechos y aumentar de peso por tomar una dosis muy elevada de estrógeno, no vas a sentir mucho entusiasmo por probarlo tú. Y si estás rodeada de tías, abuelas y otras mujeres mayores que están sanas, viven hasta bien pasados los noventa con buena salud y jamás han tomado ningún tipo de suplemento hormonal, tu modelo interior de lo que ocurre después de la menopausia sin tomar medicación será muy positivo.

En mi legado personal hay enfermedades cardiovasculares. Mi madre perdió a sus padres a causa de enfermedades cardiacas, y mi amado padre se desplomó y murió en la pista de tenis a los 68 años, víctima de la ruptura de un aneurisma cerebral. Mi madre sólo tenía 52 años entonces, y estaba en la perimenopausia; acabó su climaterio siendo viuda, durante una época en que se suponía que las mujeres se marchitaban física y socialmente después de la menopausia. Aunque mi madre tiende a evitar el saber ortodoxo en general y las visitas al médico en particular, a su hermana y a sus amigas les repetían una y otra vez que sin Premarin se convertirían en viejecitas de esqueleto frágil y corazón débil. Pero mi madre recibía esos pronósticos con un despectivo movimiento de la mano. Ahora, a sus ochenta años, sube montañas cargada con una pesada mochila y esquía en círculos a mi alrededor en las pendientes; tiene una activa vida social, la mente clara, la tensión arterial en 12/6, y jamás ha entrado en su vibrante cuerpo ninguna forma de estrógeno suplementario (de vez en cuando se pone una pizca de crema de progesterona porque le va bien para los «crujidos» de algunas articulaciones).

¿Cuál de los legados de mi familia voy a heredar? Creo firmemente que mediante las elecciones físicas y emocionales que hago, y las expectativas y creencias con que vivo mi vida, configuro mi futuro. Creo que mis hijas y nietos harán lo mismo. ¿Me gustaría tener la salud de que goza mi madre ahora cuando yo tenga su edad? Ciertamente sí, pero creo que eso ocurrirá porque lo he elegido, no porque lo haya heredado.

¿Cuáles son tus objetivos?

Muchísimas mujeres (y muchísimos médicos) consideran la decisión sobre la terapia hormonal sustitutiva como un sí o un no. Yo quiero reformularla como un proceso. A modo de primer paso, es importante que definas los objetivos que esperas conseguir con la terapia hormonal sustitutiva. Contrariamente al mensaje que transmite la propaganda farmacéutica, esta terapia no nos da los medios para retroceder en edad, negar el proceso de envejecimiento y mantenernos jóvenes toda la vida. En realidad, eso sería contraproducente para nuestra salud física, emocional y espiritual. Si estás resuelta a negar que te encuentras en la segunda mitad de tu vida, la terapia hormonal sustitutiva no te va a poner en paz con esa realidad. Sin embargo, un programa hecho a tu medida, con o sin hormonas suplementarias, sí puede aliviar los síntomas físicos que experimentas y la preocupación que sientes por tu salud para que puedas concentrar tu energía en descubrir tus pasiones creativas, que de por sí pueden atizar las llamas de tu fuerza vital. La terapia hormonal sustitutiva sirve para enmascarar las palpitaciones cardiacas y la irritabilidad que suelen acompañar a la perimenopausia, pero no resuelve los problemas de relación subyacentes que tal vez recurren a esos síntomas para llamarte la atención.

Cada día son más los estudios que demuestran lo eficaces que pueden ser métodos como el cambio dietético, los suplementos nutritivos, el ejercicio y las hierbas para apoyar a la mujer durante su transición menopáusica. Aunque algunos médicos todavía no conocen estos métodos y por lo tanto no te hablarán de ellos, suelen dar tan buen resultado como las hormonas suplementarias, o incluso mejor. También se pueden emplear junto con las hormonas sustitutivas, para reducir sus dosis, sus efectos secundarios y sus posibles riesgos. Es decir, no hay por qué elegir necesariamente entre la terapia hormonal sustitutiva y los métodos alternativos. Imagínate el apoyo perimenopáusico como un bufé libre; eliges lo que te atrae en cada momento y dejas lo que no te atrae.

Participación activa en la decisión

Para nuestras madres y abuelas, la decisión de tomar hormonas sustitutivas o no solía ser pasiva; en realidad, quien tomaba esa decisión era su médico (¡o incluso su marido o su mejor amiga!), y su participación se limitaba a ser una «buena paciente». O decidían sencillamente no tomar ninguna decisión y dejar pasar el tiempo. En esa época había muy pocos preparados hormonales, de modo que sólo había dos opciones: tomarlos o no. Y hasta hace muy poco, los posibles beneficios solían estar muy oscurecidos por los efectos secundarios de los medicamentos erróneos o por el miedo a las consecuencias a largo plazo. En los años noventa, sin ir más lejos, menos del 20 por ciento de estadounidenses tomaban hormonas suplementarias, y las que lo hacían solían dejar de tomarlas antes de los seis meses.[20]

Actualmente muchas mujeres están más confundidas que nunca acerca de la terapia hormonal (y también sus médicos). Parte de esta confusión se debe a que los primeros informes sobre el estudio Women's Health Initiative parecían condenar todo tipo de terapia hormonal. En realidad, las mujeres que participaron en el estudio cuyos informes se publicaron en 2002 tomaban la misma dosis de un solo tipo de combinación hormonal, Prempro. Y el análisis de 2006 de los datos del estudio, que indicaban un menor riesgo de enfermedad cardiaca para las mujeres que iniciaron la terapia siendo más jóvenes, es una esperanza, un rayo de luz en una nube oscura. Pero todavía hay muchas preguntas sin respuesta, además del irrefutable mayor riesgo de cáncer de mama con Prempro. Una cosa está clara: necesitamos mucha más investigación acerca del papel de las hormonas, particularmente de las bioidénticas en dosis bajas.

Al mismo tiempo necesitamos recordar que la medicina siempre será un arte, no una ciencia exacta. A comienzo de los años noventa, la ciencia parecía indicar que la mayoría de las mujeres perimenopáusicas se beneficiaría de la terapia hormonal sustitutiva. A algunas incluso se las echaba de la consulta del médico si ponían en duda esa creencia. Después el péndulo osciló hasta el otro lado; ahora está volviendo al centro. Además de la pregunta «¿Deseo o necesito terapia hormonal, al menos por ahora?» tenemos que preguntar también «¿De qué tipo? ¿De qué potencia? ¿Por cuál vía de administración? ¿Para qué? ¿Durante cuánto tiempo? ¿Cuáles son los riesgos?».

El número de opciones puede amilanar al principio, pero al final te sentirás mucho mejor respecto a tu decisión sobre la terapia hormonal si estás bien informada acerca de los hechos y realidades, conoces tus opciones y estás dispuesta a escuchar a tu guía interior además del consejo de tu médico. Y aunque no recomiendo recurrir a esta terapia como medio para adormecerse y no sentir lo que ocurre en el cuerpo y la mente durante la perimenopausia, no se gana nada con sufrir. Dada la gama de fórmulas y dosis que tenemos a nuestra disposición, así como también las alternativas a esta terapia, nos podemos crear un programa de tratamiento individual que nos apoye durante el cambio, en lugar de servirnos sólo para negar lo que está ocurriendo.

EVIE: FRAGILIDAD DIABÉTICA, FRAGILIDAD HORMONAL

Evie es una agente de seguros enérgica y optimista que se niega en redondo a dejar que la diabetes que sufre desde los trece años domine su vida. Controla periódicamente sus niveles de glucosa y se pone dos inyecciones de insulina diarias, pero se la considera diabética «frágil» y todavía sufre por lo menos una crisis al año.

Se toma bien esas crisis, lo cual a veces exaspera a sus amigos y seres queridos, que desean que se tome «más en serio» su enfermedad. Ella reconoce que se pone «quisquillosa» cuando se preocupan mucho por ella. También ha comenzado a ver la conexión entre el estado de su diabetes y el estado de sus emociones. Cuando está enfadada con alguno de sus hijos, con su jefe o con su marido, sus necesidades insulínicas y dietéticas cambian drástica y rápidamente. Tampoco fue ninguna sorpresa para su médico que, debido a sus problemas metabólicos, se le desmadraran los niveles de azúcar en la sangre mientras ella pasaba a saltos y trompicones su transición menopáusica. Refiriéndose a ese desmadre en los niveles de todo, Evie escribe: «Cerca de casa hay un parque de atracciones con una montaña rusa que francamente da miedo. Digamos que los tengo saltones: el estrógeno, la glucosa, la hormona foliculoestimulante, etcétera, todos dando botes como en esa montaña rusa».

La doctora Jerilynn Prior, investigadora en hormonas, catedrática de endocrinología y metabolismo en la Universidad de Columbia Británica, y fundadora y directora científica del Centre for Menstrual Cycle and Ovulation Research (CeMCOR), llama «estación de tormentas de estrógeno» a esta fase. Ha escrito un libro muy útil titulado precisamente así (Centre for Menstrual Cycle and Ovulation Research, 2005. Para más información, entra en el sitio web de este centro, en *www. cemcor.ubc.ca.*)

Puesto que sus niveles de todo eran tan irregulares y sensibles, era difícil controlárselos, pero probando una y otra vez, ella y su médico lograron llegar a una terapia hormonal sustitutiva que le aliviaba suavemente las molestias, le estabilizaba el metabolismo (y por lo tanto los niveles de glucosa) y apoyaba a su cuerpo durante la transición. «Fue un viaje bastante difícil durante un tiempo, pero a las pocas semanas de conseguir niveles hormonales correctos noté la diferencia.»

Aclarar las necesidades

Para hacer la mejor elección, tienes que ver con claridad tus necesidades y luego participar activamente en satisfacerlas. Esto podría significar consultar a más de un profesional de la salud, por ejemplo, un herbolario además del ginecólogo. También podría significar pedirle a tu médico que pruebe un método que no conoce y comparta la responsabilidad de los resultados contigo.

Para empezar, considera los ocho factores de salud siguientes y determina si hay alguno que se pueda aplicar a ti. Esto te servirá para enfocar tus pensamientos y ver qué programa hormonal seguir, si quieres seguir alguno, y durante cuánto tiempo.

Factor 1. Quieres un alivio de las molestias, sobre todo de los sofocos, que te perturban el sueño. Este es el motivo más común para elegir la terapia hormonal sustitutiva, especialmente de estrógeno. Pero las molestias que produce son también la causa más común para dejar de tomar el suplemento hormonal: o bien la fórmula o bien la dosis no es la correcta para el metabolismo de la mujer, y aparecen efectos secundarios persistentes y/o síntomas de sobredosis.

Si el alivio de los síntomas es tu único motivo para desear un tratamiento, probablemente éste sólo será necesario hasta que se complete la transición perimenopáusica, lo cual se confirma o bien por la falta de reglas durante al menos un año o por los análisis de laboratorio reseñados en el capítulo 4. Podría haber un breve periodo de ajuste parecido a la perimenopausia cuando dejes el tratamiento hormonal, pero si lo abandonas paulatinamente a lo largo de varios meses, por lo general los síntomas son leves. Muchas mujeres dejan la terapia hormonal una vez que han establecido un buen programa de salud que incluye hierbas, soja, ejercicio o suplementos dietéticos. Este método suele suavizar el periodo de ajuste.

Si deseas un alivio de los síntomas pero prefieres no tomar hormonas suplementarias, existen muchos productos no hormonales de venta sin receta, o tratamientos recetados por profesionales de la salud como naturópatas y acupuntores. (Véase el capítulo 6.)

Factor 2. Sufres de síntomas urogenitales. El medio hormonal de nuestro cuerpo influye mucho en la salud del revestimiento vaginal y los tejidos uretrales. La mujer podría desear alivio de la incontinencia por esfuerzo (se escapa orina al toser, estornudar, reír o levantar objetos pesados), incontinencia por urgencia (dificultad para llegar al lavabo sin que se escape la orina), infecciones vaginales fúngicas recurrentes, sequedad vaginal y/o molestia o dolor durante el coito, infecciones recurrentes de las vías urinarias o frecuencia urinaria (necesidad de orinar más de ocho veces durante el día, o una o más veces durante la noche).

Tomar estrógeno (por vía oral o tópica) y/u hormonas andrógenas (por vía oral, en parche dérmico o en crema vaginal) va bien para mantener sanos los tejidos vaginal y uretral, aun en dosis relativamente pequeñas. De 1 a 2 mg de testosterona natural en crema aplicados en la vagina dos o tres veces a la semana, por ejemplo, suele ser lo único que se necesita. Y a veces los fitoestrógenos presentes en hierbas, la soja o las semillas de lino restablecen la humedad, la flexibilidad y la resistencia que el tejido vaginal tenía antes de la menopausia. (Véase el capítulo 6.)

En estudios de finales de los años noventa se comprobó que la terapia hormonal tradicional por vía oral aumenta el riesgo de incontinencia urinaria, por motivos que no están del todo claros. Lo que sí está claro es que los problemas urinarios suelen desaparecen solos, sin ningún tratamiento.

Factor 3. Tienes bien el corazón ahora, pero estás en mayor riesgo de contraer una enfermedad cardiovascular. Normalmente un mayor riesgo de enfermedad cardiaca en la mujer está relacionado con: 1) el historial familiar (enfermedad cardiaca o infarto en el padre cuando tenía menos de 55 años, o en la madre u otra familiar de primer grado cuando tenía menos de 65 años) y todas las emociones que acompañan a estas cosas; 2) factores del estilo de vida como fumar o hacer muy poco ejercicio, o 3) un factor de predisposición como un nivel bajo de colesterol HDL (el «bueno»), un nivel alto de colesterol LDL (el «malo») o un nivel elevado de triglicéridos.

A partir de comienzos de los años ochenta, los médicos recetaban liberalmente la terapia hormonal a las mujeres para prevenir la enfermedad cardiaca debido a que un gran número de estudios epidemiológicos demostraban claros beneficios. El estrógeno baja el nivel del colesterol LDL (el «malo») y aumenta el del HDL (el «bueno»).[21] También tiene un efecto positivo en las paredes de los vasos sanguíneos, en lo que interviene el óxido nítrico, sustancia química producida en el cuerpo que dilata los vasos sanguíneos. (El Viagra y otros fármacos para la impotencia masculina también ejercen su efecto por las vías del óxido nítrico.)

Pero entonces, en 2002, se interrumpió bruscamente la rama del estudio Women's Health Iniciative (WHI) que probaba en miles de mujeres el efecto de Prempro comparándolo con el de un placebo, debido a que este fármaco era causa de un aumento de accidentes cerebrovasculares y ataques al corazón, y los profesionales de la medicina se retiraron de su anterior posición respecto a la terapia hormonal y la enfermedad cardiaca. Este fue el primer estudio de larga duración sobre la terapia hormonal con un grupo de control tomando un placebo, y demostró claramente que los riesgos de Prempro para el sistema cardiovascular superan a sus beneficios. Pero el nuevo análisis de los datos, publicado en 2006, tanto del estudio WHI como del de las Enfermeras, ha demostrado que cuando las mujeres comienzan la terapia hormonal dentro de los diez años después de la menopausia, disminuyen sus riesgos de enfermedad cardiaca desde un mínimo del 11 por ciento hasta el 30 por ciento. Resulta que la mayoría de las mujeres que participaron en el primer estudio WHI comenzaron a tomar Prempro cuando eran mayores de sesenta años y habían sobrepasado en mucho la edad de la menopausia. Nadie sabe cómo interpretar exactamente estos datos, pero está claro que el estrógeno puede ser saludable para el corazón de algunas mujeres.

El problema aquí es que Prempro no es sinónimo de todas las terapias hormonales. Contiene una progesterona sintética o progestina, la que se sabe que anula los efectos beneficiosos del estrógeno en los vasos sanguíneos. Además, en el estudio WHI las hormonas se administraron por vía oral. Esto aumenta el riesgo de formación de trombos, porque las hormonas tomadas por vía oral se procesan en el hígado y la consecuencia es un aumento de los factores coagulantes, sobre todo en mujeres mayores. De todos modos hay datos convincentes que sugieren que el estrógeno bioidéntico solo, sin progestina, aplicado en la piel en dosis bajas y a niveles fisiológicos, podría ser beneficioso para el sistema cardiovascular de algunas mujeres. Por desgracia, la mayoría de las combinaciones hormonales a la venta contienen progestinas (progesteronas sintéticas), entre ellas Prempro, Combipatch, FemHRT y Activella. Estudios de mujeres que comenzaron la terapia hormonal pronto después de la menopausia han demostrado un menor riesgo de muerte por enfermedad cardiaca. En la parte del estudio WHI publicado en 2002, en cambio, la edad media de las mujeres que participaron era 63 años.[22]

Estoy convencida de que el estrógeno produciría beneficios mucho mayores si las mujeres emplearan combinaciones individualizadas compuestas por hormonas naturales bioidénticas. Debido a su perjudicial efecto en los vasos sanguíneos, creo que es más peligroso tomar progestinas (especialmente Provera o Amen) que no tomar ninguna hormona. Entre los métodos probados para reducir el riesgo de padecer una enfermedad cardiaca están también evitar fumar, hacer ejercicios vigorosos periódicamente, tomar suplementos como la vitamina E, seguir una dieta rica en frutas y verduras, consumir productos derivados de la soja y mantener un peso normal. (Véase mi programa para la salud del corazón, en el capítulo 14.)

Factor 4. Ya te han diagnosticado una enfermedad cardiaca. Ya está claro que la terapia hormonal, al menos en la forma de Prempro (Premarin y Provera), aumenta el riesgo de accidente cerebrovascular y de ataque al corazón en mujeres mayores, las cuales tienen más probabilidades de sufrir una cardiopatía.

Muchos científicos creen que esto se debe al aumento de sustancias químicas estimuladas por las hormonas y llamadas «factores inflamatorios», como la proteína C-reactiva, de la que se encontró un 85 por ciento más de lo normal en la sangre de mujeres que tomaban hormonas suplementarias. Sin embargo, este es otro caso en que es necesario leer la letra pequeña. Como ya he dicho, creo que el mayor riesgo de la terapia hormonal tradicional se debe principalmente a los efectos adversos de la medroxiprogesterona acetato (Provera y Amen). También es cierto que desde hace tiempo se relaciona el estrógeno en dosis elevadas con un mayor riesgo de formación de coágulos sanguíneos (trombos) que predisponen al ataque al corazón, especialmente en las fumadoras.

Lo esencial es lo siguiente: tenga o no tenga una enfermedad cardiaca, la mujer debe evitar las progesteronas sintéticas (o progestinas) y tomar un estrógeno natural en la dosis más baja posible. Y nadie debe tomar estrógeno como medio para tratar una enfermedad cardiaca ya diagnosticada.

Factor 5. Estás en mayor riesgo de tener osteoporosis o ya te han diagnosticado pérdida de masa ósea. Una mujer cuya madre o abuela tiene osteoporosis está en mayor riesgo de sufrir este trastorno potencialmente discapacitador, aunque no se sabe si esto se debe a la herencia genética o a que tendemos a «heredar» hábitos, estilos de vida y expectativas que podrían predisponernos a una debilidad ósea (en el capítulo 12 encontrarás otros factores de riesgo, muchos de los cuales podemos controlar). El estrógeno suplementario contribuye sin duda a prevenir la pérdida de masa ósea que acompaña a la menopausia, y su toma continuada disminuye un 50 por ciento o más el riesgo de fractura de huesos. El efecto protector del estrógeno sólo dura mientras se toma.

Los andrógenos como la testosterona también desempeñan un papel protector de la salud ósea. Las mujeres que tienen naturalmente elevado el nivel de testosterona corren menos riesgo de fracturas de hueso por osteoporosis. Se ha comprobado que la toma de testosterona en dosis bajas va bien para mantener la masa ósea.

También se ha comprobado que un buen número de fármacos previenen la pérdida de masa ósea y disminuyen el riesgo de fractura, entre ellos la calcitonina, los bifosfonatos como el alendronato (Fosamax) y los moduladores selectivos de receptores de estrógeno (MSRE) como el tamoxifeno (Nolvadex) y el raloxifeno (Evista). Igual que las hormonas suplementarias, sólo son eficaces mientras se toman.

Otras formas muy eficaces para mantener la densidad ósea y disminuir el riesgo de fractura, tanto durante la perimenopausia como después, son un consumo elevado de proteína de soja, el ejercicio periódico con pesas y la vitamina D.

Factor 6. Estás en mayor riesgo de padecer la enfermedad de Alzheimer. En este punto de nuestra limitada comprensión de este trastorno cerebral, el historial familiar es el factor más fuerte en cuanto a la predisposición, aunque muchas personas que la contraen no tienen ninguna predisposición genética. Hay menos consenso respecto a la sugerencia de algunos estudios de que una ingestión elevada de aluminio (por usar ollas de este metal o comer alimentos envasados en él) también podría aumentar el riesgo de contraer esta enfermedad.

Lo que está claro es que todas las hormonas pueden afectar el funcionamiento del cerebro (andrógenos, progesterona y estrógeno) y que muchas mujeres continúan tomándolas toda la vida para proteger su cerebro. De hecho, en un estudio británico realizado en 2000, se comprobó que entre mujeres posmenopáusicas que no seguían ninguna terapia hormonal, aquellas cuyo nivel de estradiol endógeno era mayor tenían menos probabilidades de padecer la enfermedad de Alzheimer.[23] Pero los estudios no han demostrado que el estrógeno disminuya el riesgo de demencia. Algunos estudios incluso sugieren que el estrógeno, más o menos progestina, podría aumentar el riesgo. Y hay muchas otras cosas que la mujer puede hacer para proteger sus funciones mentales más adelante en la vida. (Véase el capítulo 10, «Nutrición del cerebro».)

Factor 7. Estás en mayor riesgo de contraer cáncer de mama, de útero, de ovario o de intestino. Un historial personal o familiar de cualquier tipo de cáncer relacionado con hormonas provoca una gran ansiedad cuando se trata de tomar una decisión respecto a la terapia hormonal. He aquí los hechos: estudios recientes indican que la dosis y la fórmula del tratamiento hormonal sustitutivo son factores importantes en el problema del cáncer. Todos los tipos de estrógeno, tomados en dosis elevadas y durante mucho tiempo, pueden estimular el desarrollo de cánceres de mama, de útero y de ovarios, porque el estrógeno es un factor de crecimiento o desarrollo de esos tejidos; los estrógenos producidos por el cuerpo también lo son. El Premarin podría ser más cancerígeno que los estrógenos bioidénticos, debido a su conexión con lesiones en el ADN y a que tiene un efecto biológico más fuerte que los estrógenos bioidénticos, en especial cuando estos se toman o usan en dosis bajas. Es decir, es posible que el mayor riesgo de cáncer de mama y de útero demostrado en los estudios se haya debido a una sobredosis de estrógenos o a la utilización de un tipo incorrecto de estrógeno, y no al estrógeno como tal. El añadido de progestina complica más las cosas. Los resultados del estudio Women's Health Iniciative (WHI) publicados en 2002 demostraban claramente que las mujeres que tomaron el fármaco combinado Prempro durante cinco o más años tenían un mayor riesgo de cáncer de mama que aquellas que tomaron un placebo. No todos los estudios demuestran un mayor riesgo de cáncer de mama con la terapia hormonal. De hecho, en la rama del estudio WHI en que las mujeres tomaban estrógeno solo no se comprobó un aumento del riesgo. Pero claro, esas mujeres ya habían pasado por histerectomía y es probable que estuvieran en menor riesgo.

Si el estrógeno se toma de una manera más parecida al modo como se produce en el cuerpo, en dosis fisiológicas calibradas según las necesidades del organismo, bioidéntico y acompañado por progesterona bioidéntica, no sintética, comienza a perder su perfil siniestro. (Véase el capítulo 13.)

La mujer que está en la categoría de mayor riesgo de cáncer de mama, de útero o de ovarios, pero desea apoyo durante la fase sintomática de la perimenopausia, tiene dos opciones que difícilmente tendrían un efecto adverso en ese riesgo. Una de esas opciones es tomar hormonas bioidénticas en la menor dosis posible durante los años (cinco o menos) en que los síntomas son más molestos; esto entraña controlar cuidadosamente las dosis con la ayuda de análisis de saliva o de sangre para comprobar su nivel de hormonas libres, de modo que no tome más de lo que es necesario para lograr el equilibrio fisiológico y el alivio de los síntomas. La otra opción es el tratamiento no hormonal, con hierbas. (Véase el capítulo 6.)

Respecto al cáncer colorrectal, el cuadro es más claro. Este cáncer representa el 11,2 por ciento de todos los cánceres que padecen las estadounidenses; está en tercer lugar, después del cáncer de mama y el de pulmón. En cuanto a frecuencia y mortalidad, está antes que el cáncer de endometrio, el de ovario y el de cuello del útero. Un resumen de diez estudios con información sobre la duración del tratamiento con estrógeno indica un 34 por ciento de reducción del riesgo de cáncer colorrectal entre las usuarias actuales. Los resultados del estudio WHI, en 2002, confirmaron este dato. Esta protección casi se pierde a los pocos años de dejar la terapia hormonal. Aunque nadie sabe exactamente por qué, al parecer el estrógeno causa una disminución de los ácidos biliares, sustancias fabricadas en el hígado que se relacionan con el favorecimiento del cáncer colorrectal.[24]

Factor 8. Has tenido una menopausia prematura (antes de los cuarenta años) o artificial y brusca (debida a operación, enfermedad, quimioterapia o radioterapia). En estos casos, es más probable que la mujer necesite terapia hormonal por vía oral, un tratamiento que dé a todo su cuerpo los niveles hormonales fisiológicamente adecuados, en lugar de productos de acción más local o de seguir únicamente un tratamiento herbolario y métodos dietéticos. Esto se debe a que los síntomas físicos y mentales que acompañan a un cese prematuro o brusco de la producción hormonal natural suelen ser más intensos que los de una disminución perimenopáusica gradual. La menopausia prematura deja al cuerpo sin el apoyo hormonal endógeno durante más años que si la menopausia hubiera ocurrido más adelante en la vida. Yo recomiendo tomar una combinación de hormonas bioidénticas, basando la dosis en los síntomas y los niveles de hormonales.

SANDY: MENOPAUSIA QUIRÚRGICA

Sandy tuvo una menopausia «instantánea» a los 35 años, cuando le extirparon los ovarios debido a una endometriosis grave. Esto produjo el cese brusco de la producción hormonal que caracteriza a la menopausia artificial. Sus síntomas eran muy pronunciados. Antes de la operación, ella pensaba no seguir la terapia hormonal sustitutiva cuando llegara a la menopausia natural. Pero con ese brusco cambio sus molestias eran entorpecedoras, por decir lo mínimo. Y el hecho de que iba a estar unos quince años extras sin su provisión normal de hormonas significaba que en el futuro podrían sufrir su densidad ósea, su salud cardiaca y su funcionamiento mental. En consecuencia, pensó que no le quedaba más remedio que seguir la terapia hormonal sustitutiva. «Francamente —escribió—, me sentía tan mal que no pude poner toda mi atención en la decisión más allá de ese punto.» Entre ella y su médico se decidieron por un parche dérmico que le proporcionaba estrógeno bioidéntico (17-ß-estradiol) y cápsulas de progesterona natural. Con pequeñas modificaciones llegaron a la dosis óptima para ella, y su grado de bienestar mejoró enormemente.

«En ese momento —escribe—, pude comenzar a pensar en decisiones que influirían en mi futuro. En realidad, no deseaba tomar hormonas después de la menopausia, pero tampoco quería aumentar mis posibilidades de tener osteoporosis o una enfermedad cardiaca, de modo que en esas circunstancias me pareció bien seguir la terapia hormonal. Entonces caí en la cuenta: podía tener ventajas por ambas partes. Decidí continuar con estas hormonas hasta los 55 años, en que probablemente ya habría terminado mi transición menopáusica, y luego irlas dejando gradualmente y pasar mis años menopáusicos al natural. Me siento mucho más feliz con este plan. Pienso que la idea fue un regalo de agradecimiento de mi cuerpo por adaptar las "normas" y proporcionarle hormonas durante esos quince años extras de menopausia.»

Cuándo comenzar la terapia hormonal sustitutiva

A lo largo de los años he visto a muchísimas mujeres «aguantarse» durante sus tempestuosos años perimenopáusicos porque su médico no quiso recetarles hormonas hasta que hubieran pasado claramente la menopausia. No hay ninguna necesidad de eso. Debes sentirte libre para comenzar a hacer lo que necesites cuando lo necesites, y esto incluye tomar hormonas, hierbas o determinados alimentos, realizar cambios en tu estilo de vida, o una combinación de todo esto. Puesto que en realidad la menopausia es un diagnóstico retrospectivo, no se sabe que se está en ella hasta que se está. Y por lo general los síntomas están en su grado máximo durante la perimenopausia, no después.

En el caso de la mujer que desea alivio para sus síntomas perimenopáusicos y comprueba que el tratamiento no hormonal no se lo produce suficientemente, pero teme que el estrógeno suplementario le aumente el riesgo de cáncer de mama o de útero, la terapia hormonal sustitutiva no está necesariamente fuera de lugar (véanse los capítulos 8 y 13). Como ya he dicho, no estoy convencida de que se corra un riesgo importante al tomar estrógeno bioidéntico en dosis bajas y sólo durante los cinco años o menos en que los síntomas menopáusicos son más molestos. Después de ese periodo, se puede ir dejando de tomar algunas o todas las hormonas o reemplazarlas por otras alternativas. Y si te sientes bien tomando hormonas, cualquier mayor riesgo quizá podría valer los beneficios.

Principios de la terapia hormonal sustitutiva

- Determina tus niveles hormonales naturales con un análisis al rondar los cuarenta años o a comienzos de la perimenopausia
- Toma solamente las hormonas que necesitas reponer
- Toma la menor dosis que resulte efectiva. Reevalúa tu decisión una vez al año, y estudia la posibilidad de recurrir a otras alternativas
- Toma o usa hormonas bioidénticas que sean iguales en estructura molecular a las que produce naturalmente tu cuerpo
- Apoya tu terapia hormonal con una dieta sana, los suplementos nutritivos adecuados y ejercicio
- Sé realista. El objetivo no es hacer retroceder el reloj, sino conseguir un grado óptimo de bienestar y salud general para poder vivir la segunda mitad de la vida con el máximo de vitalidad y claridad mental

RENÉE: SOLTAR EL CONTROL Y DESCUBRIR LA COMPASIÓN

Aunque muchas tenemos ideas fijas sobre cómo vamos a pasar la menopausia y lo que haremos y dejaremos de hacer, hemos de estar dispuestas a abandonar todas nuestras ideas preconcebidas una vez que realmente empezamos a vivir la experiencia. La historia de Renée es un hermoso ejemplo de esto:

Hacía mucho tiempo que había decidido que no me teñiría el pelo cuando me salieran canas ni tomaría hormonas suplementarias cuando llegara a la menopausia. Para mí, ese periodo de la vida iba a ser algo hermoso. Lo tenía todo decidido.

Entonces, el día en que yo cumplía 47 años, mi padre murió repentinamente de un ataque al corazón. Mi madre, confundida, asustada y necesitada de apoyo, se vino a vivir con nosotros. Luego David, mi marido, perdió su respaldo financiero y de pronto se vio ante la perspectiva de quedarse sin trabajo a finales de ese año. Y una semana después yo estaba prácticamente ciega debido a mis primeros sofocos, que eran tan fuertes que me empañaban las gafas. Tanto en el aspecto emocional como en el financiero, el hormonal y el de mi seguridad general, me sentía como si me hubieran aserrado el suelo bajo los pies. Los sofocos eran cada vez más molestos, en particular cuando me venían en mitad de la noche y me interrumpían el sueño. Estaba irritable con mi madre y mi marido, y sentía claustrofobia en casa. Supongo que sencillamente no era capaz de sobrellevar todos esos estreses inesperados que llegaron en el que yo consideraba el peor momento posible de mi biología. Cuando mi ginecólogo me sugirió que necesitaba un poco de apoyo hormonal, suspiré aliviada y lo acepté. Ahora me siento mucho mejor. En realidad, el solo hecho de tomar la decisión de aceptar la terapia me hizo sentir mejor, de inmediato.

La lección que aprendí de todo esto se aplica a algo más que a la menopausia: no se puede controlar todo. Siempre he sido bastante fanática del control, pero ahora entiendo que en cierto modo todos estamos sencillamente en el viaje de la vida, y necesitamos ser compasivos con nosotros mismos y estar dispuestos a cambiar de dirección de vez en cuando para adaptarnos y acomodarnos a lo que la vida nos presenta, sea cual sea la fase en que estemos.

Una pizca de hormonas

Muy bien, vamos a suponer que has decidido que te conviene probar la terapia hormonal. Todavía tienes reglas, pero experimentas sofocos antes de que comiencen; también tienes sudores nocturnos ocasionales. En este momento yo te recomendaría comprobar tus niveles hormonales mediante análisis. El momento ideal para hacerlo es alrededor de una semana antes de que comience la regla, porque así podrás ver cuál es tu nivel máximo de progesterona, y también te harás una idea de la cantidad de estrógeno y testosterona que circula normalmente por tu organismo. Eso te servirá para decidir qué niveles te conviene reponer una vez que comiences a tomar hormonas.

A continuación, según cuáles sean tus niveles hormonales, comienzas a tomar la hormona que esté en el nivel más bajo. Como ocurre en muchos casos, será la progesterona, y tal vez el estrógeno. Son cada vez más los estudios que demuestran que muchas mujeres perimenopáusicas también experimentan una insuficiencia de andrógenos. Como ya he dicho, se ha comprobado que la progesterona natural en forma de crema para la piel al 2 por ciento da un buen nivel en la sangre, y se vende sin receta; es posible que esto sea lo único que necesites. Úsala durante las dos semanas anteriores a la regla, y las dos semanas siguientes no. También puedes usarla durante tres semanas y una semana no. Muchas mujeres observan una reducción de sus síntomas al mes de comenzar a usar esta crema. Continúa así mientras obtengas buenos resultados.

Si tu nivel de estrógeno es demasiado bajo, te convendrá comenzar con la menor dosis de esta hormona que esté a la venta; el estrógeno se vende con receta, de modo que tendrás que trabajar con un médico para que controle tu nivel de esta hormona y las dosis correctas para ti. A muchas mujeres les gusta la comodidad del parche de estrógeno, que viene en diferentes concentraciones y se puede dejar en la piel varios días. Otras prefieren tomarlo en pastilla. Si tomas estrógeno, tienes que asegurarte de tener suficiente progesterona para prevenir el engrosamiento excesivo del revestimiento uterino. Algunas mujeres logran esto aplicándose crema dérmica de progesterona al 2 por ciento. Otras podrían necesitar una cantidad mayor, que sólo se obtiene con receta. Yo recomiendo Crinone (gel vaginal), Prometrium (cápsulas por vía oral), una de las fórmulas que he explicado antes u otra preparada en una farmacia especializada en fórmulas.

La buena noticia es que muchos médicos ya están familiarizados con las hormonas naturales bioidénticas y trabajan en estrecha unión con farmacéuticos especializados en preparar fórmulas individualizadas para satisfacer las necesidades únicas de cada mujer. Algunas mutuas médicas cubren el coste de recetas para preparar en farmacias y otras no. Si la tuya no lo hace, te recomiendo que solicites que lo cubran si cubren la terapia hormonal sustitutiva. Tu médico podría ayudarte en esto.

Siempre es mejor llamar antes de pedirle hora a un médico, para enterarse de si está a favor de recetar un tratamiento individualizado con hormonas naturales, y evitar así el gasto de tiempo y dinero que significa una visita. Si tu médico no conoce este método, o bien infórmalo o busca a otro que sí lo conozca. Muchos ATS están familiarizados con la terapia hormonal sustitutiva individualizada y trabajarán contigo para encontrar la solución correcta.

¿Cuánto tiempo ha de durar la terapia hormonal?

El periodo de tiempo en que se tomarán hormonas dependerá totalmente del motivo que tenga la mujer para tomarlas y de qué otras cosas esté haciendo para obtener los mismos beneficios. Por ejemplo, si comenzaste a tomar estrógeno para mantener tu salud ósea pero luego has incorporado a tu vida el ejercicio periódico con pesas, es probable que puedas ir disminuyendo la dosis de estrógeno y mantener de todas maneras una buena densidad ósea. Por otro lado, si eres una remolona consumada, has tenido tratamiento con esteroides, o fumas, y sabes que corres el riesgo de padecer osteoporosis, podrías necesitar un fármaco como el raloxifeno (Evista) o el alendronato (Fosamax) para mantener la densidad ósea.

Con hormonas bioidénticas en dosis bajas, los beneficios de la terapia hormonal podrían superar con mucho los riesgos, sobre todo si te sientes bien tomándolas, si tienes factores de riesgo que esta terapia disminuye o si en tu historial familiar no hay muchas nonagenarias sanas. La gran mayoría de mujeres comienzan a tomar hormonas, hierbas o ambas cosas para obtener un alivio inmediato de síntomas menopáusicos como los sofocos y la sequedad vaginal, y esto lo necesitarán sólo unos cuantos años. A otras les preocupa más la osteoporosis o la función sexual. Tomar hormonas durante un tiempo corto para aliviar síntomas es muy diferente de tomarlas durante un tiempo prolongado para prevenir enfermedades. La mayoría de las mujeres experimentan la mayor parte de los síntomas menopáusicos durante un periodo que va de cinco a diez años; después los síntomas desaparecen naturalmente.

No está grabado en piedra

Muchas mujeres se aterraron cuando se publicaron los primeros resultados del estudio Women's Health Iniciative y dejaron bruscamente la terapia hormonal. Muchas temían también haberse hecho daños irreparables con las hormonas que tomaban. Esto sencillamente no es así. Para poner las cosas en perspectiva he de decir que la gran mayoría de las mujeres que participaron en el estudio no experimentaron ningún resultado adverso por tomar Prempro, y su riesgo de muerte no era mayor que el de las mujeres del grupo de control que tomaron placebo. Los datos indican que, si comparamos diez mil mujeres que toman Prempro durante un año con diez mil que no lo toman, la diferencia es ocho casos

Si estás haciendo terapia hormonal y deseas dejarla del todo

No la dejes de una vez. Disminuye la dosis gradual y lentamente, para darle al cuerpo el tiempo para adaptarse. El siguiente es un programa de muestra o ejemplo:

- Semana uno: No tomas la pastilla el domingo.
- Semana dos: No tomas la pastilla el domingo ni el martes.
- Semana tres: No la tomas el domingo, el martes ni el jueves.
- Semana cuatro: No la tomas el domingo, el martes, el jueves ni el sábado.
- Semana cinco: No la tomas el domingo, el martes, el jueves, el viernes ni el sábado.
- Semana seis: No la tomas ningún día, dejas la terapia del todo.

Durante y después de este periodo, apoya a tu cuerpo tomando bastantes hormonas vegetales. Come una amplia variedad de frutas y verduras, semillas de lino molidas y soja. (Véase capítulo 6.) También vas a necesitar un buen multivitamínico-mineral para ayudar a tus glándulas suprarrenales y ovarios a mantener equilibradas tus hormonas.

más de cáncer invasivo de mama, siete casos más de ataque al corazón, ocho casos más de accidente cerebrovascular y dieciocho casos más de formación de trombos entre las que toman Prempro. Pero entre ellas también habrá seis casos menos de cáncer colorrectal y cinco casos menos de fractura de caderas.[25] Lamentablemente, ahora enfrentamos una situación en que muchas mujeres que podrían beneficiarse de una terapia hormonal tienen tanto miedo del riesgo de cáncer que se niegan a seguirla y sufren innecesariamente. Lo que toda mujer debe saber es que puede disminuir el riesgo de sufrir los efectos secundarios de la terapia hormonal cambiando de hormonas sintéticas como las que componen Prempro a hormonas bioidénticas en dosis bajas. O, si lo prefiere, dejar la terapia hormonal «gradualmente», para evitar los síntomas de rebote (del abandono brusco).

Puesto que el cuerpo de la mujer es una obra en progreso, puede cambiar su situación hormonal y, por lo tanto, la necesidad de un determinado tipo de tratamiento de apoyo. Si decides tomar hormonas suplementarias, es prudente que te hagas comprobar los niveles hormonales cada seis meses durante el primer año de terapia hormonal. Compara los resultados de estos análisis con cómo te sientes; esto te servirá para ver si necesitas modificaciones en la receta, y en qué. Una vez que hayas llegado a un buen grado de bienestar, sólo será necesario que te hagas análisis una vez al año más o menos.

Si estás tomando Prempro u otro tipo de combinación de hormonas sintéticas, te sientes bien con ella pero deseas disminuir cualquier posibilidad de efectos secundarios adversos. Te recomiendo cambiar a hormonas bioidénticas en la menor dosis posible. Tu médico puede darte una receta para estrógeno bioidéntico; entre estos están Estrace, por vía oral, y los parches (Estraderm, Vivelle y Climara). Si no te han extirpado el útero, también necesitarás progesterona. Prometrium se vende en todas las farmacias; la dosis normal es de 100 mg al día, por lo menos doce días del mes. Si no deseas tener la regla, podrías necesitar tomarlo cada día. La mayoría de las mutuas médicas que tienen cobertura para recetas cubren los gastos de estas marcas de hormonas bioidénticas.

Una alternativa es que en una farmacia especializada en fórmulas te preparen una combinación de estrógeno, progesterona y/o testosterona (si es necesario) semejante a las fórmulas que he mencionado antes.

Ten presente que las fórmulas que van bien a una mujer no dan necesariamente resultados óptimos en otra. Podría convenirte probar una fórmula diferente, otro sistema de administración o dosis distintas, o pasar del apoyo hormonal a uno no hormonal con hierbas o viceversa. Siéntete tranquila y en paz con este proceso de decisión; siempre puedes cambiar de idea si lo que has elegido no responde a tus expectativas.

6
Alimentos y suplementos para apoyar el cambio

Durante miles de años, mucho antes de que nuestra cultura pusiera su confianza en los productos farmacéuticos, las mujeres recurrían a su intuición y a la Madre Naturaleza para mantener sanos a los miembros de su familia y a sí mismas. Guiadas por su sabiduría interior, recogían plantas curativas de la colorida farmacia de la naturaleza: la fragante manzanilla para infusiones calmantes, jengibre fresco para prevenir las náuseas y sosegar el estómago, y la dedalera para regular los latidos del corazón.

Es notable cómo nuestras antepasadas herbolarias, aunque estuvieran separadas por miles de kilómetros, recurrían a las mismas hierbas para tratar las mismas enfermedades. Las aborígenes norteamericanas y sus homólogas chinas, por ejemplo, usaban la angélica (dong quai) para tratar los síntomas de la menopausia.

Actualmente los estudios científicos objetivos están ampliando esta sabiduría intuitiva, confirmando lo que las mujeres sabias han sabido siempre: que las plantas contienen una amplia variedad de ingredientes, tales como ácidos grasos esenciales, fitoestrógenos y antioxidantes, que nos sanan y contribuyen a mantenernos sanas en todas las fases de nuestra vida, incluida la perimenopausia.

Emplear las hierbas y los alimentos de un modo óptimo exige una modificación en la manera de pensar. Los remedios vegetales y los alimentos no actúan en el cuerpo del mismo modo que los fármacos ni tampoco como las hormonas bioidénticas. Por lo general, los productos farmacéuticos y hormonas modernos constan de un ingrediente activo purificado y aislado (muchas veces derivado de una planta y luego alterado bioquímicamente) que se estandariza y se mide cuidadosamente para su efecto biológico.

Las hierbas y los alimentos enteros, en cambio, contienen muchos y diferentes ingredientes activos que actúan sinérgicamente en el cuerpo. Hay buenos motivos para creer que, con el fin de obtener toda la gama

Cuándo hay que considerar la posibilidad de tomar hierbas

- Tus síntomas son moderados, pero quieres un poco de apoyo
- Crees que las hierbas son sencillamente más naturales y beneficiosas que las hormonas
- Prefieres no seguir una terapia hormonal por temor al cáncer de mama u otros problemas de salud
- Sigues un tipo de terapia hormonal, pero deseas los beneficios añadidos de las hierbas
- No toleras la terapia hormonal sustitutiva

de beneficios, es necesario consumir la planta entera o un producto hecho de una parte de la planta entera (hojas o raíces, por ejemplo) y no un ingrediente solo. Por eso algunos estudios demuestran que los productos de soja enteros dan mejores resultados que las cápsulas o comprimidos de isoflavonas de soja aisladas.

En la medicina alopática occidental intentamos tratar un síntoma o enfermedad con un solo fármaco; por ejemplo, damos píldoras anticonceptivas para las reglas demasiado abundantes o las irregulares. Las píldoras anticonceptivas alivian los síntomas, pero no hacen nada para tratar el desequilibrio subyacente.

Las hierbas y los alimentos, en cambio, con su exquisita combinación de ingredientes interactivos, actúan para equilibrar el cuerpo en un buen número de planos diferentes al mismo tiempo. Por consiguiente, hay muchas hierbas y muchos alimentos que podríamos usar para regular el ciclo menstrual o como tónicos perimenopáusicos en general, entre ellos la soja y sus derivados, las semillas de lino molidas, el dong quai o angélica y el sauzgatillo, por nombrar sólo unos pocos. Todos contienen sustancias que contribuyen a equilibrar el sistema endocrino de modos ligeramente diferentes pero sinérgicos.[1]

Las hierbas también dan mejores resultados cuando forman parte de un plan general, que incluye una buena dieta, ejercicio y mejores relaciones. Es decir, hemos de considerar las hierbas y los alimentos con una mentalidad holística que pregunta: «¿Qué alimentos o hierbas me irán mejor para equilibrar mi cuerpo de modo que pueda curarse solo?», en lugar de una mentalidad más dualista que pregunta: «¿Qué píldora necesito tomar para eliminar este síntoma?».

Principios básicos de la terapia herbolaria en la menopausia

Para utilizar bien y juiciosamente las hierbas para la menopausia, es necesario entender los siguientes principios básicos:

- Todos los alimentos vegetales contienen lo que se llaman fitonutrientes (*fito* significa «planta»). Se trata de sustancias únicas producidas durante el desarrollo natural de las plantas y que son específicas de sus genes y su hábitat. Además de dar a las plantas su sabor y su valor nutritivo, los fitonutrientes pueden tener efectos terapéuticos que modifican los procesos fisiológicos del cuerpo. Esta es la base de la medicina botánica. Un ejemplo de esto es la sustancia fitoquímica indol-3-carbinol, presente en las verduras crucíferas, como el brécol. Al parecer, esta sustancia convierte los estrógenos más potentes del cuerpo en formas más débiles y menos cancerígenas. El consumo elevado de verduras crucíferas está relacionado con un menor riesgo de cáncer de mama, sensibilidad en los pechos e hinchazón, todo lo cual se debe a niveles de estrógenos demasiado elevados.

- Es borroso el límite entre el empleo de las hierbas como alimento y su uso como remedio. Por ejemplo, la efedra (ma huang) es un remedio eficaz para el asma y la sinusitis, pero no ha de tomarse como suplemento diario (incluso se retiró del mercado por un tiempo, porque la gente la usaba de modo adictivo, para bajar de peso, y hubo casos de graves efectos secundarios por sobredosis). En general, cuanto mayor es el consumo de una hierba, mayor es la posibilidad de que tenga efectos semejantes a los de un fármaco. Por seguridad, mantén moderadamente bajas las dosis, y sigue las instrucciones del paquete o las recomendaciones del herbolario. También es conveniente que tu médico sepa qué hierbas tomas con regularidad, porque algunas interaccionan con algunos fármacos de un modo que o bien reduce la potencia del fármaco o cambia su efecto. Esto se debe a que tanto los fármacos como las hierbas usan las mismas vías metabólicas en el hígado.

- Los últimos avances en la estandarización de los suplementos herbolarios han llevado a una calidad y una potencia más constantes. Los productos más eficaces son aquellos que combinan la planta entera (o parte de la planta, como la raíz) con un porcentaje estandarizado del ingrediente activo principal.

- Las hierbas más comunes para la menopausia de que hablo en este capítulo se han empleado sin riesgo y con eficacia durante miles de años, y rara vez tienen efectos secundarios. Sin embargo, algunas personas (pocas) podrían reaccionar a algunas de ellas a veces, tal como ocurre con cualquier alimento o fármaco. También hay muchas hierbas de toxicidad conocida que no se deben tomar a no ser que sea bajo la orientación y el control de un herbolario experimentado. Entre ellas están la belladona, la caulofila *(Caulophyllum thalictroides)*, la lobelia y la grana de América.

- Los fitoestrógenos, u hormonas naturales presentes en las plantas, no son iguales a las hormonas del cuerpo femenino, aunque podrían tener efectos beneficiosos algo similares. Los fitoestrógenos se encuentran en más de trescientos productos vegetales, entre ellos algunos que se consumen habitualmente, como la manzana, la zanahoria, la avena, la ciruela, la aceituna, la patata, el té, el café y las semillas de girasol. La soja y las semillas de lino son particularmente ricas en estas sustancias.[2] Los fitoestrógenos se pueden dividir en dos familias principales: las *isoflavonas*, que contienen sustancias como la genisteína, la daidzeína, el equol y el coumestrol, y los *lignanos*, que contienen mataïrresinol, enterolactona y enterodiol.

    La actividad estrogénica de los fitoestrógenos es menor que la de los estrógenos humanos; está entre una centésima y una milésima parte de la actividad del estradiol. También tienen una acción antioxidante y antiproliferante sobre la que aún se está investigando. Esto significa que tienen la capacidad de prevenir las lesiones celulares producidas por los radicales libres, que es la principal causa del envejecimiento prematuro de los tejidos, y también contribuyen a prevenir la proliferación anormal de células.

Igual que los otros estrógenos, los fitoestrógenos se unen a los receptores estrogénicos de todo el organismo (en estudios se ha comprobado que hay receptores de estrógeno en la superficie de casi todas las células del cuerpo, no sólo en las de los tejidos vaginal, uterino y mamario). Cuando se unen, ejercen un efecto equilibrador o «adaptógeno».[3] Esto significa que si tienes bajo el nivel de estrógeno, las hierbas tendrán un efecto estrogénico, pero si el nivel está demasiado elevado, bloquearán a los estrógenos más potentes. A esto se debe que se pueda usar la misma hierba (la angélica o dong quai, por ejemplo) para los trastornos debidos a un exceso de estrógeno (como el síndrome premenstrual) y para los debidos a una insuficiencia de estrógeno (sofocos).

Los fitoestrógenos no estimulan el desarrollo de los tejidos sensibles al estrógeno, como los de las mamas y el útero; de hecho, en estudios realizados con animales se ha comprobado que inhiben los tumores de las mamas, probablemente debido a que ocupan los receptores de estrógeno e impiden la sobreestimulación de las células.[4] Nunca se ha visto tampoco que las hierbas que se toman para los síntomas de la menopausia favorezcan el cáncer en seres humanos, y de hecho algunas son conocidas por sus propiedades anticancerígenas.[5] Por este motivo, las hierbas son una excelente opción para las mujeres preocupadas por el cáncer.

- Muchos extractos de plantas tienen un efecto tónico en los órganos pelvianos femeninos, y en otros órganos también. Lo que esto significa es que estimulan la irrigación sanguínea y a veces aumentan el peso de estos órganos.[6] También se ha comprobado que hierbas como la cimicífuga y el sauzgatillo disminuyen los síntomas menopáusicos actuando en la glándula pituitaria.

- En general, las hierbas ejercen su influencia de un modo mucho más lento y gradual que los fármacos y las hormonas bioidénticas que suelo recomendar. Así pues, debes estar preparada para esperar tres o cuatro semanas hasta notar el efecto de un suplemento herbolario.

- Por último, las hierbas para la menopausia suelen tomarse combinadas, ya que los herbolarios experimentados han descubierto que su acción es sinérgica y producen mejores resultados usadas así. Las fórmulas herbolarias chinas establecen el estándar de esta sinergia.

Principales hierbas para la menopausia

Las siguientes son las hierbas más estudiadas que se usan para los síntomas menopáusicos. Se pueden tomar solas o combinadas. Ten presente, por favor, que esta lista dista mucho de ser completa. También son eficaces muchas otras hierbas, por ejemplo, la peonía, el lúpulo, la agripalma, la matricaria y la artemisa.

Dong quai *(Angelica sinensis)*. También llamada angélica, dang gui y tang kuei, tiene una excelente actividad fitoestrogénica, y se la ha denominado «el ginsén femenino», debido a su capacidad para aumentar la energía y la sensación de bienestar. Se usa para la amenorrea, la irregularidad en las reglas y el sangrado uterino excesivo. Mi acupuntora, que es de Taiwán, dice que esta es una de las hierbas más usadas en China, y que muchas mujeres la toman durante sus años reproductores y perimenopáusicos.

El dong quai tiene también efectos analgésicos y antialérgicos, es antibacteriano y relajante de los músculos lisos, y estabiliza los vasos sanguíneos.[7]

Se vende sin receta. Es la base de casi todas las fórmulas herbolarias para la menopausia, y se puede tomar indefinidamente. En Asia, las mujeres hierven la raíz seca con pollo para hacer sopa o un guiso. En muchas herboristerías y tiendas de alimentos dietéticos se encuentra raíz de angélica. También hay cápsulas, tabletas y extractos (es mejor evitar los extractos con base de alcohol). Las dosis recomendadas en la mayoría de los preparados de dong quai son demasiado bajas para ser útiles (la dosis habitual es de 4,5 gramos diarios). No es probable que aumentar la dosis cause ningún problema, pero siempre es mejor hacerlo bajo la supervisión de un herbolario o practicante de la medicina china tradicional.

Nota: No tomes dong quai si hay posibilidad de que estés embarazada.

Sauzgatillo *(Vitex agnus-castus)*. La parte medicinal de este arbusto de origen mediterráneo, también llamado agnocasto o vítex, es el fruto; se encuentra en las tiendas de alimentos dietéticos. Se ha demostrado que tiene un profundo efecto en la función pituitaria, aumentando la secreción de la hormona luteinizante y disminuyendo la de la hormona foliculoestimulante, lo que a su vez induce al cuerpo a producir más progesterona y menos estrógeno.[8] Se cree que este es el motivo principal de que contribuya a equilibrar la irregularidad menstrual, que es una consecuencia de las fluctuaciones hormonales de la perimenopausia. También tiene una acción algo similar a la del neurotransmisor dopamina. El sauzgatillo es particularmente beneficioso para las mujeres que experimentan síntomas similares a los del síndrome premenstrual, o tienen reglas irregulares y escasas. Se ha comprobado que disminuye el apetito, alivia la depresión y mejora el sueño. Hay que tomarlo durante varios meses para que dé resultados.

La dosis normal es 1 cucharadita del fruto triturado por taza de agua de una a cuatro veces al día, o de 20 a 75 gotas del extracto líquido 1:3, de una a cuatro veces al día (o lo que se indique en la etiqueta del frasco).

Nota: El sauzgatillo podría causar sarpullidos a personas predispuestas. No lo tomes junto con medicamentos neurolépticos como el haloperidol (butirofenona, Haldol) o la tioridacina (fenotiacina, Meleril), ni durante el embarazo y el periodo de lactancia.

Cimicífuga (*Cimicifuga racemosa*). Esta hierba se ha usado en Estados Unidos durante cientos de años; los indios norteamericanos la llamaban «corteza para los calambres». También es una popular hierba china y suele emplearse en las fórmulas para síntomas perimenopáusicos. Se une a los receptores de estrógeno, donde inhibe selectivamente la elevación del nivel de la hormona luteinizante que se produce en la menopausia.[9] Su efecto estrogénico disminuye los sofocos, los sudores nocturnos y la inestabilidad emocional. También es útil para los síntomas premenstruales. El uso de un extracto estandarizado de cimicífuga, con el nombre de marca Remifemin, está muy extendido en Europa, donde es una alternativa bien documentada a la terapia hormonal sustitutiva. Estudios clínicos indican que alivia síntomas menopáusicos como la depresión, la sequedad vaginal, los sofocos y los dolores menstruales. Muchas mujeres sólo toman Remifemin para el alivio de los síntomas menopáusicos.

La dosis inicial normal de Remifemin es de 2 tabletas (20 mg por tableta) dos veces al día. Puedes tomar cimicífuga en cualquiera de las formas siguientes tres veces al día: raíz en polvo o como infusión (1-2 g); extracto en polvo 4:1, sólido, seco (250-500 mg); extracto líquido 1:1 (4 mg, que equivalen a 1 cucharadita o unos 5 ml).

Nota: La cimicífuga puede interaccionar con remedios para la hipertensión, y a algunas mujeres podría bajarles excesivamente la presión arterial.

Raíz de regaliz *(Glycyrrhiza glabra)*. El regaliz es una planta perenne de zonas templadas que crece de uno a dos metros de altura. Las partes empleadas son los tallos y las raíces una vez desecados. La raíz de regaliz es uno de los remedios herbolarios más usados e investigados científicamente. Entre sus ingredientes activos hay isoflavonas y lignanos. Sus efectos farmacológicos son muchos, entre otros: estrogénico, antiinflamatorio, antialérgico, antibacteriano y anticancerígeno. Regula la proporción de estrógeno y progesterona. También restablece la función suprarrenal, por lo que es muy buena para el cansancio.

La dosis habitual es de 1/4 de cucharadita de extracto sólido una o dos veces al día.

Nota: Es necesario controlar la presión arterial, para asegurarse de que se mantiene estable. La actividad semejante a la del cortisol de esta hierba podría causar problemas a personas propensas a la hipertensión. Si se tiene la presión demasiado baja, esta hierba puede ir bien para corregir y equilibrar el problema.

Estas hierbas clave para la menopausia, solas o combinadas, suelen ir bien para aliviar una amplia gama de síntomas, entre ellos la sequedad vaginal, los sofocos y los cambios de humor. Mi consejo es probar una o dos durante un mes por lo menos. Si continúas con síntomas molestos, añade otra de las hierbas o elige alguno de los remedios más específicos que aparecen en otros capítulos.

Alimentos sanadores para la menopausia

Aunque muchos alimentos corrientes contienen vitaminas, minerales y fitoestrógenos saludables para la transición perimenopáusica, hay algunos que sobresalen por ser particularmente útiles: la soja, las semillas de lino recién molidas y los alimentos que contienen bioflavonoides. Al margen del tipo de tratamiento perimenopáusico que elijas, si eliges alguno, te recomiendo complementar tu dieta con al menos uno de estos «superalimentos».

Soja

Igual que las hierbas para la menopausia, la soja se puede emplear como una alternativa sin riesgo a la terapia hormonal sustitutiva; ofrece muchos de los beneficios de esta terapia sin ninguno de los riesgos ni los efectos secundarios. Por otra parte, si estás tomando hormonas y estás contenta con el tratamiento, de todos modos puedes disfrutar de los beneficios de la soja. De hecho, una dieta rica en soja y otros fitoestrógenos podría permitirte disminuir la dosis total de hormonas y seguir manteniendo todos los beneficios.

La investigación médica ortodoxa está confirmando que el consumo regular de proteína de soja disminuye la frecuencia y la intensidad de los sofocos y otros síntomas perimenopáusicos. Al parecer, la proteína de soja es beneficiosa para todos los sistemas del cuerpo. Muchas mujeres perimenopáusicas dicen que les ha mejorado la piel, el pelo y las uñas, y a muchas les ha restablecido la humedad vaginal al grado normal premenopáusico. También se ha demostrado que va bien a las mujeres que sufren de cambios de humor, síntomas premenstruales, jaquecas, reglas irregulares y aumento de peso, y disminuye la pérdida de calcio a través de los riñones.[10] En los estudios también se ha comprobado que la proteína de soja contribuye a disminuir la grasa corporal y aumenta el tejido magro en mujeres menopáusicas.[11] Otro beneficio demostrado es el de la reducción del riesgo de sufrir cáncer de mama y de endometrio, debido a su efecto antiproliferante.[12]

Cientos de estudios han documentado otros beneficios de la soja. Por ejemplo, en un estudio reciente se hizo un seguimiento de doce semanas a cincuenta mujeres posmenopáusicas que bebían tres raciones de leche de soja (de 20 cl cada una) o tres puñados de granos de soja tostados al día, con un total diario de 60-70 mg de isoflavonas.[13] Se ha informado de los siguientes beneficios:

Corazón. Los investigadores midieron un aumento del 5,5 por ciento del colesterol «bueno» (HDL) y una reducción del 9 por ciento del colesterol «malo» (LDL). Muchos otros estudios han documentado también la capacidad de la soja para disminuir el nivel de colesterol LDL,[14] y también el de colesterol total y de triglicéridos.[15] Se ha comprobado, además, que reduce el nivel de la proteína C-reactiva en la sangre[16] y el de homocisteína,[17] ambas indicadores de problemas cardiovasculares. De hecho, el 26 de octubre de 1999 el FDA aceptó la propuesta de considerar la proteína de soja buena para la salud porque reduce el riesgo de cardiopatía coronaria.[18] También se ha demostrado que tiene un efecto beneficioso en la reactividad de los vasos sanguíneos, lo que podría ser el motivo de que alivie las migrañas.[19]

Huesos. En el estudio se observó un 13 por ciento de aumento de osteocalcina, indicador de la formación de tejido óseo, y un 14,5 por ciento de reducción de indicadores de osteoclastos, que son las células que causan la pérdida de masa ósea. La proteína de soja ha revelado una propiedad de formar hueso que no ofrece el estrógeno.

En las isoflavonas aisladas, en forma de tableta, no se han encontrado estos mismos beneficios, como tampoco en un tipo artificial de isoflavona, llamado ipriflavona.[20] En el mercado hay por lo menos ocho marcas diferentes de comprimidos de materia vegetal que imita al estrógeno, pero no se ha hecho ningún estudio controlado para medir el efecto de las diversas dosis. Tampoco hay ningún estudio que demuestre que el cuerpo puede absorber las isoflavonas de las versiones en comprimidos tan bien como absorbe las de los productos de soja entera. Es probable que esto se deba a que la soja entera contiene otros ingredientes, conocidos y desconocidos, además de las isoflavonas.

Estudios más recientes han demostrado que el efecto beneficioso de la soja en el metabolismo óseo de mujeres perimenopáusicas es especialmente evidente en aquellas que ya han perdido masa ósea.[21]

Cáncer de colon y problemas intestinales. Los resultados preliminares de otros estudios indican que una dieta mejorada con proteína de soja podría contribuir a disminuir el índice de cáncer de colon entre las personas que tienen un historial de esta enfermedad o a las que se les ha extirpado pólipos precancerosos. Basándose en estos resultados preliminares, el doctor Maurice Bennink, de la Universidad Estatal de Michigan, sugiere que el consumo de soja podría reducir un 50 por ciento el riesgo de padecer cáncer de colon, además de retrasar de diez a quince años la aparición de cáncer entre los pacientes predispuestos.[22] Numerosos estudios con animales también demuestran que la proteína de soja (no las isoflavonas en comprimidos) puede frenar el desarrollo de problemas precancerosos en el colon. En estos estudios se ha comprobado también que la soja tiene un efecto inhibidor en trastornos intestinales inflamatorios como la ileítis regional y la colitis ulcerosa.

Moduladores selectivos de receptores de estrógeno (MSRE). Muchas mujeres que toman tamoxifeno han experimentado un alivio de síntomas como los sofocos y la depresión al aumentar su consumo de soja.

¿EXISTE UNA CONEXIÓN ENTRE LA SOJA Y LA GLÁNDULA TIROIDES?
Una de las suscriptoras de mi hoja informativa me escribió acerca de una enfermedad tiroidea que acababan de diagnosticarle, y me hacía una pregunta que oigo con frecuencia: ¿el consumo de soja dificulta la función tiroidea?

Por los resultados de un análisis de sangre estándar, se me ha dicho que estoy en la fase inicial de la tiroiditis de Hashimoto [estruma linfomatoso]. Mi médico dice que no está relacionada con la perimenopausia, pero tengo 45 años y en su hoja informativa usted dice que la perimenopausia y los problemas tiroideos suelen aparecer juntos. Me gustaría aumentar el consumo de soja para aliviar mis síntomas perimenopáusicos y proteger mi corazón y mis huesos, pero he leído que comer mucha soja causa hipertiroidismo. Estoy confundida. ¿Qué debo hacer?

Es probable que mi lectora haya leído un reportaje acerca de algunos estudios con células animales *in vitro*, o de bebés que toman fórmulas con base de soja, que han sugerido un posible efecto antitiroideo de la soja. Sin embargo, no se ha comprobado nada de eso en un estudio reciente realizado con mujeres. En el Health Research and Studies Center de Los Altos (California), se realizó un estudio de 38 mujeres posmenopáusicas de 64 a 83 años que no seguían ninguna terapia hormonal. Este estudio se hizo con el método aleatorio de doble ciego, en que las mujeres del grupo de control tomaban un placebo. En el periodo de seis meses durante el cual estas mujeres tomaron 90 mg diarios de isoflavonas de soja, no se comprobó ningún efecto antitiroideo.[23] Esto se corresponde con los estudios epidemiológicos de Japón, país en cuyos habitantes no se observa ningún riesgo de hipertiroidismo aun cuando consumen un promedio de 100-200 mg de isoflavonas de soja al día.[24]

Lo importante es lo siguiente: no hay ninguna prueba convincente de que el consumo de soja aumente el riesgo de hipertiroidismo durante la perimenopausia. Lo que ocurre es que las mujeres suelen comenzar a aumentar su consumo de soja en la perimenopausia, periodo en que también se les controla por primera vez la función tiroidea, y puesto que un 25 por ciento de las mujeres perimenopáusicas tienen algún problema de tiroides, muchas creen que la responsable es la soja. Si tienes alguna duda acerca de tu función tiroidea, pide que te hagan un análisis de sangre para medir los niveles de la hormona estimulante del tiroides y de las dos hormonas tiroides, T3 y T4. El análisis es sencillo y te servirá para tranquilizarte.

LOS BENEFICIOS DE LA SOJA DEPENDEN DE LA DOSIS

No siempre es fácil comparar la eficacia de los productos de soja gramo por gramo, porque algunos contienen más isoflavonas que otros. En gran parte, su eficacia depende del lugar donde se ha cultivado la soja y de la forma de procesarla. Una ración de un producto de soja típico contiene 20 g de proteína y alrededor de 30 mg de isoflavonas (genisteína, daidzeína, etcétera). En cambio, algunos suplementos hechos de soja entera son mucho más concentrados.

La mayoría de los estudios realizados en Estados Unidos se han hecho con sólo 40-60 gramos de proteína de soja al día (dos o tres raciones pequeñas), porque esa es la cantidad que están dispuestas a comer las personas voluntarias aquí. Esa es también la cantidad mínima necesaria para obtener algún efecto observable. Con esta dosis son necesarias de cuatro a seis semanas de consumo para notar un efecto. Esto es coherente con el estudio que demostró que con un consumo de 60 gramos de proteína de soja al día, en forma de una bebida con la proteína en polvo, las mujeres experimentaron un 45 por ciento de reducción de los sofocos después de doce semanas.[25] Los estudios y mi experiencia personal sugieren que la mayoría de las mujeres necesitan entre 100 y 160 mg de isoflavonas de soja diarios para conseguir un alivio importante de otros síntomas menopáusicos, como la sequedad vaginal, y para proteger también su corazón y sus huesos. En un estudio clínico de tres meses realizado en la Universidad Johns Hopkins de Baltimore, con el método aleatorio de doble ciego y grupo de control con placebo, las mujeres que consumieron un total de 160 mg de isoflavonas de soja al día (en forma de productos de soja Revival) dijeron que habían experimentado importante mejoría en su calidad de vida (entre otras cosas, disminución de los cambios de humor, sudores nocturnos, sofocos y otros síntomas menopáusicos).[26]

Cada una de las raciones siguientes contienen de 35 a 60 mg de isoflavonas de soja:

- 1 taza de leche de soja;
- 1/2 taza de tofu;
- 1/2 taza de tempeh;

- 1/2 taza de granos de soja (edamame), que se pueden comprar frescos o congelados;
- 3 puñados de granos de soja tostados.

La proteína de soja en polvo se puede mezclar con agua, leche o zumo. En el mercado se encuentran diversas marcas. Esta es una manera particularmente cómoda de obtener los beneficios de la soja. Algunas marcas, como Revival, contienen el equivalente de cuatro a seis raciones de soja en una bebida. (Véase «Recursos y proveedores».)

Incorpora productos de soja a tu dieta de modo gradual; si no, podrían producirte gases, ya que tus bacterias intestinales tienen que adaptarse a este nuevo alimento. Puedes tomar enzimas digestivas (Beano, por ejemplo) para facilitar su digestión.

SUE: FIN DE LA DEPRESIÓN, PECHOS SANADOS

He oído muchas historias estimulantes acerca de cómo los productos de soja les han cambiado la vida a muchas mujeres. Esta es una carta de una mujer llamada Sue:

> Hace un año mi madre me convenció de que empezara a tomar Revival, y le estaré eternamente agradecida. Ella empezó a tomarlo cuando le diagnosticaron cáncer de mama. Pasó por un riguroso tratamiento de quimioterapia, radioterapia y tamoxifeno. Ahora está muy bien y no tiene cáncer.
>
> Estuve años tomando Prozac, Premarin y Pravachol, y no había logrado dejar de tomar ninguno; dejar de tomar Prozac o Premarin me ponía en tal estado que era imposible convivir conmigo. A las dos semanas de tomar Revival, comencé a reducir las dosis de los medicamentos, y a las seis semanas ya había dejado de tomar todos los fármacos y hormonas, sin ningún efecto adverso. Y ahora la verdadera sorpresa.
>
> Durante años le he tenido miedo a las mamografías que debía hacerme regularmente. Por lo general, me llamaban por lo menos una vez para repetir alguna toma, porque tengo la enfermedad fibroquística de la mama y he tenido dos zonas de tejido muy denso en el pecho izquierdo que me han estado vigilando. Ayer fui a buscar los resultados de mi mamografía y me quedé absolutamente pasmada. Las

zonas densas del pecho izquierdo han desaparecido casi totalmente; sólo si uno mira con mucha atención se ve algo. Y la densidad fibroquística ha disminuido enormemente. En las mamografías anteriores, se veía esa densidad en toda la extensión de los pechos. Ahora hay alrededor de un 30 por ciento de tejido mamario normal. Me dijeron que ya no necesito hacerme mamografías cada seis meses, sino una sola vez al año.

QUÉ ESPERAR CUANDO SE INCORPORA SOJA A LA DIETA

Según la cantidad que se coma, se puede notar una disminución de los sofocos a los pocos días de incorporar soja a la dieta. La mujer corriente de Japón (donde los sofocos son bastante excepcionales) come de cuatro a seis raciones de soja al día, lo que equivale a entre 100 y 200 mg de isoflavonas.

A algunas mujeres perimenopáusicas les ha vuelto la menstruación después de comenzar a consumir soja o tomar alguna de las numerosas combinaciones herbolarias para la menopausia que hay en el mercado. Una mujer vino a verme después que le ocurrió esto, porque a su ginecólogo le preocupó la posibilidad de que las hierbas tuvieran un peligroso efecto adverso. Sin embargo, los fitoestrógenos que contienen la soja y las hierbas para la menopausia no provocan reglas en las mujeres que ya han pasado por la menopausia.

La irregularidad menstrual durante los años perimenopáusicos se debe en realidad a la fluctuación de los niveles hormonales. Es muy común que una mujer perimenopáusica pase meses sin tener una regla, y luego comience a menstruar otra vez de modo regular durante varios meses o incluso años. El consumo de soja no impide esto. Y lo mismo se puede decir en el caso de mujeres cuyos miomas aumentan de tamaño cuando comienzan a tomar dosis elevadas de soja. La soja no favorece el crecimiento de los miomas, pero la enorme fluctuación de los niveles de estrógeno que acompaña a la perimenopausia sí suele ser causa de un crecimiento muy rápido de los miomas. En realidad, algunas mujeres han experimentado una reducción del tamaño de sus miomas al consumir soja, lo que no ocurre cuando toman las hormonas suplementarias de la terapia ortodoxa.

Una mujer que toma Revival escribe: «Llevo meses tomando Revival con mucho éxito (redujo el tamaño de mi mioma y me disminuyó las hemorragias). Comencé la terapia hormonal sustitutiva, y antes de que pasara un mes noté que el mioma volvía a crecer, y me volvieron las hemorragias; la dejé. Ahora estoy tomando Revival nuevamente, y continuaré con él».

Otra de mis pacientes me dijo que cuando comenzó a tomar una bebida de soja que compraba en una tienda de alimentos dietéticos le desaparecieron totalmente los sofocos y los síntomas de hipoglucemia. Después empezó a dudar de que algo tan simple como una bebida de soja pudiera haberle eliminado los sofocos. «Dejé de tomarla, y los sofocos me volvieron antes de que pasara una semana. Así pues, reanudé la toma de la bebida de soja. Ojalá no hubiera dejado de tomarla, porque tardó otras dos semanas en producir sus efectos.»

La soja puede ser útil para toda la familia

Incorporar la soja a las comidas familiares puede beneficiar a toda la familia. Se ha descubierto que la proteína de soja contribuye a mantener sano el tejido prostático masculino. De hecho, muchos hombres han comprobado que una vez que comienzan a tomar suplementos de soja ya no necesitan levantarse por la noche a orinar. Un buen número de estudios ha documentado los beneficios de la soja en la salud de la próstata, demostrando que consumir soja contribuye a prevenir el cáncer de próstata y a inhibir el avance de un cáncer de próstata ya establecido.[27]

Consume productos de soja no modificada genéticamente

Se calcula que a alrededor del 20 por ciento de la soja cultivada en Estados Unidos se le hacen modificaciones genéticas para mejorar su resistencia a la sequía y darle otras características deseables. Esta ingeniería genética plantea inquietantes interrogantes relativos a la ética y la salud. En Europa, la inquietud por ello ha llevado incluso, en algunos casos, a la prohibición de los productos genéticamente modificados. El mismo movimiento se está activando en Estados Unidos. Mientras no sepamos más acerca de sus posibles peligros para la salud o el medio ambiente, sigue consumiendo soja de cultivo biológico en cuya etiqueta diga que no ha pasado por ninguna modificación genética.

Semillas de lino: súper fuente de lignanos, fibra y grasas omega-3

Las semillas de lino son la mejor fuente disponible de los compuestos anticancerígenos y fitoestrogénicos llamados lignanos; la concentración de lignanos en las semillas de lino es cien veces mayor que la de otros alimentos que los contienen, como los cereales, las frutas y las verduras. Los lignanos son compuestos vegetales que las bacterias intestinales descomponen en dos sustancias químicas: el enterodiol y la enterolactona. Estas dos sustancias circulan por el hígado y después se excretan en la orina.[28] Las semillas de lino son también una excelente fuente de fibra y de grasas omega-3.

Hay varios motivos para que a todos nos interese incorporar más lignanos a nuestra dieta. Los siguientes son algunos de los más convincentes.

LOS LIGNANOS

Tienen potentes efectos anticancerígenos. En un impresionante número de estudios se ha comprobado que los lignanos de las semillas de lino van bien para la prevención y el tratamiento del cáncer de mama y el de colon, debido a su capacidad reguladora de la producción, la disponibilidad y la acción de las hormonas que produce el cuerpo.[29]

Son potentes fitoestrógenos. Los estudios han comprobado importantes cambios hormonales en mujeres que consumen semillas de lino, similares a los que producen las isoflavonas de la soja, entre otros, la alteración del nivel de estradiol. Esto hace del aceite de semillas de lino y de las semillas molidas una excelente opción para las mujeres que no pueden consumir soja o que sencillamente desean otra fuente de fitohormonas.[30]

Son buenos antioxidantes. Al igual que la soja y muchas hierbas, los lignanos tienen propiedades antivíricas, antibacterianas y antioxidantes, lo que significa que previenen el daño que producen los radicales libres en los tejidos, es decir, el daño a nivel celular asociado con el envejecimiento y la enfermedad.

Protegen el sistema cardiovascular. También se ha descubierto que los lignanos en forma de semillas de lino disminuyen de modo importante el colesterol «malo» (LDL), aumentan el colesterol «bueno» (HDL) y reducen la incidencia de aterosclerosis.[31]

LA FIBRA

Las semillas de lino son una excelente fuente de fibra. Además de sus propiedades fitoestrogénicas, son ricas en fibra soluble e insoluble. Incorporar una ración de semillas de lino molidas a la dieta podría eliminar cualquier problema de estreñimiento (sólo hay que procurar beber mucho líquido). Mientras que la fibra del salvado de trigo es bastante dura y puede irritar el intestino, la de las semilla de lino es mucho más blanda; combinada con líquido, forma en el cuerpo un mucílago que puede reducir de modo considerable el riesgo de diabetes y enfermedades cardiovasculares. Se ha comprobado que la fibra disminuye los niveles de colesterol total y triglicéridos en la sangre.

El contenido total de fibra dietética en 45 gramos de semillas de lino (más o menos 1/4 de taza) es de 11,7 gramos. Esto es casi cuatro veces más que la fibra contenida en 1/2 taza de avena.

Nota: Las semillas de cáñamo molidas también son excelente fuente de proteína y fibra de alta calidad; 1/3 de taza contiene 14 gramos de fibra y 11 gramos de proteína (para más información, entra en la página *www.nutiva.com*).

GRASAS OMEGA-3

Las semillas de lino son una excelente fuente de grasas omega-3, que son esenciales para la salud de todas las células del cuerpo, incluidas las del cerebro y el corazón. La insuficiencia de ácidos grasos omega-3, que es muy común, puede ser causa de cansancio, piel reseca, uñas quebradizas, cabellos escasos y frágiles, estreñimiento, mal funcionamiento del sistema inmunitario, dolores en las articulaciones, depresión, artritis y desequilibrios hormonales.

Las grasas omega-3 se encuentran, además de en las semillas de lino, en los pescados grasos (especialmente el salmón, la caballa, las sardinas y los boquerones o anchoas), el aceite de pescado, las asaduras, la yema de huevo y las algas. Las semillas de lino son una excelente fuente de grasas omega-3 si están recién molidas. (El aceite de semillas de lino también proporciona dichas grasas, pero no fibra. Además, ha de mantenerse en el refrigerador, porque si no, se enrancia.)

El pescado, en especial el de aguas frías de tipo graso, es una mejor fuente de DHA (ácido docosahexaenoico), componente básico del tejido del cerebro que el cuerpo no puede fabricar. Tal vez por eso los estudios han demostrado que entre las personas que consumen pescado hay menos incidencia de depresión. Si no puedes o no quieres consumir pescado con frecuencia, creo que DHA es uno de los mejores suplementos que puedes tomar. La dosis es de 200 a 1.000 mg al día. (Véase «Recursos y proveedores».)

CÓMO TOMAR SEMILLAS DE LINO

No todas las semillas de lino se producen igual. Recomiendo comprar las de color dorado, de lino cultivado en las grandes llanuras de Norteamérica (Manitoba y Dakotas), donde la calidad de la tierra y el clima favorecen su alto contenido en grasas omega-3 y su buen sabor (véase «Recursos y proveedores»). Aunque las semillas marrones que se encuentran en muchas tiendas de alimentos dietéticos tienen todos los beneficios nutritivos de las semilla de lino doradas, yo prefiero el sabor de estas últimas. Para mejores resultados toma 1/4 de taza de tres a siete días a la semana; muele tu ración diaria en un molinillo de café y añádela a sopas y bebidas, o espolvoréala en los cereales o la ensalada. Yo añado la mitad de mi ración diaria a la bebida de soja de la mañana, y el resto lo tomo con yogur de vainilla en la misma comida. Esta combinación resulta ser un desayuno maravillosamente rico en fibra, fitoestrógenos y poder perimenopáusico. Y tardo menos de tres minutos en prepararlo.

Bioflavonoides

Otra fuente alimentaria rica en fitoestrógenos son los bioflavonoides que contienen muchas hierbas y frutas. Los bioflavonoides compiten con el estrógeno por los receptores estrogénicos, y por lo tanto también son útiles para equilibrar las hormonas menopáusicas y tonificar los órganos pelvianos. La parte blanca y esponjosa del interior de la piel de los cítricos es una excelente fuente de bioflavonoides, de modo que cómela junto con la naranja o el pomelo (yo pelo la naranja y me como la parte blanca de la piel directamente, igual que haría con una hoja de alcachofa). Otras buenas fuentes de bioflavonoides son las cerezas, los arándanos, muchos cereales integrales, la piel de la uva y el trébol violeta. En forma de suplemento, se ha comprobado que 1.000 mg diarios de bioflavonoides con vitamina C alivian los sofocos.[32]

Medicina china tradicional y acupuntura para la menopausia

A lo largo de los años he enviado a cientos de mujeres a acupuntores y practicantes de la medicina china tradicional, que tiene más de dos mil años de antigüedad, para el alivio de una gran variedad de problemas ginecológicos, entre ellos los relacionados con la menopausia. Yo personalmente he recurrido a elementos de la medicina china, como fórmulas herbolarias y acupuntura, para aliviar los dolores menstruales y los sofocos.

La medicina china tradicional es holística por su propia naturaleza, y trata a cada persona como un ser único, tomando en cuenta su cuerpo, su mente, su espíritu y sus emociones. Este sistema de medicina considera la salud un equilibrio entre los dos estados opuestos yin y yang. La siguiente es una explicación muy sencilla, cortesía de mi equipo personal de acupuntura (madre e hija), de las cosas más comunes que ocurren durante la menopausia.[33]

Según la medicina china, cuando nos hacemos mayores empieza a disminuir esa parte nuestra llamada yin (nuestros fluidos vitales). Esto lleva a un exceso de yang (energía y calor) y/o el estancamiento del chi (la energía vital). Idealmente, cuando están equilibrados nuestros yin, yang y chi, el cuerpo actúa algo así como una tetera con líquido (yin) calentada por el fuego (yang); el vapor resultante (chi intensificado) circula por el cuerpo calentándolo y nutriéndolo.

Cuánto y hasta qué punto se agota el yin depende de nuestro estilo de vida, nuestra dieta y nuestros genes. El agotamiento del yin equivale al agotamiento del agua de la tetera, de modo que el fuego quema sin producir el vapor necesario para humedecer y nutrir.

El exceso de calor produce los sofocos, el síntoma más evidente, como también la sequedad de la piel, los ojos y la vagina. El exceso de calor puede desalojar el shen (espíritu) del corazón, lo que es causa de inquietud e insomnio. Si el exceso de calor entra en la sangre, puede producir reglas demasiado abundantes. El estancamiento del chi puede causar dolor en cualquier parte del cuerpo, así como inestabilidad anímica y emocional. La combinación de exceso de calor y estancamiento del chi puede ser causa de inquietud y ansiedad.

La dieta

Según la medicina china, la dieta es el modo más eficaz de aliviar muchos síntomas, y mi experiencia corrobora esto. Es necesario eliminar todos los alimentos y sustancias productores de calor; la cafeína, el alcohol, el azúcar refinado, los colorantes, los conservantes y los aditivos (incluidos los antibióticos y hormonas que se dan a los animales cuyos productos consumimos como carne, pollo, huevos, etcétera) producen un exceso de calor y agotamiento del yin. La carne roja ha de consumirse en pequeñas cantidades, pero no se recomienda el vegetarianismo total o vegetalianismo. Hay que comer un mínimo de 60-120 gramos de carne o pescado cada una o dos semanas, según sean el volumen corporal y el estilo de vida. También es útil eliminar de la dieta los alimentos picantes, como los guisos al curry y las guindillas (chiles), los grasos, fritos o aceitosos.

Hay que cocer ligeramente los alimentos, no comerlos crudos ni fríos (actualmente yo pongo en el microondas mis ensaladas verdes, durante unos treinta segundos, rociadas con un poco de limón). El cuerpo tiene que trabajar más para digerir los alimentos crudos, lo cual genera un estancamiento del chi. Los alimentos fríos, contrariamente a lo que se cree, no refrescan el cuerpo de un modo equilibrado. Lo frío o helado produce bloqueos en el canal del chi, lo cual lleva a su estancamiento. Alimentos especialmente refrescantes y útiles son: melones, brotes de legumbres, tofu, pescado blanco de mar, apio, manzanas, espárragos y uvas.

Fumar ciertamente lo empeora todo. Al fumar se inspira fuego y toxinas, que entran directamente en el cerebro y el torrente sanguíneo. También está bien documentado que al fumar se envenenan los ovarios, con lo cual se produce un descenso en el nivel de estrógeno unos dos años antes de lo normal.

Los practicantes de la medicina china tradicional también recomiendan no tomar jengibre ni ginseng (sea asiático o siberiano) durante la perimenopausia, porque ambos se consideran productores de calor.

Hierbas chinas para la menopausia

Existe una increíble variedad de hierbas y combinaciones de hierbas chinas para tratar todos los trastornos conocidos de la humanidad, y los síntomas perimenopáusicos no son una excepción. Si bien muchas hierbas chinas tienen sus homólogas occidentales, las combinaciones herbolarias chinas más eficaces son únicas de este sistema de medicina. Muchas de estas fórmulas se han probado y perfeccionado a lo largo de miles de años.

Un tratado exhaustivo de medicina y hierbas chinas escapa al alcance de este libro. Los preparados que nombro a continuación no llegan a ser ni un asomo de lo que existe y que casi todas las personas pueden tomar sin riesgo. Puesto que la mayoría de las recetas herbolarias se preparan atendiendo a la constitución única de cada persona, es mejor trabajar con un terapeuta formado en este sistema.

Si quieres comprar fórmulas herbolarias en una tienda de alimentos dietéticos, verifica que en la etiqueta esté la lista de ingredientes.

Las siguientes fórmulas son particularmente útiles para los síntomas perimenopáusicos:

Joyful Change. Es un tónico general para la perimenopausia. Lo componen más de veinticinco hierbas diferentes, entre otras el dong quai o angélica, la cimicífuga y la peonía. Este preparado ha sido elaborado especialmente para los complejos síntomas menopáusicos de las mujeres de nuestra cultura por expertos practicantes de la medicina china. Es eficaz para síntomas tales como sofocos, insomnio y sequedad. También trata la causa de los síntomas, eliminando el calor y nutriendo el yin. Es útil para equilibrar el ciclo menstrual de aquellas mujeres que tienen reglas irregulares y escasas debido a faltas de ovulación.

Yunnan Nan Bai Yao (también llamado Yunna Pai Yao). Es muy útil para controlar las hemorragias abundantes tan comunes en mujeres perimenopáusicas. No debe tomarse durante un tiempo prolongado (más de un mes), porque no es una cura. Es decir, también hay que tomar medidas para tratar la causa subyacente de las hemorragias, que podría ser un predominio de estrógeno o un mioma.

Chai Hu Long Gu Muli Wang. Mueve el chi del hígado y calma el espíritu. Es útil para la irritabilidad, la ansiedad, la inestabilidad emocional, los estallidos de ira y los sentimientos de frustración. También se usa para tratar el insomnio. Esta combinación de hierbas se puede tomar indefinidamente; su uso está muy extendido entre la población china en general y no sólo entre las mujeres menopáusicas.

La acupuntura

La acupuntura es una parte esencial de la medicina tradicional china. Puesto que normaliza la circulación de la energía vital o chi en el cuerpo, es particularmente apropiada para la perimenopausia, periodo en que nuestra energía se está renovando totalmente. Es muy eficaz para aliviar los sofocos, el insomnio, los sudores nocturnos, la ansiedad, la inquietud, la inestabilidad emocional, la irritabilidad, los dolores menstruales y el exceso de sangrado.

Aunque la mayoría de las personas recurre a la acupuntura solamente después que no han dado resultados los fármacos ni la cirugía occidentales, y aunque suele ser eficaz incluso en estas situaciones difíciles, es mejor emplearla a modo de cuidado preventivo de la salud o cuando comienzan los síntomas. Así puede desbloquear el chi antes de que el problema se manifieste en una enfermedad real.

Cuando yo era treintañera, logré eliminar los dolores menstruales con tratamientos de acupuntura; nunca me han vuelto. También he recomendado la acupuntura a clientas mías que sufrían de trastornos tan diversos como migrañas o infecciones crónicas de las vías urinarias. También es útil en los casos de irregularidad en las reglas, menstruaciones excesivamente abundantes y convulsiones, e incluso a veces contribuye a reducir los miomas. En diversos estudios se ha comprobado que la acupuntura mejora el equilibrio del cortisol en el organismo, intensifica la función inmunitaria y va bien para disminuir la adicción al tabaco y al alcohol.

La acupuntura actúa redirigiendo la circulación del chi por las rutas energéticas llamadas meridianos. Dado que los meridianos no tienen homólogos anatómicos conocidos, durante años la medicina alopática no aceptó la eficacia de la acupuntura, hasta que en un estudio francés se demostró definitivamente la existencia de dichos meridianos. Los investigadores inyectaron un trazador radiactivo en puntos de acupuntura y en otros elegidos al azar; se pudo ver fácilmente cómo el trazador inyectado en los verdaderos puntos de acupuntura seguía la ruta de los meridianos.[34] Las pruebas clínicas de la eficacia de la acupuntura son también tan convincentes que no se puede hacer caso omiso de ellas.

Comenzar por algo

No te dejes abrumar por todas estas opciones ni las conviertas en otra antipática lista de «deberes». La sabiduría de la naturaleza es tu amiga, y ya tienes mucha en tu interior. Para utilizarla, sencillamente elige la hierba, la fórmula o los alimentos que te parezca que destacan y te dicen: «Pruébame». Dado que todos los alimentos y hierbas que he mencionado contienen fitohormonas de algún tipo, y prácticamente no tienen ningún efecto secundario, siéntete libre para experimentar.

7

Plan de alimentación para la menopausia: programa para equilibrar las hormonas y prevenir el engrosamiento en la edad madura

A lo largo de los años han venido a verme incontables mujeres de entre cuarenta y cincuenta años con una o más de las siguientes preguntas: «¿De dónde viene este michelín que tengo alrededor de la cintura?», «¿Por qué no puedo bajar esos últimos dos, tres o cuatro kilos que antes bajaba en unas cuantas semanas?», «¿Por qué, aunque peso igual que a los veinte años, mi cuerpo se ve diferente?».

Algunas mujeres suben de peso en la edad madura aunque no coman más que antes. Otras simplemente cambian de forma: se les engrosa la cintura, se les acumula grasa en el abdomen, los costados y los hombros. La mayoría tenemos que hacer cambios en la dieta y el ejercicio si queremos pasar por la menopausia sin engordar de cinco a nueve kilos, lo cual, además de hacer estragos en nuestra apariencia, es también un riesgo bien documentado para la salud.[1]

El aumento de peso a esta edad es consecuencia de una serie de cambios metabólicos que en realidad comienzan unos diez años antes pero llegan a su punto crítico durante la menopausia. Los cambios rápidos en los niveles hormonales, junto con el aumento de las hormonas del estrés, también exacerban el aumento de peso.

Por fortuna, hay maneras de franquear estos cambios metabólicos y reequilibrar las hormonas sin un aumento importante de peso o de grasa. Conozco este camino de dentro hacia fuera, y no sólo profesionalmente, sino también personalmente.

Mi experiencia de hacer las paces (otra vez) con mi peso

Mi peso siempre ha sido un problema para mí desde que tenía doce años, cuando hice mi primer régimen de adelgazamiento. En la adolescencia y los primeros años de la veintena siempre traté de pesar entre cinco y nueve kilos menos de lo que debía pesar dados mi estructura ósea robusta y mis músculos grandes (en ese tiempo nadie entendía que el peso puede ser una medida de salud muy engañosa). Durante toda mi adolescencia, me esforcé por pesar 52 kilos, peso que conseguí durante un mes más o menos cuando casi me maté de hambre en el colegio mayor. Pasados los veinte, corría con regularidad y así logré mantener mi peso alrededor de los 56 kilos, con muchísimo esfuerzo, intentando dominar mis constantes deseos de comer dulces.

Después de mis embarazos, y como muchas otras mujeres, nunca logré volver a esos 56 kilos, hiciera lo que hiciese. Había entrado en otro aspecto de la sabiduría de la Madre Naturaleza, que ha dispuesto un aumento de peso posparto con el fin de que las nuevas madres continuemos vivas durante épocas de escasez para amamantar y cuidar de nuestros hijos.

Pasados los treinta años, cuando ya había amamantado a mis hijas durante un total de casi cuatro años, mi peso se estabilizó entre los 62 y los 63,5 kilos. Durante esos años, añadí ejercicios con pesas a mi programa para estar en forma, y pensé que el aumento de peso se debía más a masa muscular que a grasa (los músculos pesan más que la grasa, pero también queman calorías con mucha más eficiencia).

Finalmente, pasados los cuarenta años, llegué a un estado de paz con mi peso y mi volumen, aun cuando mi esqueleto jamás será de talla 40. Poniendo mucha atención a mi dieta, que consistía principalmente en alimentos integrales, grasas sanas, mucha fruta y verdura y proteína magra, además de hacer ejercicio con constancia, incluyendo las pesas, logré mantener mi porcentaje de grasa corporal en un sano 22 a 25 por ciento y mi peso alrededor de los 63,5 kilos. Sí, habría sido agradable bajar de tres a nueve kilos, pero no estaba dispuesta a hacer más cambios en mi estilo de vida ni a renunciar a mis raciones, regulares pero modestas, de galletas o pastel de chocolate para bajarlos. Yo seguía mi criterio y mantenía estable el nivel de azúcar en la sangre.

Mi metabolismo cobra vida propia

Más o menos al mes de cumplir los cincuenta años, alrededor del tiempo en que se hicieron irregulares mis reglas, comencé a subir de peso inexplicablemente. Cada día veía casi medio kilo más en la báscula, aun cuando no había cambiado nada en mi dieta ni en mis ejercicios. Estaba horrorizada. Sí, horrorizada. Por si consideras demasiado fuerte esta palabra, me explicaré. Tengo el tipo de estructura corporal y el metabolismo que podría llevar muy fácilmente a la obesidad si no fuera disciplinada en mi dieta y mis ejercicios. Había marcado un límite en la báscula del cual no me permitía pasar, y ese límite era 65 kilos. Y resulta que estaba allí impotente observando cómo, en cuestión de semanas, había visto subir la cifra de la báscula a 67,5 kilos, alrededor de medio kilo menos de lo que pesaba al final de mi primer embarazo.

Comprendí que era necesario un nuevo plan de acción. ¿Pero cuál debía ser? ¡Y yo que estaba tan segura de que por fin le había ganado la batalla a la gordura y había encontrado una manera agradable de comer que me serviría para toda la vida!

La cetosis y yo

Decidí probar una forma más extrema de limitación de carbohidratos; tal vez había introducido demasiados en mi dieta. Salí a comprar un ejemplar de *Dr. Atkins' New Diet Revolution* (*La nueva revolución dietética del Dr. Atkins*, hay muchas versiones en diferentes editoriales). En la cubierta decía que se habían vendido dos millones de ejemplares. ¿Podían estar equivocadas tantas personas?[2] En todo caso, dada la relación entre los carbohidratos, la insulina y el aumento de peso (de lo que hablamos con más detalle más adelante), las investigaciones científicas y el conocimiento clínico del doctor Atkins tenían sentido para mí.[3]

También había investigado la cetosis, que es el estado metabólico resultante de reducir el consumo de carbohidratos lo suficiente para comenzar a quemar grasa corporal con el fin de obtener combustible. Aunque algunos críticos citan la cetosis como uno de los peligros de las dietas ricas en proteínas, yo sabía que este estado metabólico no es un riesgo para personas que no tienen problemas renales, al menos durante el periodo limitado recomendado por Atkins, y muy probablemente durante periodos mucho más largos. Más aún, parecía que iba acompañada de una disminución de peso constante y relativamente rápida.

Decidí seguir la dieta de «inducción» del doctor Atkins al pie de la letra durante al menos catorce días. En la farmacia, compré tiras de análisis de orina para verificar la cetosis (los cuerpos cetónicos, productos de la descomposición de la grasa corporal, se excretan por la orina y se pueden medir fácilmente en casa). Según Atkins, la presencia de cetonas en la orina es casi una garantía de que se está quemando grasa para obtener energía. Así pues, reduje mi consumo de carbohidratos a menos de 20 gramos diarios, un grado de restricción que nunca había probado antes.

Según Atkins, la gran mayoría de personas llegan al estado de cetosis en menos de 48 horas; eso es lo que tardan en agotarse las reservas de glucógeno en el hígado, y entonces el cuerpo comienza a usar su grasa para convertirla en energía. Reduje el consumo de carbohidratos, esperé las 48 horas y empecé a hacerme el análisis de orina entre dos y tres veces al día. Nada; las tiras no mostraban el color púrpura. Aunque yo me sentía bien y tenía mucha energía, no llegué al estado de cetosis hasta que comencé a tomar dosis relativamente altas de L-carnitina en suplemento.

Al cabo de diez días completos de restricción de carbohidratos, logré tener un poquitín de cetosis: la tira de análisis de orina medía «trazas». Pero ni aun así bajé de peso ni reduje centímetros de volumen. De hecho, subí 1,3 kilos con la parte de inducción de la dieta Atkins. Puedes imaginarte mi frustración. Ahí estaba, haciendo ejercicio con regularidad, comiendo una muy reducida cantidad de carbohidratos (las raciones de los demás alimentos eran normales), siguiendo una dieta que ha servido para bajar de peso a millones de personas. Pero a mí no me dio resultado. Como muchas otras mujeres perimenopáusicas, había topado con una pared metabólica; nuestro cuerpo a esta edad se aferra a la grasa a más no poder, hasta que aprendemos los secretos para soltarla.

Finalmente lo conseguí. En menos de cuatro meses bajé a 63,5 kilos y después de la menopausia logré bajar a 60, peso que he mantenido gracias a una constante disciplina dietética y ejercicio periódico.

El siguiente programa está basado en mi experiencia, en la de miles de suscriptoras de mi hoja informativa y en la de muchas de mis clientas. Está pensado para domar a nuestras células grasas en la mitad de la vida, equilibrar las hormonas y salvaguardar la salud en todos los aspectos.

Seis pasos para el control del peso en la edad madura

Paso uno. Mantener normales los niveles de azúcar e insulina en la sangre

Como muchas mujeres (y médicos), yo actuaba engañada por la errónea idea de que el motivo de que tendamos a aumentar de peso en la edad madura era que el metabolismo se hace más lento, el cuerpo se nos vuelve más eficiente para almacenar energía en forma de grasa y el bajón en el nivel de estrógeno tiene por consecuencia un aumento del apetito.[4] Resulta que estos cambios metabólicos, que son reales, no son consecuencia de la menopausia sino del avance natural de un proceso que comienza mucho antes: el estrés glucémico (debido al nivel de azúcar demasiado alto) y el exceso de insulina resultante. Veamos lo que ocurre.

Cuando se consume un exceso de carbohidratos refinados (en forma de patatas fritas, puré de patatas, pasteles, helado de crema, bebidas gaseosas, pan y otro tipo de bollería de harina blanca, etc.), se produce un inmediato y considerable aumento del nivel de azúcar en la sangre. Este exceso de azúcar en la sangre se convierte en triglicéridos en el hígado. Pero al mismo tiempo, el exceso de azúcar causa inflamación en el revestimiento de los vasos sanguíneos de todo el cuerpo, comenzando por los músculos esqueléticos. A esto se le llama «estrés glucémico», expresión acuñada por un médico de cabecera, el doctor Ray Strand, cuyos estudios han documentado cómo, si no se corrige, el estrés glucémico es causa del llamado síndrome X, que se caracteriza por obesidad central (exceso de grasa en el abdomen) y un mayor riesgo de diabetes tipo 2, calvicie en los hombres y enfermedad cardiaca.

Un exceso de azúcar en la sangre durante un periodo prolongado lleva finalmente a la resistencia a la insulina. Permíteme que lo explique: la insulina se produce en el páncreas y es la responsable de llevar la glucosa desde el torrente sanguíneo a las células, donde se utiliza como combustible. La buena salud depende de la capacidad de nuestro cuerpo de producir y utilizar la cantidad correcta de insulina para mantener un nivel de azúcar óptimo y un normal funcionamiento metabólico. El consumo de carbohidratos refinados es causa de un aumento inmediato del nivel de azúcar en la sangre; esto induce al páncreas a secretar una gran cantidad de insulina, para procesar el azúcar. Todas las células del cuerpo tienen receptores de insulina en su superficie; estos receptores permiten a la insulina «abrir la puerta» para que la glucosa entre en la célula.[5] Con el tiempo, si el nivel de azúcar continúa demasiado elevado, estos receptores pierden la capacidad de responder a esta carga metabólica anormal; además, el exceso de azúcar se almacena como grasa, lo que a su vez causa más problemas de insulina. Así es como, con el tiempo, las células se vuelven insensibles al efecto de la insulina y comienza un trastorno llamado resistencia a la insulina, en el que cuanta más insulina se secreta, menos efecto tiene. Finalmente ni los tejidos corporales ni el páncreas son capaces de hacer su trabajo con la carga de azúcar. Este estado metabólico anormal afecta adversamente a casi todas las células del cuerpo. En los casos graves, a la persona le podrían diagnosticar diabetes tipo 2 y necesitar inyecciones de insulina para satisfacer la demanda.

Al parecer, alrededor de un 25 por ciento de la población es genéticamente resistente a los efectos adversos de la sobreproducción de insulina y a la resistencia a la insulina. Estas personas suelen mantenerse muy delgadas, coman lo que coman. Pero el 75 por ciento de la población no tiene tanta suerte, en especial las mujeres durante la perimenopausia.

La mayoría de los síntomas perimenopáusicos, como las reglas excesivamente abundantes, los dolores menstruales, los miomas y el síndrome premenstrual, responden bien a una dieta que mantenga estables los niveles de azúcar y de insulina en la sangre, dieta que también previene la inflamación celular. En general, los niveles de insulina y de azúcar en la sangre se mantienen normales con una dieta de alimentos enteros no refinados, entre los que están los carbohidratos de índice glucémico de bajo a moderado, como las frutas, las verduras y los cereales integrales. El índice glucémico es simplemente una medición de la velocidad y grado en que un determinado alimento que contiene carbohidratos eleva el nivel de azúcar en la sangre. Los carbohidratos de índice glucémico elevado (p. ej., los alimentos feculentos y azucarados, como pasteles, caramelos, las bebidas gaseosas y alcohólicas, el pan blanco y casi todos los alimentos refinados y procesados) se metabolizan rápidamente convirtiéndose en azúcar y desencadenan una oleada de insulina en la sangre.

En cambio los carbohidratos de índice glucémico bajo se descomponen lentamente y elevan el azúcar a un nivel relativamente bajo a lo largo de un periodo de tiempo prolongado, y esto permite que se metabolicen con sólo una pequeña cantidad de insulina.

Desde el punto de vista de la evolución, la mayoría de los carbohidratos de índice elevado son alimentos «nuevos» que sólo en el siglo

La resistencia a la insulina (síndrome X)

A los problemas médicos relacionados con la resistencia a la insulina se los llama colectivamente «síndrome X», término acuñado por el doctor Gerald Reaven, famoso endocrinólogo de la Facultad de Medicina de la Universidad de Stanford.[6] Entre ellos están:

- Mayor riesgo de contraer diabetes tipo 2[7]
- Niveles anormales de colesterol[8]
- Hipertensión
- Cardiopatías: enfermedad de la arteria coronaria y enfermedad vascular periférica[9]
- Obesidad
- Anovulación[10]
- Sobreestimulación de la testosterona ovárica[11]
- Ovario poliquístico
- Exceso de vello en la cara, caída del cabello (calvicie de tipo masculino en mujeres)
- Acné de adulto
- Mayor riesgo de cánceres de mama y de endometrio[12]

pasado han ido entrando y aumentando en nuestras dietas. Hasta entonces, durante milenios, la provisión de alimentos y el metabolismo fueron evolucionando a la par con estilos de vida activos que también mantenían normales los niveles de insulina.

Una dieta rica en carbohidratos refinados empeora todos los síntomas perimenopáusicos debido a su efecto adverso en el equilibrio hormonal, y refuerza la tendencia al exceso de grasa alrededor de la cintura y abdomen (obesidad central), lo que a su vez favorece la producción de estrógeno y andrógenos. La obesidad central y el nivel elevado de insulina (que pueden tenerlos mujeres de peso e índice de masa corporal normales) también están relacionados con elevados niveles de triglicéridos en la sangre y un nivel bajo del colesterol HDL. (Un nivel bajo del colesterol HDL es uno de los primeros signos de exceso de insulina. Yo tuve esto recién pasados los treinta años.) Lógicamente, esto tiene un efecto negativo en la salud del corazón y también obstaculiza el mecanismo normal por el que el cuerpo desactiva el estradiol libre. El relativo exceso de estradiol metabólicamente activo en la sangre podría ir a los tejidos mamarios y endometriales sensibles al estrógeno, haciendo posible un exceso de desarrollo de estos tejidos. Este es uno de los motivos de que la hiperinsulinemia (exceso de insulina en el torrente sanguíneo) con la resistencia a la insulina sean un importante factor de riesgo de cáncer de mama y de la enfermedad de ovarios poliquísticos.[13] La insulina en nivel elevado también aumenta la sensibilidad de los tejidos a una proteína llamada factor de crecimiento insulínico (IGF-1), del cual se sabe que estimula el desarrollo de los tejidos mamarios y otros.[14]

La misión de los músculos esqueléticos es quemar eficazmente el azúcar, por eso tener una adecuada masa muscular y hacer ejercicio periódicamente es fundamental para mantener estable el nivel de azúcar en la sangre. Pero a medida que las mujeres se hacen mayores suelen dejar de hacer tanto ejercicio como hacían cuando eran adolescentes y veinteañeras. El estilo de vida se vuelve cada vez más sedentario, de modo que cuando llegan a la perimenopausia muchas han reemplazado la masa muscular por grasa, y el exceso de insulina durante años ha almacenado el exceso de energía en forma de grasa, en particular, grasa abdominal. (La grasa pesa menos que los músculos, pero ocupa más espacio; a esto se debe que muchas mujeres de edad madura observen que ya no les entra la ropa aun cuando no han aumentado en nada su peso.) Una de las primeras señales de resistencia a la insulina es la mayor gordura abdominal, esos michelines alrededor de la cintura y abdomen. La grasa corporal abunda en receptores de insulina. Cuanto más grasa se tiene, más insulina se necesita para hacer entrar el azúcar en las células. La diabetes tipo 2 muchas veces desaparece simplemente bajando de peso.

El estrés glucémico y la resistencia a la insulina también van acompañados por acedía, insomnio, hinchazón, ansias de comer azúcar, cansancio o fatiga y exceso de somnolencia durante el día, todo lo cual tiene relación con la inflamación de los tejidos, cuya causa es la compleja interacción entre la insulina, el azúcar en la sangre, las hormonas del estrés y los ácidos grasos esenciales. De hecho, las personas que tienen exceso de grasa corporal, debido a años de comer alimentos de elevado índice glucémico, producen elevados niveles de sustancias químicas inflamatorias como la interleucina 6 (IL-6), procedentes de su grasa corporal. A consecuencia de esto son propensas a achaques y dolencias, predominio estrogénico y síndrome premenstrual. En último término, el estrés glucémico, si no se trata, lleva a la resistencia a la insulina y después a diabetes y/o enfermedad cardiaca.

Paso dos. Medidas de la salud: proporción cintura/caderas, índice de masa corporal y porcentaje de grasa corporal

Los años de comer demasiados carbohidratos refinados y hacer muy poco ejercicio finalmente nos dan alcance en la segunda mitad de la vida. Nuestro estilo de vida nos predispone, lento pero seguro, a la obesidad central (exceso de grasa abdominal), que es un problema. Las células grasas abdominales son más activas metabólicamente, y más peligrosas en potencia, que las células grasas de las caderas y los muslos. La grasa abdominal aumenta los niveles de triglicéridos en la sangre y es una señal de resistencia a la insulina.

Además, las células grasas abdominales producen demasiada cantidad de andrógenos y estrógeno. La clásica figura en forma de manzana se relaciona con un mayor riesgo de cardiopatía, cáncer de mama, cáncer de útero, diabetes, cálculos renales, hipertensión, artritis, incontinencia, enfermedad poliquística de los ovarios, incontinencia urinaria por esfuerzo, cálculos biliares, accidentes cerebrovasculares y apnea durante el sueño.[15]

La *proporción cintura/caderas* es una manera rápida de calibrar el riesgo. Mídete el contorno de las caderas en la parte más voluminosa de las nalgas; después, mídete la cintura. Divide la medida de la cintura por la de las caderas; esa es la proporción o razón cintura/caderas. Una proporción sana es inferior a 0,8. La ideal es de 0,74. Una proporción superior a 0,85 va acompañada de todos los riesgos mencionados más arriba.[16] El doctor Strand, experto en diagnosticar y dar marcha atrás a los efectos de la resistencia a la insulina, prefiere la medida de la cintura, porque mide directamente la grasa abdominal; si mides más de 87 centímetros de cintura, hay fuertes posibilidades de que ya tengas resistencia a la insulina y el síndrome metabólico.

El *índice de masa corporal* es otra manera de medir nuestro riesgo para la salud. Para determinar tu índice de masa corporal, busca tu peso y tu altura en la tabla de la página siguiente y mira el punto de intersección; esa cifra es tu índice. Un índice 24 o inferior es el ideal. Un índice mayor

FIGURA 11. ÍNDICE DE MASA CORPORAL

Altura (en metros)

Peso (en kilogramos)	1,52	1,55	1,57	1,60	1,62	1,65	1,67	1,70	1,73	1,75	1,78	1,80	1,83	1,85	1,88	1,90	1,93
45,5	20	19	18	18	17	17	16	16	15	15	14	14	14	13	13	12	12
47,5	21	20	19	19	18	17	17	16	16	16	15	15	14	14	13	13	13
50	21	21	20	19	19	18	18	17	17	16	16	15	15	15	14	14	13
52	22	22	21	20	20	19	19	18	17	17	17	16	16	15	15	14	14
54,5	23	23	22	21	21	20	19	19	18	18	17	17	16	16	15	15	15
57	24	24	23	22	21	21	20	20	19	18	18	17	17	16	16	16	15
59	25	25	24	23	22	22	21	20	20	19	19	18	18	17	17	16	16
61	26	26	25	24	23	22	22	21	21	20	19	19	18	18	17	17	16
63,5	27	26	26	25	24	23	23	22	21	21	20	20	19	18	18	17	17
66	28	27	27	26	25	24	23	23	22	21	21	20	20	19	19	18	18
68	29	28	27	27	26	25	24	23	23	22	22	21	20	20	19	19	18
70	30	29	28	27	27	26	25	24	24	23	22	22	21	20	20	19	19
72,5	31	30	29	28	27	27	26	25	24	24	23	22	22	21	21	20	19
75	32	31	30	29	28	27	27	26	25	24	24	23	22	22	21	21	20
77	33	32	31	30	29	28	27	27	26	25	24	24	23	22	22	21	21
79,5	34	33	32	31	30	29	28	27	27	26	25	24	24	23	22	22	21
82	35	34	33	32	31	30	29	28	27	27	26	25	24	24	23	22	22
84	36	35	34	33	32	31	30	29	28	27	27	26	25	24	24	23	23
86	37	36	35	34	33	32	31	30	29	28	27	26	26	25	24	24	23
88,5	38	37	36	35	33	32	31	31	30	29	28	27	26	26	25	24	24
91	39	38	37	35	34	33	32	31	30	30	29	28	27	26	26	25	24
93	40	39	37	36	35	34	33	32	31	30	29	29	28	27	26	26	25
95	41	40	38	37	36	35	34	33	32	31	30	29	28	28	27	26	26
97,5	42	41	39	38	37	36	35	34	33	32	31	30	29	28	28	27	26
100	43	42	40	39	38	37	36	34	33	32	32	31	30	29	28	27	27
102	44	43	41	40	39	37	36	35	34	33	32	31	31	30	29	28	27
104	45	43	42	41	39	38	37	36	35	34	33	32	31	30	30	29	28
106,5	46	44	43	42	40	39	38	37	36	35	34	33	32	31	30	29	29
109	47	45	44	43	41	40	39	38	36	35	34	33	33	32	31	30	29
111	48	46	45	43	42	41	40	38	37	36	35	34	33	32	31	31	30
113,5	49	47	46	44	43	42	40	39	38	37	36	35	34	33	32	31	30

Peso insuficiente ☐   Peso adecuado ▥   Sobrepeso ▨   Obesidad ▦

(30 o más) se corresponde con un mayor riesgo de enfermedades de todo tipo. No hay acuerdo todavía respecto a cuánto mayor riesgo hay en un índice ligeramente elevado, en la franja 25-29.

Por último, necesitarás saber tu *porcentaje de grasa corporal*. Consúltalo con tu médico: puede hacerlo él mismo o enviarte a un centro especializado. Si bien existen artilugios para medir la grasa corporal y se pueden comprar sin receta, no los encuentro muy exactos. Es posible tener un porcentaje de grasa corporal sano (entre el 20 y el 28 por ciento en las mujeres) y tener el índice de masa corporal superior a 24. Esto les ocurre especialmente a los atletas y deportistas, que tienen muchísima masa muscular.

Si tu proporción cintura/caderas, tu índice de masa corporal y tu porcentaje de grasa corporal están dentro de la franja sana, entonces simplemente tienes que afinar lo que ya haces para mantener el peso y el equilibrio hormonal. Si no, haz todo lo que puedas para disminuir tu riesgo. En un estudio realizado en 1999 en la Facultad de Medicina de Harvard, se comprobó que las mujeres que suben aproximadamente nueve kilos en la edad adulta experimentan un debilitamiento de la función física y una disminución de la vitalidad aún mayores que los producidos por el tabaco. El aumento de peso también va acompañado por un incremento de dolores corporales, al margen del peso base de la mujer; el motivo es que ese exceso de grasa corporal produce compuestos inflamatorios, por ejemplo citocinas e interleucina-6, que causan daño y dolor en los tejidos. Afortunadamente, todo esto es reversible. Cuando una mujer que tiene exceso de peso adelgaza, mejoran tanto su salud como su vitalidad.[17] Esto es una muy buena noticia. No es necesario llegar al peso ideal; incluso un modesto adelgazamiento de 2,5 a 4,5 kilos, o lograr un índice de masa corporal que sea una cifra inferior a la cifra actual, puede mejorar espectacularmente la salud, bajar la presión arterial y equilibrar los niveles hormonales.

Paso tres. Vigilar los estresantes metabólicos

En su libro *Fight Fat After Forty (Combate la grasa después de los cuarenta)*, la doctora Pamela Peeke, investigadora de los Institutos Nacionales de Salud, documenta la conexión entre el estrés tóxico y el aumento de peso tóxico (el tipo de gordura que se acumula en el abdomen y pone a las mujeres en un mayor riesgo de muerte prematura). El estrés tóxico viene de cualquier dificultad cotidiana, pero un buen número de circunstancias lo hacen especialmente común en mujeres mayores de cuarenta años: la reaparición de los traumas de la infancia; el perfeccionismo; los cambios en las relaciones, como el divorcio y el cuidado de familiares; el estrés laboral; la enfermedad, aguda o crónica; hacer dieta de adelgazamiento, y los efectos de la menopausia.

Esta explicación cobró sentido para mí cuando caí en la cuenta de que mi aumento de peso perimenopáusico inicial coincidió con nuevos estreses en mi vida. La escalada comenzó justo antes de Acción de Gracias, cuando mi hija mayor vino a pasar sus primeras vacaciones en casa desde que estaba en la universidad e inauguramos oficialmente nuestra primera temporada de vacaciones como una familia «rota». Mis hijas tendrían que repartir su tiempo entre mi casa y la de su padre, situación que jamás se me había pasado por la cabeza que nos pudiera ocurrir a nosotros.

También estaba cuidando, a jornada completa, a mi mejor amiga, que se estaba recuperando de una importante operación en la columna. Le preparaba las comidas, trataba de adivinar sus necesidades, la veía sufrir atroces dolores que no aliviaban los narcóticos, y en general procuraba ofrecerle un espacio seguro donde pudiera curarse. Durante más de un mes estuve prácticamente de guardia las veinticuatro horas del día, con sólo algún descanso ocasional. Al mirar esa época en retrospectiva, no me extraña que fuera acumulando kilos.

Saca tu agenda, haz un poco de trabajo detestivesco y comprueba si tú también tienes un estrés habitual que podría ser la causa de tu aumento de peso. Ten especial cuidado del peligro de las últimas horas de la tarde, en que tienden a agotarse las hormonas que nos permiten reaccionar al estrés (serotonina y cortisol) y somos más vulnerables a nuestras emociones subyacentes. En particular, cuando se agota la serotonina, el neurotransmisor de la «sensación de agrado», tendemos a comer cualquier cosa que haya a la vista (sobre todo carbohidratos refinados) para volver a la normalidad.

El efecto del estrés sobre el peso también funciona en el sentido inverso. Una de mis colegas perimenopáusicas hizo un viaje con una de sus hijas adultas, que está en la Facultad de Medicina. Asistieron a un estimulante congreso médico y después exploraron juntas el Gran Cañón. Aunque ella no prestó atención a su dieta y comió todo lo que se le antojó, llegó a casa con casi tres kilos menos. Me comentó: «Creo que mi nivel de cortisol se normalizó porque durante diez días dormí toda la noche sin preocuparme de que me llamaran para una urgencia. Y además, me aumentó la serotonina con todas esas conversaciones interesantes y la saludable luz del sol que recibía».

Paso cuatro. Ejercicio

Si aún no haces ejercicio, no hay mejor momento que el presente para comenzar. Los músculos están repletos de receptores de insulina. Cuanta más masa muscular tengas y más calor generen tus músculos con regularidad, con mayor eficiencia quemarás los carbohidratos y la grasa corporal. Además, de ese modo también proteges tus huesos y tu corazón. En realidad, de todos los cambios en el estilo de vida que mejor aseguran una disminución de peso permanente, el ejercicio periódico es el número uno. Recomiendo un mínimo de treinta minutos de ejercicio continuado al menos cinco veces a la semana.

Si ya haces ejercicio, cambia de modalidad. Es posible que te haya ocurrido lo que me ocurrió a mí y te hayas quedado atascada en una barricada metabólica, aun cuando ya hayas reducido tu consumo de carbohidratos y hagas ejercicio con regularidad. Cuando ocurre esto, por lo general se debe a que el cuerpo se ha adaptado al grado de actividad actual, así como es posible mantener el peso con sólo 1.000 calorías diarias; sencillamente el cuerpo aminora su velocidad metabólica para acomodarse a su percepción de inanición.

Para lograr que las tozudas células grasas liberen su carga, hay que confundirlas un poco. Prueba una modalidad de ejercicio diferente que haga trabajar otros músculos. Si tu ejercicio era caminar, prueba un aparato de subir peldaños, ejercicios con pesas o el aparato de esquí nórdico. Lo que interesa es sacar al cuerpo de su rutina metabólica.

Yo tuve que aumentar la intensidad y la duración de mis sesiones de ejercicios con pesas y reducir las de mis caminatas, que ya me resultaban tan fáciles que apenas sudaba. Los ejercicios con pesas eran mucho más arduos. Con el tiempo me dio resultado este cambio.

Paso cinco. Revisión de la función tiroidea

Alrededor de un 25 por ciento de las mujeres empiezan a tener problemas tiroideos o se les exacerban problemas preexistentes al llegar a la perimenopausia. El nivel excesivo de estrógeno en relación al de progesterona suele disminuir la función tiroidea, como también el exceso de hormonas del estrés. El mal funcionamiento de la glándula tiroides suele ir acompañado por un metabolismo más lento. Si tienes algún síntoma que indique problemas tiroideos (cansancio, aumento de peso, manos y pies fríos, cabellos débiles, alopecia o estreñimiento), ve a hacerte una revisión. Finalmente yo lo hice cuando me disminuyó la velocidad metabólica, y descubrí que mis niveles de hormonas tiroideas indicaban lo que se llama hipotiroidismo subclínico, el cual se caracteriza por niveles normales de las hormonas tiroideas en la sangre pero un nivel ligeramente elevado de la hormona estimulante del tiroides. No tenía síntomas aparte del aumento de peso. Comencé a tomar una dosis muy baja de hormonas tiroideas, levotiroxina (T4) y triyodotironina (T3), y continué tomándolas unos dos años, después de los cuales se normalizaron las cosas. (Aunque la mayoría de los médicos sólo recetan levotiroxina, a muchas mujeres les va mejor una combinación de T3 y T4, que se compra con receta en farmacias especializadas en fórmulas). Es difícil saber si lo que mejoró mi problema de peso fueron las hormonas tiroideas, porque también cambié mi programa de ejercicios y reduje el consumo de carbohidratos refinados. Además, el estrés que padecía disminuyó drásticamente cuando acabaron las vacaciones y mi amiga se recuperó del todo. Finalmente pude dejar del todo la toma de hormonas tiroideas suplementarias.

Paso seis. Eliminar la inflamación celular

La principal causa de inflamación celular, y de todos los síntomas y enfermedades que van con ella, es una dieta de alimentos refinados de elevado índice glucémico que se caracteriza por lo siguiente:

• Exceso de carbohidratos refinados, que son causa de una sobreproducción de insulina; el exceso de insulina favorece la producción de sustancias inflamatorias, como la prostaglandina F2-alfa y las citocinas.
• Insuficiencia de las grasas poliinsaturadas llamadas omega-3. Las grasas omega-3 son necesarias para la función de casi todas las células del cuerpo, en particular las del sistema nervioso, del cerebro, de los ojos y del sistema inmunitario. Además, reducen la inflamación celular. Actualmente el nivel medio de la grasa omega-3 especialmente importan-

te, el ácido docosahexaenoico (DHA), de las estadounidenses es un 40 por ciento inferior al de las europeas.

- Exceso de grasas trans, normalmente de la margarinas y la manteca, que aumentan la inflamación celular.
- Insuficiencia de los micronutrientes necesarios para combatir la inflamación celular. Una cantidad insuficiente de vitamina C, vitamina B_6 y magnesio, por ejemplo, favorece la sobreproducción de sustancias inflamatorias.

El estrés constante es también un factor en la inflamación celular. Es causa de una sobreproducción de adrenalina y cortisol, las hormonas del estrés que favorecen la inflamación celular. La cafeína, a la que se suele recurrir para aliviar los efectos del estrés y el cansancio, tiene el mismo efecto. Si sigues el plan de alimentación que equilibra las hormonas que presento a continuación, complementas tu dieta con nutrientes antioxidantes adicionales (véase más adelante en este capítulo) y reduces conscientemente el estrés mediante meditación o ejercicios de respiración, relajación y ejercicio periódico, estarás bien encaminada hacia la eliminación de la inflamación celular.

Plan de alimentación para el equilibrio hormonal

Tomando en cuenta la vida que llevan por lo general las mujeres perimenopáusicas de hoy, no es difícil ver por qué se desequilibran la insulina y el estrógeno, con lo que aumenta el riesgo de todo, desde cardiopatías e hipertensión a artritis y cáncer de mama. Afortunadamente, cuando sigas el plan que propongo aquí, no tendrás que esperar mucho para sentirte mejor. Es probable que en cuestión de días observes que mejora tu sueño, empiezas a eliminar el exceso de grasa, comienzan a desaparecer diversos síntomas molestos y tu piel adquiere un brillo sano. Al mismo tiempo, reducirás el riesgo de contraer las enfermedades de la vejez.

Hacer tres comidas al día como mínimo

Muchas mujeres se saltan el desayuno y la comida del mediodía, reservando las calorías para la cena. El problema de este sistema es que el metabolismo se acelera naturalmente a mediodía y después se hace más lento; por lo tanto, en la comida que se toma por la noche hay más probabilidades de que el alimento se almacene como grasa que en las comidas que se toman más temprano durante el día. El siguiente es otro motivo para no saltarse comidas con el fin de controlar el peso: se sabe muy bien que, con el tiempo, las dietas yoyó y el matarse de hambre periódicamente hacen más lento el metabolismo general, y entonces el cuerpo se vuelve tan eficiente metabólicamente que es posible conservar el peso pese a una dieta muy pobre en calorías. Por eso no era una opción para mí la restricción estricta de calorías cuando llegué a la edad madura. En mis épocas de adolescente y veinteañera había hecho demasiadas dietas restrictivas, incluido el ayuno. Siempre he tenido un metabolismo relativamente lento, y en la edad madura sería más lento aún; no podía arriesgarme. También está claro que la restricción estricta de alimentos suele provocar una disminución de la beneficiosa masa corporal magra, pero no necesariamente una disminución de la grasa corporal. Esto significa que después de una restricción estricta de alimentos se puede acabar con más porcentaje de grasa corporal que cuando se comenzó.

A muchas mujeres perimenopáusicas les va mejor cuando mantienen estable el nivel de azúcar durante todo el día, tomando comidas frecuentes y más reducidas. Recomiendo encarecidamente tomar un tentempié alrededor de las cuatro de la tarde, que es justamente la hora en que el azúcar, el ánimo y la serotonina tienden a bajar en picado. Este tentempié nos sirve para no comer en exceso por la noche, cuando llegamos a casa (si no, tendemos a empezar la cena en el instante en que entramos en casa y acabarla justo antes de acostarnos, en un deseperado intento de compensar la privación de todo el día).

Para franquear con éxito los retos metabólicos de la edad madura, es necesario tener paciencia. También debemos reconsiderar nuestra «dieta» mental. Es decir, este nuevo metabolismo hemos de considerarlo algo que requiere una nueva manera de vivir y de comer, no otra dieta de resultado rápido (yo comprendí esto cuando probé el programa de inducción Atkins.)

Centrar la atención en el tamaño de la ración, no en las calorías

En lugar de contar las calorías, concéntrate en comer los alimentos de mejor calidad posible, en raciones más pequeñas. Junta las dos manos ahuecadas: esa es la capacidad de tu estómago. Limita el consumo de alimentos a no más de eso en cada comida o tentempié. El exceso de comida en general, sea cual sea el alimento, va acompañado por una sobreproducción de insulina. Normalmente, las raciones que sirven los restaurantes de Estados Unidos son mucho más abundantes que las que sirven los de Europa, y ese es uno de los motivos de que los estadounidense tengan tanto sobrepeso comparados con los europeos. Por ejemplo, en un restaurante de mi localidad, en el plato de pollo que suelo pedir vienen las dos pechugas; siempre me como una y me llevo la otra a casa para otra comida.

Para mantener estable mi peso he tenido que reducir el consumo total de alimentos, eliminar los productos de cereales la mayor parte del tiempo (véase más adelante), reducir los postres a uno a la semana, hacer de la comida del mediodía la principal del día, comer alimentos ligeros en la cena y aumentar el tiempo que dedico a hacer ejercicio.

Comer proteínas en cada comida

Esto significa comer huevos, pescado, carne magra, productos lácteos o una alternativa vegetariana, como proteína de soja en polvo, proteína de suero de leche en polvo, soja en granos, tofu o tempeh. La soja contiene proteínas, pero también contiene una considerable cantidad de carbohidratos que, aunque tienden a estar en la franja baja del índice glucémico, podrían ser demasiados para algunas mujeres perimenopáusicas; a otras les van muy bien. Cada mujer ha de juzgar por sí misma.

Las necesidades proteínicas varían según el volumen corporal que se tenga y la actividad física que se realice. Cuanto mayores son el volumen y la actividad, mayor es la necesidad de proteínas. En general, si tienes tendencia a subir de peso en la edad madura, tu dieta debería contener alrededor de un 40 por ciento de proteínas, un 35 por ciento de carbohidratos de índice glucémico bajo y un 25 por ciento de grasas. No es necesario atenerse rígidamente a esta proporción en cada comida; basta con alcanzar este promedio en el periodo de una semana más o menos.[18]

Si estás en riesgo de contraer cualquier enfermedad estimulada por el exceso de estrógeno, como el cáncer, podría convenirte aumentar aún más el consumo de proteínas; de hecho, las proteínas disminuyen ese riesgo. El proceso es el siguiente: cuando el hígado, la grasa corporal y los ovarios metabolizan el estrógeno, utilizan un sistema enzimático llamado citocromo P450. Una dieta rica en proteínas aumenta la actividad de todo el sistema P450, contribuyendo así a proteger el cuerpo de la sobreestimulación del estrógeno. Las participantes de un estudio en que se les dio una dieta que contenía un 44 por ciento de proteínas, un 35 por ciento de carbohidratos y un 21 por ciento de grasas experimentaron un profundo cambio que mejoró la capacidad de su cuerpo para desactivar el exceso de estrógeno.[19]

Reducir el consumo de carbohidratos de índice glucémico elevado, entre ellos el alcohol

Hay que tener muy en cuenta que no todos los carbohidratos son iguales. Un gramo de carbohidratos procedentes del azúcar de mesa tiene un efecto metabólico distinto al de la misma cantidad procedente de arándanos.

Mantén estable el nivel de azúcar en la sangre y experimentarás:

• Más energía
• Capacidad para el ejercicio sostenido
• Claridad mental
• Capacidad para formar masa muscular
• Menos hambre: capacidad para controlar las ansias de comer y los tamaños de las raciones
• Menos síntomas del síndrome premenstrual
• Menos sofocos
• Una piel con mejor apariencia
• Ojos limpios, despejados, sin hinchazones ni ojeras
• Sueño más profundo y reparador
• Humor estable y más optimismo

El éxito depende de comer alimentos de bajo índice glucémico. El índice glucémico se ideó con el fin de medir cuánto se eleva el nivel de azúcar en la sangre después de comer alimentos que contienen carbohidratos, y se tomó el pan blanco como base o referencia. Al pan blanco se le asignó un índice glucémico 100; midiendo según esta base, el índice glucémico del maíz es 54, el de la manzana es 38 y el del aguacate es 0. Una regla práctica es que los alimentos blancos y procesados tienen un índice glucémico muy elevado mientras que los alimentos enteros y los ricos en proteína suelen tener un índice glucémico bajo.

Elimina de tu dieta todos los carbohidratos refinados posibles. Esto significa eliminar el arroz blanco, las pastas y otros alimentos hechos con harina blanca, como panes, panecillos, bollos, productos para picar, rosquillas, etc. (*Observación:* Cuando desees consentirte, ten presente que el arroz blanco es mejor que las pastas, porque eleva con mucha más lentitud el nivel de insulina en la sangre). También has de eliminar las bebidas gaseosas, que no son otra cosa que agua azucarada. Una gaseosa de dieta de vez en cuando está bien, si no eres sensible al aspartamo. (Véase el capítulo 10.)

También significa eliminar o reducir el consumo de bebidas alcohólicas en todas sus formas: cócteles, sangrías refrescantes, vino, cerveza y licores. El alcohol es sólo azúcar en una forma tan absorbible que sus efectos se sienten a los pocos minutos en el cerebro. Una de las primeras

Si eres una verdadera adicta a los carbohidratos

Las mujeres que se criaron en un sistema familiar alcohólico o caótico podrían tener una química cerebral y corporal excesivamente sensible a los efectos de los alimentos, y en particular a los de la sustancia neuroquímica llamada serotonina. En el cerebro se libera serotonina muy rápidamente cuando se comen alimentos ricos en carbohidratos refinados, como son la mayoría de los cereales para el desayuno o los pasteles. Las personas verdaderamente adictas a los carbohidratos no pueden parar una vez que comen unas cuantas galletas o patatas fritas. Al parecer, no tienen bien regulado el mecanismo de saciedad, debido, tal vez, a que usan el alimento como remedio para aliviar el sufrimiento emocional. Si te ocurre esto, te recomiendo consultar uno de los siguientes libros:

Potatoes, Not Prozac, de Kathleen DesMaison (Simon & Schuster, 1999).

The Sugar Addict's Total Recovery Program, de Kathleen DesMaison (Ballantine, 2000).

Holy Hunger: A Memoir of Desire, de Margaret Bullit-Jonas (A. A. Knopf, 1999).

cosas que observan las mujeres cuando eliminan las calorías vacías del alcohol es que bajan de peso muy rápido. Muchas también observan que les desaparecen los sofocos. Esto se debe a que el alcohol obstaculiza el metabolismo del estrógeno y causa un desequilibrio hormonal casi inmediato: demasiado estrógeno en la sangre en relación a la progesterona.

También es necesario eliminar o reducir el consumo de dulces: caramelos, pasteles, galletas y helados. Es posible que desees comerlos en ocasiones especiales, pero cuando se estabilice tu nivel de azúcar en la sangre descubrirás que ese deseo disminuye drásticamente, y no te gustará lo que sientes después de comerlos.

Ten presente que el cuerpo es capaz de quemar la grasa almacenada y mantener normales los niveles de insulina y azúcar solamente cuando no se consumen cantidades excesivas de carbohidratos del tipo dañino. Si se consumen, el exceso de azúcar se almacena en forma de grasa, la cual se acumula no sólo en el abdomen y las caderas sino también en otras partes, como las arterias, el corazón y el cerebro.

Consumir con cautela los productos de cereales

Aun en el caso de que hayas eliminado los cereales refinados en todas sus formas, de todos modos puedes tener problemas con cereales integrales como el trigo, el centeno, la avena o el mijo. Una fascinante línea de investigación indica que las enfermedades degenerativas tan generalizadas actualmente en la raza humana no aparecieron en escena hasta que se extendió la agricultura. Estudios paleoarqueológicos demuestran que muchos de los antiguos egipcios eran gordos y tenían caries dentales, enfermedades relacionadas con una dieta compuesta principalmente por cereales y prácticamente ausentes entre los cazadores-recolectores.

Muchas personas sensibles a los carbohidratos comprueban que comer productos de cereales les activa el deseo de atiborrarse. Esto lo he visto ocurrir con el arroz integral, un alimento «sano» que solía consumir con regularidad y he tenido que eliminar casi por completo. También he tenido que eliminar casi todos los panes de harina integral de trigo, incluso los ácimos. (Una línea de pensamiento sugiere que el pan con levadura es difícil de digerir debido a una posible proliferación de hongos en los intestinos. El pan ácimo lo toleran mejor muchas personas, pero no todas. Incluso un bocadillo con torta de pan ácimo integral en el almuerzo me hace sentir atontada e hinchada actualmente.) Al mirar hacia atrás, veo que comer demasiado pan ha sido un problema para mí durante años. Pero en la perimenopausia mi cuerpo finalmente dijo: «¡Basta!».

Comer una gran variedad de frutas y verduras frescas diariamente

Hay que aspirar a comer un mínimo de cinco raciones diarias, pero es fácil introducir más, al menos en verano. Se trata de raciones pequeñas, de unos 100 gramos o media taza en muchos casos. Las frutas y verduras más sanas son las que tienen más color. Esto se debe a que los pigmentos que contienen esos alimentos, como los carotenos o carotenoides, son antioxidantes muy potentes. Come brécol; pimientos rojos, amarillos y verdes; verduras de hoja verde oscuro como la col y las espinacas, y tomates. Se ha comprobado que los arándanos, ricos en pigmentos, contienen la mayor concentración de antioxidantes, comparados con otras cuarenta frutas y verduras.

Los estudios sugieren que el contenido de carotenoides de los tejidos podría ser el factor más importante de la duración de la vida en los primates, entre los que nos contamos los seres humanos.[20] Si bien el betacaroteno (precursor de la vitamina A que contienen las zanahorias, las verduras amarillas y anaranjadas y las de hoja verde oscuro) es el carotenoide que recibe más atención y se encuentra más comúnmente en los complejos multivitamínicos, otros carotenos que tienen poca o ninguna actividad de tipo vitamina A ejercen una protección antioxidante mucho mayor. El alfacaroteno (que normalmente se encuentra en los mismos alimentos que contienen betacaroteno) es un antioxidante alrededor de un 38 por ciento más potente, y diez veces más eficaz en la reducción de los cánceres de hígado, piel y pulmón en animales.[21] Más potente aún es el licopeno, el pigmento rojo de los tomates. En algunos estudios se ha comprobado un 50 por ciento de reducción de todos los cánceres entre estadounidenses mayores que consumen mucho tomate.[22] El procesado de los alimentos no destruye el licopeno; por lo tanto, el zumo de tomate y los diversos tipos de tomate enlatado también ofrecen protección.

Día a día aumenta la lista de beneficios de los antioxidantes naturales contenidos en los alimentos ricos en pigmentos. Contribuyen a equilibrar las hormonas, protegen la piel de los efectos dañinos del sol, mantienen radiantes la piel y los ojos, conservan el revestimiento de los vasos sanguíneos y previenen las varices. También estimulan al sistema

Cómo calmar las ansias de azúcar

Mientras adoptas una dieta más pobre en azúcar, puedes equilibrar la bioquímica de tu cerebro y calmar tus ansias de dulces al mismo tiempo, tomando el aminoácido L-glutamina, que al parecer previene el cansancio mental que se produce cuando se abandona el consumo de azúcar (toma 1 gramo diario con la comida del mediodía) Algunos estudios también sugieren que la L-glutamina va bien a las personas alcohólicas para evitar el alcohol, el más activo de los azúcares.[23]

Los productos edulcorados artificialmente también aplacan las ansias de dulces a algunas mujeres; a otras podrían empeorarles el problema. El edulcorante que más me gusta es la stevia; este es un edulcorante natural hecho con el extracto de las hojas de la planta sudamericana *Stevia rebaudiana*; normalmente se vende en las tiendas de alimentos dietéticos, en líquido o en polvo, y sabe amargo si se usa en demasiada cantidad (yo lo uso para endulzar el puré de arándanos agrios en la comida de Acción de Gracias y hasta ahora nadie se ha dado cuenta). También es estable en forma líquida y cuando se calienta. Aunque opino que otros edulcorantes artificiales también son bastante sanos, todavía no han pasado la prueba del tiempo; probablemente es mejor usarlos con moderación.

Algunas mujeres dicen que los edulcorantes artificiales les aumentan el deseo de atiborrarse de comida. A mí no me ha ocurrido eso. Si bien hay entendidos en el tema que nos recomiendan evitar todos los edulcorantes artificiales, yo no estoy dispuesta a hacerlo y tal vez no lo esté nunca. En cualquier caso, sé que son mucho más sanos que los pastelillos y otros postres que solía consumir con regularidad.

---

inmunitario y ayudan al cuerpo a resistir el cáncer y otras enfermedades degenerativas.

Además de ser buenas fuentes de fibras reductoras de colesterol, las frutas y las verduras también son buenas fuentes de lignanos, que al metabolizarse se convierten en fitohormonas, las que contribuyen al equilibrio hormonal y metabolizan el exceso de estrógeno. Las semillas de lino son con mucho la mejor fuente de lignanos y también son muy ricas en ácidos grasos esenciales omega-3. (Véase el siguiente apartado.)

Las frutas y verduras de índice glucémico elevado, como las patatas, el maíz y los plátanos, tienen muchísimos nutrientes, aunque su contenido en antioxidantes no es tan abundante como el de los alimentos mencionados antes. No es necesario eliminarlos totalmente de la dieta. Simplemente recuerda que cuanto más procesados están, mayor es su índice glucémico. Una patata asada es totalmente diferente de la misma cantidad de patatas fritas, y es mucho más sana. El maíz fresco en su mazorca es mejor opción que el enlatado, que suele llevar azúcar añadido en forma de jarabe de maíz. Aunque las verduras frescas siempre son la mejor opción, los estudios han demostrado que incluso las variedades enlatadas y congeladas contienen muchos nutrientes.

Comer grasas sanas cada día

En los años ochenta y comienzos de los noventa, cuando llegó a su apogeo la locura por los alimentos con poca grasa, yo veía llegar a mis clientas una tras otra aquejadas de piel cetrina, uñas frágiles, exceso de peso, infecciones difíciles de combatir, incapacidad para concentrarse y cansancio. Ninguna de esas mujeres consumía suficiente grasa sana, por el lavado cerebral que las hacía creer que toda grasa es enemiga. Ahora sabemos que no es así.

Los ácidos grasos esenciales son indispensables para el desarrollo y la salud del ser humano. El cuerpo no puede sintetizar los ácidos grasos, de modo que necesitamos obtenerlos de los alimentos. Hay dos tipos principales de ácidos grasos esenciales: los omega-6 y los omega-3. Las grasas omega-6 se encuentran en relativa abundancia en los alimentos que comemos; sin embargo, la dieta estadounidense actual es lamentablemente deficitaria en grasas omega-3. Esto es consecuencia en parte de nuestra elección de alimentos, en que las grasas trans y los carbohidratos refinados suelen desplazar a las grasas omega-3. Además, debido a las prácticas agrícolas, las grasas de los huevos y carnes no contienen ni de cerca el porcentaje de ácidos grasos omega-3 que contenían antes. Los animales de granja criados con pastos silvestres en lugar de grano tienen una composición corporal más magra y sana. Los animales, como las

¿Qué debo beber?

La respuesta es agua, pura y simple. Muchísimas mujeres no beben agua por la errónea creencia de que van a subir de peso si beben demasiado. Entonces acaban deshidratadas, y esto se nota en su piel. En realidad, el cuerpo necesita mucha agua para eliminar los subproductos de la descomposición de las grasas, si se quiere bajar de peso.

Si no te gusta el agua sola normal, bebe aguas «de diseño», con sabor a lima u otros sabores. El té helado es otra opción sana. Yo siempre tengo una jarra de té verde descafeinado en el refrigerador; contiene muchos antioxidantes y fitohormonas que, según se ha demostrado, forman hueso. También puedes beber zumo de fruta diluido de vez en cuando (vigila los carbohidratos, es fácil beber demasiado); es agradable mezclado, mitad y mitad, con agua con gas (o sifón), y es una buena alternativa al cóctel. Una bebida gaseosa de dieta de vez en cuando no te hará ningún daño, a no ser que seas sensible al aspartamo.

personas, engordan con dietas compuestas principalmente de cereales, sobre todo si no se les permite pacer y ramonear.

La insuficiencia de ácidos grasos omega-3 suele comenzar dentro del útero materno, en que la única fuente de grasa es la madre, que probablemente ya sufre de esta insuficiencia. Idealmente, las grasas omega-3, en particular el ácido docosahexaenoico (DHA), se encuentran en abundancia en la leche materna, pero están ausentes en las leches de fórmula para bebés que se venden en Estados Unidos y Canadá. Se están acumulando pruebas científicas que indican que la insuficiencia de DHA es la causante de la epidemia del trastorno de déficit de atención en niños y adultos. Esta grasa esencial es también uno de los motivos de que los niños a los que se amamantó cuando eran bebés tienen un mayor coeficiente intelectual que aquellos a los que se alimentó con leche de fórmula.[24] Se han obtenido satisfactorias mejoras en la capacidad de aprendizaje y la estabilización anímica de niños y adultos cuando se ha complementado su dieta con grasas omega-3.

Además de su importante papel en el funcionamiento del sistema nervioso y del cerebro, las grasas omega-3 también favorecen la producción de las sustancias llamadas eicosanoides series 1 y 3, que inhiben los efectos de la inflamación celular. No es de extrañar, entonces, que se haya demostrado que complementar la dieta con grasas omega-3, ya sea en alimentos o pastillas, alivia los trastornos que acompañan al desequilibrio de eicosanoides, entre ellos la artritis, el síndrome premenstrual, el eccema, el dolor y la sensibilidad de los pechos, el acné, la diabetes, la fragilidad de las uñas, la alopecia, la psoriasis, la sequedad de la piel y el desequilibrio de las hormonas sexuales, tan común durante la perimenopausia.

Entre las buenas fuentes de grasas omega-3 están las semillas de calabaza, las pipas de girasol, las semillas y el aceite de lino, las semillas y el aceite de cáñamo, las vísceras o asaduras, los pescados de aguas frías y los suplementos de aceite de pescado y de ácido docosahexaenoico (DHA). Los frutos secos son también una buena fuente, y constituyen un tentempié saciador pobre en carbohidratos; yo llevo nueces al cine, en lugar de las palomitas de maíz, tan ricas en carbohidratos. Simplemente procura comerlos con moderación, no más de un puñado una o dos veces al día.

LAS GRASAS TRANS: LOS MALOS DEL MUNDO DE LAS GRASAS

Las grasas más peligrosas, con mucho, son las llamadas trans, es decir, las grasas y los aceites parcialmente hidrogenados que no se encuentran en ninguna parte en la naturaleza. Están presentes en las margarinas y mantecas para hojaldre; se fabrican insuflando hidrógeno al aceite vegetal líquido, a temperaturas y presiones muy elevadas. Las grasas trans son una causa directa de sobreproducción de eicosanoides inflamatorios, y se ha descubierto que, por lo tanto, favorecen el cáncer y las enfermedades cardiacas.

Por desgracia, a casi todos los productos envasados hechos con harina se les añade grasas trans, porque no se enrancian tan rápido como las grasas no procesadas; esto prolonga la duración del producto en los estantes. Puesto que estos productos son también ricos en carbohidratos de carbono, lo mejor es sencillamente que los elimines de tu vida (si los comes de vez en cuando, reza primero). Lo bueno es que ahora los fabricantes deben poner en las etiquetas la información sobre contenido en grasas trans.

LAS GRASAS SATURADAS: UNA AMENAZA SOBRESTIMADA

En lo que a enfermedad cardiaca se refiere, las grasas saturadas no son las culpables, como las hemos considerado. Si la dieta mantiene normales los niveles de insulina y azúcar en la sangre, las grasas saturadas no tienen por qué ser un problema. Al fin y al cabo, la epidemia de cardiopatías sólo comenzó en este país cuando, en los años cuarenta, se añadieron a la dieta margarinas y mantecas vegetales parcialmente hidrogenadas, que son grasas trans, no grasas saturadas. Antes estaba muy extendido el consumo de manteca de cerdo y mantequilla, y las enfermedades cardiacas eran excepcionales. De todos modos, algunas mujeres son sensibles al ácido araquidónico, presente en los productos lácteos, los huevos y la carne vacuna, que favorece la inflamación celular, la que a su vez lleva a dolores menstruales y artritis. Los síntomas desaparecen cuando dejan de consumirlos. Otras mujeres no tienen ningún problema. Como en todas las cosas, recomiendo consumir grasas saturadas con moderación.

No es necesario contar los gramos de grasa si se mantiene relativamente bajo el consumo de carbohidratos. Si no hay exceso de insulina, parece que la grasa de la dieta no se almacena en el cuerpo como grasa. Pero en el momento en que se combina con azúcar o fécula (como en un dónut, por ejemplo), los kilos empiezan a acumularse.

ACEITES PARA COCINAR Y ALIÑAR ENSALADAS

La mayoría de los aceites para cocinar y aliñar ensaladas contienen grasas omega-6, y puesto que un exceso de grasas omega-6 puede favorecer la sobreproducción de sustancias químicas inflamatorias en las células, recomiendo limitar su uso. Reemplázalos por aceite de semillas de lino o aceite de oliva siempre que sea posible (el aceite de oliva es una grasa omega-9 monoinsaturada, cuyos efectos son neutros en lo que se refiere al equilibrio de eicosanoides). Para cocinar también puedes usar un poco de mantequilla clarificada, también llamada ghee, porque no se quema. Mi aliño favorito para ensaladas es una mezcla de vinagre balsámico con un poco de aceite de oliva de calidad. Para variar, prueba el aceite de sésamo, o aceites de frutos secos.

Instrúyete

Los siguientes libros contienen planes de comidas y recetas que han servido a miles de mujeres para bajar o mantener su peso. Todas las recetas equilibran las hormonas y los niveles de insulina y disminuyen la inflamación celular. Te recomiendo ir a la biblioteca o a una librería y echar una mirada a unos cuantos. Después elige aquel que te hable.

The Midlife Miracle Diet, de Adele Punh, Viking, 2003.

Healthty for Life: Developing Healthy Lifestyles That Have a Side Effect of Permanent Fat Loss, de Ray Strand, Real Life Press, 2005.

Schwarzbein Principle Cookbook, de Diana Schwarzbein, Nancy Delville y Evelyn Jacob Jaffe, Health Communications, 1999.

Recipes for Change: Gourmet Wholefood Cooking for Health and Vitality at Menopause, de Lissa DeAngelis y Molly Siple, Dutton, 1996.

The No-Grain Diet, de Joseph Mercola con Alison Rose Levy, Dutton, 2003.

The Glucose Revolution: The Authoritative Guide to the Glycemic Index, de Jennie Brand-Miller, Thomas Wolever, Stephen Colagiuri y Kaye Foster-Powell, Marlowe & Co., 1999.

Eating Well for Optimum Health: The Essential Guide to Food, Diet, and Nutrition, de Andrew Weil. Versión en castellano: *¿Sabemos comer?*, Urano, Barcelona, 2001.

Fat Flush Plan, de Anne Louise Gittleman, McGraw-Hill, 2002.

El programa RESET (Reinicio)

Si quieres un programa rápido pero bien fundado científicamente para salir de la montaña rusa del azúcar, te recomiendo el programa RESET de USANA. Esta programa de limpieza en cinco días con alimentos ricos en fibra está ideado para disminuir la inflamación de los tejidos, eliminar el estrés glucémico y reiniciar el metabolismo. Yo personalmente lo he encontrado muy eficaz y, como yo, miles de otras personas.

He aquí cómo funciona el programa. Durante un día bebes tres batidos a las horas de las comidas, comes una barra nutritiva a media mañana, tomas un tentempié a media tarde y comes una ración de fruta y una de verduras a cualquier hora del día. (En el kit RESET vienen los batidos y las barras nutritivas que necesitas para los cinco días, y además vitaminas de alta potencia, también para los cinco días; son las mismas vitaminas que tomo yo como parte de mi programa diario.) También debes beber entre ocho y diez vasos de agua diarios, y hacer ejercicio moderado (por ejemplo caminar entre 20 y 30 minutos o hacer los ejercicios para 30 minutos de un vídeo que viene con el programa). Si bien algunas mujeres experimentan un hambre soportable, la mayoría no sienten hambre ni ansias de comer porque los batidos y las barras proporcionan el equilibrio perfecto de proteínas, grasas y carbohidratos de bajo índice glucémico de alta calidad para mantener estable el nivel de azúcar en la sangre. La grasa que se come con este programa u otro plan de comidas de bajo índice glucémico no se almacena como grasa en el cuerpo, a no ser que el cuerpo esté sobreproduciendo insulina debido a los efectos del estrés o de un exceso de alimentos.[25] La disminución de peso promedio en estos cinco días es de 2,5 kilos, principalmente por la eliminación del exceso de líquido, tan común en las personas que tienen elevado el nivel de insulina; mejor aún, esta disminución de peso suele notarse más en la zona abdominal, donde normalmente acumulan más grasa las mujeres resistentes a la insulina. Muchas mujeres también encuentran que el programa les da más energía que la habitual. (Para más información visita *www.usana.com.*)

Si pasados los cinco días iniciales decides continuar con el plan para bajar más peso, USANA recomienda continuar tomando los batidos y barras para reemplazar dos comidas y dos tentempiés al día, y aparte hacer una comida y un tentempié con alimentos de bajo índice glucémico elegidos por ti. Una vez que llegues al peso deseado, se recomienda un programa de mantenimiento con batidos y barras para reemplazar una comida al día. (Los batidos y barras de soja de Revival son otra excelente fuente de alimentos de bajo índice glucémico para sustituir comidas, los que también consumo yo y recomiendo muchísimo. Para más información, visita *www.revivalsoy.com.*)

El doctor Ray Strand ha ideado un programa *online* de doce semanas, llamado Healthy for Life (Sano toda la vida), que incluye orientación individualizada, para aquellas personas que necesitan más apoyo para dar marcha atrás al estrés glucémico y la resistencia a la insulina y comenzar a eliminar grasa corporal. En un ensayo de este programa, las personas que participaron bajaron un promedio de 7 kilos; redujeron el nivel de colesterol en un promedio del 9,8 por ciento (bajando 60 u 80 puntos y algunas incluso 100); la tensión arterial sistólica les bajó en un promedio de 1,2 puntos, y la diastólica en un promedio de 0,6 puntos. Más importante aún, informaron que se sentían fabulosamente bien y no sentían hambre. (Para más información, visita el sitio web del doctor Strand en *www.releasingfat.com.*)[26]

Protección con antioxidantes

Día a día hay más estudios que demuestran los beneficios de las vitaminas y los minerales, especialmente los llamados antioxidantes. Los antioxidantes combaten la acción dañina de los radicales libres en las células, proceso que es uno de los principales mecanismos subyacentes a trastornos crónicos como las enfermedades cardiacas, las cataratas, la degeneración macular y muchos cánceres.

Los radicales libres son moléculas inestables muy reactivas que han perdido un electrón y buscan reemplazarlo agresivamente; este proceso causa daño a todos los niveles, desde el ADN a la capa de colágeno de la piel. No es posible escapar totalmente de los radicales libres, porque son un subproducto del metabolismo normal. Se forman en el cuerpo cuando, por ejemplo, las moléculas de la grasa reaccionan con el oxígeno en un proceso similar al que enrancia la grasa u oxida el hierro. Pero también se forman radicales libres por exposición al ozono, al humo del tabaco, a los gases que despiden los tubos de escape de los coches, a las sustancias que emanan de las alfombras nuevas y a otras sustancias contaminantes. La exposición a radiaciones, insecticidas y a la luz del sol

Programa de suplementos para la perimenopausia

Con los años he visto a cientos de pacientes a las que les ha ido muy bien un programa de suplementos como el que expongo a continuación.

Seguir este programa significa quitarse de la cabeza la idea de que se puede obtener todo lo que se necesita tomando un solo comprimido o cápsula. Es probable que acabes tomando diez o más comprimidos o cápsulas al día. Considéralos alimentos, no medicamentos.

Antioxidantes

	Dosis diaria
Vitamina C	1.000-5.000 mg
Vitamina D_3	800-5.000 UI
Vitamina A (en betacaroteno)	25.000 UI
Vitamina E (en tocoferoles mezclados)	400-800 UI
Glutatión	2-10 mg
Ácido alfalipoico	10-100 mg
Coenzima Q_{10}	10-100 mg

Grasas omega-3

DHA (ácido docosahexaenoico)	200-2.500 mg
EPA (ácido eicosapentaenoico)	500-2.500 mg
	(en total,
	1.000-5.000 mg)

Vitaminas del complejo B	
	Dosis diaria
Tiamina (B$_1$)	8-100 mg
Riboflavina (B$_2$)	9-50 mg
Niacina (B$_3$)	20-100 mg
Ácido pantoténico (B$_5$)	15-400 mg
Piridoxina (B$_6$)	10-100 mg
Cobalamina (B$_{12}$)	20-250 µg
Ácido fólico	400-800 µg
Biotina	40-500 µg
Inositol	10-500 mg
Colina	10-100 mg
Minerales	
Calcio	500-1.200 mg (según el contenido de calcio de la dieta)
Magnesio	400-1.000 mg
Potasio	200-500 mg
Zinc	6-50 mg
Manganeso	1-15 mg
Boro	2-9 mg
Cobre	1-2 mg
Hierro	15-30 mg
Cromo	100-400 µg
Selenio	50-200 µg
Molibdeno	10-20 µg
Vanadio	50-100 µg
Oligoelementos, normalmente de un complejo mineral marino	

en exceso también provoca la formación de radicales libres. La acción dañina de los radicales libres produce inflamación celular y la liberación de demasiados eicosanoides «malos», que al parecer están implicados en casi todos los procesos morbosos conocidos.

El cuerpo está diseñado para combatir el daño de los radicales libres, del mismo modo que el sistema inmunitario está diseñado para combatir los virus y las bacterias. Un mecanismo que el cuerpo utiliza es el de reparar el daño una vez que está hecho. Otro es «eliminar» los radicales libres antes que causen daño, es decir, proporcionarles el electrón extra que necesitan antes de que lo cojan de un tejido vulnerable. Esto es lo que hacen los antioxidantes.

Los antioxidantes se encuentran en abundancia en las frutas y verduras frescas, especialmente en las de colores vivos. La cantidad de antioxidante en una determinada fruta, verdura, cereal o fuente de proteínas depende de la tierra en que se cultivó el vegetal, o del alimento con que se crió al animal. Las frutas y verduras cultivadas biológicamente y que se recogen y comen cuando están maduras contienen la mayor cantidad de antioxidantes y minerales.

Los alimentos son la mejor fuente de antioxidantes. Al parecer funcionan sinérgicamente, es decir, son más potentes cuando están equilibrados entre sí y con otros nutrientes de un modo natural. Sin embargo, si no se logra consumir cinco raciones de frutas y verduras al día, los suplementos pueden proporcionar también una importante protección.

Digestión óptima en la edad madura

Son muy comunes los problemas digestivos en las mujeres, en especial en forma de hinchazón y gases. A veces comienzan entre los cuarenta y cincuenta años y a veces más tarde, pasados los sesenta o setenta. Hace poco hablé con una de las profesoras que tuve en mi infancia, una mujer que a sus noventa años todavía enseña yoga en una residencia de ancianos. Uno de sus mayores problemas lo constituyen el estreñimiento y la acidez, pero por lo demás está muy bien.

El reactor visceral: la digestión y el tercer centro emocional

Una de las primeras cosas que hay que hacer para mejorar los problemas digestivos es fortalecer el tercer centro emocional. Este centro está situado en la región del plexo solar, y su salud influye en los órganos de la digestión de esa zona, el estómago, el hígado, la vesícula biliar, el páncreas, el intestino delgado y la parte superior del intestino grueso. Las mujeres que tienen un problema de peso importante suelen tener problemas no resueltos en el tercer centro emocional.

La salud del tercer centro emocional depende del equilibrio entre la responsabilidad hacia nosotras mismas y la responsabilidad hacia los demás, y también de la autoestima. Sentirse demasiado responsable del bienestar de los demás, o evitar totalmente la responsabilidad, tiene efectos adversos en este centro. Gloria, clienta a la que he atendido durante años, ilustra muy bien los conflictos del tercer centro emocional. Es la mayor de cuatro hermanos. Su madre siempre le decía que ella era responsable de sus hermanos porque era la mayor y tenía que «saberlo todo». Siempre que alguno de sus hermanos se hacía daño o se metía en problemas, le echaban la culpa a ella. A consecuencia de haber tenido que asumir esa responsabilidad a una edad relativamente temprana, Gloria desarrolló la capacidad de tener una «sensación visceral» muy aguda cuando las cosas estaban a punto de ir mal. Esta capacidad le ha servido mucho en su trabajo de ayudante ejecutiva en un gran hospital. No obstante, todavía sufre de trastornos digestivos siempre que hay conflictos en el trabajo, conflictos de los que se siente responsable. Una vez me comentó que cuando se queda atrapada en medio de algún conflicto entre su jefe y un compañero de trabajo, este conflicto se le va, literalmente, a la zona central del cuerpo. No es de extrañar que tenga problemas de peso y de azúcar en la sangre y que tienda a comer en exceso siempre que se siente mal consigo misma por no haber hecho lo suficiente en el trabajo. En realidad, trabaja más que la mayoría, pero de todos modos se siente como si no hiciera bastante.

En la edad madura nuestra tarea es aprender a cuidar de nosotras mismas en lugar de cuidar de los demás. Si no aprendemos a hacer esto, pronto nos enteraremos de que nadie lo va a hacer por nosotras. Pero cuando empezamos a aprender esta importante habilidad, muchas veces nos sentimos culpables. ¿Quién va a hacerlo todo en la casa o en la oficina si no lo hago yo? Este sentimiento de culpabilidad nos da de lleno en el plexo solar, que es también el centro corporal relacionado con la autoestima y el poder personal.

La autoestima proviene de sentirnos a gusto con nosotras mismas en el mundo. La genera eficazmente el desarrollar habilidades en el mundo del trabajo; este es uno de los motivos de que a tantas mujeres de edad madura les mejoren la vida y la digestión cuando vuelven a la universidad, a hacer los estudios que interrumpieron o no hicieron después

Qué hacer para la hinchazón

Durante la perimenopausia se produce un aumento de las hormonas acumuladoras de grasa (cortisol e insulina) y una disminución de las hormonas movilizadoras de grasa (estrógeno y hormona del crecimiento). Si el cuerpo está sometido a un estrés de cualquier tipo, la situación empeora. Además, las células adiposas abdominales tienen más receptores de cortisol en la edad madura, por lo que la grasa se dirige preferentemente hacia ellas. Esto suele ser causa de retención de líquido e hinchazón.[27] Prueba lo siguiente para reducir la hinchazón:

- *Reduce el consumo de carbohidratos de índice glucémico de moderado a alto.* Otro síntoma más de la inflamación celular y la insulina muy elevada es el exceso de ácido gástrico. Una dieta más pobre en carbohidratos y más rica en grasas y proteínas muchas veces produce un alivio total y rápido de la acidez y la indigestión.
- *Haz entre tres y cinco comidas pequeñas al día.* Consumir grandes cantidades de comida eleva el nivel de insulina y empeora la hinchazón, aun cuando se coman alimentos sanos.
- *Que cada comida o tentempié contenga algo de proteínas, grasas sanas y carbohidratos de índice glucémico bajo.* La fruta, sin embargo, es mejor comerla sola. Consumirla junto con grasas produce hinchazón e indigestión a muchas mujeres.
- *Elimina el consumo de todo tipo de panes y otros productos hechos con harina al menos durante una semana.* Observa si hay algún cambio. Muchas mujeres son sensibles al gluten.
- *Bebe mucha agua.* Esto sirve al cuerpo para eliminar toxinas.
- *Después de cenar, deja pasar un mínimo de tres horas antes de irte a la cama.* Acostarse con el estómago lleno puede causar reflujo ácido.
- *Elimina o reduce el consumo de alcohol.* El alcohol es un irritante gástrico.
- *Toma menta piperita con recubrimiento entérico.* Este suplemento puede aliviar muchísimo los problemas digestivos. Toma 2 o 3 cápsulas entre comidas. Si notas ardor rectal, reduce la dosis.

- *Toma enzimas digestivas.* Estas enzimas catalizadoras naturales ayudan al cuerpo a procesar los azúcares, las féculas, las proteínas y las grasas. Tomar las enzimas adecuadas puede mejorar drásticamente el problema de hinchazón y gases, y muchos otros problemas causados por una mala digestión. Busca una fórmula de amplio espectro, de pH equilibrado, como Wobenzym *(www.wobenzym.com).* Para más información sobre este importante tema, lee *MicroMiracles,* de la doctora Ellen Cutler, autoridad en enzimas digestivas, o visita su sitio web en la dirección *www.bioset.net.*

de terminar la enseñanza media. Nuestro tercer centro emocional también tiene que ver con lo bien que nos sentimos con nuestras relaciones, nuestro cuerpo, nuestra casa y nuestra vida en general. A veces todo un pasado de problemas de peso y de autoestima se resuelve en la mitad de la vida cuando por fin comprendemos que la autoaceptación forma parte de la autoestima.

MELBA: ESTRÉS Y ANTIÁCIDOS

Melba tenía 42 años y estaba en la perimenopausia cuando vino a verme por primera vez. Llevaba diez años trabajando en el registro de vehículos motorizados. Cada mañana tenía que atender colas y colas de conductores molestos que esperaban la renovación de su carnet de conducir o su permiso de circulación, nuevas matriculaciones, etcétera. Al cabo de varios meses de trabajar en ese puesto, comenzó a tener dolores abdominales, hinchazón e indigestión. Después de un chequeo de rutina en la consulta de su médico, le dijeron que «redujera el estrés» e hiciera una dieta rica en carbohidratos y pobre en grasas. Su problema empeoró, pero una compañera de trabajo la introdujo en el mundo de los antiácidos. Muy pronto no podía viajar sin un tubo de Tums en su bolso. Al principio notó un alivio inmediato al tomar el antiácido, pero pasado un tiempo comenzó a tomarlo cada vez más temprano, hasta que lo tomaba desde las nueve de la mañana hasta las cinco de la tarde, que era su horario laboral. Con el tiempo comenzó a sentirse débil y cansada y perdió el apetito. Además se le alteró el tránsito intestinal. Cuando vino a verme para el rutinario examen ginecológico anual, yo sospeché que algunos de sus problemas estaban causados por su dieta y su excesivo consumo de antiácidos. A la semana de haber eliminado de su dieta los carbohidratos refinados y los productos de cereales, y de aprender algunas técnicas de reducción del estrés, pudo reducir también la toma de antiácidos. Algunos días no necesitaba ninguno.

Evitar la adicción a los antiácidos

Muchas mujeres son adictas a los antiácidos y a fármacos antiácidos, como la ranitidina (Zantac), o los populares inhibidores de la bomba de protones (PPI) como Prilosec, Nexium y Prevacid. Desde hace décadas se sabe que los antiácidos son útiles para la indigestión e incluso para tratar el reflujo gastroesofágico y las úlceras. Existen varios tipos de antiácidos, pero todos actúan inhibiendo o bien la producción o la función del ácido gástrico. Los tradicionales, de venta sin receta, como Tums y Rolaids, contienen o hidróxido de aluminio o hidróxido de magnesio; ninguno está exento de efectos secundarios. El hidróxido de aluminio neutraliza el ácido gástrico, pero tiende a producir estreñimiento; su toma prolongada y continuada podría bajar el nivel de fosfato, con los consiguientes cansancio y pérdida de apetito. Además, aún no hay acuerdo entre los científicos acerca de si el consumo de alumnio contribuye o no a la enfermedad de Alzheimer, de modo que es mejor evitarlo siempre que sea posible. El hidróxido de magnesio, por su parte, produce heces poco sólidas o diarrea a algunas personas. Aunque algunos antiácidos combinan el aluminio y el magnesio, de todos modos podrían tener efectos secundarios.

Otros antiácidos, como Tums, tienen carbonato de calcio como ingrediente principal (y también se recetan mucho a mujeres como forma de prevenir la osteoporosis). Aunque estos antiácidos pueden ir bien para la indigestión, con el tiempo provocan un rebote ácido, trastorno en el que el exceso de calcio estimula la secreción ácida. Además, la toma excesiva y constante de carbonato de calcio se relaciona con una anormalidad química de la sangre llamada síndrome de leche y alcalinos, que produce una elevación de los niveles de calcio (hipercalcemia), fosfato y bicarbonato en la sangre y otras anormalidades; con el tiempo podría producir cálculos renales e insuficiencia renal.[28] Lo irónico es que si bien muchas personas creen que la indigestión y la acidez se deben a un exceso de ácidos gástricos, y por eso toman antiácidos, la indigestión crónica es consecuencia, en parte, de una insuficiencia de ácido gástrico, no de su exceso. No es de extrañar que el efecto secundario más común de los muy publicitados inhibidores de la bomba de protones sean la diarrea y las náuseas, indicadores clásicos de problemas digestivos. Y si la insuficiencia es crónica, puede llevar con el tiempo a una carencia de vitaminas como la B_{12}, que predispone a la anemia crónica y a la demencia.

Si hay un desequilibrio entre proteínas y carbohidratos en la dieta, con predominio de carbohidratos refinados, esta dieta podría ser causa de una disminución en la producción de ácido gástrico y una sobreproducción de sustancias inflamatorias, lo que podría producir: 1) inmunosupresión; 2) una mayor inflamación del revestimiento del estómago, y 3) mayores molestias estomacales y otros dolores. Puesto que está bien documentado que el nivel elevado de azúcar en la sangre tiene por consecuencia una menor secreción de ácido gástrico, no es de extrañar que los carbohidratos tiendan a causar indigestión. Cientos de personas que, con el fin de adelgazar, han adoptado una dieta de alimentos de bajo índice glucémico, han observado una total desaparición de la gastritis, la acidez y la indigestión. Esto lo he experimentado yo desde que cambié mi dieta. A veces tenía que tomar un antiácido (Tums o Di-Gel) después de la comida, y nunca lo relacioné con el pan que comía, hasta que mi problema desapareció junto con el pan y el arroz (y los pasteles, podría añadir). Se ha comprobado que esta dieta mejora la calidad de la mucosa protectora del revestimiento del estómago, y también normaliza el control muscular, previniendo el reflujo ácido y los espasmos.

Si te sorprendes tomando antiácidos con frecuencia, esto es lo que te recomiendo:

- *Apéate del tiovivo de los antiácidos.* Si lo necesitas, toma uno que no contenga aluminio. Y tómalo durante el tiempo más corto posible.

- *Toma antioxidantes.* Se ha demostrado que la insuficiencia de vitamina C, vitamina E y otros factores antioxidantes en el jugo gástrico favorece la proliferación de *Helicobacter pylori*, bacterias cuyo exceso está relacionado con las úlceras. Un mayor consumo de antioxidantes podría prevenir la proliferación de esas bacterias, y también favorece la curación del revestimiento del estómago y los intestinos.

- *Prueba el regaliz desglicirricinado.* Este regaliz también previene la proliferación de *Helicobacter pylori* y estimula las defensas internas naturales del cuerpo. A diferencia de los antiácidos, no reduce el ácido del estómago. Mejora la calidad y la cantidad de las sustancias protectoras que revisten el tubo intestinal, alarga la vida de las células intestinales y mejora la irrigación sanguínea del revestimiento intestinal.[29] Se encuentra en la mayoría de las tiendas de alimentos dietéticos.

- *Toma el suplemento de calcio correcto.* Aunque el calcio que contiene el antiácido Tums es mejor que nada de calcio, es mucho mejor tomar un suplemento de calcio que también contenga magnesio y vitamina D, que hacen más eficiente la absorción del calcio.

- *Prueba SeaCure.* Se trata de un suplemento de polipéptidos hecho del pez corégono predigerido; al parecer, nutre directamente la pared intestinal durante el proceso de absorción. Lo absorbe muy fácilmente cualquier persona que pueda comer por la boca, por enferma que esté. Ha servido a muchas de mis clientas para recuperarse de una gran diversidad de problemas digestivos, entre ellos la indigestión crónica, el síndrome de intestino irritable y la colitis ulcerosa, así como también de los efectos secundarios de la quimioterapia. Por otro lado, proporciona los bien documentados beneficios de comer pescado. La dosis recomendada es de 3 cápsulas por la mañana y 3 por la noche.

La frontera decisiva: aceptación de nuestro cuerpo

Por último, nuestros problemas digestivos, de alimentación y de peso no se solucionarán del todo mientras no hayamos aceptado incondicionalmente nuestro cuerpo. Una parte de crearnos salud en la edad madura es recuperar la aceptación de nuestro cuerpo y la autoestima que muchas perdimos cuando entramos en la adolescencia. Esto no se opone a desear hacer cambios, y en realidad podría facilitarlos. Que la siguiente historia de una de las suscriptoras a mi hoja informativa nos inspire a todas acerca de lo que es posible cuando cultivamos la comprensión y la autoaceptación y decidimos por fin sanar nuestro tercer centro emocional.

TRACEY: RECONEXIÓN CON LA ACEPTACIÓN DEL CUERPO EN LA MENOPAUSIA

Me desconecté de mi cuerpo cuando, a los dieciocho años y cursando mi primer año de universidad, me quedé embarazada y mi «boda de penalti» me impidió continuar los estudios. Detesté el embarazo; era un recordatorio diario, a la vista de todo el mundo, de mi culpabilidad y mi vergüenza por haber tenido relaciones sexuales antes de casarme. Nunca me acaricié el vientre abultado, nunca me friccioné los pies ni la espalda, ni sentí la maravilla y la magia de lo que estaba ocurriendo dentro de mí. Sólo una vez me miré al espejo totalmente desnuda y lo único que sentí fue vergüenza y repugnancia.

Desde entonces Tracey fue variando entre 23 y 45 kilos de sobrepeso, y vivía en constante guerra con su cuerpo. Al mirar hacia atrás, piensa que ese peso de más era una manera de protegerse de las relaciones sexuales, puesto que la imagen negativa que le creaba mantenía a raya la intimidad. Con el tiempo, la madurez y los años de autodescubrimiento y terapia, poco a poco fue comprendiendo que ya no necesitaba esa protección. Ahora, a sus 47 años y en la mitad de su perimenopausia, sus percepciones se han aclarado. Escribe:

Recordé algo que le dije a mi terapeuta hace muchos años. Estábamos hablando acerca de qué me gustaba de mi cuerpo y sinceramente no podía decir que hubiera algo que me gustara. «Bueno, míreme, parezco embarazada», le dije. Y es cierto. Con diversos grados de gordura desde mi embarazo, mi cuerpo siempre ha parecido embarazado. Ahora lamento no haber disfrutado de la experiencia real y haber seguido adelante a partir de ello. Amo mi esencia; me siento muy feliz con quien soy en mi interior. He llegado a comprender que mi cuerpo físico es el modo como mi esencia puede estar presente en el mundo. Por lo tanto, ahora puedo celebrarlo, puedo reconectar mi esencia con mi cuerpo. Puedo celebrar que mis manos y mis sentidos me permitan expresar mi creatividad y que mi cuerpo me permita expresar mi amor.

Sean cuales sean nuestros volumen, talla, forma, porcentaje de grasa e índice de masa corporal, tú y yo, como Tracey, podemos comenzar en este mismo momento a dar las gracias a nuestro cuerpo por ser el hogar de nuestra alma y permitirnos expresar nuestro ser único en la Tierra en esta época.

Esta es la menor manera de hacerlo: ponte delante del espejo, mírate a los ojos y di «Te quiero. Eres hermosa».

Con el tiempo esto cambiará todas las células de tu cuerpo.

8
Creación de salud y poder pelvianos

La perimenopausia es el periodo en que es más común tener problemas en los órganos pelvianos, desde menstruaciones excesivamente abundantes hasta miomas e incontinencia urinaria. También son más comunes las histerectomías y otras intervenciones quirúrgicas para tratar estos problemas.

Aunque son muchos los tratamientos para aliviar los síntomas pelvianos de la edad madura, la mujer sólo puede sanar totalmente cuando reconoce el mensaje que se oculta tras esos síntomas. El motivo emocional y energético de que tantas mujeres tengan problemas pelvianos a esta edad es que, en esta fase de la vida, es mayor su necesidad de individuarse y transformar los problemas relacionales que tienden a manifestarse en los órganos del segundo centro emocional: los genitales, el intestino grueso, la parte baja de la espalda y la vejiga. Cuando asciende por nosotras la transformadora energía kundalini, suele detenerse en los órganos pelvianos para generar síntomas que nos empujen a solucionar los problemas de dinero, sexualidad y poder que están relacionados con esta zona del cuerpo. Haya o no necesidad de intervención quirúrgica o de otros tratamientos, la perimenopausia es un periodo esencial para desarrollar el poder pelviano recuperando y afirmando nuestros límites y ejerciendo un mayor dominio sobre nuestra energía creativa.

¿Qué es tuyo? ¿Qué es mío? ¿Qué es nuestro? Recuperar nuestros límites

La salud del segundo centro emocional está ligada a nuestros impulsos creativos: ¿cómo equilibrar el ir en pos de lo que deseamos en el mundo con el dedicar tiempo y energía a nuestras relaciones? Como ya he dicho, las mujeres jóvenes están predispuestas biológica y culturalmente a dirigir muchísima energía creativa hacia el mantenimiento de las relaciones. Los hombres, en cambio, están programados biológica y socialmente para centrar la atención en el mundo externo. Sin embargo, cuando la energía del cuerpo cambia durante la perimenopausia, muchas mujeres comienzan a dirigir la atención hacia consecuciones más mundanas. A esa misma edad, los hombres suelen volverse hacia su interior e interesarse más en las relaciones y el cuidado de otras personas.

Dados nuestra herencia cultural y el cambio en nuestros impulsos creativos, no es de extrañar que surjan conflictos limítrofes cuando comenzamos, a veces por primera vez, a ir en pos de lo que realmente deseamos. Esto siempre nos exige establecer o recuperar unos límites personales sanos que nos permitan acceder a nuestros poder y autonomía.

BETTY: NECESIDADES CREATIVAS INSATISFECHAS

Betty tenía 42 años cuando vino a verme por primera vez a causa de infecciones recurrentes de las vías urinarias. Se sorprendió cuando le pregunté qué estaba ocurriendo en su vida y qué era lo que daba sentido a su vida, pero fue evidente que le agradó la posibilidad de hablar.

Había acabado su carrera universitaria hacía unos veinte años, y hasta antes de casarse se ganaba la vida como escritora autónoma. Era inteligente y entusiasta, y tenía muchas ambiciones. A los 32 años conoció a un hombre maravilloso llamado Ralph, que apoyaba su trabajo como escritora. El sueño de Ralph era dirigir su propio negocio, un restaurante familiar.

El primer año de matrimonio, Betty hizo más flexible su horario de trabajo; después de todo, Ralph necesitaba ayuda mientras hacía las entrevistas para seleccionar al personal de su restaurante. ¿Y no podría ella ayudarlo a organizar la contabilidad del negocio? Eso sólo le llevaría una semana más o menos, le dijo él. Pero lo que comenzó como una semana se prolongó a un mes, y así continuó, hasta convertirse en un trabajo casi a jornada completa.

Pese al declarado apoyo de Ralph a su profesión, su trabajo siempre pasaba a un segundo lugar ante las necesidades del restaurante. Cuando ella comenzó a incumplir los plazos de entrega fijados, los encargos de trabajo fueron reduciéndose. Cada vez ocupaba más horas en el negocio de su marido, al que él ya llamaba «nuestro» restaurante. De alguna manera, inexorablemente, lo «de él» se había convertido en «nuestro», y lo «de ella» (su profesión de escritora) casi había desaparecido.

Como mujeres adultas y maduras, es imperioso que asumamos no sólo la responsabilidad de nuestras circunstancias actuales, sino también las creencias, muchas veces anticuadas, que las generaron, creencias que normalmente provienen de nuestra programación en la infancia. Cuando le pregunté a Betty por su historia familiar, me contó que su padre era muy exigente e invasor cuando ella era niña. Metía cuchara en todos los detalles de su vida, y además vivía pendiente de cómo ella empleaba cada minuto: «Ya deberías estar haciendo tus deberes», «¿A qué hora vas a lavar los platos?», «¿Por qué no guardas esa ropa tan pronto como llegas a casa?».

El cuerpo de Betty había registrado esa invasión a su segundo centro emocional a edad temprana. Sólo tenía ocho años cuando comenzó a tener infecciones en la vejiga, que continuaron intermitentemente hasta que se marchó a la universidad, y después estuvo libre de ellas durante casi veinte años. A los cinco años de matrimonio, le comenzaron de nuevo.

Mientras me contaba su historia, comprendió que su vejiga y sus síntomas formaban parte de su sabiduría interior, que le hacía saber que su vida estaba desequilibrada. De niña, su padre había invadido su territorio y ella había recreado algo similar con su marido. Además de hacerle un concienzudo examen de su sistema urinario, le sugerí que era hora de que empezara a reforzar sus límites, tapando grietas y goteras.

¿Cómo están de salud tus límites?

Todas y cada una de nosotras hemos experimentado alguna violación de nuestra identidad personal: intentos de controlar lo que pensamos, cómo nos vestimos, cómo empleamos nuestro dinero o nuestro tiempo, cómo usamos nuestra creatividad, qué carrera seguimos, etcétera. Una niña no tiene la capacidad para establecer sus límites, y necesita que sus padres la ayuden a tomar decisiones sanas. Pero a medida que se hace mayor, necesita cada vez más poner distancia entre sus decisiones y las de sus padres. En realidad, la individuación comienza a los dos o tres años, que es cuando a los niños les encanta decir no. Pero en muchos casos este proceso queda incompleto, y nos deja con unos límites nada ideales, de lo cual es posible que no nos demos cuenta hasta la llamada a despertar de la perimenopausia.

Sea cual sea nuestra historia, hemos de aprender a vivir con un sano respeto a nuestros límites y a los de los demás. Cuando lo hacemos, nos resulta más fácil crear salud en nuestro segundo centro emocional.

Toma de conciencia de los problemas de límites actuales

¿Qué circunstancias, incidentes o acontecimientos empeoran tus síntomas? ¿Qué los mejora? ¿Cuándo fue la última vez que te sentiste realmente sana? Betty observó, por ejemplo, que sus infecciones urinarias desaparecieron totalmente cuando estaba en la universidad y durante los primeros años de su trabajo como escritora, épocas en que no se sentía obligada a sacrificar su creatividad para satisfacer las necesidades de un ser querido.

Una violación de límites puede ser tan inconsciente o sutil que uno no la nota. Por ejemplo, una de mis clientas no podía comprarse zapatos sin consultarlo antes con su marido. Al preguntarle yo el porqué de eso, me dijo: «Bueno, él los paga, ¿verdad?». Yo le señalé que los zapatos eran para los pies de ella, no para los de él.

Considera las siguientes preguntas:

¿Puedes comprarte un artículo o prenda de vestir sin pedirle su opinión o su permiso a tu pareja? ¿Te sientes culpable si lo haces?

¿Has hecho alguna compra importante (una cámara o un electrodoméstico, por ejemplo) sin que primero lo evalúe tu pareja? ¿Tu pareja toma ese tipo de decisiones sin consultarte?

¿Tiene derecho tu pareja a vetar tus decisiones? ¿Tienes tú igual derecho a vetar las suyas?

Si llegas a casa con algo que has comprado y a tu pareja no le gusta, ¿piensas que debes devolverlo?

En épocas de elecciones, ¿decidís juntos por quién votar? ¿Cómo lo resuelves si hay alguna diferencia de opinión?

¿Te ocurre que finalmente cedes a las preferencias de tu pareja en lo relativo al empleo del tiempo y el dinero?

¿Postergas tu desarrollo o avance profesional en bien del trabajo, el negocio o el bienestar de tu pareja?

Si tu pareja gana más dinero que tú, ¿eso significa automáticamente que su trabajo se ha de tomar más en serio y recibir más apoyo que el tuyo?

¿Recibes constantemente críticas o consejos no solicitados por parte de tu pareja o familiares acerca de cómo debes vivir tu vida?

A veces el solo hecho de darnos cuenta puede servir para establecer límites más sanos. Sin embargo, si te parece que tus problemas de límites afectan a tu salud física, casi siempre es útil hablar de la situación con una persona amiga o un consejero de confianza, que puede ayudarte a ver con claridad cómo son y cómo se sienten unos límites sanos en una relación, y, más importante aún, si eres capaz de crearlos en tu relación actual.

Desequilibrio hormonal: combustible para el fuego

Los desequilibrios emocionales que exigen nuestra atención durante la perimenopausia están alimentados por un desequilibrio hormonal a nivel celular, al que a su vez contribuyen. Este desequilibrio se caracteriza por un exceso relativo de estrógeno, insuficiencia de progesterona y, muchas veces, exceso de insulina, todo lo cual también es causa de la sobreproducción de hormonas andrógenas. El estrés de todo tipo (emocional, físico o nutricional) también es causa de desequilibrio en las efímeras hormonas celulares llamadas eicosanoides, como las prostaglandinas y las citocinas, que rigen todos los aspectos del metabolismo celular y son responsables de la inflamación celular. Estos mismos desequilibrios metabólicos de la edad madura favorecen también trastornos físicos como los miomas, los dolores menstruales, la endometriosis, la adenomiosis y un sangrado menstrual excesivo. Algunas mujeres sufren todo esto simultáneamente.

Ya sea que tu problema sea un mioma asintomático o un sangrado menstrual excesivo, el tratamiento con suplementos dietéticos y nutritivos es idéntico, porque tanto el predominio estrogénico como el desequilibrio de eicosanoides están relacionados con los mismos factores dietéticos. Sigue las directrices del capítulo 7 relativas a los carbohidratos refinados, las proteínas, los diferentes tipos de grasa alimentaria y las vitaminas y los minerales esenciales. En las secciones siguientes hablaré de los tratamientos médicos adicionales para cada trastorno pelviano.

Dolores menstruales y pelvianos

Alrededor del 50 por ciento de las mujeres sufren dolores menstruales (dismenorrea) a partir de la adolescencia. Durante la perimenopausia puede empeorar esta propensión debido al desequilibrio hormonal y los trastornos que lo acompañan, como los miomas y la adenomiosis. A mí me comenzaron los dolores menstruales alrededor de los 14 años, y los sufrí los dos primeros días de cada ciclo hasta que tuve a mi primera hija. Desaparecieron durante un par de años (lo cual es muy común, debido a los cambios que produce el embarazo en el útero), pero me volvieron alrededor de los 35 años. Este trastorno respondió bien a la acupuntura y al cambio dietético, y a los 40 años ya me había recuperado totalmente de él.

Exceso de eicosanoides «malos»

Los dolores espasmódicos se producen cuando el músculo uterino y el endometrio producen un exceso de los eicosanoides llamados prostaglandinas E2 y alfa-F2. Cuando estas prostaglandinas entran en el torrente sanguíneo (normalmente a la hora o dos horas de comenzar la regla, pero a veces antes), se comienzan a experimentar sus efectos: dolor del músculo uterino, sudor, sofocos, alternación entre frío y calor, heces poco sólidas o diarrea y a veces sensación de debilidad o mareo. Para inducir las contracciones del parto se usa un gel hecho de prostaglandina E2, y esta puede producir los mismos síntomas cuando comienza la menstruación. Sin embargo, en el caso de los dolores espasmódicos menstruales, el desequilibrio eicosanoide se inicia en el cuerpo y está influido por los alimentos que se comen y el grado de estrés, entre otros factores.

La sabiduría de los dolores menstruales

¿Es posible que los dolores menstruales intenten obligarnos a desacelerarnos, descansar y sintonizar con nosotras mismas? Aflojar el paso y descansar puede ir bien para equilibrar los eicosanoides. ¿Cómo ves tu ciclo menstrual? ¿Es puramente una incomodidad biológica para ti o lo consideras una parte de tu sabiduría?

La menstruación es un periodo natural para descansar y renovarnos. Es la manera que tiene la naturaleza de hacernos moderar la marcha con el fin de que reaprovisionemos nuestro cuerpo para el siguiente ciclo lunar. En muchas culturas antiguas, e incluso en algunas sociedades contemporáneas, como algunos lugares de India, las mujeres deben tomarse las cosas con calma durante los periodos de sus reglas. Pero en nuestra sociedad se nos ha enseñado a intentar ser eficientes y estar animadas y llenas de energía en todo momento. No es de extrañar que nuestros procesos corporales, más sabios, traten de llamarnos la atención. Las mujeres somos lunares: nuestro cuerpo y nuestra energía siguen de un modo muy natural las fases de la luna. Aunque esto se ha considerado una señal de debilidad femenina, una vez que comenzamos a escuchar a nuestro cuerpo, descubrimos que los cambios cíclicos de nuestra energía son una fuente de inspiración. Si no hemos hecho esto con regularidad entre los veinte y los cuarenta años, el dolor puede ser particularmente agudo durante la perimenopausia, en que la llamada a despertar a la salud es más fuerte. Una de mis clientas, que se encuentra en la perimenopausia, lo expresa así: «Rara vez sufro durante la regla cuando modero mi ritmo de trabajo, me doy un largo baño y cuido de mí. Pero cuando intento continuar con mi ritmo acelerado habitual y no hago caso de mis necesidades, mi cuerpo trata de llamarme la atención con los dolores y el malestar».

Cuando aprendemos a moderar la marcha durante los periodos premenstruales y menstruales, no sólo disminuyen los dolores, sino que además, muchas veces notamos que tenemos más agudizada la intuición; nos llegan con más facilidad las percepciones profundas y empezamos a esperar con ilusión ese tiempo especial.

Ten presente lo siguiente: siempre que una mayoría de la población sufre a causa de una función perfectamente normal (en este caso, la mayoría de mujeres y la menstruación), podemos estar seguros de que está actuando un punto ciego cultural. Despertar y ver ese punto ciego y cómo podría estar relacionado con los dolores menstruales forma parte de la aceptación de nuestra sabiduría femenina.

Tratamiento del dolor pelviano y menstrual

- *Sigue una dieta equilibradora hormonal (véase el capítulo 7).*

- *Elimina todos los productos lácteos (quesos, helados, nata, leche, yogur) durante dos meses.* Si bien no tengo ningún dato estadístico sobre esto, he visto a muchas mujeres a las que se les han acabado totalmente los dolores menstruales (incluso en casos de endometriosis grave) al eliminar de su dieta los productos lácteos, que son ricos en ácido araquidónico. Algunas consiguen prevenir los dolores evitando estos productos solamente las dos semanas anteriores a la menstruación. Durante la perimenopausia, en que las reglas suelen volverse irregulares, es posible que sea necesario evitar totalmente los productos lácteos durante unos meses para experimentar los beneficios.

- *Elimina la carne roja.* Igual que los productos lácteos, la carne roja es rica en un ácido graso precursor de eicosanoides llamado ácido araquidónico, que produce síntomas como dolores espasmódicos y de artritis en personas predispuestas. Eliminar de la dieta la carne roja puede reducir los eicosanoides inflamatorios que producen los dolores menstruales y endometriales.

- *Toma suplementos adicionales.* Sigue el programa de suplementos esbozado en el capítulo 7, prestando una especial atención a los siguientes:
  Magnesio. Se ha comprobado que tomar 100 miligramos de magnesio cada dos horas relaja los músculos lisos y por lo tanto disminuye el dolor. No hay que tomar más de 1.000 miligramos al día.
  Ácidos grasos omega-3. Son precursores de los eicosanoides series 1 y 3. Consume al menos uno de los siguientes:
  — Pescado graso (90-110 gramos), tres o cuatro veces a la semana, o aceite de pescado (1.000 a 2.000 mg al día).
  — DHA (ácido docosahexaenoico; 100-400 mg diarios).
  — 4 cucharaditas diarias de semillas de lino recién molidas (de cultivo biológico).
  — 1 cucharadita diaria de aceite de semillas de lino fresco.
  Vitamina C. 1.000-5.000 miligramos diarios. Aumenta la dosis cuando experimentes el dolor.

- *Acupuntura y hierbas chinas.* Se ha demostrado científicamente que la acupuntura alivia los dolores menstruales y pelvianos.[1] En mi trabajo clínico he visto cientos de veces sus beneficios, y a mí me fue extraordinariamente útil para mis fuertes dolores menstruales alrededor de los cuarenta años. Durante un año, también tomé hierbas chinas especialmente recetadas para mí. Si en tu localidad no encuentras ningún terapeuta formado en medicina china tradicional, no te hará ningún daño probar Bupleurum (Xiao Yao Wan, también llamado Hsiao Yao Wan). Este remedio patentado es muy fácil de encontrar, y a muchas de mis clientas les ha ido muy bien (véase «Recursos y proveedores»). Toma cuatro o cinco de esas diminutas pastillas cuatro veces al día durante las dos semanas anteriores al día en que debería comenzarte la regla, y continúa tomándolas durante el primer día de menstruación; es posible que no veas resultados hasta que pasen de uno a tres meses. Yun Nan Bai Yao es un remedio chino tradicional que puede acabar con las hemorragias menstruales excesivas en una o dos semanas, a veces en menos tiempo; toma una o dos cápsulas cuatro veces al día.

- *Tratamiento tópico.* El ingrediente activo de Menastil (producto homeopático de aplicación tópica y de venta sin receta) es el aceite esencial de caléndula, extraído de los pétalos. El FDA y Homeophatic Pharmacopeia de Estados Unidos reconocen este aceite esencial de grado puro para el alivio temporal de los dolores menstruales. Este producto en todo natural, que viene en un pequeño frasco con aplicador, ha sido ideado para relajar el músculo uterino, lo que aumenta el flujo de sangre y de oxígeno hacia el útero, lo que a su vez disminuye el dolor. Claire Ellen Products fabrica y distribuye Menastil; para información, visita *www.menastil.com.*

- *Compresas de aceite de ricino.* Estar acostada con una compresa de aceite de ricino en la parte baja del abdomen durante una hora de dos a cuatro veces por semana suele ser muy útil para tratar y prevenir los dolores menstruales y pelvianos. Edgar Cayce, el famoso médico intuitivo de la primera mitad del siglo XX, recomendaba este tratamiento estimulante del sistema inmunitario para todo tipo de trastornos (véase «Recursos y proveedores»). *Nota:* No te pongas estas compresas si te aumenta el dolor o si las reglas son muy abundantes.

- *Antiinflamatorios no esteroideos (AINE).* Los antiinflamatorios no esteroideos tales como ibuprofeno (Motrin, Advil), naproxeno (Anaprox, Aleve) y ketoprofeno (Orudis) actúan inhibiendo parcialmente la producción de la prostaglandina alfa-F2 (también hacen esto la aspirina y el acetaminofeno [Tylenol], pero mediante un mecanismo ligeramente distinto). Para obtener mejores resultados, estos antiinflamatorios han de tomarse antes de sentir las molestias. Si se toman una vez que ha comenzado el dolor, la prostaglandina ya estará en la sangre. El medicamento inhibe la producción de la prostaglandina alfa-F2, pero no puede impedir su efecto en las células cuando ya ha sido liberada en la sangre.

- *Píldoras anticonceptivas.* Todos los trastornos pelvianos tienden a calmarse cuando se adormece el ciclo hormonal natural mediante las hormonas sintéticas de estado constante presentes en las píldoras anticonceptivas. Toma la píldora que contenga la menor dosis posible. Si eres fumadora, evita totalmente estas píldoras.

Sangrado menstrual excesivo

Muchas mujeres comienzan a tener reglas excesivamente abundantes e irregulares en los años anteriores a la menopausia debido a que el predominio de estrógeno produce un engrosamiento excesivo del tejido que recubre interiormente el útero. El estrés emocional de todo tipo puede empeorar esto. En lugar del engrosamiento normal y el posterior desprendimiento del revestimiento uterino, se acumula demasiado tejido endometrial y luego se deshace y se desprende de un modo desordenado, teniendo por consecuencia goteos o sangrado menstrual excesivo.

¿Qué quiero decir con sangrado menstrual excesivo? Muchas mujeres experimentan una pérdida abundante de sangre durante los dos primeros días de la regla, lo que entorpece un poco el ritmo de su actividad, pero eso lo considero dentro de lo normal (de todos modos, tal vez desees probar alguno de los tratamientos suaves que menciono). Pero si la hemorragia es tan abundante que te impide salir de casa o participar plenamente en tu vida durante más de dos días al mes, si normalmente empapas un par de tampones y una compresa juntos y te manchas la ropa o el camisón, o si te han diagnosticado anemia por falta de hierro, necesitas tomar medidas.

La sabiduría de la pérdida excesiva de sangre: ¿hay fugas de energía vital?

Siempre pregunto a aquellas de mis clientas que tienen reglas demasiado abundantes si no estarán perdiendo su sangre vital en trabajos o relaciones sin futuro que no satisfacen plenamente sus necesidades. ¿Das más de lo que recibes a cambio? ¿Hay alguien que te roba energía como si fuera una especie de Drácula? Tómate un tiempo a solas, siéntate sobre la tierra y pide orientación y un aumento de tu energía.

Causas físicas de las reglas demasiado abundantes

Además del desequilibrio hormonal, ciertos trastornos físicos podrían impedir las contracciones uterinas normales que detienen el flujo menstrual cada mes.

Los tumores fibrosos o miomas son el motivo físico más común del sangrado menstrual excesivo. Que un mioma cause o no hemorragia depende de su ubicación en la pared uterina. Los que la causan con mayor frecuencia son los miomas submucosos, situados justo debajo del endometrio, la membrana mucosa que reviste el útero.

La adenomiosis es otro trastorno que puede causar hemorragias menstruales. Se produce cuando las glándulas endometriales que revisten el útero se agrandan y entran en el músculo uterino (el miometrio). Cuando ocurre esto, se forman pequeñas bolsas de sangre en la pared uterina que no se desprenden durante la menstruación. Con el tiempo, el útero se agranda, se vuelve esponjoso y congestionado con la sangre, obstaculizando las contracciones uterinas normales.

Puesto que tanto los miomas como la adenomiosis se deben a exceso de estrógeno, insuficiencia de progesterona, exceso de la prostaglandina alfa-F2 y, muchas veces, exceso de insulina, los factores hormonales y físicos suelen estar presentes al mismo tiempo.

Opciones de tratamiento para el sangrado menstrual excesivo

Te recomiendo que antes de comenzar cualquier tratamiento para este trastorno te hagas hacer un examen físico y una citología si no te los has hecho desde hace un año o más. Aunque la gran mayoría de casos de hemorragia menstrual son benignos y se pueden tratar con los consejos que doy aquí, te conviene estar segura de que no tienes algún otro trastorno que favorezca este problema.

- *Dieta y vitaminas.* Sigue la dieta para el equilibrio hormonal esbozada en el capítulo 7, poniendo una especial atención en los suplementos de antioxidantes y vitaminas del grupo B, que fortalecen las paredes de los vasos sanguíneos y facilitan al hígado el trabajo de descomponer y eliminar el exceso de estrógeno del cuerpo.

    — *Complejo vitamínico B.* Toma una dosis entre media y elevada de vitaminas B según las indicaciones del cuadro «Programa de suplementos para la perimenopausia» del capítulo 7 y más adelante en el capítulo 14. Estas vitaminas neutralizan el exceso de estrógeno.
    — *Vitamina E* (tocoferoles mezclados). 400 UI dos veces al día.
    — *Vitamina C con bioflavonoides.* 1.000-5.000 miligramos diarios.
    — *Vitamina A* (en forma de betacaroteno). 25.000 UI diarias.
    — *Hierro.* En muchas mujeres que sufren de excesivo sangrado menstrual, el principal síntoma es el cansancio debido a anemia por falta de hierro. Hazte hacer un análisis para ver tu nivel de hierro; si está bajo, toma un suplemento de hierro. La dosis diaria recomendada es de 15 mg diarios. Es posible que necesites tomar tres o cuatro veces esta cantidad hasta que se te normalice el nivel. (Se ha comprobado que el suplemento de hierro por sí solo reduce el flujo menstrual a algunas mujeres.)
    El suplemento de hierro más asimilable que he encontrado es ANR Iron 27+ (véase «Recursos y proveedores»). Es de liberación gradual, no produce trastornos gástricos ni estreñimiento, y se absorbe fácilmente. Ha servido a muchas de mis clientas para mantener normal el nivel de hierro en la sangre, algo que no habían logrado antes tomando otros suplementos de hierro. A algunas mujeres las ha salvado de una intervención quirúrgica.

- *Acupuntura y medicina china tradicional.* Véase la sección al final del capítulo 6.

- *Compresas de aceite de ricino.* Véase más atrás, la sección anterior a esta.

- *Progesterona natural.* Una crema de venta sin receta que contenga un 2 por ciento de progesterona natural puede ir bien para disminuir la cantidad de flujo menstrual. Dos veces al día, fricciónate las palmas u otra de las partes suaves de tu piel con 1/4-1/2 cucharadita de crema; comienza a hacerlo de dos a tres semanas antes de la fecha en que deberías tener la regla. Deja de aplicártela cuando comience la regla, y luego reanuda la aplicación una o dos semanas más tarde. Si te va bien este método, deberías ver resultados al cabo de unos tres meses. En el caso de algunas mujeres, esta crema no es lo bastante potente para contrarrestar el estrógeno que producen. Si te ocurre eso, pide a tu médico que te recete otra con un mayor porcentaje de progesterona, por ejemplo el gel Crinone, que se presenta con potencia del 4 y el 8 por ciento, o pastillas de progesterona micronizada para tomar por vía oral (nombre de marca, Prometrium). La dosis normal de Prometrium es de 100-200 mg una o dos veces al día durante las dos semanas anteriores a la regla.

- *Antiinflamatorios no esteroideos (AINE).* Toma un antiinflamatorio no esteroideo como ibuprofeno (Motrin, Advil), naproxeno sódico (Anaprox, Aleve) o ketoprofeno (Orudis); comienza uno o dos días antes de la menstruación, y continúa tomándolo durante los días de mayor abundancia. Toma la dosis más baja que te dé resultados. Se ha demostrado con certeza que los antiinflamatorios no esteroideos disminuyen la pérdida de sangre menstrual debido a su capacidad de interrumpir la producción excesiva de la prostaglandina alfa-F2.

- *Progesterona sintética.* Cuando la progesterona natural no da resultados, a veces es necesario usar una progesterona sintética fuerte como medroxiprogesterona acetato (Provera). (Esta es la única circunstancia en que recomiendo una sintética.) Esto es particularmente válido si hay un mioma que sangra y no se ha logrado erradicar el problema con métodos más suaves. Para el sangrado menstrual excesivo, la dosis de Provera que se receta es de 10 mg una o dos veces al día durante las dos semanas anteriores al inicio de la regla. Después se descansa dos semanas y se vuelve a comenzar. Normalmente un periodo de tres meses de dos semanas de uso y dos semanas de descanso produce una importante disminución de la pérdida de sangre. Aunque este medicamento puede tener efectos secundarios, por lo general estos son aceptables, comparados con perder el útero.

- *Píldoras anticonceptivas.* A muchas mujeres que tienen reglas excesivamente abundantes e irregulares debido a un mioma, la falta de ovulación, el exceso de estrógeno en relación a la progesterona, o a todo esto combinado, suele irles bien tomar píldoras anticonceptivas. Aunque no producen una verdadera curación, son una buena opción cuando la otra alternativa es la intervención quirúrgica.

- *Legrado.* Este tratamiento quirúrgico estándar para el sangrado menstrual excesivo consiste en raspar el revestimiento uterino y extirpar el exceso de tejido. Con frecuencia reduce el problema por motivos que no están del todo claros. Suele practicarse también para diagnosticar el trastorno concreto que causa la hemorragia.

- *Ablación endometrial.* En esta operación quirúrgica se elimina el revestimiento uterino con láser o cauterización. Dado que la operación destruye el revestimiento endometrial, suele provocar el cese total de las menstruaciones o reglas muy ligeras. No se ha de recurrir a esta operación si se quiere conservar la capacidad de engendrar hijos.

  La ablación endometrial va muy bien para ciertos tipos de hemorragias intratables, y generalmente se realiza en sistema ambulatorio. Debe realizarla un cirujano muy preparado y experimentado, que sea además ginecólogo.

  He enviado a muchas clientas a hacerse esta operación. A algunas les ha producido mucho alivio. Una de las suscriptoras de mi hoja informativa me escribió lo siguiente: «Hace tres meses me hicieron una ablación endometrial y una ligadura de trompas. A mis 44 años esto me ha esterilizado de dos formas, lo cual agradezco, y ha solucionado mi problema de hemorragia y coágulos constantes durante semanas y semanas. ¡Ya no tengo más reglas!».

MARTHA: HEMORRAGIA MENSTRUAL INTRATABLE

Martha me escribió lo siguiente acerca de este problema de sangrado en la edad madura:

> Tengo 42 años, peso 86 kilos, pero Dios me ha dado huesos grandes, hago ejercicio con regularidad y por lo general estoy sana. A mi problema lo han llamado «inundación». He consultado con varios médi-

cos. Me recetaron dosis doble de píldoras anticonceptivas, que tomé durante cuatro meses sin ningún resultado; me hicieron una biopsia, con resultado negativo, y mis citologías son normales.

Mis reglas duran doce días, y son muy abundantes y con muchos coágulos; entre medio hay un constante goteo de sangre. Consulté a un herbolario, que pensó que mis células adiposas podrían estar produciendo un exceso de estrógeno debido a mis kilos de más; por eso, la píldora y la crema de progesterona que había estado usando no habían mejorado la hemorragia constante.

He leído el libro *Menopausal Years: The Wise Woman Way*, de Susun S. Weed; en él sugiere tomar remedios homeopáticos, como el laquesis. También bebo infusión de hojas de frambueso y tomo la hierba zurrón de pastor. Tomo hierro, que tenía muy bajo; también tomo *Lactobacillus acidophilus*, calcio, magnesio y un buen complejo multivitamínico.

El problema no ha desaparecido. Estoy bastante harta de todo esto, y como se podrá imaginar mis deseos sexuales son escasos, ya que tengo que usar constantemente una compresa. La hemorragia ya dura cuatro meses. ¿Puede recomendarme algo que me vaya bien?

Le recomendé que acudiera a un acupuntor inmediatamente y continuara tomando hierro. También le recomendé el remedio chino patentado llamado Yunnan Bai Yao, que es excelente para los problemas de hemorragia (véase «Recursos y proveedores»). Por lo general, surte efecto al cabo de una o dos semanas. Además, le sugerí que bajara entre 5 y 9 kilos, lo cual podría reducir de modo importante su excesiva producción de estrógeno.

Es posible que Martha tenga un mioma submucoso no diagnosticado. El diagnóstico se hace con resonancia magnética nuclear o con una radiografía de la cavidad uterina llamada histerosalpingografía, que se realiza previa inyección de una sustancia opaca de contraste. Si fuera así, podría necesitar un método quirúrgico como la ablación endometrial o la extirpación del mioma por la vagina. También el legrado suele dar buenos resultados en estos casos.

Lo importante es que hay muchos, muchísimos métodos para controlar el exceso de pérdida de sangre menstrual durante la perimenopausia. En todos los casos, es útil tener un diagnóstico y un plan de tratamiento con alternativas a la histerectomía. Esto es lo esencial: toda mujer perimenopáusica que experimenta una pérdida excesiva de sangre debe saber que existen muchas opciones de tratamiento eficaces y sin riesgo. La histerectomía, que equivale a matar al mensajero, debe ser el último recurso.

Miomas

Entre el 30 y el 50 por ciento de las estadounidenses tienen miomas (tumores uterinos fibrosos benignos). Los tienen mujeres de todas las razas y todos los niveles culturales y económicos, pero son más comunes entre las mujeres de ascendencia africana y caribeña. Estos tumores salen de los músculos lisos y el tejido conjuntivo del propio músculo uterino. Aunque pueden aparecer en adolescentes y veinteañeras, su diagnóstico es más frecuente entre mujeres mayores de treinta y cuarenta años.[2]

FIGURA 12. TIPOS DE MIOMAS

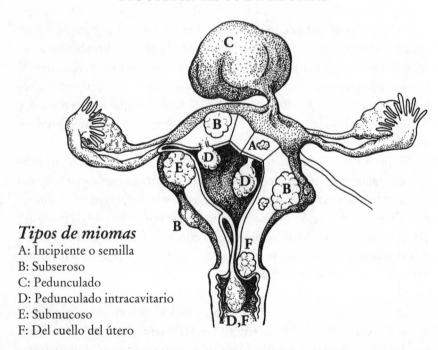

Tipos de miomas
A: Incipiente o semilla
B: Subseroso
C: Pedunculado
D: Pedunculado intracavitario
E: Submucoso
F: Del cuello del útero

La mayoría de los miomas no causan ningún problema real. Es decir, simplemente están ahí. A veces, según su ubicación, se los puede palpar; se sienten como un bulto liso en la parte baja del abdomen, justo por encima del hueso púbico. Dado que la pelvis femenina puede acomodar tumores del tamaño de un bebé recién nacido, es evidente que los miomas pequeños, e incluso los grandes, no son necesariamente un problema. Es decir, es posible que ni siquiera sepas que tienes uno a no ser que te hagan un examen pelviano o una exploración por ultrasonido. Las reglas no son diferentes y es muy posible que no experimentes dolor ni ningún otro síntoma. Los miomas pueden agrandarse drásticamente durante la perimenopausia debido al predominio estrogénico (el estrógeno estimula su crecimiento), pero después de la menopausia suelen reducirse igual de drásticamente; es el tratamiento de la naturaleza.

La sabiduría de los miomas

Si bien se han comprobado causas dietéticas y hormonales de la formación de miomas, desde el punto de vista energético, son la consecuencia del bloqueo y estancamiento de la energía del segundo centro emocional. Las mujeres corremos el riesgo de desarrollar miomas (u otros problemas pelvianos) cuando dirigimos nuestra energía creativa a relaciones sin futuro que nos han quedado pequeñas. Cuando a mí me apareció el mioma a los 42 años, por ejemplo, yo sabía que estaba relacionado en parte con mi trabajo de atención a clientas individuales durante más tiempo del que deseaba. Pensaba que no se me respetaría como «verdadera» médica si no hacía operaciones quirúrgicas con regularidad y no realizaba un trabajo médico completo. Aunque ansiaba canalizar mi creatividad hacia la escritura y la docencia, también temía que mis colegas se molestaran conmigo si sólo trabajaba a media jornada. Este es el clásico callejón sin salida del segundo centro emocional. Nuestras ambiciones y nuestra necesidad de amor y aprobación, simultáneas, nos producen un bloqueo en el centro creativo del cuerpo, el que, dadas las circunstancias correctas, se convierte en un mioma.

ELLEN: DAR A LUZ LA CREATIVIDAD

Ellen, de 38 años, casada y madre de dos hijos, trabajaba de ayudante de investigación en una universidad. Le gustaba todo de su trabajo, desde los temas de investigación a las personas con quienes trabajaba día a día. La enorgullecía que sus colegas recurrieran a ella cuando necesitaban ayuda en sus trabajos. Pero, al cabo de unos años, fue sintiendo el deseo de trabajar de un modo más independiente. Lamentablemente, dado que se había convertido en «indispensable», le era muy difícil dejar de lado ese trabajo para dar a luz su propia creación individual. En torno a esa época, le diagnosticaron un mioma.

El mioma continuó creciendo en los años siguientes, mientras ella se sentía desgarrada entre las necesidades de su trabajo de investigación y las necesidades de sus colegas, hijos y marido. Cuando me vino a ver para consultarme acerca de una posible extirpación quirúrgica del mioma, le sugerí que pensara por dónde estaba «goteando» su energía. Me dijo que gran parte de su identidad y su autoestima venía de estar disponible para los demás; temía que si se lanzaba a trabajar sola se sentiría menos útil y los demás la considerarían una egoísta. Mientras hablábamos de esto, comprendió que tenía que hacer algunos cambios en sus actividades diarias y sus prioridades, los que había ido dejando para después desde hacía mucho tiempo. Entonces me dijo que esperaría otros seis meses para considerar la posibilidad de operarse.

Cuando volví a verla, el mioma no había crecido; en realidad, se había reducido un poco. Pero lo más importante era que ella había dicho a sus colegas lo que estaba dispuesta y no estaba dispuesta a hacer por ellos, y al mismo tiempo había dado grandes pasos en poner por obra sus propios proyectos. Es decir, había empezado a dar a luz su creatividad.

Si has tenido o tienes un mioma, hazte las siguientes preguntas: ¿qué creaciones tengo en mi interior que deseo sacar al mundo antes de abandonarlo?; si me fuera posible realizar alguna de ellas, ¿cómo sería mi vida?; si me quedaran seis meses de vida, ¿qué relaciones eliminaría inmediatamente y a cuáles dedicaría más tiempo y atención?; ¿cuáles me sustentan y satisfacen verdaderamente?; ¿cuáles me agotan la energía? Escribe tus respuestas en un diario; coméntalas con personas amigas que sientas que te apoyan. En lo más profundo de ti tienes todas las respuestas que necesitas. Simplemente has de estar receptiva para oírlas.

Tratamiento de los miomas

Lo primero que hay que tener en cuenta es que es posible que un mioma no necesite ningún tratamiento. En muchos casos, no es insensata la actitud de sólo observarlo o vigilarlo; se puede vivir años teniendo miomas sin que haya ninguna consecuencia adversa para la salud si no molestan. Lo que puede molestar, sin embargo, es el simple hecho de saber que se tienen. Dada nuestra herencia cultural acerca de los órganos pelvianos, la sensación de que algo saldrá mal suele ser un riesgo mayor para la salud y el bienestar que el propio mioma.

A la mayoría de las mujeres les haría muchísimo bien aclararse respecto a sus miomas. En el momento en que se diagnostica un mioma, normalmente no sabemos qué ha causado el desequilibrio en el segundo centro emocional; la comprensión viene después, en retrospectiva. Lo que hay que hacer es comprometerse a aprender del proceso, sea cual sea el tratamiento que se elija.

Un elemento esencial de esta experiencia de aprendizaje es liberarse del sentimiento de culpabilidad. No sirve de nada aferrarse a la idea de que tenemos un determinado trastorno físico porque hemos hecho o estamos haciendo mal algo. Si hubiéramos sabido antes sobre qué situación quiere llamarnos la atención dicho trastorno, éste no habría tenido que manifestarse. Y en realidad, todos los trastornos físicos tienen componentes genéticos, dietéticos, ambientales y emocionales al mismo tiempo.

Por otro lado, puede que quieras buscar tratamiento para tu mioma. Aunque la mayoría se reducen una vez que ha acabado la fase de la menopausia, quizá no desees esperar hasta ese momento con un tumor que te hace parecer embarazada. Si es eso lo que te ocurre, como me ocurrió a mí, que tienes que elegir especialmente la ropa para disimular tu mioma y aún te faltan seis o más años para la menopausia, entonces puede convenirte tomar medidas. Y si hay síntomas, como dolor y calambres en la zona pélvica, sangrado menstrual excesivo o dolor de espalda, sin duda desearás un alivio. Por fortuna, son bastantes las opciones de tratamiento.

CAMBIO DIETÉTICO Y SUPLEMENTOS

Cualquier método dietético o alternativo que equilibre el exceso de estrógeno o estimule la circulación de energía (chi) por la pelvis suele dar buenos resultados también en el caso de los miomas, al igual que ocurre con la hemorragia y los dolores menstruales. Entre ellos están la acupuntura y las hierbas chinas, los fitoestrógenos de fuentes como la soja o las semillas de lino, el cambio dietético y los suplementos equilibradores del estrógeno (véase el capítulo 6). Hacer un tipo de ejercicio como el yoga también es útil.

Vale la pena probar estos métodos, como lo atestigua en esta carta una suscriptora de mi hoja informativa:

Desde hace años tengo muchos miomas uterinos, entre 25 y 30. Durante dos semanas cada mes sufría de un dolor atroz, insoportable; no podía dormir, tenía que estar acostada hecha un ovillo y sudaba de dolor. Dos veces me hicieron cirugía laparoscópica con láser, en 1991 y 1992, y el cirujano sólo pudo extirpar tres o cuatro de los más grandes. Después leí su libro y he seguido religiosamente sus recomendaciones de eliminar los productos lácteos, tomar vitaminas del complejo B y 800 mg de magnesio. El resultado ha sido tal que, si pudiera, le regalaría a mi primer hijo en agradecimiento. ¡Me ha desaparecido el dolor! Había estado planeando hacerme una cirugía reconstructora, pero cambié de opinión cuando vi que sus recomendaciones daban resultado. Me siento una mujer totalmente nueva, renacida, revitalizada y capacitada.

TRATAMIENTOS HORMONALES

- *Progesterona bioidéntica.* La crema de progesterona contrarresta el predominio estrogénico. Se vende sin receta con una concentración del 2 por ciento (nombres de marca: Emerita, PhytoGest). La dosis habitual es de 1/4-1/2 cucharadita aplicada con fricción en las palmas o en las partes más delicadas de la piel, una o dos veces al día, durante tres semanas, con una semana de descanso. Si tienes reglas regulares, programa la aplicación de modo que la semana de descanso coincida con la de la menstruación. Si tus reglas son irregulares, te recomiendo coordinar la aplicación con las fases de la luna, con las que toda vida humana está sintonizada; programa la semana de descanso durante la fase de la luna nueva, el periodo en que las mujeres eran más propensas a tener la regla antes del advenimiento de la luz artificial. A algunas mujeres les va mejor aplicarse la crema todos los días, sin semana de descanso.

  Hay mujeres que podrían necesitar una dosis mayor. Las cremas de progesterona natural más fuertes se venden con receta en farmacias que preparan fórmulas. También hay un gel vaginal de progesterona natural al 4 y al 8 por ciento (nombres de marca: Crinone, Prochieve), que se vende con receta en todas las farmacias.

A la mayoría de las mujeres les da resultados la progesterona transdérmica o transvaginal, que se absorbe directamente en la sangre. La progesterona de toma oral tiene que metabolizarla el hígado, y a veces los productos resultantes causan una excesiva somnolencia o incluso depresión a mujeres predispuestas. Sin embargo, hay mujeres que consideran que les va mejor un preparado para tomar por vía oral; la dosis es de 100-200 mg una o dos veces al día, durante por lo menos dos semanas al mes. Algunas mujeres necesitan tomar este preparado todos los días.

- *Píldoras anticonceptivas.* Las píldoras anticonceptivas son una combinación de estrógeno sintético y progestina que arregla el predominio estrogénico que con tanta frecuencia es la causa de que los miomas crezcan o se hagan sintomáticos. Dado que se componen de hormonas sintéticas, yo recomendaría tomarlas sólo después de que no hayan dado resultados métodos más naturales, como el cambio dietético, la acupuntura y las hierbas, o en el caso de que la mujer no quiera o no pueda probar un método más natural.

- *Agonistas de la hormona liberadora de gonadotropina.* Estos fármacos, como la nafarelina (Synarel) y la leuprolida (Lupron), actúan en la glándula pituitaria y ponen al cuerpo en estado de menopausia artificial; esto baja los niveles de estrógeno y reduce el tamaño de los miomas. Entre sus efectos secundarios están todos los síntomas de la última parte de la perimenopausia, como pérdida de masa ósea, sofocos y sequedad vaginal, pero a veces estos se pueden contrarrestar eficazmente con una terapia hormonal en dosis baja que no estimule el crecimiento de los miomas.

  Para algunas mujeres, los agonistas de la hormona liberadora de gonadotropina pueden ser una alternativa eficaz a la intervención quirúrgica. No te los recomiendo si en tu familia hay casos de enfermedad de Alzheimer, porque la retirada rápida de estrógeno del cerebro podría no ser aconsejable en mujeres predispuestas a esta enfermedad.

Tratamientos quirúrgicos

- *Miomectomía.* Muchas veces los miomas se pueden extirpar quirúrgicamente; su tamaño y su ubicación determinan la vía. Por ejemplo, los que están situados justo debajo del revestimiento uterino, a veces se pueden extirpar a través de la vagina. Otros se extirpan mediante laparoscopia. Para extirpar los grandes, como el que tenía yo, normalmente se requiere cirugía abdominal.

  Si decides hacerte extirpar quirúrgicamente tu mioma, la operación deberá realizarla un cirujano experto en la reparación y preservación de los órganos pelvianos y cuya mentalidad esté de acuerdo con tu deseo de conservar el útero. Cuando acabó de operarme, mi cirujano me dijo: «Bueno, me alegra decirle que ahora tiene los órganos pelvianos totalmente sanos y normales. No tuve que quitar nada aparte del mioma». Eso era exactamente lo que yo deseaba oír.

  La extirpación de miomas puede ser una experiencia muy positiva y habilitadora. Una suscriptora a mi hoja informativa lo expresa con las siguientes palabras:

  > Después de hacerme eliminar quirúrgicamente mis miomas, también eliminé de mi vida la mayor parte de asuntos negativos. ¡Es maravilloso! Nada de dolores de cabeza, nada de dolores menstruales, nada de dolores de espalda. Sigo incorporando más cambios a mi dieta, pero los que ya he hecho me han estimulado a ser más positiva, fuerte y libre. También soy persona de oración. Así pues, con esto y los cambios de estilo de vida, estoy bien encaminada para sanar y crecer a mis cuarenta años.

- *Embolización.* La embolización de la arteria uterina es un tratamiento relativamente nuevo para los miomas, que consiste en inyectar una sustancia (normalmente partículas de alcohol polivinilo) en la arteria uterina. Esto produce una obstrucción de la irrigación sanguínea del mioma, que entonces se reduce con el tiempo. La operación la realizan radiólogos formados específicamente en esta técnica. Para llegar a la arteria uterina se introduce un catéter por la vena femoral del muslo. La mayoría de los centros informan de buenos resultados, con un éxito mundial de alrededor del 85 por ciento. Han respondido bien todos los tipos de síntomas producidos por los miomas, entre ellos las reglas irregulares, el sangrado menstrual excesivo, el agrandamiento del útero y otros debidos al tamaño del mioma, como la frecuencia urinaria.

La mujer que se somete a este tratamiento puede esperar una disminución del 40 al 60 por ciento del tamaño del útero al cabo de unos seis meses, pero incluso las mujeres a las que no se les ha reducido el tamaño del útero hablan de una mejoría en los síntomas, como el sangrado menstrual excesivo, por ejemplo. Aunque todavía no hay datos de seguimiento a largo plazo, la embolización de la arteria uterina presenta pocos riesgos de complicaciones, comparada con la miomectomía o la histerectomía. Sin embargo, se ha informado de algunas complicaciones graves, como insuficiencia renal o una reacción alérgica al agente coagulador.[3] Si te atrae este tratamiento, pide consejo a un especialista de un centro en que se realice con frecuencia.

- *ExAblate: tratamiento de miomas con ultrasonido.* Un nuevo aparato aprobado por el FDA aprovecha la exploración por resonancia magnética nuclear (RMN) para localizar los miomas y proyectar ultrasonido de alta intensidad para calentar y destruir sus tejidos. Dado que los vasos sanguíneos de los miomas disipan el exceso de calor generado durante esta operación, este método es particularmente apropiado para tratarlos. Llamada ExAblate, esta operación no invasiva, que se realiza en sistema ambulatorio, deja intactos el útero y los ovarios. Entraña estar tendida boca abajo en un tubo de resonancia magnética nuclear durante hasta tres horas. Efectos secundarios podrían ser ampollas en la piel del abdomen, calambres, náuseas y un cierto dolor (que se alivia fácilmente con analgésicos de venta sin receta).

  Alrededor del 70 por ciento de las pacientes dicen que este tratamiento elimina eficazmente los síntomas del mioma, aunque un 20 por ciento necesitan otra operación al año. El FDA informa que si bien este tratamiento reduce los síntomas en la mayoría de las mujeres, esos síntomas, y los miomas, podrían volver. (Debido a esto, recomiendo a todas las mujeres que sufren de miomas que también adopten cambios en el estilo de vida que alteren el metabolismo hormonal y disminuyan naturalmente los síntomas del mioma). Aun así, me parece que ExAblate es un fascinante aprovechamiento de la tecnología y un importante paso adelante; en realidad, si hubiera existido este tratamiento cuando yo tuve mi mioma (que era muy grande) habría considerado seriamente esta opción. *Observación*: Las mujeres que desean concebir no deben recurrir a ExAblate porque aún no hay datos suficientes para determinar qué les ocurre a la pared y al revestimiento del útero después de la operación. Para más información, visita el sitio web de InSightec, la empresa que ideó esta tecnología, en *www.uterine-fibroid.org*.

- *Histerectomía.* La histerectomía debería ser el último recurso para el tratamiento de los miomas; se ha de reservar para aquellas mujeres que, además de los tumores fibrosos, tienen también hemorragias intratables o problemas de dolor que sencillamente no han respondido a otros tratamientos. Cuando esto es así, la histerectomía puede ser una verdadera bendición, que mejora espectacularmente la calidad de vida de la mujer.

CAROL: LA NECESIDAD DE OLVIDAR SUEÑOS

Carol tenía 46 años cuando vino a verme por primera vez para pedirme una segunda opinión acerca de hacerse o no una histerectomía. Tenía muchos miomas en el útero que cada mes le producían una regla demasiado abundante, con lo cual padecía de anemia y cansancio crónicos. Durante cuatro años había intentado conservar el útero, aferrada a la esperanza de poder tener un hijo. Su situación había empeorado hasta el extremo de que dedicaba la mayor parte del tiempo a su intento de conservar el útero. De hecho, ya había perdido su empleo a causa de su constante absentismo laboral, debido a sus visitas a los médicos y a sus reglas tan abundantes que la obligaban a marcharse del trabajo. Había probado de controlarlas con píldoras anticonceptivas y con varios legrados, pero nada había dado resultado. El trastorno era demasiado peligroso para recomendarle tratamientos alternativos como la dieta o la acupuntura. Le dije que una histerectomía sería lo mejor para su salud y su bienestar general (si la viera ahora, le recomendaría embolización o ExAblate).

Ese problema uterino realmente le impedía vivir su vida. Estaba atascada en una especie de pauta inamovible consistente en verter su sangre vital (literalmente) en deseos y sueños no cumplidos que tenían poca o ninguna posibilidad de hacerse realidad. Como todas las mujeres en la edad madura, necesitaba olvidar ese sueño no cumplido de su pasado (tener un hijo biológico), hacer su periodo de duelo por ello, y luego continuar con su vida. Aunque esto nunca es fácil, a veces es la mejor opción sanadora.

Enfoque potenciador de los tratamientos quirúrgicos o agresivos

Cuando participas en la toma de decisión de hacerte una operación quirúrgica o una embolización de la arteria uterina y conoces bien tus opciones, has dejado el papel de víctima para entrar en la modalidad «asociación». Este cambio mejora las posibilidades de un buen resultado. Puedes continuar en esa modalidad leyendo el libro *Prepare for Surgery, Heal Faster*, de mi colega Peggy Huddleston. Peggy ha escrito el manual definitivo sobre cómo tener una experiencia quirúrgica sana y habilitadora. Yo usé su método cuando me operaron para extirparme el mioma. (Entra en su sitio web en *www.healfaster.com*.)

Histerectomía por motivos incorrectos

No olvides pedir una segunda opinión si tu médico te recomienda la histerectomía a causa de un mioma alegando los siguientes motivos:

1. *«Debe operarse antes que el mioma crezca más. Si no se opera ahora, podría agrandarse y dificultar mucho la operación después.»*
   A menos que un mioma pequeño cause una hemorragia intratable o problemas de infertilidad, no es necesario extirparlo. No todos los miomas crecen, y aun en el caso de que crezcan, se ha demostrado que la operación para extirpar un útero con miomas grandes no expone a un mayor riesgo a la paciente. Si es necesario, el mioma siempre se puede extirpar (véase la sección sobre la miomectomía unas páginas atrás) dejando intactos el útero y la irrigación sanguínea de los ovarios.

2. *«El mioma podría volverse canceroso»* o *«No podemos tener la seguridad de que no es canceroso si no lo extirpamos».*
   Es muy raro que un mioma sea canceroso (la tasa de incidencia es menor al uno por mil). Si se vuelve canceroso se llama sarcoma uterino; actualmente el pronóstico de esta enfermedad es muy malo, lo

cual significa que diagnosticarlo mediante una operación no va a mejorar las posibilidades de supervivencia. De hecho, las posibilidades de morir por complicaciones de la histerectomía, aunque pocas, son estadísticamente mayores que las de tener sarcoma uterino.

3. *«No se pueden ver los ovarios en la ecografía.»*
Si se hace una ecografía (o incluso una exploración por resonancia magnética nuclear) para confirmar el diagnóstico de mioma, es posible que no se vea uno de los ovarios porque está oculto detrás del tumor. Puesto que a los médicos se los puede considerar responsables si no diagnostican un problema de ovarios existente, podrían recomendar la operación para estar totalmente seguros de que los ovarios están bien.

Sin embargo, si no tienes ningún motivo para creer que tus ovarios están enfermos, puedes pedirle simplemente a tu médico que te haga caso. Ten en cuenta que la imposibilidad de ver un ovario en una exploración por ultrasonido no significa que haya algo malo en él; sólo significa que la tecnología tiene sus límites. En esta situación, algunas mujeres optan por hacerse una exploración laparoscópica para que les examinen la pelvis desde dentro con una luz (también se pueden hacer biopsias del útero y de los ovarios durante esta operación). Otras se sienten cómodas confiando en que están bien. Elige la opción que te dé más paz mental.

¿Hay que hacerse la histerectomía?

Los miomas y la menstruación excesiva e irregular son los motivos más comunes de que se practique la histerectomía a las mujeres de edad madura. Si bien a veces es necesaria, son demasiadas las mujeres que se someten a esta operación cuando sus síntomas podrían haberse resuelto de modo más fácil y natural por otros medios, entre ellos técnicas más nuevas, como la embolizacion de la arteria uterina. Además, es muy valioso conservar intactos los órganos pelvianos, cuando es posible.

En un mundo ideal, a todas las niñas se les enseñaría el valor de sus órganos pelvianos desde una edad temprana; se estudiarían sus beneficios igual como se estudian los de los órganos masculinos; serían más comunes los estudios sobre métodos alternativos naturales, eficaces y seguros para las hemorragias y los dolores menstruales, y la histerectomía,

FIGURA 13. LOS ÓRGANOS PELVIANOS Y SUS MÚSCULOS DE SOSTÉN

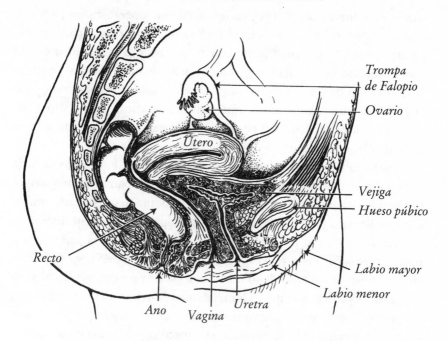

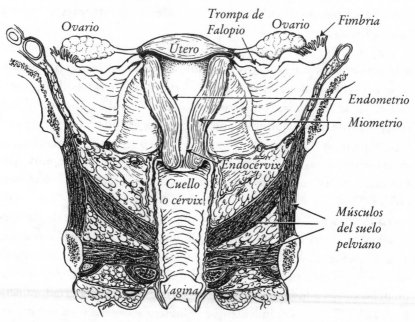

Los fuertes músculos del suelo pelviano constituyen una parte esencial del poder de la pelvis.

© 2001 *by* Northrup and Schulz

con o sin extirpación de los ovarios, sería una operación excepcional, que se realizaría solamente cuando no hubiera dado resultado ninguna otra alternativa. Actualmente esta es la actitud o mentalidad que se adopta cuando se trata de los órganos sexuales masculinos. Por lo tanto, la extirpación de los testículos (orquiectomía) sólo se realiza como último recurso, aun cuando es un tratamiento muy eficaz para el cáncer de próstata. Y la extirpación del pene es sencillamente algo inaudito, aun en casos de cáncer de pene.

Desafortunadamente, el útero y los ovarios han sido blancos de mala prensa durante tanto tiempo que muchas mujeres han interiorizado un miedo a sus órganos pelvianos. Hace poco, en una fiesta, oí a una mujer, a la que llamaré Jane, hablando con sus amigas acerca de su inminente histerectomía. Según les explicaba, tenía un mioma del tamaño de una naranja pequeña, y no tenía ningún síntoma, pero decía: «Tengo cincuenta años, y a mi edad es sólo cuestión de tiempo que ocurra algo en esa parte. Vale más que me lo quite ahora». Muchos médicos refuerzan ese miedo. A una mujer que vino a verme para una segunda opinión que la ayudara a evitar la histerectomía, su ginecólogo le había dicho que su útero (que había producido una niña sana sólo hacía siete meses) «no era su amigo».

La palabra griega *hystera* (útero, matriz) se usaba antiguamente para definir todos los sufrimientos femeninos, psíquicos (histeria) y físicos, cuya causa se atribuía al útero. En el siglo XIX, después del advenimiento de la anestesia, la histerectomía se convirtió en un tratamiento enormemente popular, que se practicaba por cualquier cosa que el marido, el padre o el médico de la mujer creyera que ésta tenía mal: exceso en el comer, menstruación dolorosa, trastornos psíquicos y, muy particularmente, la masturbación, la promiscuidad o cualquier tendencia erótica.

La extirpación quirúrgica del útero continúa siendo una de las operaciones más corrientes en Estados Unidos. Tanto a los médicos como a sus pacientes se les ha enseñado que esos órganos son peligrosos en su peor aspecto o prescindibles en el mejor. Una de cada tres estadounidenses llega a los sesenta años sin útero; es una cifra aterradoramente elevada. No es sorprendente que el índice de histerectomías entre las mujeres de médicos sea muy elevado. Y a alrededor del 43 por ciento de las mujeres se les extirpan los ovarios junto con el útero, para prevenir el posible desarrollo de cáncer de ovario, pese a que la gran mayoría de mujeres no vamos a tener nunca cáncer de ovario, pero sin duda podríamos beneficiarnos de las hormonas producidas por los ovarios durante toda nuestra vida.

Buenos motivos para conservar el útero, el cuello del útero y los ovarios

- El útero, el cuello del útero y los ovarios trabajan unidos para dar al cuerpo su sustento hormonal durante toda la vida. También comparten gran parte de la misma provisión de sangre. La extirpación del útero afecta el funcionamiento de los ovarios, aun cuando éstos queden intactos. Hasta el 50 por ciento de las mujeres a las que han hecho una histerectomía pierden la función ovárica antes de lo normal, y también tienen la menopausia antes, todo lo cual aumenta su riesgo de cardiopatías y osteoporosis.[4]

- Los ovarios son el equivalente femenino de los testículos. Como tales, son importantes productores de andrógenos, las hormonas que participan en el impulso o deseo sexual normal. En algunos estudios se ha comprobado que al 25 por ciento de las mujeres les disminuye el apetito sexual después de la extirpación de los ovarios. La extirpación de los ovarios equivale a la castración de la mujer, y así se la llama en los tratados médicos.[5]

  Muchos médicos extirpan rutinariamente los ovarios en el momento de la histerectomía, para prevenir el cáncer de ovario. Si la mujer corre un fuerte riesgo genético de contraer este cáncer, esta podría ser una decisión sensata. Pero la gran mayoría de mujeres no van a contraer nunca cáncer de ovario, y la extirpación rutinaria de estos órganos a modo de prevención es un precio muy alto.

- La menopausia natural, teniendo intactos los ovarios y el útero, es un acontecimiento fisiológico normal que ocurre a lo largo de un periodo de seis a trece años. A medida que los ovarios van cesando poco a poco en su función, las glándulas suprarrenales toman el relevo naturalmente, así como también la grasa corporal. Cuando a la mujer se le extirpa el útero, o el útero y los ovarios, su cuerpo pasa por una menopausia instantánea, que puede ser una fuerte conmoción para su sistema hormonal.

- El útero experimenta contracciones rítmicas durante el orgasmo, que contribuyen a la intensidad del placer sexual que muchas mujeres experimentan en el coito. Algunas mujeres a las que se ha practicado una histerectomía se quejan de que el orgasmo ya no es tan satisfactorio.

    La histerectomía con extirpación de los ovarios disminuye la secreción de feromonas, lo cual podría disminuir el atractivo sexual de la mujer.[6] Afortunadamente, existen preparados de feromonas para remediar esto (véase el capítulo 9).

- El cuello del útero (la parte inferior del útero que sobresale y entra en la vagina, también llamado cérvix) forma parte del suelo pelviano normal que da sostén a la vejiga. Los nervios que van a la vejiga están estrechamente conectados con el cuello del útero; cuando se practica una histerectomía con extirpación del cuello del útero se pueden dañar estos nervios, con la consecuencia de un mayor riesgo de incontinencia urinaria.[7]

- Sólo el 10 por ciento de las histerectomías se realizan debido a un cáncer. Esto significa que el 90 por ciento de las veces se extirpan órganos pelvianos por enfermedades benignas, enfermedades que muchas veces se pueden tratar eficazmente con métodos no quirúrgicos.

Descubrir nuestro legado respecto a la histerectomía

Con los años he descubierto que toda la educación e información del mundo no cambia la vida de la mujer mientras ella actúe a partir de viejas creencias inconscientes no analizadas. Cada una de nosotras lleva consigo un legado personal que nos han transmitido nuestros familiares. Esto es especialmente así cuando se trata de los órganos pelvianos, un tema que ha estado envuelto en el misterio y la mala información durante generaciones.

Con las siguientes preguntas deseo ayudarte a descubrir tu legado respecto a la histerectomía:

¿A qué mujeres de tu familia le han practicado histerectomía? ¿Por qué? ¿Sabes qué ocurría en su vida en esa época? ¿Sería posible descubrirlo? ¿Piensas que no debes preguntar porque esa es una información «demasiado personal»? ¿Existe en tu familia la creencia de que «se vive mejor operándose»?

Una de mis clientas creía que necesitaría hacerse la histerectomía en algún momento pasados los cuarenta años porque todas sus hermanas se la habían hecho. A causa de eso, al llegar a la edad madura centraba excesivamente la atención en sus órganos pelvianos, atenta a cualquier irregularidad o excesiva abundancia en sus reglas y hasta la más mínima punzada. Finalmente, su conexión mente-cuerpo, además de su estilo de vida nada sano, generaron síntomas suficientes como para que deseara una histerectomía «para aliviarlos».

Si después de contestar sinceramente a estas preguntas sigues creyendo que la histerectomía es la mejor solución para ti, entonces es posible que lo sea.

Si ya te han practicado la histerectomía

Sé que cuando ya se ha hecho, sin saber que había otras opciones, es doloroso enterarse de que esta operación podría no haber sido lo más beneficioso. Una de las lectoras de mi hoja informativa dice:

> Lloré después de leer su artículo sobre los beneficios de conservar los ovarios y el útero. Sólo tenía 45 años cuando me hicieron una histerectomía a causa de un mioma que en realidad no me molestaba nada; también me quitaron los ovarios. Pero eso ocurrió hace veinte años; yo no sabía que tenía otras opciones. También comprendí que nunca hice un duelo por la pérdida de mis órganos pelvianos. Ahora he completado ese proceso, puedo olvidarlo y seguir adelante.

El primer paso para sanar de una histerectomía es valorar cualquier beneficio que haya aportado la experiencia. En un importantísimo estudio realizado en Maine, se descubrió que, en una gran mayoría de casos, las histerectomías realizadas a causa de trastornos uterinos no cancerosos, como las reglas demasiado abundantes y dolorosas, contribuyeron positivamente a una mejor calidad de vida de la mujer.[8] Quiero hacer hincapié en el hecho de que a todas las mujeres que participaron en este estudio se les dio dos opciones: practicarles la operación, o no practicársela y hacerles un seguimiento. Yo envié a muchas mujeres a participar en ese estudio, e incluso realicé algunas de las histerectomías que aparecen en el informe. Muchas de las mujeres que eligieron la operación estaban convencidas de que se sentirían mejor después de la histerectomía. Algunas llevaban años sufriendo de molestias pelvianas y reglas demasiado abundantes, que se curaron con la operación. A otras realmente les mejoró la vida sexual después de pasar por el quirófano. La moraleja sería: la histerectomía puede ser una operación sanadora en las circunstancias correctas.

Sí, el útero y los ovarios son importantes, pero hemos de tener siempre presente que somos más que la suma de nuestros órganos. El cuerpo espiritual, el campo de energía electromagnética que rodea y nutre al cuerpo físico, está siempre entero e intacto. No podemos destruir esa parte esencial de nosotras mismas, le ocurra lo que le ocurra a nuestro cuerpo físico.

Valora y agradece el hecho de que tu cuerpo tiene la capacidad de reequilibrar tus hormonas y mantener tu buena salud si sigues una dieta sana, haces ejercicio con regularidad y usas estrategias de terapia hormonal con hormonas naturales que sean lo más parecidas posibles a las que produce tu cuerpo.

Si te han practicado una histerectomía y ahora lo lamentas, comprende que probablemente tomaste la mejor decisión que podías tomar en ese momento dadas las circunstancias; reconócete eso. Nuestro sistema médico y sus creencias simplemente reflejan las creencias de la cultura de la que todos formamos parte. Y estas creencias no pueden dejar de influirnos, al menos hasta cierto punto. Tal vez habrías evitado la histerectomía si hubieras tenido más conocimientos, pero no los tenías. Deja salir a la superficie cualquier emoción que te produzca esto, aunque no sea agradable. (Una de mis clientas tenía la fantasía recurrente de hacerle daño o incluso matar al cirujano que le hizo la operación. Permitiéndose sentir y expresar en voz alta esas fantasías de venganza, tan impropias de una señora, logró liberarse del pasado y continuar con su vida, perdonándose a sí misma y perdonando al cirujano.)

Podemos sanar de cualquier cosa, incluso de hechos tan alteradores de la vida como perder partes del cuerpo por intervención quirúrgica. Y cuando sanamos, nuestra historia puede servir a otras personas en el camino hacia su salud. Una de las cosas más útiles que puedes hacer en estos momentos para mejorar tu salud es mirar en retrospectiva los acontecimientos que te llevaron a la histerectomía para ver si en ese tiempo tenías algún problema con tus límites o con algún impulso creativo. Hacer esta conexión puede ser muy positivo, además de darte un mayor aprecio por la sabiduría de tu cuerpo. Ten presente también que el poder y la pasión de tu segundo centro emocional continúan ahí; no se extirpan junto con el útero.

Fortalecimiento de la salud de las vías urinarias y los músculos del suelo pelviano

En la mitad de la vida, la pérdida del apoyo hormonal en la vagina y las vías urinarias inferiores suele ir acompañada por una pérdida de tono muscular del suelo pelviano. En consecuencia, muchas mujeres tienen problemas urinarios, desde orinarse cuando tosen o estornudan a infecciones recurrentes de las vías urinarias y a prolapso del útero (trastorno que tiene un componente hereditario y suele exacerbarse durante la edad madura).

Mientras aprendes a establecer límites sanos en tus relaciones personales, puedes también desarrollar los músculos del suelo pelviano haciendo periódicamente los ejercicios de Kegel o usando pesas vaginales. Esto no sólo fortalece el suelo pelviano, sino que también aumenta la irrigación sanguínea de la vagina, la vejiga y la uretra, haciendo más resistentes los tejidos. Esto mejorará tu vida sexual y y el control de la vejiga.

Conservar o recuperar el control de la vejiga para mantenernos secas

La incontinencia urinaria, es decir, la micción involuntaria, es un problema de salud importante que afecta aproximadamente a trece millones de personas en Estados Unidos. Si bien entre el 10 y el 30 por ciento de las mujeres de 15 a 64 años experimentan incontinencia urinaria al menos ocasionalmente, la frecuencia de este problema tiende a aumentar con la edad. Suele presentarse durante la perimenopausia, cuando se pueden hacer muchas cosas para evitar que progrese. Entre las mujeres de 65 años y más, el índice general de incontinencia urinaria aumenta en alrededor de un 15 y un 35 por ciento.[9]

Aunque este problema también afecta a los hombres, a las mujeres las afecta cinco veces más. A muchas les da vergüenza decírselo a su médico y por lo tanto no saben nada de los tratamientos nuevos y eficaces que existen en la actualidad. Para complicar el problema, muchos médicos tampoco están al día acerca de los últimos tratamientos. En un editorial del *Journal of the American Medical Association*, el doctor Neil M. Resnick escribe: «Muchos médicos han recibido poca educación en incontinencia, no hacen los exámenes para detectarla y ven pocas probabilidades de éxito en tratarla».[10]

Esto no significa que haya que sufrir en silencio. La incontinencia urinaria se diagnostica fácilmente y suele ser tratable, con excelentes resultados. Lee las opciones de tratamiento que explico a continuación y ve cuál te dice algo. Después coméntala con tu médico. Si es posible, busca un médico especializado en la evaluación de los problemas urológicos femeninos. Determinar exactamente qué tipo de incontinencia se tiene permite a la paciente y a su médico trazar un plan de acción individualizado. Actualmente, muchos ginecólogos están formados en uroginecología, y hacen esta evaluación en sus consultas.

La *incontinencia urinaria por esfuerzo* es el tipo más común de incontinencia. Se diagnostica cuando la mujer se orina mientras realiza una actividad que aumente su presión intraabdominal (por ejemplo reírse, ponerse de pie muy rápido o hacer un esfuerzo o ejercicio), anulando la capacidad del esfínter uretral de permanecer cerrado. Esto podría deberse a problemas del propio músculo del esfínter o a un cambio del ángulo del conducto uretrovesical (entre la uretra y la vejiga), que se vuelve demasiado móvil para funcionar bien; este trastorno se llama hipermovilidad uretral. Varios factores, que son cada vez más comunes en la perimenopausia, llevan a las siguientes situaciones:

- Debilitamiento de los músculos del suelo pelviano. A menos que se haga ejercicio periódicamente, incluyendo ejercicios para los músculos del suelo pelviano, estos podrían debilitarse más de lo que debieran, como les ocurre a los bíceps, por ejemplo.
- Adelgazamiento del tejido externo de la uretra, por insuficiencia de estrógeno.
- Lesiones nerviosas a consecuencia del parto, operaciones quirúrgicas pelvianas importantes, un historial de radiaciones, fumar, o un exceso de grasa abdominal, que saca a la uretra de su posición correcta cada vez que se orina. Los nervios del esfínter uretral también tienden a disminuir con la edad, pero la edad sola no conduce inevitablemente a la pérdida de su función. (Los estudios han demostrado que la densidad nerviosa en esta zona varía muchísimo en mujeres perimenopáusicas.[11])

- Trastornos neurológicos subyacentes, como la esclerosis múltiple, pueden tener por consecuencia otros tipos de incontinencia.

Sea cual sea la causa del problema, hay muchas soluciones aparte de pasarse el resto de la vida usando compresas o pañales de adulto.

Soluciones no quirúrgicas para la incontinencia

- *Llevar un historial.* Llevar un historial es muy útil para que la mujer y su médico sepan qué sustancias o situaciones podrían contribuir a la incontinencia. Anota las veces que experimentas el problema, la actividad que lo precede, la cantidad de orina, si antes sentiste deseos de orinar o no, si te despierta por la noche y si se produce después de tomar determinados alimentos, bebidas o medicamento. A veces se puede aliviar el problema simplemente sabiendo cuándo ocurre y haciendo modificaciones.

  Muchas mujeres también orinan más el primer día de la regla, en que se liberan de todo ese líquido premenstrual. Esos días la incontinencia siempre parece peor, porque la vejiga se llena más rápido.

- *Reducir o eliminar las bebidas con cafeína.* Muchas mujeres experimentan incontinencia por esfuerzo solamente cuando su producción de orina aumenta al beber café o té. Incluso el café descafeinado es diurético, así como el tiempo frío (nunca bebo una taza de café por la mañana cuando voy a esquiar, para no tener que ir al lavabo cada una o dos bajadas). También se sabe que el café irrita la vejiga. Yo he podido ayudar a algunas mujeres a resolver totalmente su problema de incontinencia simplemente dándoles esta información.

- *Medicación.* Puesto que hay mucho solapamiento entre la pura incontinencia por esfuerzo y la incontinencia por vejiga hiperactiva, a muchas mujeres se les ofrecen también fármacos para relajar el músculo de la vejiga. (Véase, más adelante, la sección sobre la vejiga irritable o hiperactiva.)

- *Fortalecer el suelo pelviano.* Muchas mujeres logran solucionar o mejorar muchísimo su incontinencia fortaleciendo los músculos del suelo pelviano y de la uretra, de modo que soporten el aumento de la presión intraabdominal sin ceder. Fortalecer los músculos del suelo pelviano también aumenta la irrigación sanguínea y la inervación de los órganos pelvianos. Esto es exactamente lo que se proponía el doctor Kegel en 1948 cuando recomendaba a sus pacientes practicar contracciones vaginales con el fin de prepararse para el parto. Idealmente, todas las embarazadas deberían hacer regularmente los ejercicios de Kegel antes y después del alumbramiento, para que esos músculos estén lo bastante fuertes para soportar los rigores del parto. Cuando se hacen los ejercicios de Kegel de un modo correcto y continuado, van muy bien y suelen mejorar también la vida sexual. En realidad, los ejercicios de Kegel condicionan el músculo pubococcígeo para la excitación sexual; también aumentan la irrigación sanguínea de los genitales, lo que aumenta la capacidad para llegar al orgasmo y mejora también la lubricación vaginal. Algunos estudios informan que hasta un 75 por ciento de las mujeres logran superar la incontinencia por esfuerzo sólo con estos ejercicios.[12]

Lamentablemente son una gran mayoría las mujeres a las que se les dice que hagan los ejercicios de Kegel pero no se les explica cómo hacerlos correctamente, y además dejan de hacerlos demasiado pronto; a esto se debe que tantas mujeres piensen que no da resultado y que los informes de resultados sean tan variables.

Desarrolla poder pelviano para toda la vida fortaleciendo el músculo pubococcígeo (Ejercicios de Kegel)

1. Identifica el músculo pubococcígeo. Siéntate en la taza del váter con las piernas separadas. Intenta interrumpir el chorro de orina sin mover las piernas y sin contraer el abdomen ni los músculos de las nalgas. El músculo que se usa para detener el chorro de orina es el pubococcígeo. Este es el único músculo que debe contraerse. No se te fortalecerá este músculo si contraes al mismo tiempo los músculos abdominales, los de los muslos y los de las nalgas. Compruébalo insertándote dos dedos en la vagina mientras contraes el músculo; sentirás como se aprieta alrededor de tus dedos.

2. Aprende los ejercicios.

Contracciones lentas. Contrae el músculo pubococcígeo (PC) y mantenlo contraído contando lentamente hasta tres. Aumenta el conteo poco a poco hasta que, pasadas unas dos semanas, llegues a contar lentamente hasta diez. Aunque no es necesario retener el aliento mientras se cuenta, al principio podría serte útil retenerlo para establecer tu concentración. Relaja el músculo y espira.

Contracciones rápidas o aleteos. Ahora contrae rápidamente el músculo PC; una contracción por segundo.

Empujes. Contrae el músculo PC y empuja como si quisieras mover el vientre o defecar. Continúa así contando hasta tres y luego ve aumentando hasta diez. Observa que se te contraen los músculos abdominales al empujar; también se te contrae el ano.

3. **Ejercítalo gradualmente.** Comienza por ejercitar el músculo PC haciendo un conjunto de diez contracciones lentas, diez rápidas y diez empujes de tres a cinco veces cada día. Pasada una semana, añade cinco contracciones lentas, cinco rápidas y cinco empujes a las primeras diez; esto hace un total de 15 repeticiones más en cada conjunto. Continúa haciendo de tres a cinco conjuntos al día.

A la siguiente semana, añade cinco a cada ejercicio, lo que equivale a 20 repeticiones de cada paso. Continúa haciendo tres a cinco conjuntos al día para mantener óptimos el tono pelviano, la continencia urinaria y la función sexual. En el corto periodo de una semana ya notarás claramente una diferencia en tu capacidad para fortalecer esos músculos. Podría llevarte entre tres y cuatro semanas notar un cambio en los síntomas urinarios. Es probable que en un par de semanas notes un cambio en la respuesta sexual si haces bien los ejercicios de Kegel.

Observación: Los ejercicios de Kegel se pueden hacer en cualquier parte y en cualquier momento: mientras conduces, viendo la televisión, cocinando, sentada en la bañera, subida en el teleférico cuando vas a esquiar, etc.

Cuando comiences a ejercitar el músculo pubococcígeo es posible que no desees continuar la contracción durante toda la cuenta de diez; también te podrían resultar difíciles las contracciones rápidas, eso se debe a que el músculo está débil. No te preocupes; descansa durante un conjunto si es necesario. Pero persevera. Como todos los músculos, el pubococcígeo responde estupendamente al ejercicio de resistencia. Te sorprenderá lo rápido que obtienes resultados si perseveras. Además, cada vez que hagas los ejercicios te ofrecerás un potente recordatorio de que tienes la fuerza y la energía para fijar y mantener límites sanos (¡a la vez que mejoras tu vida sexual! ¿Qué podría ser mejor?).

Hay otra manera de hacer los ejercicios de Kegel que no hace necesario contar hasta diez ni concentrarse en qué músculos se contraen. En este método, basado en antiquísimas técnicas chinas (véase *www.jadegoddess.com*), se inserta un cono de cierto peso en la vagina y simplemente se sostiene ahí durante al menos cinco minutos dos veces al día, aumentando gradualmente el tiempo hasta quince minutos dos veces al día. Comienzas con el cono más pesado que logres sostener fácilmente durante un minuto y, poco a poco, vas pasando a utilizar conos más pesados; después continúas con un programa de mantenimiento. (Los pesos de los conos varían entre 15 y 100 gramos.) Sostener el cono en la vagina permite usar automáticamente los músculos correctos. He recomendado estos conos durante años, y mis clientas han tenido excelentes resultados con ellos, siempre que no haya factores que compliquen las cosas, como una infección, lesiones neurológicas o la toma de diuréticos o cafeína. Alrededor del 70 por ciento de las mujeres pueden esperar mejorar o curarse después de un periodo, que va de cuatro a seis semanas, de ejercicio perseverante.[13] (Véase «Recursos y proveedores».) O puedes comprar una pesa vaginal de acero inoxidable muy eficaz para fortalecer el suelo pelviano llamada Feminine Personal Trainer o FPT (en *www.aswechange.com*, producto AG211). También recomiendo un dispositivo para resistencia progresiva llamado Kegelmaster 2000, que se inserta en la vagina (mira en *www.kegelmaster2000.com*).

- **Rehabilitar el suelo pelviano con alta tecnología (*biofeedback* y terapia de resonancia magnética extracorpórea).** El tratamiento conductista asistido por biofeedback da una información-estímulo audiovisual inmediata para reforzar el control de los músculos pelvianos. Se ha comprobado que da excelentes resultados, que varían desde el 50 al 89 por ciento de mejoría al cabo de un periodo que va de las seis a las ocho semanas; se ha visto que es más eficaz para la incontinencia que la medicación, y en general lo realizan fisioterapeutas especialmente formados en la técnica.[14] La desventaja es que requiere el uso de una sonda rectal o vaginal. Otra técnica, llamada terapia de resonancia magnética extracorpórea, ha sido aprobada recientemente por el FDA. Este dispositivo, llamado Neocontrol, usa un imán incorporado a una silla especial; la energía magnética se dirige a los músculos del suelo pelviano y se aumenta poco a poco hasta crear un campo magnético. El flujo de vibraciones magnéticas a su vez induce la despolarización eléctrica de los nervios y músculos, lo cual provoca la contracción y el ejercicio de los músculos correctos. Hasta el momento, los estudios han demostrado un 77 por ciento de mejoría en las pacientes a las que se ha aplicado.[15] Para más información visita el sitio web de la empresa fabricante, Neotonus, en *www.neocontrol.com*.

- **Crema de estrógeno.** El tercio externo de la uretra es sensible al estrógeno, igual que el tejido vaginal. En estudios con mujeres posmenopáusicas o perimenopáusicas que tienen incontinencia urinaria, se ha comprobado que la crema de estrógeno aplicada sobre la superficie superior del tercio externo de la vagina estimula la función nerviosa y la irrigación sanguínea de la uretra, lo que a su vez aumenta el volumen y la fuerza del músculo. Alrededor de un 50 por ciento de mujeres que tienen incontinencia debida al agotamiento del estrógeno se curan o mejoran muchísimo simplemente «reestrogenizando» la zona uretral. El índice de éxito es mayor en las mujeres que al mismo tiempo fortalecen su suelo pelviano.

  Aunque la terapia hormonal por vía oral (o sistémica) también alivia los síntomas urinarios, yo recomiendo crema vaginal de estriol para esto. La aplicación tópica es muy eficaz y no produce una absorción apreciable en el torrente sanguíneo. Esto la hace ideal para cualquier mujer a la que inquieten los riesgos del estrógeno, por ejemplo si hay un historial personal o familiar de cáncer de mama. La crema vaginal de estriol se vende con receta en cualquier farmacia que prepare fórmulas y usa hormonas naturales. La concentración habitual es de 0,5 mg/g.

- **Dispositivos alternativos.** En estos últimos años el FDA ha aprobado varias prótesis uretrales. Estos dispositivos son muy útiles para la incontinencia por esfuerzo causada por hipermovilidad uretral, y son especialmente buenos para aquellas mujeres que sólo tienen incontinencia durante actividades concretas, como jugar al golf o hacer ejercicios aeróbicos.

  El Impress Softpatch (de UroMed) es un parche suave de espuma de un solo uso, cubierto por un adhesivo. Se coloca sobre el orificio uretral (meato urinario), a modo de tapa, e impide la salida de orina cuando es de leve a moderada.[16]

  El Reliance Urinary Control Insert (también de UroMed) es un pequeño dispositivo parecido a un catéter con un globo en un extremo, que se inserta en la uretra; el globo se infla con una pequeña cantidad de aire y así se sujeta en su lugar. Se quita en el momento de orinar tirando de un cordón. Este disposivo es muy eficaz, aunque para algunas mujeres presenta el riesgo de infección de las vías urinarias.[17] No está pensado para usarlo durante el coito, aunque muchas mujeres consideran que va bien para impedir la incontinencia durante la relación sexual.

  Fem-Assist (de Insight Medical) y CapSure Shield (de Bard Urological) son dispositivos de silicona que se colocan sobre el orificio uretral a modo de ventosa, con la ayuda de un ungüento que los sujeta en su lugar. La suave succión resultante sostiene suavemente los tejidos circundantes y mantiene cerrada la uretra. Una vez colocado, el dispositivo queda oculto por los labios de la vulva, de modo que se puede usar con leotardos o traje de baño. Para orinar, simplemente se tira del dispositivo por el borde y se quita. Se puede lavar con jabón para las manos y agua caliente y volver a aplicar. El dispositivo se puede usar durante una semana y luego se desecha. Sólo se venden con receta.[18]

  Algunos dispositivos para la incontinencia urinaria actúan estabilizando la base de la vejiga y normalizando el ángulo del conducto uretrovesical. Entre estos productos están Incontinence Ring, Incontinence Dish e Incontinence Dish with Support (de Milex). Introl's

Bladder Neck Support Prosthesis es un dispositivo vaginal de silicona destinado a elevar y sostener el cuello de la vejiga (habrás notado que es más difícil orinar con un tampón puesto; esto se debe a que el tampón eleva el cuello de la vejiga); este dispositivo pretende imitar el efecto de una operación mínimamente agresiva llamada uretropexia, que deja sujeto permanentemente el cuello de la vejiga en su lugar. El tamaño adecuado de este dispositivo lo ha de discenir un médico (hay dieciséis tamaños diferentes); también debe quitarse y limpiarse cada veinticuatro horas.[19]

Muchas usuarias de estos dispositivos dicen sentirse más seguras y libres. Se pueden usar en las ocasiones en que se necesite y prácticamente no presentan riesgo. También se pueden utilizar temporalmente, mientras se fortalecen los músculos del suelo pelviano.

Técnicas quirúrgicas para aliviar la incontinencia

Si has fortalecido al máximo el músculo pubococcígeo y continúas con el problema de incontinencia, podría irte bien una solución quirúrgica.

- *Operaciones quirúrgicas estándar.* Existen diversas técnicas quirúrgicas para tratar la incontinencia urinaria por esfuerzo, con un índice de éxito a largo plazo que va del 80 al 95 por ciento cuando las realiza un cirujano experimentado. En todas estas operaciones se colocan suturas en el tejido vecino a la uretra para elevar el cuello de la vejiga, con el fin de que funcione bien. La desventaja de estos métodos es que exigen una incisión abdominal y un periodo de recuperación bastante largo.[20]

- *Intervenciones quirúrgicas mínimamente agresivas.* En estos últimos tiempos se han desarrollado numerosas técnicas quirúrgicas nuevas para resituar el cuello de la vejiga con el fin de restablecer la función uretral. Se realizan con laparoscopia en sistema ambulatorio. Los resultados de corto plazo de estas nuevas técnicas también son favorables, con una tasa de curación de alrededor del 82 por ciento. Todavía no se dispone de resultados de largo plazo.[20] Además, en los diez últimos años se han ideado varias técnicas para suspender el útero, entre ellas la suspensión laparoscópica, que «curan» el prolapso sin extirpar el útero. (Véase «Recursos y proveedores».)

- *Sustancias inyectables.* Alrededor de la uretra se pueden inyectar diversos agentes, entre ellos grasa corporal y colágeno bovino, con anestesia local. Estas sustancias aumentan el volumen del tejido uretral, lo cual permite cerrar bien la uretra e impedir el paso de orina durante los momentos de mayor presión intraabdominal, como la que se produce al toser, reír o cambiar de posición. Son eficaces de inmediato y la operación se puede realizar en la consulta del médico. Es necesario un análisis de la piel cuatro semanas antes del tratamiento, para tener la seguridad de que no habrá reacción alérgica a la sustancia. Normalmente se necesitan dos o tres inyecciones espaciadas en el tiempo para obtener el resultado deseado, y es posible que haya que repetirlas. Los índices de curación o mejoría varían entre el 82 y el 96 por ciento, según el tipo de incontinencia que se trate.[22]

Vejiga irritable: incontinencia de urgencia

Algunos tipos de incontinencia están causadas por contracciones involuntarias del músculo de la vejiga (el detrusor). Estas contracciones involuntarias expulsan orina a la uretra y producen un deseo intenso y repentino de orinar, y la sensación de que uno se va a mojar, lo cual a veces ocurre. Las mujeres que tienen hiperactiva la vejiga suelen perderse actividades normales porque tienen que ir con mucha frecuencia al lavabo y temen no encontrar ninguno disponible.

La incontinencia por urgencia se trata corrientemente con fármacos como la tolterodina (Detrol, Detrusitol), que inhibe las contracciones del detrusor. Sus efectos secundarios son, entre otros, dolor de cabeza, sequedad de la boca, sequedad de los ojos, estreñimiento e indigestión. Aunque este tipo de medicamento puede ser muy útil, existen otras opciones.

A veces la irritación de la vejiga se produce por la falta localizada de estrógeno en la zona de la vejiga y la uretra, que acompaña a la perimenopausia y la menopausia. El problema se resuelve con terapia de estrógeno por vía tópica u oral. La cafeína es irritante de la vejiga; una sola taza al día puede producir síntomas.

El síndrome de la vejiga irritable también puede producirse en situaciones psíquicas estresantes, por ejemplo el estrés de presentarse a un examen, o de una entrevista o evaluación laboral, o la inquietud o preocupación por un aspecto de la vida que no funciona bien. Muchas mujeres perimenopáusicas tienen que levantarse una y otra vez por la noche a orinar cuando la preocupación o la ansiedad constante les interrumpe el sueño. Según mi propia experiencia, hay una estrecha relación entre la vejiga y la zona del cerebro correspondiente a la preocupación y la obsesión. Afortunadamente, tenemos la capacidad de influir de un modo consciente en esa zona y lograr que colabore con nosotras.

Se ha comprobado, por ejemplo, que el tratamiento conductista asistido por biofeedback reduce alrededor de un 80 por ciento las micciones involuntarias (en la terapia con fármacos la reducción es de un 68 por ciento).[23] En un estudio controlado se pidió a las mujeres participantes que llevaran un diario de micciones, en el que, cada vez que tenían la urgente necesidad de orinar, debían anotar la hora y qué estaban haciendo en ese momento, con el fin de aclarar sus pautas de micción y las circunstancias que las rodeaban. Después se les enseñó a identificar sus músculos pelvianos y a contraerlos y relajarlos voluntariamente, manteniendo siempre relajados los músculos abdominales (igual que en los ejercicios de Kegel), ejercicio de aprendizaje que sólo les llevó una sesión. A continuación se les enseñó a reaccionar a la sensación de urgencia de orinar deteniéndose, sentándose si era posible, relajando todo el cuerpo, y luego contrayendo repetidamente los músculos pelvianos para disminuir la urgencia, inhibir la sensación del músculo detrusor e impedir la micción; cuando la urgencia remitía, debían caminar hacia el lavabo a paso normal. Se las animó a practicar la contracción de los músculos pelvianos en casa, en diversas posiciones, y también durante las actividades en que era más probable que les ocurriera el episodio de incontinencia. Por último, se les enseñó a interrumpir o hacer más lenta la salida de orina durante una micción al día.

Infecciones recurrentes de las vías urinarias

Muchas veces la urgencia y la frecuencia urinarias son consecuencia de infecciones recurrentes de las vías urinarias.

• Hazte hacer un reconocimiento médico para descartar cualquier problema anatómico que pudiera favorecer las infecciones, y comprobar también que el tercio externo de la uretra está bien aprovisionado de estrógeno. Tu médico podrá evaluar esto durante un examen pelviano, porque la uretra discurre por la parte superior de la vagina y se puede palpar y observar fácilmente. Si hay algún indicio de adelgazamiento de la uretra, pide a tu médico que te recete una crema de estrógeno (véase el capítulo siguiente, la historia de Grace).

• Deja las bebidas con cafeína, incluso el café descafeinado, durante dos semanas. La cafeína es irritante de la vejiga. Luego reintrodúcela para ver si vuelven los síntomas.

• Tan pronto como sientas algún síntoma en la vejiga, bebe gran cantidad de agua o de zumo de arándanos sin endulzar (o endulzado artificialmente). El líquido extra estimula la micción frecuente, y la orina tiende a llevarse cualquier bacteria que aceche en el organismo; además, el zumo de arándanos resta capacidad a las bacterias para establecer una infección en el revestimiento de la uretra o la vejiga.

• Prueba con cápsulas o extracto de arándanos, que se encuentran en las tiendas de alimentos dietéticos. Tómalas según las instrucciones. Los arándanos contienen una sustancia que impide a las bacterias adherirse a la pared de la vejiga, disminuyendo así el riesgo de infecciones recurrentes.

• Toma algún probiótico para recolonizar el intestino con bacterias amigas. Dado que el ano y la uretra están muy cerca anatómicamente, favorecer la proliferación de bacterias beneficiosas en una zona también sirve para la otra. Mi probiótico favorito es PB 8, que no es necesario mantener en el refrigerador.

• Si estos métodos no te dan resultado, considera la posibilidad de seguir un tratamiento de acupuntura y hierbas chinas. Va muy bien para las infecciones urinarias recurrentes.

Ahí lo tienes. Es mi deseo que esta información te haya dado esperanzas y cierta paz respecto a este problema. No te resignes a usar pañales de adulto el resto de tu vida habiendo tantas otras soluciones. No estás sola. La incontinencia es más común que la diabetes. Además, suele ser más fácil de tratar. Pero tienes que dar el primer paso. Pide ayuda.

9

Sexualidad y menopausia: mitos y realidad

¿Recuerdas la primera vez que te enamoraste? Creías que habías descubierto la luna y las estrellas. Tenías la impresión de que las letras de las canciones que oías por la radio se habían escrito especialmente para ti. Y es muy posible que te sintieras tan eufórica y llena de vida que no tuvieras muchos deseos de comer. Cuando una mujer se enamora, comienza a experimentar una energía casi avasalladora, que la llena de júbilo, benevolencia, vigor, creatividad, y de un intenso deseo sexual muchas veces insaciable.

Este sentimiento que impide comer y dormir no es exclusivo de las jovencitas que experimentan su primer amor. Se tiene a cualquier edad, en cualquier momento en que conectamos en un plano profundo, emocional y espiritual, con nosotras mismas o con otra persona. Nuestra fuerza vital, nuestro deseo, es lo que nos hace magnéticamente atractivas a personas y circunstancias inspiradoras. Cuando se establece ese tipo de conexión con otra persona, disfrutamos de la dicha de saber que somos dos personas que ven, y se ven, en sus verdaderos seres. Es embriagador. Pero para sentirlo debemos comenzar por nosotras mismas.

Esta maravillosa sensación de conexión es algo que nos ha llevado a creer que sólo la pueden experimentar las personas que están enamoradas. Nuestra cultura, mediante sus libros, películas e imágenes en los medios de comunicación, publicita el amor y la relación sexual como la principal, si no la única, ruta hacia la felicidad. Pero esto es sólo una parte de la verdad. Cuando estamos totalmente receptivas a la energía que creó el universo (que es otra manera de decir «cuando estamos enamoradas de nuestra vida»), podemos recrear la química del enamoramiento simplemente sintonizando con la vitalidad del mundo que nos rodea y la de nuestro interior. Está en todas partes: en la belleza de la naturaleza, en la dedicación a una causa en la que creemos, en la ejercitación de nuestros poderes creativos. Enamorarse de y excitarse con la vida misma, sea cual sea la forma que tome, es una experiencia tan potente que ha hecho que mujeres que ya hacía tiempo que habían pasado la menopausia comenzaran a tener la regla nuevamente.

Es decir, si consideramos la energía sexual en el contexto más amplio posible, como fuerza vital o energía Fuente, entonces se aclara esa mutua relación: la salud y la vitalidad de nuestra sexualidad están inexorablemente ligadas a la salud y la vitalidad de nuestra vida.

La anatomía del deseo

Cuando llegamos a la edad madura, el reto es poder acceder a esa sensación de enamoramiento de una forma distinta a buscar en otra persona satisfacción y gratificación. Se nos llama a expandir nuestro repertorio personal para acceder a la energía Fuente en nuestra vida.

Cuando se encuentran ante el reto de dar este paso, muchas mujeres descubren que para acceder directamente a su energía Fuente primero deben retirar temporalmente su energía del mundo exterior de sus relaciones y trabajo, para hacer el trabajo interior de reevaluar sus objetivos, límites y relaciones. Con este enfoque más interior, a muchas le mengua el impulso sexual por un tiempo.

Aunque muchas veces la insuficiencia de hormonas que acompaña a la menopausia se lleva la culpa del bajón en el impulso sexual, en los estudios más recientes sobre la función sexual en la edad madura (realizados cada vez más por mujeres) se ha comprobado que la situación menopáusica de suyo no influye en muchos aspectos del funcionamiento sexual. Si bien muchas mujeres hablan de sentir menos deseo, menos interés en la actividad sexual y de cambios en la excitación, los estudios de mujeres menopáusicas no fumadoras, con pareja, demuestran que no hay ningún cambio en la satisfacción sexual, en la frecuencia de la relación sexual con coito ni dificultad para llegar al orgasmo.[1]

Los estudios han demostrado también que la percepción o idea de «estar menopáusica» puede afectar también el funcionamiento sexual de la mujer, sobre todo si se la ha llevado a creer que han acabado sus años sexys. Durante años y años se ha lavado el cerebro a las mujeres, haciéndolas creer que con la menopausia llega a su fin su atractivo sexual. Cuando a una mujer se la ha llevado a creer que ya no es deseable ni atractiva, esta sola creencia afecta sin duda su impulso sexual, por no decir su imagen corporal y su autoestima. Estudios anteriores realizados con mujeres que buscaban tratamiento para los síntomas menopáusicos reforzaron este sesgo cultural. Está bien documentado, por ejemplo, que las mujeres que buscan tratamiento para la menopausia tienden a hablar de más estrés vital y sufren de más depresiones clínicas, ansiedad y también síntomas psíquicos que las mujeres que no buscan atención médica. Y, claro, todos estos factores están estrechamente relacionados con el funcionamiento sexual.

La verdad sobre el funcionamiento sexual y la menopausia

La función sexual es un fenómeno complejo, integrado, que refleja la salud y el equilibrio no sólo de los ovarios y las hormonas sino también del sistema cardiovascular, el cerebro, la médula espinal y los nervios periféricos. Además, en cada uno de los factores que intervienen en la función sexual actúan influencias psíquicas, socioculturales, interpersonales y biológicas. Afortunadamente, los estudios actuales sobre las mujeres y la actividad sexual toman en cuenta por fin lo compleja que es la excitación sexual femenina. En consecuencia, se está poniendo al día y cambiando el concepto de la llamada disfunción sexual femenina. Nuevos estudios (muchos realizados por mujeres) arrojan más luz sobre cómo influye el estado anímico o psíquico en las reacciones biológicas, sin solución de continuidad. Por fin los estudios han comenzado a confirmar lo que las mujeres ya sabíamos: la experiencia de excitación sexual de una mujer está más influida por sus pensamientos y emociones que por la reacción de sus genitales. Es decir, sus emociones y pensamientos deben estar sincronizados con el objetivo, la satisfacción sexual, para que su cuerpo actúe sexualmente.[2] Esto es muy buena noticia. Cuando aprendemos a cambiar los pensamientos podemos cambiar la respuesta sexual.

- La verdad es que la satisfacción de la mujer en su relación de pareja, sus actitudes hacia la sexualidad y el envejecimiento, la sequedad vaginal y sus antecedentes culturales tienen un impacto mucho mayor en su funcionamiento sexual que la menopausia.[3]

- Lo que antes se llamaba «disfunción» sexual de la mujer bien podría ser una adaptación lógica a cosas tales como experiencias negativas del pasado, dolor en el coito, cansancio, depresión y medicamentos. O falta de intimidad emocional con la pareja.[4]

- No hay nada en la transición menopáusica que cause de suyo una disminución de la libido en mujeres maduras sanas y felices. De hecho, el principal indicador de una buena libido en la menopausia es una nueva pareja sexual, incluso en aquellas mujeres que tenían problemas sexuales en relaciones anteriores.[5]

- No hay diferencias importantes entre la respuesta sexual genital de mujeres premenopáusicas y posmenopáusicas.[6]

- La función sexual masculina es un problema para muchas mujeres maduras. Son necesarios más estudios sobre el efecto de la disfunción eréctil de la pareja en la vida sexual de la mujer. Muchos hombres de edad madura sufren de este problema y no les resulta cómodo hablar de él ni buscar tratamiento. (Encontrarás información esencial sobre esto en el libro de Harry Fish, *The Male Biological Clock: The Startling News About Aging, Sexuality, and Fertility in Men* [Free Press, 2005].)

- La salud general de la mujer, mental y física, es más importante que su condición menopáusica.

- El tabaco tiene un impacto mucho mayor en el funcionamiento sexual de la mujer que su condición menopáusica. En las personas fumadoras es menor la irrigación sanguínea de los genitales y de otros órganos. Las sustancias tóxicas que contienen los cigarrillos envenenan también los ovarios, cambiando los niveles hormonales.

- La sequedad vaginal es más común en la edad madura debido al efecto en la vagina del menor nivel de estrógeno. En consecuencia, las mujeres maduras sienten dolor en el coito con más frecuencia que las mujeres más jóvenes, a no ser que estén totalmente excitadas y bien lubricadas antes del coito.

- Hay importantes variaciones entre las mujeres menopáusicas de diferentes etnias y culturas. En estudios se ha comprobado que, comparadas con las blancas, las afroestadounidenses tienen relaciones sexuales con más frecuencia; las hispanas sienten menos excitación y placer físico, y las chinas y japonesas dicen sentir más dolor y menos excitación.[7]

Si hay problemas en la relación, resolverlos podría tener un efecto en la vida sexual comparable a tener una nueva pareja sexual; cuando una mujer toma la decisión de tener más diversión y placer con el hombre (o mujer) que ama, experimenta un estímulo en su energía vital que se traduce en un estímulo equivalente en su energía sexual. En cambio, aferrarse a viejos sentimientos de rabia o resentimiento apaga rápidamente la libido.

A su vez, una vida sexual activa y dichosa puede tener un efecto sorprendentemente restaurador en la fuerza vital. Nada ilustra mejor el circuito paralelo entre energía sexual y energía vital que el poder sanador de la sexualidad cuando se puede expresar libremente. En su libro *Reclaiming Goddess Sexuality: The Power of the Feminine Way* (1999), Linda Savage escribe acerca de su recuperación de una ileítis regional o enfermedad de Crohn, una inflamación crónica del tubo gastrointestinal que puede causar pérdida de peso, heces y diarrea sanguinolentas y un mayor riesgo de cáncer de intestino. Pesaba sólo 36 kilos cuando conoció a un hombre con quien comenzó una muy extraordinaria relación. A las pocas semanas, habían desaparecido todos los indicios de su enfermedad. Ella atribuye por completo su recuperación al poder sanador de la energía sexual, que es sencillamente una de las muchas formas que adopta la fuerza vital.

Esto no quiere decir que yo recomiende salir corriendo a tener relaciones sexuales para sanar de una enfermedad. El único modo en que la energía sexual puede actuar como fuerza sanadora es experimentarla en el contexto de una relación incondicionalmente amorosa en la que el cuerpo, el alma y la psique son mimados por otra persona, o por una misma. Recuérdalo: *no es necesario tener una pareja para experimentar la energía rejuvenecedora de la propia sexualidad.*

Teniendo todo esto presente, también es importante recordar que cuando la mujer pasa por la transición perimenopáusica y por todos los cambios que ésta conlleva, podría parecer que su libido se esconde durante un tiempo, mientras ella establece nuevas prioridades en su vida y en el modo como usa su energía día a día. Esta es una desviación perfec-

Cambios en la función sexual en la edad madura

Todos los cambios siguientes en la función sexual se han relacionado con la perimenopausia. Leyendo la lista, puedes ver rápidamente que uno de los temas comunes es el cambio en sí, y no su naturaleza:

- Mayor deseo sexual
- Cambio de orientación sexual
- Menor deseo sexual
- Sequedad y menor elasticidad vaginal
- Dolor o escozor con el coito
- Menor sensibilidad del clítoris
- Mayor sensibilidad del clítoris
- Menor excitación
- Mayor excitación
- Menos orgasmos, menor intensidad en el orgasmo
- Más orgasmos, despertar sexual

tamente normal de la energía vital, una inversión que puede dar enormes dividendos, pero sólo es temporal. No hay ningún motivo para que un menor impulso sexual se convierta en un rasgo permanente en la vida de una mujer menopáusica.

La sexualidad en la menopausia: nuestra herencia cultural

Nos guste o no, nuestra sexualidad ha estado y sigue estando influida por una cultura dominada por el hombre, con un doble criterio intrínseco. Por ejemplo, según un libro de mucho éxito sobre cómo hacer más lento el proceso de envejecimiento, la calidad de la vida sexual del hombre y su supuesto efecto en la salud están determinados exclusiva y meticulosamente por el número anual de orgasmos, y la cifra considerada más sana es superior a 300. En el caso de la mujer, el autor no se tomó la molestia de cuantificar ni poner en una tabla cuántos orgasmos al año podrían favorecer su longevidad. Sólo obtenemos puntos por estar «satisfechas con la cantidad y felices con la calidad» de los orgasmos. Afortunadamente, la información acerca de las mujeres comienza a ponerse al día respecto a la referente a los hombres.

De todos modos, el doble criterio también es evidente en el hecho de que los hombres pueden comprar Viagra en cientos de sitios web de Internet, sin consultar con un médico, mientras que las mujeres todavía no pueden comprar píldoras anticonceptivas en cualquier parte sin que se las recete un médico. Incluso hay anuncios de televisión dirigidos al tercio de hombres que supuestamente sufren de disfunción eréctil, anuncios que les hacen saber que pueden comprarse un fármaco en la forma perfecta: tome una pastilla y tenga una erección fiable sin tener que conectar su corazón con su pene de ninguna manera. No es de extrañar que el efecto secundario más notorio de este fármaco sea un paro cardiaco repentino.

En esta misma línea de razonamiento falocéntrico, una vez leí acerca de un estudio en proceso en que se estaba probando la crema vaginal Premarin como una especie de «Viagra femenino» para mujeres cuyos maridos ya tomaban Viagra. La premisa es que el impulso sexual de la mujer disminuye en la edad madura debido al adelgazamiento y la sequedad vaginales. Insertarse crema Premarin en la vagina, postulan los investigadores, tendrá el efecto de «reestrogenizar» la vagina, haciendo más cómoda la experiencia sexual a la mujer (la cual, suponemos, ya tiene relaciones sexuales periódicas con un pene mejorado por el Viagra). Cuando comenté este estudio con la doctora Mona Lisa Schulz, su respuesta fue: «Aplicarse crema vaginal de estrógeno y esperar que esto sea el Viagra femenino es una broma. Lo único que se hace con esto es reducir la vagina y la sexualidad femeninas a una pista de aeropuerto que hay que descongelar para que el despegue del avión sea más cómodo». En la mayoría de las mujeres, el deseo sexual está relacionado con muchas más cosas que el estado estrogénico de la vagina (aunque la crema de estrógeno sí resulta útil para algunas). En primer lugar, la respuesta sexual de la mujer depende de la adecuada y fiable estimulación del clítoris y sus 8.000 terminaciones nerviosas; normalmente esto esto no se consigue sólo con el coito. En segundo lugar, el deseo sexual de la mujer está en correlación con todas las partes de su ser: emocional, psíquica y espiritual, además de la física y la hormonal. Y nos influyen poderosamente el tacto, el sabor y el olor, tanto como las emociones. Todo esto forma parte de nuestra sexualidad.

Me viene a la memoria que la palabra *vagina* procede de un término latino que significa «vaina para una espada». Da la impresión de que no hemos avanzado mucho desde los antiguos romanos. Todavía hay muchísimas mujeres que consideran la sexualidad femenina predominantemente desde el punto de vista de lo bien que nuestro cuerpo satisface las necesidades y los deseos de los hombres, no los nuestros. Esa actitud, y las creencias que la acompañan, se introduce en todos los aspectos de nuestra vida, entre ellos los estudios médicos en los que se basan los tratamientos para las mujeres.

En un estudio titulado «Cambios vaginales y sexualidad en mujeres con un historial de cáncer de cuello del útero», los autores observan que el tratamiento para dicho cáncer produjo en las mujeres cambios en la anatomía y la función vaginales que tuvieron efectos negativos en su función sexual, entre otros: menor lubricación, menor elasticidad y menor hinchazón genital durante la excitación. Después de decir que las mujeres consideraban «angustiosos» estos cambios, los autores hacen la siguiente observación:

Si bien numerosos estudios han documentado las angustia que acompaña a la pérdida de una mama, no se han estudiado los cambios en la vagina en este sentido. En una investigación realizada a mediados de 1998, con la combinación de palabras «cáncer», «mama/pecho» y «angustia o dolor» se encontraron 197 referencias. En cambio, al reemplazar la palabra «mama o pecho» por «vagina», sólo se obtuvieron 2 referencias. Se puede suponer que los cambios vaginales afectan a la función sexual por lo menos tanto como la pérdida de una mama. Un motivo evidente del interés predominante por la mama es que, en los países desarrollados, el cáncer de mama es más común que el de los órganos genitales femeninos. Sin embargo, es notable la escasez de bibliografía sobre el efecto de los cambios vaginales, y tal vez no sería improcedente elucubrar acerca de motivos no científicos. Para los hombres, los pechos femeninos tienen un valor estético además de sexual, lo cual podría influir en las normas de investigación de la medicina académica, en la que predominan los investigadores masculinos.[8]

Superar las barreras culturales:
el primer paso para despertar una libido dormida

Aunque se hacen progresos, el cambio de actitud de nuestra cultura respecto a las mujeres y la sexualidad es lento, y muchas mujeres nunca se han sentido con permiso para explorar su energía sexual a su manera. En *Reclaiming Goddess Sexuality*, Linda Savage escribe:

> [Las mujeres] necesitan que la belleza del contexto de los encuentros sexuales sea más importante que el acto mismo. Necesitan ser acariciadas de un modo lento y sensual; desean ser tratadas por sus parejas con una pasión intensa que demuestre lo mucho que las necesitan, y no sólo que esperan un orgasmo para relajarse. En resumen, desean ser adoradas como valiosos seres femeninos.[9]

El hecho de que esta necesitad no esté completamente satisfecha en las mujeres de nuestra cultura es lo que da empuje a la multimillonaria industria de las novelas románticas. Muchas mujeres son absolutamente adictas a estas novelas porque siempre presentan a mujeres que son adoradas por lo que son, no sólo por su cuerpo.

HISTORIA DE LORI: «LO QUE HE HECHO POR AMOR»

Con los años, Lori se había ido dando cuenta de que su vida sexual con Roy, su marido, no satisfacía sus necesidades. «No había arrumacos, caricias ni nada que me pusiera en disposición para la relación sexual. Y él la quería por lo menos una vez al día. Cuanto más agotador era su día de trabajo, más la necesitaba. A él le aliviaba la tensión, pero para mí se había convertido en algo mecánico y bastante insatisfactorio.» Con la ayuda de un terapeuta matrimonial, Roy tomó conciencia de las necesidades de Lori, y juntos aprendieron técnicas que les abrieron todo un mundo nuevo a los dos. «La relación sexual se convirtió en algo fabuloso», escribió Lori. Pero continuó la necesidad de Roy de hacerlo para «aliviar la tensión» después del trabajo, y a Lori le pareció un retroceso entregarse a ese tipo de coito. «La verdad es que me enfurecía, me daban ganas de chillarle: "¿Es que no has entendido nada?".» En sesiones posteriores, el terapeuta hizo ver a Lori que para que la relación fuera justa, igualitaria, ella también debía estar dispuesta a satisfacer las necesidades de Roy.

En términos generales, el terapeuta tenía razón. Cada miembro de la pareja debe aprender a ceder para satisfacer las necesidades del otro, y la relación sexual no es diferente de cualquier otro tipo de necesidad. Pero había aspectos en la relación de Lori y Roy que a mí me preocuparon muchísimo la primera vez que hablé con ella, cuando vino a verme, a los 45 años, para hablar de la terapia hormonal sustitutiva, porque había comenzado a tener faltas menstruales.

Yo quise asegurarme de que ella no creyera que era su «deber» aliviar la tensión y el estrés de Roy dejándole usar su cuerpo de esa manera todos los días. Le di la razón en la rabia que sentía por ello y le dije que ésta era su barómetro, que le hacía saber que el problema que señalaba era real y debía tratarse. En segundo lugar, le dije que el hecho de que una persona necesite tantas relaciones sexuales para aliviar su estrés indica que algo va mal en su vida. Le pregunté si el terapeuta había recomendado a Roy que analizara su vida, su trabajo y su grado de estrés. Me dijo que ella había planteado eso en una de las sesiones, pero el terapeuta le había dicho que esos eran problemas individuales, no de pareja. Puesto que Roy se negaba a seguir una terapia individual, ella no pudo decir nada más sobre ese tema durante las sesiones.

Este es un ejemplo perfecto de lo que puede ocurrir cuando las terapias de pareja fracasan. En el 96 por ciento de los casos de terapia de parejas heterosexuales, la terapia la inicia la mujer, que normalmente se la impone a su marido a modo de último esfuerzo para salvar su matrimonio. Por lo general, él va de mala gana, y muchas veces pensando: «El problema es de ella, pero iré de todos modos», y es incapaz de comprender que sus problemas forman parte de la dinámica de pareja, o no quiere aceptarlo.

Muchos terapeutas me han dicho sinceramente que si en la terapia de pareja se trataran los problemas del hombre, éste se sentiría tan incómodo que probablemente dejaría del todo la terapia. Por lo tanto, los terapeutas intentan retenerlos con los llamados «problemas de pareja». Con muchísima frecuencia, los problemas individuales de la mujer también se ponen en un segundo plano respecto a las necesidades de la «pareja». Este tipo de terapia puede continuar durante años, aliviando la tensión de la relación justo lo suficiente para que los cónyuges continúen juntos, mientras que la dinámica de poder fundamental de la relación nunca se altera, porque los comportamientos individuales esenciales no cambian. Cuando ocurre esto, no hay ninguna oportunidad para el poder transformador de la verdadera relación.

Para crear una verdadera relación, Roy necesitaba comprender que estaba utilizando sexualmente a Lori como un opiáceo para aliviar su estrés. De ninguna manera podía ella tener la sensación de una verdadera comunión ni sentirse querida por él si el alivio del estrés era la principal energía que lo impulsaba a hacer el amor. Aunque sería perfectamente razonable que de vez en cuando transigieran en un «revolcón rápido», el hecho de que Roy hiciera un hábito de utilizar el acto sexual para aliviar su estrés a mí me parecía una adicción y una disfunción sexual. Ciertamente minaba la capacidad de Lori de sentirse a gusto con su relación sexual. Roy debía responsabilizarse de su estrés y de su necesidad de reducirlo, y necesitaba un repertorio más amplio para hacerlo. Podría haber recurrido al ejercicio, la meditación o incluso a la masturbación. Aunque durante siglos se ha esperado que las mujeres realicen su «deber conyugal» de esta manera, y la mayoría han accedido por temor a que su marido busque en otra parte la «satisfacción de sus necesidades», actualmente no hay lugar para esas suposiciones, si la pareja quiere lograr la comunión dichosa que es posible en la edad madura.

Cuando vino a verme para su siguiente examen anual, Lori me contó que ese año Roy había empezado a comprender que debía cambiar cosas en su trabajo si no quería seguir los pasos de su padre, que murió a los sesenta años, sólo un año después de haberse retirado de un trabajo que detestaba. Roy había descubierto varias formas de reducir el estrés, entre ellas ir a clases de yoga dos veces a la semana y jugar al baloncesto con sus compañeros de trabajo. Gracias a esos cambios se le normalizaron la tensión arterial y el nivel de colesterol, y empezó a sentirse mejor consigo mismo por haber sido capaz de lograr ese tipo de control de su vida y liberarse de esas pautas de comportamiento que, en el caso de su padre, tal vez contribuyeron a su muerte prematura. Una vez que Lori vio que él se había vuelto más autosuficiente en el aspecto emocional, lo encontró más atractivo sexualmente, hasta el punto de ser ella la que iniciaba la relación sexual.

Lo que nos dice el Viagra acerca de nuestra sexualidad

Este fármaco y la enorme publicidad que lo acompaña nos dicen muchísimo acerca de los valores de nuestra cultura. No cabe duda de que el Viagra u otros fármacos similares pueden ser beneficiosos para la calidad de vida de muchas parejas en que el hombre sufre de disfunción eréctil.

(Ten en cuenta, sin embargo, que nuevos informes relacionan a estos fármacos con un aumento del trastorno llamado neuropatía óptica isquémica [NOI], que lleva a la pérdida de la visión. En octubre de 2005, el organismo defensor de los consumidores, Public Citizen, pidió al FDA que exigiera inmediatamente poner una etiqueta de advertencia sobre sus peligros en los envases de los tres fármacos para la disfunción eréctil. Si tu pareja toma alguno de estos fármacos, no te desanimes; hay muchas maneras de tratar la disfunción eréctil con nutrición, hierbas y ejercicio.) También hay otras maneras de disfrutar de satisfacción sexual además del coito. Sólo una mejor actuación sexual mediante la manipulación médica de los genitales masculinos no puede sanar una relación en que hace falta más amor y atención o a la que podría ser necesario ponerle fin.

Nuestra cultura es rápida en olvidar la naturaleza holística de la función sexual y lo mucho que ésta mejora cuando el corazón y la mente de ambos miembros de la pareja están verdaderamente conectados. Está bien documentado, por ejemplo, que la excitación y la fase meseta de la respuesta sexual se pueden prolongar si la conexión entre el hombre y la mujer no es puramente genital, sino también de corazón y mente. En realidad, tanto los hombres como las mujeres tienen capacidad para experimentar mucho más placer y satisfacción sexual que la que disfrutan actualmente la mayoría. Un primer paso para experimentar este placer es saber que no sólo es posible sino también saludable.[10] En la edad madura, muchas parejas descubren que tienen el tiempo y el deseo para estar totalmente presentes el uno para el otro de esta manera, y en consecuencia experimentan las mejores relaciones sexuales de su vida. Esto se debe en parte a que las mujeres mayores y más experimentadas suelen ser menos inhibidas que cuando eran jóvenes. Conocen mejor su cuerpo. He oído repetidamente sus historias en mi consulta. Pero para algunas, hacer el amor es solamente otra tarea en su lista de deberes. La doctora Patricia Love, sexóloga, escribe:

Lo que falta en muchos matrimonios es la sensualidad, esa capacidad de sentirse a gusto con el propio cuerpo, de suspender el tiempo y comunicarse a través de la piel. [...] Con muchísima frecuencia, el marido y la mujer se van a la cama distraídos y adormecidos y se tocan los genitales por reflejo. El objetivo tácito es pasar en quince minutos de un estado neutro al orgasmo, como un coche que sale disparado, pasando de 0 a 100 km/h en un instante.[11]

Esto tiene por consecuencia lo que los sexólogos llaman «actitud de espectador», que es la desconexión mental durante la relación sexual, en que se piensa más en el trabajo o en los quehaceres domésticos que en la pareja que está al lado. En el hombre, esto podría traducirse en dificultades para tener una erección; en la mujer, en problemas para llegar al orgasmo. El hombre que recurre en primer lugar al Viagra para que lo «salve», tal vez deja de lado la importancia de conectar consigo mismo y con su pareja. Una mujer relacionada con un hombre que cree que necesita Viagra para su impotencia psicógena haría bien en preguntarse acerca de la calidad de su relación con él. Aquellas cosas que quedan sin decir, los problemas y sentimientos de los que resulta muy incómodo hablar, podrían inhibir la erección total y el orgasmo, y también podrían poner en peligro la salud en otros aspectos.

VICTOR Y EL VIAGRA: LA QUEJA DE GINNY

Ginny y Victor llevaban treinta años casados y disfrutaban de una relación muy feliz. Victor siempre se había enorgullecido de su virilidad, y durante años los dos gozaron de una vigorosa vida sexual, haciendo el amor unas tres veces por semana. Después de cumplir los 55 años, Victor observó que sus erecciones no eran tan firmes como antes, y a veces le llevaba más tiempo lograrlas. De vez en cuando le ocurría que no podía sostener la erección el tiempo suficiente para que Ginny llegara al orgasmo. Poco a poco habían ido reduciendo la cantidad de relaciones sexuales hasta llegar más o menos a una vez cada dos semanas. Esto no molestaba a Ginny, en particular porque estaba muy ocupada poniendo en marcha un servicio de comidas que siempre había deseado establecer. Su empresa estaba despegando y, habiéndose marchado su hijo menor para ir a la universidad, su vida ya no estaba exclusivamente centrada en atender a las necesidades de su marido y sus hijos. Pero Victor, que planeaba jubilarse dentro de uno o dos años, no se sentía tan feliz con su vida. Daba la impresión de que justo cuando él comenzaba a moderar la marcha, Ginny estaba despegando en el mundo exterior.

Victor fue a ver a su médico y éste le recetó Viagra. Él estaba eufórico con los resultados, pero Ginny no. El fármaco introducía un elemento «mecánico» en su vida sexual que nunca había estado presente antes. A ella no le agradaba tener que estar disponible sexualmente sólo porque Victor había tomado su pastilla, y comenzó a permanecer cada vez más tiempo fuera de casa, en parte porque se lo pasaba muy bien en su trabajo y en parte porque no quería tener relaciones sexuales «por obligación». Cuando le pregunté qué le parecía el Viagra, contestó: «Creo que estábamos mejor sin esa píldora. Quiero a Victor, y no me molestaba que tardara un poco más en tener su erección. Normalmente sabía la manera de excitarlo. Ahora me siento como si un componente emocional esencial de nuestra relación hubiera sido reemplazado por una pastilla».

Esta situación no es excepcional. El cambio en la función sexual de Victor está relacionado en parte con su sensación de menos poder en el mundo exterior, aun cuando sea su propia decisión retirarse del trabajo. Si bien es probable que el Viagra sea una solución relativamente sin riesgo para él durante un tiempo, estaría mejor si encontrara una nueva finalidad en su vida en la cual verter su energía. Si no, no será capaz de estar a la altura de su mujer, ni en el dormitorio ni en otros aspectos, sin recurrir a un fármaco. Eso no significa que no haya indicaciones válidas para recetar el Viagra. Sin embargo, la función sexual está relacionada con muchas más cosas que el tamaño y la duración de una erección. Hay también muchísimas cosas que pueden hacer los hombres para mejorar su salud, su circulación y su función eréctil. Hacer ejercicio, seguir una dieta que reduzca la inflamación y tomar una buena selección de suplementos son los primeros pasos para comenzar.

La menopausia, periodo para redefinir y poner al día la relación de pareja

Antes de escribir la primera edición de este libro habría escrito todo esto pensando que no se aplicaba a mí. De modo similar, es posible que tú estés imaginando: «Esto es muy interesante, pero mi relación con mi pareja es buena», y, en general, podrías tener razón. A muchas, las relaciones que hemos mantenido a lo largo de los años nos han servido bien y han sido mutuamente beneficiosas, incluso apasionadas. Pero con mucha frecuencia, al entrar en los años transformadores de la madurez, es necesario renegociar algunas de las cláusulas de la vieja relación. Por muy buena que haya sido ésta, lo más probable es que lo que te iba bien en tu vida «anterior» necesite una puesta al día para que sirva a la persona en que te estás convirtiendo.

Un aspecto en el que se podría hacer evidente la necesidad de un cambio es la disminución de la libido de la mujer. Así como los animales salvajes se niegan a tener hijos en cautividad a no ser que todo esté equilibrado en su entorno, la mujer y su pareja podrían observar que hay problemas en su intimidad sexual si su relación necesita reequilibrarse. La menopausia es también un periodo en que comienza a cambiar lo que la mujer necesita de una relación. Y ese cambio debe comenzar en la relación que tiene consigo misma.

Como hemos visto, normalmente es la mujer la que sacrifica su profesión y su desarrollo personal para cuidar de la familia, aun cuando trabaje a jornada completa fuera de casa. No sólo las normas no escritas, sino también las hormonas que circulan por sus venas, la animan a dar principal prioridad a su familia, a atender, cuidar, sustentar y proteger a sus seres queridos. En la menopausia, los cambios hormonales son sólo una parte de la transformación continuada de la mujer, que comienza en un plano energético y desencadena cambios no sólo en su biología, sino también en su percepción, su intuición, sus rutas neuronales, sus emociones, sus impulsos creativos y su enfoque general. Así como pasa la primera mitad de su vida dando a luz a otros (literal y figuradamente), todo en su transición menopáusica indica que la segunda mitad de su vida es el tiempo en que ha de darse a luz a sí misma.

Si a través de las lentes de su yo transformador la mujer descubre que no está enamorada de su vida, su libido podría sufrir a consecuencia de esto. Lo mismo podría ocurrir si ha dado demasiado de sí misma en la relación. De hecho, un menor impulso sexual podría ser uno de los primeros aspectos en que se iza la bandera roja, en señal de un menor amor por la vida, una fuerza vital menguante. Sólo si los dos miembros de la pareja están dispuestos a examinar lo que ya no es viable en su relación y trabajan juntos en la necesaria remodelación, abrirán la puerta al rejuvenecimiento de su fuerza vital y reavivarán la pasión, sexual y de otros tipos. Sanar exige un esfuerzo bilateral: los dos deben estar dispuestos a hacer algunas preguntas difíciles y escuchar las respuestas para restaurar y renovar su relación.

Los quehaceres de último momento llevan al agotamiento y la desaparición de la libido

Alguien me envió el siguiente mensaje anónimo por Internet, que resume la lamentable situación de muchas mujeres de edad madura, y la diferencia entre su vida y la de sus maridos:

Mis padres estaban mirando la tele cuando de repente mi mamá dijo: «Estoy cansada y es tarde. Creo que me voy a la cama». Fue a la cocina a preparar los bocadillos para los almuerzos del día siguiente, lavó los platos, sacó carne del congelador para la cena del día siguiente, revisó las cajas de cereales para ver si hacía falta comprar más, llenó el azucarero, puso las cucharas y los platos en la mesa y dejó lista la cafetera para preparar el café por la mañana. Después sacó la ropa mojada de la lavadora, la puso en la secadora y llenó la lavadora con otra carga de ropa sucia, planchó una camisa y repasó el botón que estaba suelto. Recogió los diarios tirados en el suelo y las piezas de un juego que estaban sobre la mesa y puso el listín de teléfonos en el cajón. Regó las plantas, vació una papelera y puso a secar una toalla. Bostezó, se desperezó y se dirigió al dormitorio. Se detuvo junto al escritorio para escribir una nota para el profesor, dejó monedas para el viaje en autobús y recogió un libro de texto que estaba tirado bajo la silla. Firmó una tarjeta de cumpleaños para una amiga, puso la dirección y el sello en el sobre y escribió una rápida nota para la tienda de comestibles. Puso ambas cosas cerca de su bolso. Después se puso una crema hidratante en la cara, se lavó los dientes y se limó las uñas. «Creí que te ibas a acostar», gritó mi papá. «Ahora mismo voy», contestó ella. Puso agua en el plato del perro, sacó al gato fuera y comprobó que todas las puertas estuvieran cerradas. Se asomó a las habitaciones de cada uno de los niños, encendió una lámpara de la mesita de noche, colgó una camisa, echó unos calcetines sucios en la cesta y conversó un rato con el que todavía estaba en pie haciendo los deberes. Cuando llegó a su habitación, puso el despertador, sacó la ropa para el día siguiente y ordenó los zapatos del armario. Añadió tres cosas a su lista de cosas por hacer al día siguiente.

En ese momento, mi papá apagó el televisor y anunció, a nadie en particular: «Me voy a la cama». Y se fue a acostar.

MARY: LA DEDICACIÓN EXCESIVA A LOS DEMÁS Y EL AGOTAMIENTO ACABAN CON LA LIBIDO

Mary es enfermera. Siendo la mayor de cinco hermanos en una familia católica irlandesa, siempre se esperó que ella cuidara de sus padres y sus hermanos menores. Cuando su madre murió repentinamente, su padre, que era alcohólico y estaba en las primeras fases de demencia, se fue a vivir con ella y su marido, Jeff, que es agente de policía. Aunque tenía cuatro hermanos, ella nunca había puesto en duda su papel de cuidadora de la familia. Pero la mayor necesidad de tiempo para estar a solas que experimentan las mujeres en la menopausia le causó no sólo una pérdida total de su deseo sexual, sino también un total agotamiento emocional. No hacía mucho le habían diagnosticado hipotiroidismo y tenía problemas de aumento de peso, además de sufrir de depresión, letargo, cansancio y sequedad de la piel; también sentía el deseo de dormir todo el tiempo. Aunque su médico de cabecera le recetó hormona tiroidea suplementaria, ella veía poca mejoría en su depresión. Y pese a que sus niveles de estrógeno, progesterona y testosterona eran normales, su deseo sexual seguía siendo inexistente.

Cuando una mujer experimenta el agotamiento de la cuidadora, su cuerpo suele agotarse también y quedarse vacío, literalmente. Mary tal vez sufría de insuficiencia de vitaminas del grupo B y magnesio, lo cual contribuía a su cansancio. Y sus glándulas suprarrenales podrían estar produciendo o bien un exceso de cortisol o bien demasiado poco, después de años de un estrés constante. Ya sea por exceso o por insuficiencia de cortisol, el resultado final es el agotamiento físico. Las mujeres como Mary fantasean con dormir, no con tener relaciones sexuales. Lo interesante es que dormir suele ser la mejor manera de restablecer el equilibrio hormonal.

Le receté un tratamiento centrado en el rejuvenecimiento de dentro hacia fuera. Le dije que necesitaba ayuda doméstica al menos dos veces por semana. También debía mejorar su alimentación, reduciendo el consumo de carbohidratos de carbono refinados como pasteles, caramelos y galletas, y aumentando el de proteínas, ácidos grasos esenciales y frutas y verduras frescas. También le recomendé un potente complejo multivitamínico y le dije que le convenía irse a la cama a las diez en punto todas las noches. Ella ya sabía que necesitaba hacer cambios en su vida, pero, me dijo, se sentía aliviada de que una autoridad médica apoyara los cambios que tendría que hacer si quería restablecer su funcionamiento óptimo, lo cual incluía reavivar su libido. Si no ponía fin al drenaje constante de su fuerza vital, tomándose el tiempo necesario para descansar, hacer ejercicio y comer bien, el precio lo pagarían su libido y todos los otros aspectos de su salud. Es una pena que tantas mujeres que han asumido el papel de cuidadoras necesiten una «receta» de un médico que les dé permiso para vivir de un modo más saludable.

Los niveles hormonales sólo son una parte de la libido

Cuando tenía 48 años, una de mis colegas se hizo una histerectomía (extirpación del útero dejando intactos los ovarios), que va acompañada por disminuciones medibles de estrógeno y testosterona debido a que esta operación afecta al riego sanguíneo de los ovarios. A esta disminución hormonal se atribuyen algunos de los problemas sexuales que muchas mujeres experimentan después de una histerectomía. Pero mi colega, que había iniciado una relación justo antes de la operación, no veía la hora de salir del hospital para volver a meterse en la cama con su nuevo amor. «Cuando te está esperando alguien de quien estás locamente enamorada no tienes ningún problema con el deseo, la lubricación ni ninguna otra cosa», me comentó. Y eso es exactamente lo que demuestran nuevos estudios. En cambio, en el caso de una mujer cuya relación de pareja ha sido problemática durante años, una relación en la que siente poco o ningún interés en la relación sexual (tal vez porque no ha sabido conseguir que se satisfagan sus necesidades sexuales), pero la continúa y la soporta de todos modos, podemos apostar a que su cuerpo hará cualquier cosa para impedirle volver a tener una relación sexual. Está bien documentado, por ejemplo, que las mujeres tímidas o inseguras que tienen una relación de pareja disfuncional rara vez experimentan excitación genital y tienen pocos orgasmos, si es que tienen alguno. Las mujeres seguras y enérgicas, en cambio, experimentan más deseo, una mayor frecuencia orgásmica y una mayor satisfacción en sus relaciones sexuales y conyugales.[12]

La psiquiatra y neurocientífica Mona Lisa Schulz observa que el impulso y el deseo sexuales están controlados en parte por los lóbulos frontales del cerebro, y que cualquier cosa que cambie la actividad de esos lóbulos frontales puede afectar a la libido, en cualquier sentido. Los lóbulos frontales son las zonas del cerebro que participan en la elección y dirección del pensamiento consciente; también inhiben el deseo desenfrenado, canalizándolo hacia un comportamiento socialmente apropiado. En la disfunción del lóbulo frontal llamada depresión, la libido suele menguar; pero en la disfunción del lóbulo frontal llamada demencia, los impulsos sexuales se desmadran, y a veces provocan comportamientos vergonzosos. Un ejemplo de esto es una monja que traté una vez, a la que le había venido un deseo incontrolable de masturbarse todo el tiempo. Aunque a ella no la preocupaba ni afligía esto, a su comunidad sí. Finalmente acabó al cuidado de un neurólogo, por demencia.

Los cambios en la libido pueden estar causados, sin duda, por los niveles hormonales más bajos, sobre todo en mujeres que han tenido una menopausia médica o quirúrgica.[13] Pero según mi experiencia profesional, es igualmente posible, si no más, que la causa del menor deseo sexual sea la disminución de la fuerza vital. Hay dos influencias cuyo efecto potencial en la libido normalmente se infravalora: el estado de la relación de la mujer con su pareja sexual, y su amor emocional y espiritual por la vida. Y lo interesante es que estos dos factores podrían tener de suyo la capacidad de cambiar los niveles hormonales.[14]

Una mujer que tiene una intensa corriente de fuerza vital, que está enamorada de su vida, que se siente sexy y sabe excitarse, puede continuar teniendo una libido enérgica al margen de lo que hagan sus hormonas. Este hecho está respaldado por estudios que demuestran que los cambios hormonales de la menopausia no son de por sí la causa de la disminución de la libido. En realidad, la relación entre hormonas y libido podría asemejarse a la pregunta de qué es primero, la gallina o el huevo, ya que parece igualmente posible que una fuerza vital debilitada sea la consecuencia, no la causa, de una vida sexual moribunda.

Por lo tanto, deseo animar a todas las mujeres, cuando evalúen su vida sexual y la posibilidad de que puedan necesitar ayuda en esta fase de su vida, a que tomen en cuenta y examinen la salud y la vitalidad de su conexión con la vida, su conexión con la energía Fuente, además de los problemas hormonales, más aceptados en nuestra cultura. También animo a toda mujer a poner al día sus ideas acerca de lo deseable que es sexualmente. Es importante que te consideres sexy y deseable, aun cuando en estos momentos no estés en una relación de pareja. Recuerda que la calidad vibratoria de nuestros pensamientos nos crea alrededor un campo magnético que nos atrae las circunstancias. Una mujer que conecta con su energía Fuente tiene el poder para transformar su cuerpo-mente-espíritu y su experiencia sexual comenzando con cómo se siente consigo misma.

Apoyo secundario para la libido: estrógeno y progesterona

Dicho todo lo anterior, es posible que una mujer experimente una disminución de su libido durante y después de la menopausia aun cuando su relación de pareja apoye su fuerza vital en lugar de agotarla. Si la mujer está enamorada de su vida, si su fuerza vital (depósito de energía sexual) circula por ella libre y vigorosa, entonces la disminución de su libido podría deberse a factores secundarios hormonales o nutricionales. También pueden tener un efecto adverso en el equilibrio hormonal factores como la histerectomía, la extirpación de los ovarios (o la disminución de la función ovárica) y la menopausia prematura (antes de los 40 años).[15]

A medida que sabemos más acerca de los papeles del estrógeno y la progesterona en el mantenimiento de funciones corporales como la circulación, la transmisión nerviosa y la división celular, se hace claro cómo la disminución en los niveles de estas hormonas puede contribuir a los cambios en la respuesta sexual en algunas mujeres.[16]

- Todo el sistema nervioso está rodeado por células sensibles al estrógeno.[17] Es lógico entonces que una disminución en el nivel de estradiol tenga en algunas mujeres el efecto de amortiguar la transmisión nerviosa durante el acto sexual. En estudios se ha comprobado que la falta de estrógeno puede ser causa de neuropatía periférica, forma de disfunción nerviosa que hace a la mujer menos sensible al tacto y la vibración. La terapia sustitutiva de estradiol podría restablecer esa sensibilidad hasta un nivel que se aproxima al de las mujeres que todavía menstrúan.

- El descenso en los niveles de estradiol y progesterona podría tener un efecto en la capacidad de excitarse sexualmente, en la sensibilidad, las sensaciones y el orgasmo, porque los niveles óptimos de estas hormonas aumentan la irrigación sanguínea de las zonas sexualmente sensibles. Es decir, la reacción física de la mujer a la estimulación sexual podría ser más lenta y menos conducente al orgasmo debido a la reducción de la velocidad y el volumen de la provisión de sangre a esas zonas, que en cualquier caso podrían estar menos sensibles que antes debido a la disfunción nerviosa que causa a veces la falta de estrógeno.[18] También es totalmente posible aprender a maximizar la sensación en esas zonas, dedicando un tiempo a aprender a darse placer uno misma mediante estimulación de los genitales.

- El nivel demasiado bajo de estrógeno podría ser causa de atrofia de las células de la región genital, lo cual produce el adelgazamiento de los tejidos vaginal y uretral, con la consecuencia de que el coito resulta doloroso. Las mujeres con carencia de estrógeno podrían también experimentar problemas urinarios, como infecciones recurrentes en las vías urinarias, o incluso incontinencia urinaria por esfuerzo.

• La producción de flujo vaginal durante la excitación sexual y el coito también es un proceso que depende del estrógeno. Si el nivel de esta hormona es bajo, podría darse una reducción del flujo, con los consiguientes sequedad vaginal y coito doloroso. Dado que el grado de excitación sexual de la mujer tiende a juzgarse por la cantidad de lubricación y la facilidad con que se produce, la falta de lubricación vaginal puede llevar a la percepción de que su grado de excitación es bajo. Aunque la idea de que va a doler podría influir negativamente en la excitación sexual, la libido no es el verdadero problema en estas circunstancias. Dada la fuerte conexión mente-cuerpo, algunas mujeres logran enseñar a sus cuerpos a lubricarse bien simplemente excitándose.

• La progesterona tiene efectos adicionales en la libido que no se han estudiado tan bien como los del estrógeno, pero no son menos importantes. Su efecto parece ser, en gran parte, de mantenimiento, valioso para impedir que se debilite la libido existente. Además, como precursora del estrógeno y la testosterona, la progesterona es importante para mantener suficientemente elevados los niveles de estas otras hormonas para el óptimo placer sexual. Un equilibrio normal de progesterona también actúa a modo de estabilizador del ánimo y apoya la función tiroidea normal, mejorando la libido tanto en el aspecto emocional como en el metabólico.

Lo importante es lo siguiente: una insuficiencia de estrógeno y/o progesterona puede debilitar la libido de la mujer produciendo cambios físicos que, dicho muy sencillamente, hacen menos placentero el acto sexual. La sequedad y el adelgazamiento de la pared vaginal, así como los espasmos musculares en la vagina, pueden ser causa de molestias físicas durante el coito. Los cambios en la función nerviosa pueden insensibilizar partes del cuerpo normalmente sensibles, y los cambios en la circulación de la sangre pueden disminuir la reacción física a la estimulación, haciendo aún más difícil llegar al orgasmo.

En estudios se ha comprobado que hay más probabilidades de efectos debilitadores de la libido cuando el nivel de estradiol (el estrógeno natural del cuerpo más potente biológicamente) en la sangre baja a menos de 50 pmol/l. También se puede medir el nivel de estradiol en la saliva; en este caso, el nivel de 1 pg/ml es el extremo más bajo del umbral para la función sexual normal.[19] La irrigación sanguínea de la vulva y la vagina aumenta espectacularmente cuando el suplemento de estradiol lo devuelve a esos niveles, y esto suele ser suficiente para restablecer la respuesta sexual. Lograr ese nivel es sencillo con la ayuda de un profesional de la salud femenina. Según la mujer, un parche transdérmico de estradiol (normalmente con una concentración de 0,1 mg) o de 0,5 a 1 mg de estradiol oral tomado dos veces al día, es una dosis adecuada, suave y constante para restablecer el nivel de estradiol a ese umbral cómodo. Y en las primeras fases de la perimenopausia, cuando muchas mujeres experimentan un bajón en su nivel de progesterona pero su nivel de estrógeno continúa en la franja normal, 1/4 de cucharadita de crema de progesterona natural aplicada con fricción en las manos o en otra parte suave de la piel dos veces al día puede tener un efecto restaurador en una libido ligeramente debilitada.

JEANNETTE: «¿DÓNDE ESTÁ MI IMPULSO SEXUAL?»

«Dave y yo hemos pasado por épocas difíciles —me dijo Jeannette—, pero creo que nuestra relación ha crecido junto con nosotros. Estamos mejor que nunca. El problema es que no siento el menor deseo de hacer el amor. Quiero a Dave, de verdad, pero podría pasar el resto de mi vida sin tener relaciones sexuales y no me importaría.»

A los 45 años Jeannette había notado ciertas primeras señales de la perimenopausia. No tenía sofocos ni sequedad vaginal, pero sus reglas, que solían ser puntuales «como un reloj», eran más irregulares, y creía haber tenido sudores algunas noches («o eso, o bien tenía demasiadas mantas»).

El análisis salival reveló que su nivel de estrógeno estaba bien, dentro de la ancha franja normal, pero su nivel de progesterona estaba en la franja baja, y el de testosterona bastante por debajo de lo normal para una mujer de su edad. Después de conversarlo, decidimos mejorar su nivel de progesterona con una crema de progesterona natural al 2 por ciento, 1/4 de cucharadita friccionada en las palmas de las manos y las muñecas dos veces al día. Para el suplemento de testosterona, optó por tomar una pastilla. En una farmacia de fórmulas le hicieron los preparados según las recetas. «Esto lo ha cambiado todo —me dijo después—. Estoy de ánimo para hacer el amor con más frecuencia, y aunque no lo esté, me excito con más rapidez que antes.»

Testosterona: ¿la hormona del deseo?

Aunque en la prensa popular se ha escrito mucho acerca del papel de la testosterona en el impulso sexual, la insuficiencia de esta hormona es probablemente la causa menos común del debilitamiento de la libido en la mujer; ocupa un lejano cuarto lugar detrás de los problemas en la relación y la insuficiencia de estrógeno y/o progesterona. Sin embargo, parte del motivo de que la testosterona atraiga tanta atención (aparte de estar considerada universalmente una hormona masculina) es su efecto muy concreto. Mientras que el estrógeno y la progesterona tienen un papel de apoyo en la libido sana de la mujer, la testosterona suplementaria estimula directa y rápidamente el deseo sexual tanto en hombres como en mujeres si el motivo de la libido disminuida está relacionado con niveles bajos de esta hormona.

No obstante, contrariamente a la creencia popular, después de la menopausia el nivel de testosterona no baja de modo apreciable. De hecho, en la mayoría de las mujeres (no en todas), los ovarios posmenopáusicos secretan más testosterona que los ovarios premenopáusicos. De todos modos, el nivel de testosterona sí baja gradualmente en algunas mujeres, a partir de alrededor de los treinta años hasta entrada la edad madura, y es posible que baje lo suficiente para anular la libido.

A veces el bajón de testosterona, y por lo tanto de la libido, es repentino, no gradual. Esto puede ocurrir después de la extirpación de los ovarios o de la pérdida de su función. También puede ocurrir si las glándulas suprarrenales están agotadas (véase el capítulo 4). Esto se debe a que los ovarios y las glándulas suprarrenales (como también el hígado y la grasa corporal) producen las hormonas esteroideas llamadas colectivamente andrógenos, una de las cuales es la testosterona. Si una mujer ha perdido o se le ha debilitado la función ovárica a causa de quimioterapia, radioterapia o intervención quirúrgica, es posible que experimente una drástica disminución de su libido, porque su cuerpo no ha tenido tiempo de pasar la producción de andrógenos a los otros sitios que los fabrican.

Las mujeres que tienen este problema suelen decir que se sienten distintas, «como si se les hubiera acabado la fuerza vital»; y también pierden la libido, la energía sexual. El motivo de que esto no les ocurra a todas las mujeres que pierden la función ovárica es que algunos cuerpos son capaces de hacer el cambio a los otros sitios fabricantes de andrógenos sin interrumpir mucho la producción hormonal. Pero a aquellas mujeres cuyo cuerpo no se adapta con tanta facilidad, podría ser necesario recetarles hormonas suplementarias para restablecer los niveles de andrógenos.

En las mujeres cuyos niveles de testosterona han bajado de modo importante, sean cuales sean los motivos, la testosterona en suplemento suele tener el resultado deseado en su libido. Según algunos estudios, el 65 por ciento de mujeres menopáusicas que tenían una insuficiencia de testosterona y la recibieron en suplemento experimentaron lo siguiente: aumento de la libido, mejor respuesta sexual, mayor frecuencia en la actividad sexual, más fantasías sexuales y mayor sensibilidad en las zonas erógenas.[20]

No obstante, según mi experiencia, los resultados sólo son totalmente satisfactorios si la mujer tiene una visión positiva de si misma y de su sexualidad y su relación de pareja es sana. Esto vale particularmente en la edad madura, cuando la mujer tiende menos a esconder los resentimientos bajo la alfombra. Cuando su relación de pareja pasa por dificultades, el suplemento de testosterona tiende a ser menos eficaz para estimular el impulso sexual.

Pero en el caso de que creas que la disminución de tu deseo sexual podría estar relacionada con un nivel bajo de testosterona u otro andrógeno, tal vez te convendría comprobar tus niveles de testosterona y/o DHEA (deshidroepiandrosterona) libres. Esto se puede hacer mediante análisis de sangre o de saliva. Pídele a tu médico que envíe una muestra de tu sangre o tu saliva al laboratorio, o hazte el análisis de saliva por tu cuenta (un buen número de laboratorios lo hacen; véase «Recursos y proveedores»).

Si resulta que tienes bajo el nivel, tu médico puede recetarte testosterona natural, que se compra en farmacias que preparan fórmulas. La testosterona natural se puede tomar en cápsulas o aplicar en crema vaginal. La dosis inicial normal es de 1 a 2 mg día sí día no, y se va aumentando gradualmente si es necesario. Otra opción es tomar un suplemento de DHEA, de venta sin receta, en dosis de 5 a 10 mg una o dos veces al día. A algunas mujeres esta hormona, precursora de la testosterona, les eleva el nivel de testosterona lo suficiente para mejorar su impulso sexual debilitado. Actualmente se están realizando muchos estudios en este importante tema.

Tratamientos para la falta de lubricación

A algunas mujeres de edad madura les ocurre que si bien el espíritu está pronto, el cuerpo no. Su libido está bien, pero por motivos que no entienden, ya no tienen suficiente lubricación. Hay varios tratamientos útiles para este problema.

NATALIE: APOYO PARA UNA RELACIÓN DE PAREJA QUE TODAVÍA FUNCIONA

Natalie vino a verme por primera vez a los 52 años, acompañada por Brad, su marido. Estaba bien de salud, pero tenía problemas en el coito. No lograba una buena lubricación y esto le hacía difícil el acto sexual. Había tenido además un par de episodios de ardor y frecuencia urinaria que tenían el aspecto de ser infección.

Al observarlos me quedó claro que, si bien a él le producía incomodidad hablar de la situación, estaba verdaderamente preocupado por ella. No quería hacerle daño, pero no lograba entender qué iba mal en sus relaciones sexuales. Y los dos expresaron el temor de que ese problema pudiera extenderse a otros aspectos de su relación, distanciándolos. Le hice un reconocimiento pelviano a Natalie y descubrí que tenía la pared vaginal bastante delgada, lo cual la hacía menos resistente y más vulnerable al estiramiento y la fricción del coito, que sin duda le producía irritación y molestias. El adelgazamiento vaginal también explicaba los síntomas de infección de las vías urinarias, puesto que va acompañado por el adelgazamiento y la irritación del tercio externo del conducto uretral. El examen también reveló una evidente falta de lubricación, lo que hacía el coito más traumático para ella y menos placentero para los dos.

Sospechando que estaba en la perimenopausia, le tomé una muestra de la mucosa vaginal y la envié al laboratorio para un análisis llamado «índice de maduración», en que se ve cuántas células están bien «estrogenizadas» y cuántas no. También le hice analizar los niveles de estrógeno, progesterona y testosterona. El nivel de testosterona estaba bien, dentro de la franja normal, pero los de estrógeno y progesterona estaban bajos. Su índice de maduración confirmó que tenía lo que se llama vaginitis atrófica, término que simplemente alude a falta de estrógeno en las células del revestimiento vaginal, que causa adelgazamiento e inflamación.

Le expliqué sus opciones de tratamiento y finalmente le receté crema vaginal de estriol, más crema de progesterona para aplicar en cualquier parte de la piel. Con otro análisis de sus niveles y modificando la dosis según cómo se sentía, en un periodo de tres meses restablecimos los niveles de estrógeno y progesterona óptimos para esa determinada fase de su vida. En una visita de seguimiento al cabo de un mes, Natalie me dijo que su vida sexual se había «normalizado». Eso era exactamente lo que yo esperaba que ocurriera. Tratar la sequedad y el adelgazamiento de la vagina en la menopausia es fácil, seguro y muy eficaz.

GRACE: COMIENZO DE UNA NUEVA RELACIÓN

Grace tenía 55 años cuando vino a verme para que le hiciera un reconocimiento. Su marido, con el que había gozado de una relación monógama durante veinte años, había muerto hacía cinco. Su matrimonio había sido feliz y satisfactorio, y ella no hizo nada por encontrar otra pareja después de su muerte. Disfrutaba de una vida activa, dando clases de tenis, dedicándose a la jardinería y viajando. De pronto, un día se reencontró con un hombre que había sido uno de sus novios cuando estaba en el instituto y al que no veía desde hacía varios años. Él también era viudo, su mujer había muerto hacía varios años. Puesto que él vivía en Utah mientras que ella vivía en Maine, comenzaron a escribirse y llamarse por teléfono. Justamente lo que la movió a venir a verme fue que él la había invitado a pasar unas semanas en su rancho; le había dicho que deseaba que considerara la posibilidad de casarse con él. Aunque Grace no se hacía planes de tener relaciones sexuales con él durante su visita, quería estar preparada por si acaso. Como les ocurre a muchas mujeres, temía que la vagina se le hubiera «marchitado» por tantos años sin uso. Le aseguré que su vagina estaba hecha para ser funcional toda su vida, aun cuando tal vez necesitaría una ayuda inicial después de tantos años de abstinencia. (Esto no siempre es así. Las mujeres que se masturban de modos que incluyan penetración vaginal suelen conservar una excelente función vaginal aun cuando no tengan relaciones sexuales. Y sin duda muchas mujeres llegan al orgasmo y tienen buena lubricación vaginal sin penetración.)

Grace ya era posmenopáusica desde hacía cinco años, y había decidido no hacer la terapia hormonal sustitutiva porque no tenía antecedentes familiares de cardiopatía ni osteoporosis, su densidad ósea era excelente, y deseaba evitar cualquier aumento del riesgo de cáncer de mama.

Pero en el examen pelviano observé que tenía la vagina un poco enrojecida, y el revestimiento, llamado mucosa vaginal, se veía algo delgado. A veces este problema hace doloroso el coito y a veces no, depende de la mujer. Era absolutamente posible que Grace pudiera tener relaciones sexuales sin ningún problema, pero por otro lado, dado lo nuevo de su situación, me pareció mejor proponerle un par de opciones. Ella estuvo de acuerdo en que no quería correr ningún riesgo. Aunque en los diez últimos años no había experimentado sequedad vaginal ni molestias en la vagina, quería estar segura de que sería capaz de tener relaciones sexuales agradables.

Le di a elegir entre tres opciones: una crema vaginal de estriol, el anillo vaginal Estring o un lubricante no hormonal muy eficaz y sin riesgos. Ella eligió la crema vaginal de estriol, con el fin de que cuando llegara a Utah, al cabo de tres semanas, su tejido vaginal estuviera bien «estrogenizado» y más grueso de lo que lo tenía en esos momentos. También deseaba volver a verme justo antes de partir para que evaluara su progreso. El estriol es un estrógeno natural que no estimula tanto el desarrollo de los tejidos mamario y uterino como los otros estrógenos, la estrona y el estradiol; se puede tomar en pastillas o aplicarse localmente en forma de crema para aliviar la sequedad vaginal. Aplicado en la vagina no presenta riesgos aunque se haya tenido cáncer de mama, de útero o de ovario, o se esté preocupada por estos problemas relacionados con el estrógeno. El estriol se compra con receta en farmacias que preparan fórmulas, y tiene un efecto muy beneficioso en los tejidos de la vagina sensibles al estrógeno. (Todas las cremas de estrógeno convencionales, como Premarin o Estrace, o el estradiol del anillo vaginal llamado Estring, también son eficaces para el adelgazamiento y la sequedad vaginales, pero el estrógeno que contienen puede actuar como factor de desarrollo de los tejidos mamario y uterino, lo cual podría ser preocupante si se ha tenido cáncer en uno de estos órganos. Sin embargo, parece que en dosis bajas no causan ningún problema apreciable. Igual que las de estriol, estas cremas también son útiles para tratar la incontinencia urinaria causada por una falta localizada de estrógeno.)

Le dije que se aplicara diariamente la crema de estriol durante una semana, para fortalecer lo que se llama capa cornificada del epitelio de la vagina, y luego pasara a aplicársela de una a tres veces a la semana, para mantener la flexibilidad, la resistencia y la humedad de los tejidos vaginales. También le dije que si empezaba a tener relaciones sexuales regulares, le aumentaría la irrigación sanguínea de la vagina. Esto, combinado con la estimulación y el ensanchamiento repetidos de la vagina, disminuiría bastante su necesidad de la crema, tal vez hasta el punto de poder eliminarla totalmente, siendo necesario sólo un toque de un lubricante de venta sin receta.

Lubricantes de venta sin receta

Existen varios lubricantes que van muy bien para aliviar la sequedad vaginal, y se pueden usar con o sin la aplicación de crema de estriol. Está la popular gelatina K-Y, de venta en todas las farmacias, aunque este lubricante hidrosoluble podría ser insuficiente en algunos casos, y a algunas mujeres les deja un molesto residuo. Otros lubricantes que van muy bien son Crème de la Femme (de venta en Amazing Solution, *www.amazing-solutions.com/creme.html*), Albolene (de venta en farmacias) y Emerita's Personal Lubricant, que contiene un buen número de extractos de hierbas calmantes, como caléndula (de venta en las tiendas de alimentos dietéticos o en Emerson Ecologics, *www.emersonecologics.com*). Hay una buena cantidad de hierbas medicinales, de toma oral, que también sirven para restablecer la lubricación vaginal; la cimicífuga, el ñame silvestre, la angélica o dong quai y el sauzgatillo son buenos ejemplos. También son eficaces los supositorios de vitamina E. Y muchas mujeres recuperan la resistencia y la humedad vaginales cuando comienzan a comer productos de soja con regularidad; cuanto mayor es el consumo de isoflavonas, más efectivas son. (Hay que tener presente, sin embargo, que los lubricantes con base de aceite podrían debilitar los preservativos y diafragmas de látex, disminuyendo su eficacia.)

Otro método para recuperar la salud vaginal es hacer los ejercicios de Kegel con regularidad, para estimular y fortalecer los músculos del suelo pelviano. Son fáciles y se pueden hacer en cualquier momento y en cualquier parte; nadie se dará cuenta de que los estás haciendo. Los estudios han demostrado que además de incrementar la irrigación sanguínea (lo cual aumenta el grosor de la pared vaginal y su lubricación), estos ejercicios mejoran la libido al aumentar la turgencia y sensibilidad del clítoris y la intensidad del orgasmo. Un feliz efecto secundario de estos ejercicios es que también previenen o hacen desaparecer la incontinencia urinaria o goteos (véase el capítulo 8).

Decir la verdad

Cada vez son más las mujeres de edad madura que no tienen problemas para decir la verdad acerca de su sexualidad, tanto a sí mismas como a los demás. Estos son los aspectos que podría convenirte revaluar:

- *Acepta tu sexualidad.* Todos los seres humanos somos sexuales por naturaleza; el impulso sexual forma parte de ser humanos. Las mujeres experimentamos lubricación vaginal a intervalos regulares durante el sueño, y los hombres tienen erecciones mientras duermen. Pero cómo elegimos expresar nuestra sexualidad cuando estamos despiertas depende de muchos factores, entre ellos la educación, los niveles hormonales, la salud general y el grado de satisfacción con nuestra pareja sexual, si se tiene. Lo más importante que quiero que sepan todas las mujeres es que por el poder de los pensamientos y emociones podemos aprender a excitarnos y a sentirnos más deseables sexualmente. Este cambio solo puede ser revolucionario.

- *Deja de llevar la cuenta.* ¿Qué es una vida sexual normal? Sólo tú misma puedes responder a esta pregunta. Para ayudarte a encontrar tu verdad personal respecto a este tema, te recuerdo que vivimos en una sociedad que suele confundir la cantidad con la calidad. Incluso la profesión médica equipara la calidad de la vida sexual con la frecuencia del coito. Esto hace muy mal servicio a las parejas de todo el mundo, pues muchas pensarán inevitablemente que no dan la talla. En este sentido, tal vez te resulte consolador saber que un reciente estudio realizado por la Universidad de Chicago indicaba que es muy común que las parejas tengan relaciones sexuales tres veces al mes y se sientan totalmente satisfechas con eso. Hazte la siguiente pregunta y contéstala sinceramente: si tu vida fuera ideal, ¿cuánto tiempo dedicarías cada semana a la sexualidad, o bien sola o bien con una pareja? Como en todo lo demás, aquello a lo que prestamos atención se expande. Siempre se puede mejorar la vida sexual teniendo la intención de mejorarla.

- *Respeta tu impulso sexual innato.* La doctora Patricia Love, sexóloga, observa que las personas se pueden clasificar en tres categorías según su impuso sexual sea elevado, moderado o bajo.[21] Las que tienen relativamente elevado el nivel de testosterona (T elevado) tienden a tener un mayor impulso sexual que las que lo tienen más bajo (T bajo), mientras que estas últimas suelen descubrir que una vez terminado el periodo inicial de una relación, la luna de miel, podríamos decir, iniciar la relación sexual o sentirse interesadas en ella les exige más energía. Dado que no es infrecuente que una persona de T elevado se sienta atraída por una de T bajo, es muy posible que los apetitos sexuales en la pareja difieran de vez en cuando. Pero esto no hace «incorrecto» ni «anormal» a ninguno de los dos.

  Y aunque nuestra cultura enseña que algo nos funciona mal si no mantenemos nuestra vida sexual a la temperatura de la fiebre inicial, la verdad es que ese ardor emocional y fisiológico de una nueva relación necesita finalmente ser reemplazado por una forma de pasión e intimidad generada y perfeccionada de un modo más consciente.

- *Practica el sexo seguro.* Muchas de las mujeres que actualmente están en la perimenopausia llegaron a la mayoría de edad durante la década de los setenta, en que era común tener muchas parejas sexuales. Y muchas estaban casadas o mantenían una relación monógama cuando surgió la epidemia del sida a comienzo de los años ochenta. Si a partir de entonces la mujer ha estado divorciada o viuda, es posible que tenga poco conocimiento del riesgo que presenta el coito sin protección. Has de saber que el 11 por ciento de nuevas infecciones del virus del sida ocurren entre personas mayores de cincuenta años, y que desde 1991 a 1996, en esa franja de población la seropositividad del virus de inmunodeficiencia humana aumentó el doble de rápido que entre los adultos jóvenes.[22]

  Es muy fácil suponer que la persona con quien uno se acuesta no está infectada. Puedes ser muy buena para juzgar el carácter de las personas, pero una pareja sexual está tan sana como cualquier pareja sexual que haya tenido. Ten presente también que existen muchas otras enfermedades de transmisión sexual, entre ellas algunas incurables, como el herpes genital, las verrugas genitales y la hepatitis B. Las mujeres perimenopáusicas y posmenopáusicas corren mayor riesgo que las más jóvenes de contraer todas las enfermedades de transmisión sexual. La menor lubricación de la vagina y el adelgazamiento de la pared vaginal hacen más fácil que se produzcan desgarros microscópicos durante el coito, creando puntos de entrada a bacterias y virus.

Practicar el sexo seguro significa mantener los líquidos corporales de la pareja sexual fuera de la vagina, el ano y la boca, hasta estar segura de que no hay riesgo. Entre esos líquidos están el semen, las secreciones vaginales, la sangre y las supuraciones de las lesiones de enfermedades de transmisión sexual, como las llagas del herpes. Aunque muchas personas reducen el concepto de coito seguro al uso de preservativo, en realidad abarca mucho más. Incluye ser sincera contigo misma acerca del riesgo que corres al tener relaciones sexuales sin protección con una pareja de quien desconoces si tiene una enfermedad de transmisión sexual. También incluye esperar para tener relaciones sexuales con alguien hasta conocer a esa persona lo suficientemente bien para hablar con ella de vuestro historial sexual y de temas como el uso de preservativo y/o de hacerse análisis de sangre. Aunque rara vez es fácil este tipo de conversación, es una buena prueba de la intimidad que es posible con la pareja.

- *Usa anticonceptivos si es necesario.* He visto demasiados embarazos que cambian la vida de mujeres que estaban absolutamente seguras de que no podían quedarse embarazadas, y creían que los pañales y el asiento para bebés del coche estaban fuera de su vida para siempre. Aunque ya haya faltas de reglas con regularidad, es posible que aún haya ovulación. La norma general es que hay que usar anticonceptivos durante un año entero después de la última regla. Evidentemente no se sabe con exactitud cuándo es esta última regla mientras no haya pasado un año entero.

Diez pasos para reavivar la libido

La psiquiatra Helen Singer Kaplan, pionera en el campo de la sexualidad humana, acuñó el término «monogamia caliente» para referirse a la capacidad de pasión sexual duradera en una relación monógama estable y comprometida. La doctora Patricia Love ha identificado nueve factores que contribuyen a mantener ese estado de deseo. Como explica en su libro *Hot Monogamy*, todos estos factores están conectados entre sí, de modo que el progreso en uno tiene efectos beneficiosos en los demás.[23]

1. *Comunicación.* Aunque hasta ahora tú y tu pareja no hayáis hablado mucho acerca de vuestra relación sexual, la capacidad de hablar con facilidad sobre los cambios sexuales va cobrando cada vez más importancia. Simplemente hacerle saber a tu pareja qué te pasa es un buen primer paso, que puede allanar el camino para hablar de las modificaciones que te gustaría hacer. También te recomiendo leer *Mama Gena's School of Womanly Arts* y *Mama Gena's Owner's and Operator's Guide to Men* (Simon & Schuster, 2002 y 2003), los dos de Regena Thomshauer. Estos dos libros contienen muchísimos y maravillosos consejos, prácticos y alentadores, para acceder a tu poder femenino en una relación.

2. *Disposición anímica.* En la edad madura, las mujeres deben asumir la responsabilidad de ponerse en ánimo de hacer el amor, aun cuando el deseo no surja con tanta espontaneidad como antes. Una colega mía de 56 años me dijo que para ella «hacerse mayor significa *decidir* tener actividad sexual en lugar de *ser llevada* a ella». (Para más ayuda en este aspecto, véase el punto 8, «Sensualidad».) Lo bueno es que ponerse en ánimo es una elección que comienza en la mente.

3. *Intimidad.* Tómate tiempo para hacer la conexión personal. No hay nada que favorezca más una buena vida sexual que la capacidad de los dos miembros de una pareja para expresarse mutuamente los pensamientos y sentimientos con regularidad. Una de las cosas realmente agradables de la edad madura es que solemos tener más tiempo que antes para pasar en compañía de la pareja. Ese tiempo puede traducirse en una segunda luna de miel. Hace poco uno de mis colegas y su mujer fueron a pasar unas largas vacaciones en Europa; era la primera vez que pasaban tanto tiempo lejos desde que nacieron sus cuatro hijos. Cuando le pregunté por el viaje, me dijo: «Nos volvimos a conocer. Recordé por qué me casé con ella». Una de mis clientas me comentó lo rejuvenecedor que es poder hacer el amor sin hijos en la casa. «¡Podemos hacer ruido!», dijo riendo.

4. *Técnica.* Hace falta habilidad y práctica para descubrir qué excita a tu pareja y qué te excita a ti. Aprender a darte placer a ti misma hasta llegar al orgasmo es una habilidad sin precio cuando se trata de hacer el amor con otra persona, porque ya has descubierto, y puedes enseñarlo, qué te va bien y qué no. Si no sabes hacer esto, te recomiendo que leas más acerca del proceso. Hay una sección fabulosa en el libro *Extended Massive Orgasm* (*Sobre el orgasmo*, Random House Mondadori, Barcelona, 2002), de los doctores Steve y Vera Bodansky. También podrías encontrar útil un aparato llamado eroscilador (*www.eroscillator.com*), pero, en general, encuentro que el uso excesivo de vibradores disminuye la sensibilidad con el tiempo.

5. *Variedad sexual.* Tanto tú como tu pareja necesitáis explorar vuestra disposición a añadir creatividad, juego y novedad a vuestra relación sexual. Como ayuda, recomiendo el DVD *10 Secrets to Great Sex* (*www.bettersex.com*).

6. *Romance.* Tú y tu pareja debéis aprender a demostraros amor el uno al otro de modos concretos. Flores, tarjetas, salidas nocturnas especiales, etcétera, todo forma parte de lo que se necesita para mantener vivo el romance.

7. *Imagen corporal.* Patricia Love define la imagen corporal como «la imagen interior del yo exterior». Muchas mujeres no nos sentimos a gusto con nuestro cuerpo porque hemos aprendido a compararnos con las modelos perfectas que vemos en los medios de comunicación. Esto ocurre especialmente cuando nos comienza a cambiar el cuerpo en la edad madura. Cuando uno se siente mal con su cuerpo le es muy difícil estar totalmente presente para hacer el amor. Si la imagen corporal es un problema para ti, haz mi ejercicio del espejo. Dos veces al día, durante un mes, ponte delante de un espejo, mírate a los ojos y di en voz alta: «Me acepto incondicionalmente en este momento». Dedica un tiempo a admirarte en el espejo; cuanto más lo hagas, más iluminada te sentirás. Esto puede parecer tonto, pero da resultado, y puede señalarte al instante qué aspectos de tu vida necesitan amor, comprensión y compasión. Cuanto más disfrutes de tu cuerpo, sola, más erótica te sentirás. Sentirse sexy comienza como un trabajo interior con los pensamientos y creencias.

8. *Sensualidad*. Para mejorar tu libido, has de estar dispuesta a relajarte y hacer participar todos los sentidos en el acto sexual.

La vista. Según el feng shui, el arte chino de la disposición de la casa, el dormitorio ha de ser un lugar de descanso y relajación, no un sitio para llevar las cuentas o ver la televisión. También debe ser un lugar sensual. Para lograrlo, elige con tu pareja los colores de las paredes, las sábanas y los edredones que para vosotros favorezcan el romance.

A muchas parejas les gusta ver películas sensuales juntos. Muchas mujeres, entre ellas yo, consideran que las películas sensuales deben tener una buena banda sonora, buen argumento y buena iluminación. Entre mis sugerencias están *Emmanuelle I y II*, *Delta de Venus* y *Two Moon Junction (Encrucijada de pasiones)*. A muchas mujeres también les gusta la literatura erótica, que tiende a estimular más la imaginación que las películas gráficas. Personalmente, me gustan las narraciones eróticas compiladas por Lonnie Barbach, como *Placeres* y *The Erotic Edge*. La erótica de Anaïs Nin (*Delta de Venus y Little Birds*) también ha resistido las pruebas del tiempo. Las novelas románticas también son estupendas para poner en ánimo; dos de mis favoritas, que contienen partes eróticas fabulosas, son: *El valle de los caballos*, de Jean Auel, y *Forastera*, de Diana Gabaldon. *Nota:* Sé selectiva en la elección de material erótico y asegúrate de que las películas, las fotos o los libros no degradan a la mujer en ningún sentido. No hay nada más repugnante que eso. El acto sexual debería ser una actividad que favorezca el bienestar y la autoestima de los dos miembros de la pareja. Si actualmente estás con alguien cuyas exigencias sexuales te hacen sentir degradada en algún sentido, busca ayuda externa.

El olfato. Las mujeres tenemos más fino el sentido del olfato que los hombres, y solemos preferir olores distintos. Tú y tu pareja tendréis que ser sinceros respecto a los olores que uno u otro pueda encontrar ofensivos, como el del sudor, el del mal aliento, etcétera. La aromaterapia puede ser maravillosa en este sentido, pero tenéis que poneros de acuerdo en los aromas. Y hablando de aromas, es fascinante la ciencia de las feromonas, aunque sólo está en su infancia. Está bien documentado, por las investigaciones de la doctora Winnifred Cutler y otros, que las feromonas son importantes moléculas de atracción sexual secretadas por glándulas de las axilas y la zona púbica. Cuando la mujer está ovulando, secreta una feromona que aumenta su atractivo para los hombres. Los hombres también secretan feromonas que los hacen más atractivos para las mujeres. Las mujeres a las que se les ha practicado histerectomía podrían secretar menos cantidad de feromonas, y lo mismo podría ocurrirles a las mujeres de edad madura que ya no ovulan. Pero lo bueno es que existen preparados de feromonas comercializados que se pueden añadir al perfume o colonia o simplemente aplicárselo en la piel. Aunque son necesarios más estudios, hay tanta información (y pruebas anecdóticas) sobre la efectividad de las feromonas que yo en tu lugar no vacilaría en probarlas para ver qué ocurre en tu vida y en tu atractivo sexuales. (Visita el sitio web del Athena Institute, en *www.athenainstitute.com*, o el de Love Scent en *www.love-scent.com*). Simplemente recuerda que sentirse sexy es el atractivo sexual más potente que existe.

El tacto. Practicad en daros masajes mutuos en los pies y en los hombros. Aprende a «recibir». Te sorprendería saber cuántas mujeres tienen dificultad para quedarse quietas y recibir placer de esta manera. Practica en decirle a tu pareja qué te da placer y qué no. ¡Y no olvides el clítoris! Más del 60 por ciento de las mujeres no llegan al orgasmo sólo con el coito; necesitan estimulación oral o manual, o probar la postura en que la mujer está arriba.

El gusto. Hay muchas opciones en este aspecto si te atraen, por ejemplo los aceites con sabor.

El oído. Pon una música sensual para disponer el ánimo. Conecta el contestador automático, asegúrate de que los niños no están en las cercanías o que la puerta de vuestra habitación está cerrada con llave, etcétera. Nada distrae más a muchas mujeres durante la relación sexual que el temor de que uno de sus hijos pueda entrar en cualquier momento en el dormitorio.

9. *Pasión.* La doctora Love observa que no es posible estar enamorada apasionadamente de alguien a quien no se conoce. Ella define la pasión como «la capacidad de combinar intensos sentimientos de excitación con el amor por la otra persona». Por mucho que nos hayamos desviado de este estado, ciertamente es una meta a la cual todas podemos aspirar: un ejemplo de lo que es posible en la edad madura cuando nuestra energía kundalini sube al corazón y logramos una fusión de la sexualidad y la espiritualidad no sólo en los genitales, sino también en el corazón y el alma.

10. *Acceso al poder del placer.* Nunca olvides que el cerebro es el órgano sexual más grande del cuerpo; tu capacidad para decidir cómo pensar sobre la relación sexual y tu sexualidad es tu aliada más poderosa para reinventarte sexualmente en la edad madura. El deseo de la mujer, su capacidad de excitarse, es uno de los afrodisíacos más potentes del mundo. Una mujer que se siente irresistible y deseable tiene la capacidad de excitarse y por lo tanto de gozar de una vida mucho más placentera; su fuerza vital y su entusiasmo son contagiosos. Si actualmente no tienes pareja, cultiva una relación sensual contigo misma. Cuanto más sexy y atractiva te sientas (para ti), más feliz serás y más sana estarás.

Las dos cosas que nos impiden sentir el deseo natural de todo tipo de placeres, incluido el sexual, son la rabia y la inseguridad en nosotras mismas. En la edad madura, cuando afloran todos los asuntos inconclusos de la primera mitad de la vida para que los limpiemos, hace falta mucho valor para reconocer nuestra rabia y usarla como combustible para quemar las dudas, inseguridades y limitaciones autoimpuestas, ya sea en lo sexual o otros aspectos. Decidir vernos como mujeres irresistibles, sexys, hermosas y dignas de placer es un acto de poder. Decidir decirles a nuestra pareja y a nuestros hijos lo que deseamos, sin rabia ni resentimiento, también es un acto de poder. Esto es un trabajo interior. No necesitamos un príncipe azul que nos rescate, ni un nuevo trabajo ni implantes de mama. Necesitamos saber, en lo profundo de nuestras células, que somos dignas de lo mejor que tiene la vida para ofrecer, y que tenemos el poder de atraerlo tomándonos el tiempo y concentrándonos en lo que nos da placer. El crisol de la menopausia es el periodo ideal para quemar y eliminar nuestras rabia e inseguridades o dudas de nosotras mismas, para poder introducir y afirmar realmente lo erótico (la fuerza vital) en nuestra vida.

10

Nutrición del cerebro: sueño, depresión y memoria

Los cambios que tienen lugar en el cerebro femenino en la edad madura nos preparan para vivir con más sabiduría que nunca. Esta nueva sabiduría hace sus conexiones en nuestro cerebro cuando pasamos de la corriente alterna de nuestros años de menstruación a la corriente continua, más directa y accesible, después de la menopausia. Cuando ocurre este ajuste natural, es posible que experimentemos algunos síntomas perturbadores, desde insomnio y depresión a despistes o fallos de memoria. En lugar de sucumbir a la opinión cultural de que estamos a punto de comenzar el largo descenso hacia la senilidad y la depresión, hemos de comprender que por lo general esos cambios cerebrales son normales: baches temporales en el camino que se pueden aliviar cuando tenemos el valor de considerarlos mensajes de nuestra sabiduría interior. Ningún estudio ha demostrado jamás que la menopausia de por sí aumente el riesgo de sufrir un trastorno mental, ya sea depresión, falta de memoria o ansiedad, a no ser que ya estemos predispuestas a ello. La perimenopausia nos *amplifica* el cerebro y nuestras pautas de pensamiento, haciendo destacar los aspectos que necesitan apoyo y cambio.

Combatir o tratar de controlar los síntomas mentales con la negación, fármacos, o incluso una excesiva dependencia de técnicas mentales como la meditación, está condenado al fracaso. Lo que hemos de hacer es poner atención a los mensajes que hay detrás de los síntomas, apoyarnos totalmente a nosotras mismas con una buena información y, cuando es necesario, estar dispuestas a tomar medidas para cambiar nuestra vida.

Dado el romance de nuestra cultura con el control, este método requiere una gran cantidad de valor y fe. Algunas mujeres tienen que pasar por dolorosas crisis para estar dispuestas a renunciar a esa lucha por el control.

PRUDENCE: LA SIRENA INQUIETA

Prudence, abogada casada con un profesor universitario, vino a verme por primera vez cuando se quedó embarazada de su primer hijo a los 34 años. Ella y su marido daban la impresión de ser la pareja perfecta, con el tipo de estilo de vida de dos profesionales al que mucha gente aspira. Su embarazo y su parto fueron normales, pero después cayó en una negra depresión que le duró alrededor de seis meses. Fue a ver a un psiquiatra y tomó medicamentos antidepresivos durante un año más o menos. Pasada la depresión se mantuvo estable, aparte de síntomas premenstruales bastante fuertes como ansiedad, cambios de humor y deseos de comer dulces, que le duraban desde la mitad del ciclo hasta el primer día de la regla. Lograba controlar estos síntomas con crema de progesterona, dieta y ejercicio. Nunca la interrogué más para ver qué ocurría en su vida que pudiera precipitar sus síntomas premenstruales. Su programa daba resultado, ella estaba satisfecha y yo intuía que no le interesaba mirar más en profundidad su vida ni su psique. Todo eso cambió en la perimenopausia.

Cuando alrededor de los 45 años comenzó a saltarse reglas, ya no fue capaz de controlar sus síntomas premenstruales. No sabía cuándo aplicarse la crema de progesterona, y desapareció su disciplina para la dieta y los ejercicios. Además de esto solía tener dificultades para dormir por la noche. Pero Prudence manifestó otra preocupación que me sorprendió. Cada vez que le faltaba una regla se preocupaba por temor a estar embarazada; puesto que su marido se había hecho una vasectomía, yo comprendí que algo había cambiado en su vida.

Cuando le pregunté si había algo especialmente estresante en su vida me dijo que estaba liada en una aventura amorosa con un compañero de trabajo. «No sé qué me pasa. Nunca pensé que haría algo así. Pero me siento como una posesa. Cuando estoy con David, me siento joven y desenfadada, como si hubiera despertado una parte de mí que yo no sabía que existía. Por primera vez en mi vida me interesa la ropa interior negra sexy. Cuando estoy sentada en mi escritorio, en lugar de hacer los informes legales, me pongo a fantasear con mi próximo viaje de trabajo con él. Me siento más excitada que una gata cuando estamos juntos o incluso cuando pienso en él. Pero cuando tengo que estar en casa y no podemos vernos durante un tiempo, me hundo. Me siento nerviosa y deprimida y no puedo dormir.»

Al principio, sólo deseaba mi opinión acerca de algún método anticonceptivo y sobre si le convenía o no volver a tomar antidepresivos o comenzar a tomar algún somnífero. También quería saber qué efecto podría tener la medicación en su impulso sexual recién reavivado. Aunque yo estaba de acuerdo en que algún tipo de terapia farmacológica podría serle útil para aliviar sus síntomas, también deseaba ayudarla a establecer el vínculo entre sus síntomas mentales perimenopáusicos y su vida.

¿Por qué tenía esa aventura amorosa en esos momentos? Al principio me dijo que su matrimonio iba bien y su marido era un buen hombre. Pero pasados unos minutos se echó a llorar y me dijo que a él no le habían concedido la permanencia en su universidad y desde hacía un año más o menos era muy difícil vivir con él. Como suele ocurrir, el marido de Prudence también estaba pasando por una crisis de la edad madura, pero prefería no hablar de ello. Eso era especialmente difícil para ella porque su vida laboral iba mejor que nunca. De hecho, dado el desaliento y la evidente depresión de su marido, prefería cada vez más estar en el trabajo que en casa.

Le pregunté qué hacía por ella su aventura amorosa. Después de pensarlo un momento, me dijo: «Me hace sentir viva, poderosa y sexy, de un modo que nunca había experimentado antes». Esta insólita aventura de Prudence le permitía entrar en una parte de su cerebro (el lóbulo temporal) que tal vez había estado relativamente cerrado desde los últimos años de su adolescencia, y que, como ya hemos visto, se activa muchísimo durante la perimenopausia. La neurocientífica Mona Lisa Schulz observa que esta zona del cerebro está asociada al éxtasis, la sensualidad y la creatividad, y que sus mensajes suelen ser anulados por los lóbulos frontales, que son los centros cerebrales asociados con las normas, los reglamentos y la moralidad convencional.

En la edad madura nuestros cuerpo y cerebro claman por el equilibrio. Aquellas mujeres que han vivido muy controladas, dirigidas siempre por el intelecto, necesitan liberarse para ser más fluidas y espontáneas, mientras que aquellas que han vivido el momento, entregadas al placer y la autoexpresión creativa con desenfado, necesitan refrenarse y adquirir más estructura y autodisciplina si quieren continuar sanas.

Aunque yo no receto aventuras amorosas en la edad madura, sí reconozco lo terapéutica que puede ser una experiencia apasionada y descontrolada para mujeres como Prudence. Por desgracia, una aventura amorosa rara vez ofrece una estructura sana para abandonar la necesidad de control y aprender a confiar y trabajar conscientemente con el éxtasis y la creatividad. En último término, se convierte en otro medio más de controlar la alegría permitiéndose sentirla solamente mediante la relación sexual, y sólo dentro de parámetros artificiales y furtivos.

Le sugerí que dedicara unos cuantos meses a pensar en las siguientes preguntas, ya fuera sola o con la ayuda de un terapeuta u otro profesional: ¿amaba a su marido?; ¿tenía la intención de continuar casada con él y envejecer con él?; ¿qué circunstancias la llevaron a tener esa aventura?; ¿qué sentimientos le producía?; ¿creía posible sentir el éxtasis de ese romance en otros aspectos de su vida?; ¿era tan importante esa aventura como para arriesgarse a perder la vida que se había construido con su marido?; ¿estaba dispuesta a ver la relación entre sus síntomas y su vida?

Prudence me dijo que pensaría en lo que le había dicho. Después fue a ver a un psiquiatra para tratar su depresión, su ansiedad y su insomnio. En los dos años siguientes tomó una serie de medicamentos, ninguno de los cuales le dio resultado por mucho tiempo, y todos le produjeron efectos secundarios. Después de tomar Prozac, Celexa, Effexor, Xanax, Valium, Elavil y Desyrel, finalmente le recetaron Nardil, un inhibidor de la monoaminooxidasa (IMAO), que le exigía hacer una dieta especial. Después de todos estos intentos por encontrar la paz mediante fármacos, muchos de sus síntomas seguían presentes.

No volvió a mi consulta para un examen hasta pasados dos años y medio. Había puesto fin a su aventura, me dijo, y seguía casada. Cuando le pregunté cómo le iba a su marido, me dijo que había encontrado otro puesto de profesor, pero que al parecer sólo estaba haciendo tiempo a la espera de la jubilación. Al realizarle el reconocimiento físico, le encontré un bulto pequeño en la mama izquierda que me preocupó. La envié a un centro especializado en mamas para que le hicieran un diagnóstico y le prescribieran un tratamiento. Antes de marcharse, se echó a llorar y me dijo: «Me siento como si mi cuerpo estuviera totalmente descontrolado. Cuanto más trato de controlar mis síntomas, peor se ponen las cosas. No se me ocurre qué hacer». Le respondí que había llegado finalmente a la «crisis del descubrimiento», situación que, si bien es desagradable, suele ser el primer paso hacia una vida más plena.

Por fin Prudence está trabajando con un terapeuta para hacer frente a los aspectos de su vida que necesitan un cambio. El bulto en la mama resultó ser un carcinoma *in situ*, para el que un cirujano especialista le hace controles periódicos de seguimiento. El diagnóstico le produce incertidumbre respecto a su futuro; la ciencia médica todavía no logra identificar qué casos de carcinoma *in situ* se van a hacer invasivos y cuáles no. El cuerpo de Prudence le ha presentado un dilema que sencillamente no se puede resolver con más control ni más información. Ella finalmente se ha rendido y ha comprendido que tiene que considerar su vida y su salud día a día.

La edad madura nos enseña una verdad liberadora: muchos aspectos de nuestra vida, entre ellos la pareja, la familia, los hijos y el trabajo, sencillamente no están bajo nuestro control. La verdadera salud mental siempre entraña hallar un equilibrio entre la certeza y la ambigüedad. En la edad madura los tipos de certeza y control que solían servirnos antes deben ceder el paso a otra manera de ser en el mundo. Hemos de aprender a fiarnos de nuestra sabiduría interior, una realidad que no podemos ver, saborear, tocar ni medir, y mucho menos controlar.

Mejorar el sueño

Las mujeres de edad madura suelen experimentar cambios en las pautas de sueño, muy parecidos a los que se experimentan en la adolescencia. Algunas necesitan dormir más que nunca, otras sufren de insomnio, y a otras les ocurre que el sueño simplemente no es tan renovador como solía ser.

Por desgracia, el insomnio hace más difícil la transición de la mitad de la vida. El sueño insuficiente aumenta los niveles de corticosteroides y catecolaminas, hormonas del estrés que con el tiempo pueden producir un desequilibrio hormonal y deprimir el sistema inmunitario. Los estudios indican que entre el 20 y el 40 por ciento de las mujeres tienen trastornos del sueño y son mucho más propensas que los hombres a tener insomnio pasados los 35 años.[1] Las mujeres perimenopáusicas necesitan más horas de sueño que los hombres de esa misma edad.[2]

El sueño restaura las energías física y mental. En experimentos se ha comprobado que los animales mueren por falta de sueño. Evidentemente la falta de sueño nos produce somnolencia, cansancio e irritabilidad. También nos disminuye la capacidad de concentración, la eficiencia y la motivación laboral, y es causa de más errores de juicio. Por eso la Administración Federal de Aviación tiene normas estrictas respecto a las horas de sueño que necesita la tripulación. Cuando hemos dormido menos de lo necesario, somos más propensos a los accidentes, porque el cerebro cae en «microsueños» que podrían pasar inadvertidos a quienes nos rodean.

El insomnio suele ser un mensaje de nuestra guía interior

En la menopausia, muchas veces el insomnio y el cansancio son la consecuencia de emociones no procesadas ni resueltas, como la rabia, la tristeza o la ansiedad que suelen acompañar los enormes cambios de la edad madura. En muchas mujeres menopáusicas se producen cambios en las sustancias químicas del cerebro que son importantes para dormir, en las que también influyen profundamente los sentimientos.

Por ejemplo, no es infrecuente que la mujer esté tan agotada emocionalmente después de una riña con su marido, que duerma diez horas y todavía se sienta cansada. Una de mis clientas cayó en la cuenta de que su insomnio tenía que ver con su constante preocupación por la aparente incapacidad de su hija de encontrar una profesión y una situación que le conviniera. Se le acabó el problema de sueño cuando decidió dejar de permitir a esa hija de 23 años que continuara viviendo en casa sin contribuir en los gastos; insistió en que encontrara un trabajo, el que fuera, y aprendiera a mantenerse.

Otra de mis clientas perimenopáusicas no lograba entender por qué tenía problemas para dormir. No tenía sofocos ni sudores nocturnos, no bebía café ni estaba estresada. Le pregunté si dormía mejor cuando no estaba en la misma cama con su marido. «Sí, eso he notado», respondió. Le dije que eso era una señal de su sabiduría interior. «¿Pero qué debo hacer? Una no puede no dormir con su marido.» Le dije que aunque yo no podía decirle qué medidas debía tomar para mejorar su sueño, de todos modos ella necesitaba ser consciente de la conexión. Podría considerar la posibilidad de dormir en camas separadas por un tiempo; aprendería muchísimo de la reacción de su marido ante la sugerencia. Y un nuevo arreglo en eso podría abrir la puerta a más intimidad después.

¿Cuánto sueño es suficiente?

Nuestros ritmos biológicos innatos también están sobrecargados por las exigencias que impone la vida moderna a nuestro sistema nervioso simpático, el responsable de mantenernos alertas. Olvidamos que, tomando en cuenta la historia de la evolución, disfrutamos de luz eléctrica desde hace muy poco tiempo, y la mayoría no estamos hechos para quedarnos levantados hasta la medianoche todas las noches. Hacer siestas, dormir hasta tarde las mañanas tristes o irse a la cama a la puesta de sol se considera con desdén en nuestra cultura. Rendimos culto a las personas hiperactivas que trabajan dieciséis horas al día, e incluso alardeamos de las pocas horas que dormimos.

En la Facultad de Medicina, sobre todo después de almuerzo, cuando estaba sentada oyendo conferencias, fantaseaba con que había una cama en el podio, donde podría dormir mientras el orador hablaba. Parte de ese cansancio se debía a un bajo nivel de azúcar; comía demasiados carbohidratos. Pero incluso con una dieta mejor no podría haber permanecido alerta con sólo de cinco a seis horas de sueño por la noche. Siempre que duermo demasiado poco, me siento tremendamente aturdida por la mañana y me cuesta muchísimo motivarme para trabajar. Es importante que seamos flexibles y compasivas con nuestras necesidades cuando la vida nos impone exigencias extras. Nos guste o no, lo que realmente necesitamos durante esos periodos de exigencias no habituales es meternos en la cama y dejarnos restaurar por nuestro sistema nervioso parasimpático. La siesta de mediodía, tan difamada en nuestro país, puede ser profundamente rejuvenecedora. Algunas empresas han descubierto incluso que la productividad aumenta cuando se permite hacer una siesta a los empleados. Dormir es una función corporal indispensable, tan importante como respirar y comer. Si bien los médicos y científicos no saben exactamente por qué dormir es tan importante fisiológicamente, la mayoría están de acuerdo en que es esencial para el descanso corporal y para consolidar el aprendizaje y la memoria, y que también nos sirve para clasificar en la mente y el cuerpo las cosas que hemos aprendido y experimentado durante el día. Habrás notado tal vez lo bien que va una buena noche de sueño para integrar nueva información o incluso nuevas habilidades físicas, como ejercicios o pasos de baile que el día anterior suponían un tremendo esfuerzo. Cuando nos permitimos «consultar algo con la almohada», lo que en realidad nos permitimos es hacer durante el sueño las conexiones que no podríamos haber hecho antes.

Los estudios de investigación han demostrado que tenemos el sueño más reparador cuando seguimos nuestros ritmos biológicos internos. Para mí eso significa levantarme con el sol y acostarme relativamente temprano, entre las nueve y las diez de la noche. Siempre noto que estoy en la cima de mi productividad y felicidad cuando sigo esta pauta. Pero esto exige disciplina; siempre me tienta aprovechar esas horas de la noche para dedicarme tiempo a mí misma. Recuerda un periodo de tu vida en que te sentías despejada y descansada al máximo. ¿A qué hora te acostabas y a qué hora te despertabas? Es decir, sincroniza tu reloj diario con tu reloj biológico.

Muchas de mis clientas menopáusicas se sienten consternadas cuando comprueban que la cantidad de sueño que les bastaba hace uno o dos años ahora les resulta insuficiente. Personalmente, durante la perimenopausia descubrí que necesitaba dormir bastantes más horas que antes. Comprendí que esa era la manera como mi cuerpo obtenía la restauración que necesitaba dados todos los cambios que estaban ocurriendo en mi vida. Que durante la adolescencia y la perimenopausia necesitamos dormir más que en otros periodos de nuestra vida es una verdad biológica. Es importante que la mujer reconozca esto, lo respete y se dé el descanso que necesita, de la manera que pueda. Para muchas mujeres esto significa dormir entre ocho y diez horas por noche. Cuando he estado de viaje o en periodos de estrés, suelo dormir hasta doce horas. Ya no me siento culpable por eso.

Consejos para dormir mejor

Las siguientes son sugerencias para dormir mejor durante la perimenopausia. Lo que le da buen resultado a una persona podría no dárselo a otra, de modo que has de esperar llegar a la meta probando y rectificando. Experimenta con auxiliares para el sueño como la meditación o ejercicios de respiración profunda, ejercicios de relajación, escuchar música sedante o beber una infusión de manzanilla caliente. Hagas lo que hagas, procura hacerlo sin «inquietud por la actuación»: no pienses en las pocas horas que vas a dormir si no concilias el sueño inmediatamente, no mires el reloj, y, por encima de todo, no sucumbas a la lista mental de las cosas que tienes que hacer. Podrías acabar estableciendo un hábito de ave nocturna que a la larga será mucho más difícil de romper.

- *Enfriar los sofocos.* Los sofocos y sudores nocturnos son con mucho el motivo más común de la falta de sueño durante la menopausia. A menos que logres hacerte un tiempo para dormir la siesta durante el día, tu primera prioridad deberá ser enfriar tus sofocos para obtener por la noche el descanso que necesitas.

Como ya he explicado, los sofocos y los sudores nocturnos los desencadenan los cambios en los neurotransmisores del cerebro, causados en parte por niveles de estrógeno irregulares o por grandes variaciones en el equilibrio estrógeno/progesterona (aun cuando sea normal el nivel de estrógeno). Además de mantener el equilibrio hormonal, la progesterona también tiene un efecto sedante en el sistema nervioso central, particularmente en el cerebro.[3] Se sigue, entonces, que el desequilibrio estrogénico puede ser un irritante cerebral, que afecta al cuerpo más o menos igual que la adrenalina.

Las perturbaciones del sueño son uno de los motivos más comunes de que yo recete crema de progesterona natural, terapia sustitutiva de estrógeno, acupuntura o hierbas medicinales (solas o combinadas) para estabilizar los niveles hormonales. Pero ten presente que la irregularidad en los niveles de hormonas no es el único factor causal de perturbaciones del sueño. Las tensiones y la ansiedad no resueltas también exacerban los sofocos, así como los asuntos inconclusos que favorecen estos síntomas.

- *Comer para dormir mejor.* Cuando están elevados los niveles de azúcar e insulina en la sangre se suele dormir dormir mal porque producen inflamación celular en todo el cuerpo, incluso en el cerebro. Seguir la dieta esbozada en el capítulo 7 (y añadir alimentos como la soja) suele favorecer una buena noche de sueño. La regla empírica número uno es no irse a la cama con el estómago lleno. La posición horizontal con el estómago lleno puede causar reflujo gástrico, que se produce cuando la presión del contenido del estómago vence la resistencia del esfínter esofágico y el alimento (o el ácido gástrico) se devuelve por el esófago. Las consecuencias son acidez, ardor de estómago, mal sabor de boca y, posiblemente, molestias respiratorias parecidas al asma. Lo ideal es esperar tres horas después de comer para irse a la cama (o reclinarse en el sofá).

  Por otro lado, un tentempié bien elegido antes de irse a la cama puede ser bueno. Uno relativamente rico en proteínas y pobre en carbohidratos, o rico en carbohidratos complejos (no refinados), suele tolerarse bien. Esto podría consistir en fruta fresca, queso, arroz integral, una patata asada, carne magra, tofu o requesón. Observa que la lista no incluye pastelillos o galletas, restos de pastel o empanada, chocolatinas, helados ni patatas fritas. Los alimentos refinados y procesados sencillamente no favorecen el descanso, la relajación ni el tipo de depósitos que necesitas hacer en el banco de la salud mientras te rejuveneces para el día siguiente.

Tomar suplementos antioxidantes una o dos veces al día también puede favorecer el sueño reparador.

- *Evitar la cafeína.* Incluso una taza de café por la mañana puede impedirte dormir esa noche. La cafeína se expulsa del organismo con mucha mayor lentitud en las mujeres que en los hombres. Además de sus efectos en el sistema nervioso central, la cafeína, especialmente la del café, irrita la vejiga: te hará despertar por la noche para orinar.

- *Evitar el alcohol.* El alcohol es sedante, pero también trastorna el mecanismo del sueño localizado en el tronco encefálico, con la consecuencia de un insomnio de rebote, es decir, hay más probabilidades de despertar a media noche porque el cuerpo necesita más sedante para volverse a dormir.

- *Hacer ejercicio con regularidad.* Entre los muchos beneficios del ejercicio periódico está el de mejorar la capacidad de dormir bien. Sin embargo, un ejercicio vigoroso realizado en las horas anteriores a irse a la cama (de tres a seis según los casos) es contraproducente. La mayor actividad estimula el metabolismo y el sistema nervioso central, haciendo más difícil conseguir un sueño reparador. En cambio pueden ser muy útiles los ejercicios de relajación, como el hatha yoga y la meditación. Experimenta con las reacciones de tu cuerpo a las actividades que realizas antes de acostarte. Por regla general, la hora o dos horas anteriores a acostarse es mejor dedicarlas a desconectarse del trabajo y reducir las actividades.

- *Dormir a oscuras.* Las luces eléctricas, las luces de los faros de los coches al pasar por la calle e incluso la luz de la luna que entra por la ventana pueden obstaculizar el sueño. Si la falta de oscuridad te perturba el sueño, cierra las persianas y asegúrate de que no puedes ver el despertador. Ver la hora puede causarte ansiedad si tienes tendencia al insomnio. Tal vez te convendría probar a dormir con una almohadilla en los ojos, como hago yo cuando estoy en un lugar donde no puedo oscurecer la habitación. Para aumentar el agrado o bienestar, yo perfumo la mía con la sedante esencia de lavanda.

- *Cubrir o quitar los espejos del dormitorio por la noche.* Si tienes espejos en el dormitorio en los que te puedes ver acostada, podrían obstaculizarte el sueño. Lo que ves reflejado en ellos podría ponerte nerviosa o hacerte sentir insegura. Según los principios del feng shui, el antiguo arte asiático de trabajar con el entorno, los espejos animan la habitación y aumentan la circulación de la energía por ella. Evidentemente, esto es exactamente lo contrario de lo que se necesita en un lugar destinado a dormir y relajarse. Una solución es ponerles cortinas que se puedan abrir durante el día.

- *Idear una rutina para irse a dormir y atenerse a ella.* La melatonina o la valeriana y otros remedios naturales (véase más adelante la sección «Auxiliares naturales del sueño») pueden ser estupendos para pasar bien una o dos noches cuando hay mucha inquietud, pero es necesario establecer y seguir una rutina basada en buenos hábitos para dormir. En el oficio a esto se lo llama «buena higiene para dormir».

  En primer lugar, cuenta hacia atrás desde la hora en que prefieres despertarte para establecer la hora de acostarte que te dé el tiempo de sueño suficiente para ti. Acuéstate a esa hora cada día, incluso los fines de semana, para que se estabilice tu reloj corporal.

  Una media hora antes de acostarte, quítate la ropa que llevas durante el día y ponte algo más cómodo (incluso el pijama), para dar así a tu cuerpo la señal de que es hora de empezar a relajarse. Haz todas tus rutinas en el cuarto de baño también media hora antes (cepillarte los dientes, lavarte la cara y tomar los medicamentos de la noche) para poder irte directamente a la cama a la hora prevista.

- *Elegir bien lo que se introduce en la mente.* Antes de irte a la cama no leas, mires ni escuches nada que inspire preocupación o inquietud, porque eso te puede activar el sistema nervioso simpático, desconectando así las funciones reparadora y rejuvenecedora del sistema nervioso parasimpático (cuando fui a ver la película *Titanic* con mis hijas, no pude dormir esa noche debido a las imágenes mentales que tenía de las víctimas). Además, por favor, quita el televisor de tu dormitorio. En el plano energético, tener el televisor enchufado en el dormitorio, aunque esté apagado, significa estar sólo a un botón de las preocupaciones y desgracias del mundo.

- *Evitar las conversaciones emocionalmente estresantes o las llamadas telefónicas que podrían ser difíciles antes de irse a la cama.* Para algunas personas, sin embargo, dejar sin resolver un problema urgente con un ser querido puede provocarles una noche de insomnio. Lo importante es que sepas y decidas conscientemente qué es lo que te va mejor a ti.

- *Quitarse de la cabeza la rueda del hámster.* Uno de los impedimentos más comunes del sueño es el síndrome de la rueda del hámster en la cabeza: darles vueltas y más vueltas a las preocupaciones, lo que no has dicho, lo que no has hecho o lo que tienes que hacer al día siguiente. Cuando me encuentro en uno de esos estados, me levanto, tomo un par de extractos llamados Amantilla y Babuna (véase más adelante), me doy un baño caliente y leo un buen libro. Entonces, cuando empiezo a sentir sueño, conscientemente envío amor divino a mi sueño y a mis sueños. Al cabo de una media hora más o menos, vuelvo a la cama y no miro el reloj.

- *Poner a dormir las preocupaciones.* Otra manera de liberarte de la rueda del hámster es escribir lo que te preocupa justo antes de apagar la luz, y entregar tus preocupaciones al poder superior de tu elección, pidiéndole que te guíe hacia las soluciones mientras duermes. Luego te imaginas que, cuando despiertes por la mañana, tendrás una perspectiva más sana y estarás inspirada para tomar las medidas correctas para mejorar tu situación.

- *Mejorar la superficie en que se duerme.* Muchas personas tratan de tener una buena noche de sueño sobre colchones que hace años que han dejado de servir para sostener bien el cuerpo.

Somníferos de venta con receta: precaución

Si te han recetado un somnífero, tómalo con mucha moderación. Muchos médicos recetan, muy liberalmente, somníferos como Lunesta y

Ambien (en 2003 Ambien estaba en el lugar 26 de los somníferos más recetados); otros somníferos son derivados de la benzodiacepina, como el diacepam (Valium), el loracepam (Ativan) y el temacepam (Restoril). Todos estos fármacos actúan en conjunción con los receptores de ácido gamma-aminobutírico (GABA) del cerebro para producir un efecto sedante. Todos crean hábito y pierden su eficacia con el tiempo, ya que el cerebro genera tolerancia, y entonces se necesita tomar cada vez más para obtener el mismo efecto. He visto a muchas mujeres mayores a las que se recetó Valium para la ansiedad y el insomnio durante su perimenopausia que siguen adictas a él veinte años después. Estos somníferos tienen su utilidad y lugar, pero no los tomes durante más de siete a diez días seguidos.

Entre otros fármacos que al principio van bien para los problemas de sueño están los antidepresivos inhibidores selectivos de la recaptación de serotonina (ISRS), como la fluoxetina (Prozac), la venlafaxina (Efflexor) y la sertralina (Zoloft); igual que las benzodiacepinas, estos también pierden su eficacia con el tiempo.

Los somníferos de venta sin receta como la difenidramina (Sominex o Benadril) obstaculizan la producción de acetilcolina en el cerebro, que es muy importante para la memoria. Con el tiempo, la toma de estos fármacos puede causar graves problemas de memoria y confusión.

Auxiliares naturales del sueño

Progesterona natural. Prueba a aplicarte 1/4-1/2 cucharadita de crema de progesterona natural al 2 por ciento a la hora de acostarte. La progesterona natural también se une a los receptores de ácido gamma-aminobutírico del cerebro y tiene un efecto sedante. La adición a sus efectos en el cerebro es muy excepcional, pero ha habido casos; yo sólo la he visto en una clienta en más de veinte años de ejercicio de mi profesión.

Amantilla y Babuna. Estos son remedios naturales procedentes, respectivamente, de la valeriana *(Valeriana officinalis)* y de la flor de la manzanilla *(Matricaria recutita*, también llamada camomila). En un estudio realizado simultáneamente en muchos centros, con administración de placebo a un grupo de control y el método de doble ciego, los participantes recibían 15 gotas de cada remedio, o de los dos juntos, treinta minutos antes de acostarse. Se comprobó que Amantilla tenía una efectividad del 82,5 por ciento en inducir el sueño, mientras que Babuna tenía una efectividad del 68,8 por ciento.[4] Yo personalmente, cuando estoy muy nerviosa, tomo Babuna (15 gotas) media hora antes de acostarme y después Amantilla (15 gotas) justo antes de apagar la luz. Lo que me gusta de estos extractos es que no tienen ningún efecto secundario. (Véase «Recursos y proveedores».)

Valeriana. En estudios sobre los efectos de la valeriana en comparación con pequeñas dosis de benzodiacepinas y barbitúricos, se ha comprobado que esta hierba es igualmente eficaz en inducir el sueño e impedir que nos despertemos por la noche, pero sin producirnos somnolencia por la mañana.[5] La valeriana tiene muy mal sabor, de modo que recomiendo tomarla en cápsulas. La dosis es de 150-300 mg de un producto estandarizado al 0,8 por ciento de ácido valeriánico, al acostarse.

Melatonina. Esta hormona la secreta la glándula pineal del cerebro en reacción a los ciclos de luz y oscuridad; produce somnolencia. La secreción natural de melatonina es afectada por la depresión, el trabajo en turnos, el trastorno afectivo estacional y los cambios de huso horario; tomar un suplemento de melatonina suele ser útil para los problemas de sueño relacionados con estos trastornos. La dosis normal es de 0,5 a 3 mg, tomada una hora antes de acostarse. Si trabajas en turnos, puedes mantener la pauta de sueño normal tomando melatonina alrededor de una hora antes de irte a la cama, aunque eso sea a mediodía. La melatonina también contribuye a adaptar el reloj biológico si hay que iniciar un nuevo ciclo de sueño y vigilia.

5-hidroxitriptófano o 5-HTP. La melatonina se fabrica a partir del precursor 5-hidroxitriptófano, que, según se ha descubierto, también es muy eficaz para tratar los trastornos del sueño, así como el síndrome premenstrual y el trastorno afectivo estacional. No presenta riesgos y es fácil encontrarlo. La dosis inicial suele ser de 100 mg tres veces al día; esta dosis se puede ir aumentando gradualmente a lo largo de varios meses hasta llegar a 200 mg tres veces al día.[6]

Nota: Incluso sustancias naturales, como la valeriana y la progesterona natural, pierden efectividad con el tiempo, porque se unen a los mismos receptores del cerebro que los somníferos de venta con receta. Es mejor tomarlas con moderación, y sólo después de haber probado otras vías para disfrutar de una buena noche de sueño.[7]

La depresión, oportunidad de crecimiento

El 25 por ciento de las mujeres tienen como mínimo una depresión importante en su vida. Fármacos como Elavil y Prozac se recetan de manera mayoritaria a mujeres.

Pero contrariamente al mito popular y a la opinión médica del pasado, la depresión es menos común entre mujeres de mediana edad que entre las de otras edades.[8] Habiendo dicho esto, de todos modos es importante el número de mujeres que sufren de depresión en la edad madura o se les agrava una depresión subyacente cuando entran en la edad madura. La doctora Gladys McGarey, médica de cabecera y amiga mía que ha ejercido su profesión durante más de cuarenta años, me dijo que antes del advenimiento de la terapia hormonal sustitutiva y los fármacos antidepresivos, a veces veía a mujeres que pasaban el cambio cerrando la puerta y metiéndose en la cama, dejando a sus familiares la atención a todos los detalles de la vida cotidiana. Meses después, muchas salían del capullo de la depresión rejuvenecidas y dispuestas a afrontar la segunda mitad de su vida. Claro que entonces ya habían cambiado las expectativas de su familia acerca de los papeles y deberes de cada cual.

Afortunadamente, ahora son muchísimas más las cosas que se pueden hacer para ayudar al cuerpo de la mujer a pasar por la depresión de la edad madura. Si estás deprimida, es esencial que des los pasos para buscar tratamiento. La depresión puede despojarte del placer de tus logros o de la iniciativa necesaria para hacer los cambios que mejoren tu vida. También es un factor de riesgo independiente y muy importante de cardiopatía coronaria y osteoporosis.[9]

Ten presente que la depresión, la tristeza o la rabia suelen acompañar al crecimiento emocional que está experimentando nuestra psique. A veces basta con saber esto para salir de ese periodo oscuro. Otras veces es necesaria una ayuda externa, en forma de dieta, hierbas e incluso fármacos antidepresivos. Antes de decidir qué medidas tomar, necesitas hacerte las siguientes preguntas:

- ¿Estoy deprimida? (La depresión suele estar enmascarada por síntomas inexplicables como una pena constante, estreñimiento, dolor de cabeza, cambios de humor o dolor de espalda.)
- ¿Con qué está relacionada mi depresión?
- ¿Me serviría tomar medicación?

La sección siguiente podría ayudarte a contestarlas.

La anatomía de la depresión

La depresión existe en un espectro que va desde estados de tristeza que se pasan solos a la aflicción normal que sigue a una pérdida o a un trastorno más persistente y peligroso. En la depresión importante, según la definen los textos psiquiátricos, la persona no sólo se siente abatida, sino que también se producen cambios en su apariencia, su comportamiento, su manera de hablar, su percepción y su forma de pensar. La depresión afecta a la percepción y al juicio, y también a la capacidad de trabajar, cuidar de nosotras mismas y funcionar en la sociedad. Las personas deprimidas pueden tener un aspecto triste o la cara sin expresión; a veces son evidentes la mala postura y el descuido en el arreglo personal. Es posible que la persona deprimida disfrute muy poco de sus actividades diarias y comience a quejarse de achaques y dolores físicos que nunca la habían molestado antes. (Según datos estadísticos reunidos en centros especializados en dolor crónico, en el 90 por ciento de las personas que sufren de dolor crónico se han detectado factores de estrés emocional como la depresión que contribuyen de modo importante a los síndromes dolorosos.[10]) La depresión suele ir acompañada por perturbaciones del sueño: incapacidad para levantarse de la cama, insomnio o despertar demasiado temprano. Los trastornos del apetito, ya sea por exceso o por defecto, pueden ser causa de un importante aumento o disminución de peso. La depresión afecta el pensamiento, y la persona podría tener dificultades para concentrarse y recordar las cosas (muchas mujeres maduras echan la culpa a la edad de su pérdida de memoria, cuando en realidad la causa de esta es la depresión).[11] Los pensamientos dan vueltas y más vueltas en la cabeza, girando en círculos, pensamientos que suelen ser de culpa, desesperanza, impotencia e indignidad. Cuando la depresión se intensifica, pueden surgir pensamientos de muerte y suicidio.

Si te reconoces en esta descripción, te insto a consultar con un médico o un psicoterapeuta sin tardanza. Juntos podréis evaluar si sufres de un trastorno depresivo importante y si necesitas o no medicación y asistencia profesional para trabajar el cúmulo de asuntos emocionales inconclusos que podrían estar contribuyendo a él. Ahora es el momento de atender a tus necesidades insatisfechas. El tratamiento puede salvarte la vida.

La depresión y la terapia hormonal sustitutiva

Todas las hormonas sexuales, entre ellas la progesterona, el estrógeno y los andrógenos, influyen en el estado anímico, la memoria y las facultades cognitivas de formas complejas y relacionadas entre sí. Hay receptores de estas hormonas en todo el cerebro y el sistema nervioso, y se ha comprobado que el propio tejido nervioso los produce. Se ha descubierto, por ejemplo, que el estrógeno, la hormona que predomina durante la primera mitad del ciclo menstrual, aumenta la producción de beta-endorfinas, estimulantes del ánimo, tanto en mujeres menopáusicas como en las que tienen el ciclo.[12] También se ha demostrado que aumenta los niveles de serotonina y acetilcolina, neurohormonas relacionadas con el estado de ánimo positivo y la memoria normal.[13] Aunque los andrógenos, como la testosterona, no se han estudiado tan bien como el estrógeno, al parecer también producen una mejoría del estado de ánimo y la vitalidad en ciertos casos.[14] Dado esto, no es de extrañar que muchas mujeres se sientan mejor cuando siguen algún tipo de tratamiento hormonal sustitutivo. Una de mis colegas dice que necesita una cantidad pequeña de estrógeno (menos de 1 mg de estradiol dos veces a la semana) para evitar caer en la tristeza; en calidad de médica, asegura la eficacia de esto. Pero cuando la dosis de estrógeno o andrógeno es demasiado elevada, se producen efectos adversos en el sistema nervioso central, como dolor de cabeza o mayor ansiedad. La progesterona sintética suele relacionarse con la depresión en las mujeres. La progesterona bioidéntica sólo rara vez tiene este efecto. El consenso general actual, dados los resultados del estudio WHI, es que no hay datos suficientes para recomendar terapia hormonal sustitutiva como tratamiento principal para la depresión; pero mi opinión es que es decididamente conveniente considerarla en el caso de muchas mujeres.

IRIS: DESCIENDE UNA NUBE SOBRE EL ESTADO ANÍMICO

Iris vino a verme por primera vez a los 51 años; hacía seis meses que no tenía la menstruación. Era una mujer sana, esbelta y atractiva, que hacía ejercicio con regularidad, tomaba suplementos nutritivos y tenía una profesión muy satisfactoria. Me dijo que hacía más o menos un año que había descendido una nube sobre su estado de ánimo y no podía quitársela. No lograba ver ninguna crisis en su vida ni ningún cambio que pudiera haber precipitado su ánimo bajo. Puesto que tenía bajos los niveles de estrógeno y progesterona, decidimos probar con estrógeno y progesterona natural.

Cuando volvió a verme al cabo de dos meses, Iris parecía otra persona. Me dijo: «A los pocos días de tomar el estrógeno y la progesterona, me sentí como si se hubieran vuelto a encender las luces en mi cabeza».

Continuó sintiéndose bien los dos años siguientes, pero entonces le volvió la depresión, a pesar de la terapia hormonal. Me contó que había empezado a tener recuerdos e imágenes de abuso sexual en su primera infancia. Mirando en retrospectiva, comprendió que esos recuerdos habían empezado a aflorar durante la perimenopausia. Aunque había intentado no hacerles caso y continuar con su vida, creía que finalmente habían culminado en su depresión, que al principio logró atenuar con estrógeno y progesterona; cuando eso dejó de funcionar, comprendió que la única manera de salir era pasando por ello. Tenía que estar dispuesta a dejar que su cuerpo sintiera y su cerebro supiera qué le había ocurrido cuando era pequeña para poder por fin liberarse del dolor que había tenido reprimido durante toda su vida.

Consultó a un excelente terapeuta de expresión artística que la ayudó a trabajar con sus sueños y sus procesos creativos. También se apuntó a una serie de masajes semanales, que le fueron bien para aflojar la tensión muscular. Después me contó: «Me sorprendí muchísimo cuando me brotaron las lágrimas la primera vez que me tocó la masajista. Pero me sentía a salvo y segura, y ella supo dejarme hacer lo que mi cuerpo necesitaba hacer. Me limité a permanecer tendida allí y sentirlo todo. Me di permiso para llorar a pleno pulmón».

Al cabo de seis meses, la depresión de Iris desapareció totalmente y no ha vuelto. Continúa su terapia hormonal sustitutiva porque la considera adecuada para ella.

Muchas veces la depresión sólo desaparece cuando la mujer conecta con su rabia, rabia que tal vez ha tenido reprimida durante años para «ser simpática». La rabia siempre es preferible a la depresión porque nos moviliza y nos induce a cambiar. Es una fase, no el destino. Y puedo asegurarte que es una fase muy potente que puede ser liberadora y vivificante.

Tratamiento de la depresión: el método ortodoxo

Actualmente los fármacos antidepresivos son el primer tratamiento que se ofrece para la depresión. Estos populares fármacos, como fluoxetina (Prozac), citalopram (Celexa), escitalopram (Lexapro), paroxetina (Paxil) y sertralina (Zoloft), actúan en parte aumentando la disponibilidad del neurotransmisor serotonina en el cerebro. (Junto con un buen número de otros fármacos emparentados, se clasifican como inhibidores selectivos de la recaptación de serotonina o ISRS.) Otro grupo de fármacos que se recetan comúnmente, los antidepresivos tricíclicos, se han usado con éxito durante muchos años; entre ellos están la imipramina (Tofranil) y la amitriptilina (Elavil).

Pero a pesar de su utilidad, has de saber que los medicamentos antidepresivos, como cualquier fármaco que altera la química cerebral, pueden tener efectos secundarios bastante problemáticos. El Prozac y otros inhibidores de la recaptación de serotonina pueden producir náuseas, pérdida del apetito, dolor de cabeza, nerviosismo, insomnio, el síndrome de piernas inquietas y dificultades con la libido y en la función sexual. Los antidepresivos tricíclicos son causa de visión borrosa, mareos, sequedad de la boca, alteraciones del ritmo cardiaco, estreñimiento y problemas de memoria. Podría ser necesario probar con fármacos diferentes o con diferentes dosis para encontrar el tratamiento más adecuado.

De todos modos, pese a estas dificultades, si te sientes desgraciada y atascada, te vale la pena tomar un antidepresivo durante un periodo de prueba de unos seis meses. Si va bien, el medicamento te aliviará poco a poco la depresión, lo cual te dará la energía necesaria para hacer cambios positivos en tu vida.

Para apoyar este tratamiento, recomiendo lo siguiente:

- *Dejar de beber alcohol.* El consumo de alcohol puede hacer particularmente persistente la depresión. Esto se debe en parte a que el alcohol es de por sí depresivo y en parte a que las mujeres suelen recurrir a él para acallar sus sentimientos.

- *Hacer ejercicio con regularidad.* El ejercicio cambia la química cerebral (aumenta las beta-endorfinas y las monoaminas y disminuye las catecolaminas), y se ha demostrado que tanto las formas aeróbicas como las no aeróbicas son útiles en los casos de depresión de leve a moderada (en algunos estudios, el 50 por ciento de las personas que sufrían depresión mejoraron sólo con el ejercicio).[15] Hacer ejercicio de veinte a treinta minutos al día cuatro o cinco veces a la semana tiene un efecto positivo importante en el estado de ánimo. Da igual qué tipo de ejercicio hagas, incluso bailar por la casa al son de la música de la radio va bien.

- *Estar al aire libre, a la luz natural, todo lo posible.* Esto va bien para combatir el trastorno afectivo estacional, y eleva de un modo natural el nivel de serotonina en el cerebro. En invierno tal vez necesites una caja de luz con bombillas de espectro completo para obtener la luz suficiente (véase «Recursos y proveedores»).

- *Tomar un buen complejo multivitamínico que apoye al cuerpo y al cerebro y hacer el esfuerzo por comer bien.* Si se quiere funcionar óptimamente, es importante que el cerebro tenga niveles equilibrados de serotonina, ácidos grasos esenciales (en particular, grasas omega-3) y glucosa. Evita los carbohidratos refinados, come proteínas al menos tres veces al día y no olvides incluir una fuente de grasa sana en tu dieta. Comer raciones equilibradas de carbohidratos complejos (con proteínas) aporta al cuerpo las cantidades adecuadas de triptófano, ingrediente esencial para la producción de serotonina (véase el capítulo 7).

- *Evitar el consumo frecuente de bebidas con cafeína y azúcar refinado.* Hay pruebas que sugieren que podrían tener un papel en la depresión recurrente.

- *Dar al medicamento la oportunidad de actuar.* La mitad de las personas que dejan de tomar el medicamento a los tres meses de comenzar vuelven a deprimirse. Para evitar esto, conviene tomarlo durante un mínimo de seis meses, si la depresión es lo bastante grave como para justificar este tratamiento.

- *Probar alternativas a los fármacos psicotrópicos* (véase más adelante, «Suplementos para combatir la depresión»).

Los antidepresivos no curan la depresión

Muchos especialistas creen que la depresión es una enfermedad recurrente. De los pacientes que padecen una depresión grave, entre el 50 y el 85 por ciento sufren de episodios depresivos después de haber sido tratados con éxito. Los estudios indican que alrededor del 80 por ciento de las personas que toman antidepresivos tienen recurrencias a los tres años de haber dejado de tomarlos.[16] Aunque estas estadísticas tienen mal aspecto, el porcentaje de recurrencias sería mucho menor si todos estuviéramos dispuestos a echar una buena mirada a lo que es realmente la depresión.

Con considerable frecuencia los antidepresivos se recetan sin pensarlo mucho, como si la depresión sólo fuera una «insuficiencia de Prozac». Pero la depresión no es un simple trastorno químico que se presenta cuando menos se lo espera. Tampoco es una condición humana natural; los estudios han demostrado que es prácticamente inexistente en muchos pueblos aborígenes. La depresión es una consecuencia de nuestra forma de vivir. Para superarla hemos de estar dispuestas a hacer cambios que sustenten la bioquímica sana del cerebro; si no los hacemos, es posible que recurra. Los antidepresivos y la psicoterapia van acompañados por un importante efecto placebo; cuando la persona piensa que está recibiendo ayuda, su cuerpo mejora naturalmente. Nunca receto antidepresivos de la clase que sea si la paciente no está dispuesta a iniciar algún tipo de psicoterapia que la ayude a ver los aspectos de su vida que necesita mejorar. Es decir, como sociedad y como personas, necesitamos entender que tomar el medicamento adecuado no garantiza la cura de la depresión.

Como todos los síntomas, la depresión es sólo una manera que emplea la sabiduría del cuerpo para decirnos que hay algo desequilibrado en nuestra vida. Muchas veces su mensaje es que una parte de nosotras ha dejado de crecer o se ha estancado, o que hemos perdido la pasión de vivir, que es una parte natural de la vida. También podría ser una señal de que estamos enfadadas con alguien pero no nos sentimos libres para expresar francamente esa rabia. Asimismo, la depresión podría ser la consecuencia de experiencias de pérdida no resueltas y de la aflicción por la muerte o separación de un ser querido.

El mejor remedio que conozco para la depresión es ser totalmente sinceras con nosotras mismas respecto a todo lo que sentimos, aunque, y especialmente, nos hayan dicho que esos sentimientos no deben tenerse, por ejemplo celos, envidia, rabia, culpa, pena e ira. Todos estos sentimientos forman parte del ser humano. Nunca nos hacen daño si sencillamente los reconocemos, los expresamos de formas sanas y, en último término, nos aceptamos por tenerlos. Después hemos de tomar medidas, actuar. Nunca he visto desaparecer una depresión sin que la paciente haya hecho algo positivo para ayudarse a sí misma, algo que puede ser tan sencillo como hacer un trabajo voluntario en un refugio para animales.

Según mi experiencia, permanecer en trabajos y/o relaciones sin futuro es un factor importante en la depresión crónica en las mujeres. Si te sientes deprimida y «sin vida» desde hace seis meses o más, es probable que o bien tengas una aflicción no resuelta por una pérdida importante en tu vida o que sientas rabia, rencor o resignación por continuar en un trabajo o en una relación que no te llena en los planos más profundos. Al llegar a la edad madura, muchas mujeres tienen ya un ego lo bastante fuerte, conocimiento de la vida, habilidades y sistemas de apoyo para sentirse seguras y dejar salir el dolor reprimido o no reconocido de su pasado. En aquellas que por fin están dispuestas a hacer este trabajo, la depresión y otros síntomas pueden aliviarse bastante rápido. No hay medicamento, suplemento, ejercicio ni hierba que cure este problema. Pero sí pueden ser un apoyo valioso mientras trabajas en los problemas que te impiden seguir adelante en tu vida.

Te sugeriría que consideraras la posibilidad de tomar un medicamento antidepresivo si:

- Has tenido tres o más episodios de depresión.
- Has sufrido de depresión leve toda tu vida y has tenido también un episodio de depresión importante (llamada doble depresión).
- Te quedan síntomas después de dejar un tratamiento con antidepresivos.
- Estás teniendo tu primera depresión en la mitad de la vida o después.

¿No entrañan riesgo los antidepresivos?

Cualquier fármaco que altere la química cerebral tiende a producir efectos secundarios si se toma durante un periodo prolongado, y muchos de los populares fármacos psicotrópicos que hay en el mercado actualmente son demasiado nuevos como para que alguien pueda decir con autoridad que no presentan riesgos a largo plazo. Candace Pert, la científica que descubrió los receptores de muchas importantes sustancias químicas del cerebro relacionadas con el estado de ánimo, comenta:

> Me alarma el monstruo que creamos el neurocientífico Solomon Snyder y yo cuando hace veinticinco años descubrimos la sencilla prueba para detectar la unión de fármacos o drogas a sus receptores. Prozac y otros compuestos antidepresivos que actúan en los receptores de serotonina podrían también causar problemas cardiovasculares en personas susceptibles después de una toma prolongada, lo que se ha convertido en una práctica común pese a la falta de estudios sobre su seguridad.
>
> Se informa mal al público respecto a la precisión de los inhibidores selectivos de la recaptación de serotonina [Prozac, fenfluramina (componente del fen-phen), Zoloft, Paxil, Zyban, etcétera] cuando la profesión médica simplifica demasiado su acción en el cerebro y no toma en cuenta al cuerpo, como si este sólo existiera para transportar la cabeza.[17]

No podría estar más de acuerdo en esto, especialmente a la luz de un fármaco para el síndrome premenstrual que se ha publicitado muchísimo para las mujeres. Este fármaco, Serafem, *no es otra cosa que Prozac bajo un nuevo disfraz* y con una nueva indicación, una indicación que garantiza que las mujeres sigan sin confiar en la sabiduría de su cuerpo.

Tenemos que considerar los fármacos psicotrópicos como si fueran un puente que nos sirve para atravesar un río particularmente torrentoso de nuestra vida. Pero no contemos con vivir sobre ese puente toda la vida. El verdadero remedio para la depresión consiste en aprender las habilidades relacionadas con la plena expresión emocional y luego tomar medidas positivas.

Suplementos para combatir la depresión

Si prefieres probar alternativas a los medicamentos con receta, los siguientes vitaminas, hierbas y otros suplementos han demostrado tener eficacia clínica. No los combines con medicamentos sin consultárselo a tu médico. (Y acuérdate de seguir también las sugerencias de estilo de vida que te he ofrecido.)

Vitaminas y otros nutrientes. Las insuficiencias de biotina, ácido fólico, vitamina B_6 (piridoxina), vitamina B_{12} y vitamina C se han relacionado con la depresión. Se ha comprobado, por ejemplo, que la insuficiencia de vitamina B_6 baja el nivel de serotonina; esta vitamina tiene un papel en la producción de los neurotransmisores monoaminas, importantes para la estabilización del estado anímico. También podrían tener que ver con la depresión las insuficiencias de calcio, cobre, magnesio y ácidos grasos omega-6. Por sus beneficios preventivos y/o terapéuticos, considera la posibilidad de añadir los siguientes suplementos nutritivos a tu programa:[18]

- *Piridoxina (vitamina B_6).* Dosis recomendada, 50-500 mg diarios (debe tomarse junto con las otras vitaminas del complejo B citadas en «Programa de suplementos para la menopausia», del capítulo 7, o el apartado «Vitaminas B y ácido fólico», del capítulo 14).
- *Vitamina C.* Dosis recomendada, 1.000 mg diarios.
- *Grasas omega-3.* EPA (ácido eicosapentaenoico) y DHA (ácido decosahexaenoico), 1.000-2.000 mg dos veces al día.
- *Magnesio.* La insuficiencia de magnesio va acompañada por ansiedad en muchas mujeres. Tomar 400-1.000 mg al día suele hacer maravillas y, junto con un buen multivitamínico y grasas omega-3, es lo primero que recomendaría.

Hipérico (corazoncillo, hierba de san Juan). Se ha investigado mucho esta hierba, que contiene los ingredientes activos hipericina e hiperforina, y algunos estudios indican que es tan eficaz como el Prozac para tratar la depresión de leve a moderada. La dosis normal es de 300 mg tres veces al día de hierba estandarizada que contenga un 0,3 por ciento de hipericina y un 3 por ciento de hiperforina.

Valeriana. Si en la depresión hay un componente de ansiedad, añade valeriana al hipérico. La dosis normal es de 100-300 mg de extracto estandarizado que contenga un 0,8 por ciento de ácido valeriánico.

Ginkgo. Si la depresión va acompañada por problemas de atención y memoria y tienes cincuenta años o más, prueba a añadir *Ginkgo biloba* al hipérico. La dosis normal es de 40-80 mg tres veces al día.

Inositol. El inositol, de venta sin receta, es una alternativa eficaz a muchos de los antidepresivos que se recetan comúnmente.[19] No se conoce con exactitud su mecanismo de acción, pero al parecer está relacionado con la serotonina y afecta a las mismas rutas de la química cerebral que los antidepresivos tricíclicos y los inhibidores selectivos de la recaptación de serotonina, pero sin sus efectos secundarios. He recetado inositol a varias clientas, las que lo han tolerado bien. Una de ellas, en cuya familia hay importantes antecedentes de depresión, lo tomó después de la muerte de un ser querido. Me dijo: «En el pasado, antes que existiera el inositol, habría experimentado mi aflicción y luego habría caído en un agujero negro. Esta vez también experimenté profundamente todos mis sentimientos, pero logré hacerlo sin la resaca de la depresión». La dosis terapéutica inicial normal es 12 g al día; pero se ha demostrado que el inositol se tolera bien en dosis de hasta 18-20 gramos diarios (véase «Recursos y proveedores»).

5-hidroxitriptófano o 5-HTP. Este es un compuesto producido naturalmente en el cuerpo a partir del aminoácido triptófano, que es un importante precursor de la serotonina. Aunque el triptófano se encuentra en muchos alimentos, puede ser difícil consumirlo en cantidad suficiente para superar la insuficiencia de serotonina. (En otro tiempo estaba muy extendida la toma de suplemento de triptófano para los trastornos del sueño, pero se retiró del mercado cuando se descubrió que una partida del producto estaba contaminada.) El 5-HTP se puede extraer de plantas, y actualmente está a la venta como suplemento nutritivo. En Europa se ha usado durante décadas como tratamiento aprobado para la depresión y los problemas de sueño. A veces se ha dicho que produce náuseas como efecto secundario, pero la fórmula con recubrimiento entérico evita eso. La dosis normal es de 100-200 mg tres veces al día (véase «Recursos y proveedores»).

S-adenosil-L-metionina o SAMe. Se ha descubierto que este metabolito celular contribuye decisivamente al desarrollo y reparación celular. En el plano molecular, también contribuye a la formación de neurotransmisores esenciales, la base de su actividad estabilizadora del ánimo y el favorecimiento de la claridad mental. Además, tiene propiedades antioxidante y antiinflamatoria, y por lo tanto apoya la función inmunitaria y la salud de las articulaciones, la movilidad y el bienestar.[20] La dosis normal es 800-1.600 mg diarios (véase «Recursos y proveedores»).

Si tu principal problema es una depresión y/o ansiedad moderada y ya estás tomando un buen multivitamínico más grasas omega-3 y magnesio, te añadiría hipérico; esta hierba tiene una historia de cientos de años de uso sin riesgo. Si pasados dos meses no has notado ninguna mejoría, prueba con el 5-HTP; hay informes particularmente positivos de personas que lo han tomado por problemas de peso e insomnio además de depresión; cerciórate de que lo adquieres de un proveedor fiable, dada la posibilidad de contaminación. En el caso de que sufras de síntomas de pánico, del trastorno obsesivo-compulsivo o de ansiedad más depresión, te recomiendo tomar inositol durante un tiempo de prueba.

Ten presente que cualquiera y cada uno de estos suplementos da resultado a algunas personas y a otras no. Y esto vale en todos los casos, ya sea que optes por un medicamento, ejercicio, psicoterapia, suplementos nutritivos u otro método. Has de estar dispuesta a experimentar hasta encontrar el tratamiento que te vaya bien. Si deseas un método muy exhaustivo para solucionar la depresión, la ansiedad y problemas de memoria, te recomiendo consultar *The New Feminine Brain*, de la neuropsiquiatra Mona Lisa Schulz (Free Press, 2005).

Pérdida de memoria en la menopausia: ¿es el Alzheimer?

Durante la perimenopausia, muchas mujeres experimentan lo que llaman «mente confusa» o «cabeza de algodón». Olvidan nombres, dejan los objetos donde no les corresponde estar o tienen dificultad para llevar sus cuentas bancarias. Esto no es el comienzo de la enfermedad de Alzheimer; es un estado bastante normal por el que pasan muchas mujeres cuando cambian las hormonas y se remodela el cerebro. Algunas se aterran por esta confusión mental debido a su necesidad de un elevado grado de control intelectual; otras aceptan confiar en el proceso una vez que se les dice que es normal: es parte de la sabiduría de la perimenopausia, que centra nuestra atención en el interior. Lo mismo suele ocurrir antes de la menstruación y durante el periodo posparto.

Los problemas de memoria en la edad madura también se deben a la sobrecarga temporal que entrañan las muchas exigencias externas en nuestro limitado tiempo. Es como tratar de hacer una llamada telefónica el Día de la Madre; no se puede, porque las líneas están saturadas. Si no logras recordar algo al instante, relájate, haz otra cosa durante un rato y date el tiempo, el espacio y el respeto que permitirán a tu cerebro recuperar la información almacenada. Ponerse nerviosa y reprenderse por olvidar algo sólo empeora el problema.

¿Pero acaso no perdemos neuronas?

El cerebro de la mujer llega a su tamaño máximo alrededor de los veinte años, y después se va reduciendo gradualmente a lo largo del resto de su vida. Si más grande es mejor, eso significaría que también llegamos a la sabiduría y la inteligencia máximas a los veinte años. Es evidente que esto es una idea absolutamente ridícula.

De hecho, los estudios han demostrado que a lo largo de la vida, a medida que pasamos de la ingenuidad a la sabiduría, la función cerebral es moldeada por la experiencia. Imagínate el cerebro como un árbol que necesita podas regulares para adquirir la forma, el tamaño y la función óptimos. La pérdida de neuronas con la edad es similar a la poda de ramas no esenciales. Además, si bien el número de neuronas puede disminuir, las conexiones entre ellas siguen aumentando. En realidad, con la edad, a medida que aumenta nuestra capacidad para hacer asociaciones complejas, también aumentan estas conexiones, creadas por las ramificaciones de las neuronas (las dendritas y los axones). En resumen, cuantas más edad y experiencia se tienen, más eficiente y complejo es el cerebro.

La demencia de todo lo tipo, incluida la de Alzheimer, está relacionada con el deterioro del tejido cerebral debido al daño causado por los radicales libres, consecuencia de la sobreproducción de sustancias químicas inflamatorias a nivel celular, que finalmente lleva al deterioro o muerte de las neuronas. El daño causado por los radicales libres y la consiguiente inflamación de los tejidos son el final del camino por el cual, comúnmente, los estresantes emocionales, físicos y ambientales afectan adversamente todos los tejidos del cuerpo, incluidos los del cerebro.[21]

Los estudios también indican que las mujeres cultas, que gozan de buena salud y seguridad económica, que tienen inteligencia y una posición social superiores al promedio y se dedican activamente a sus intereses a medida que se hacen mayores, tienen muchas posibilidades de conservar la memoria al envejecer. De hecho, incluso podrían mejorarla, tomen o no estrógeno suplementario.[22]

Prevención de la enfermedad de Alzheimer: algunas lecciones tomadas del Estudio de las Monjas

Aun sabiendo que es normal pasar por algunos cambios pasajeros en la capacidad de pensamiento y atención durante la perimenopausia, muchas mujeres siguen temiendo convertirse en dementes seniles, incapaces de vivir independientemente cuando lleguen a la vejez. En la actualidad, la enfermedad de Alzheimer afecta a cuatro millones de estadounidenses, y es la causa principal de dependencia e institucionalización de los ancianos. Aparece a edad más temprana en las mujeres que en los hombres, y dos tercios de los casos se dan en mujeres, en parte sencillamente porque vivimos más años. Alrededor del 5 por ciento de las mujeres sufren de algún tipo de demencia senil a los 60 años; el porcentaje sube al 12 por ciento pasados los 65 años; después de los 85 años, entre el 28 y el 50 por ciento de todas las personas sufren alguna clase de demencia senil, según a qué estudios se dé crédito (muchas autoridades consideran una exageración la cifra del 50 por ciento).[23] Dadas estas cifras, a todas nos conviene hacer todo lo que podamos para cuidar de nuestra función cerebral y mejorarla en la perimenopausia, mucho antes de que tengan posibilidad de desarrollarse problemas de memoria o una demencia senil.

La enfermedad de Alzheimer se llama así por Alois Alzheimer, neuropatólogo alemán que, en 1906, miró al microscopio el tejido cerebral de una mujer de 55 años que había pasado los últimos años de su vida en una institución para enfermos mentales, donde solía tener ataques de paranoia y de rabia. Alzheimer identificó dos sustancias en su cerebro que se han llegado a relacionar con la enfermedad que lleva su nombre: *placas* densas extraneuronales formadas por la proteína beta-amiloide, y *marañas* fibrosas en el interior de las propias neuronas. Si estas placas y marañas son o no son la causa de la enfermedad de Alzheimer es discutible. Pero lo que sí sabemos es que hay una estrecha relación entre la demencia senil causada por insuficiencia cerebrovascular y derrames o infartos cerebrales y la que acompaña a la presencia de placas y marañas fibrosas (la enfermedad de Alzheimer).

La enfermedad de Alzheimer también tiene un componente genético.[24] Pero el que haya casos de esta enfermedad en la familia no significa que sea inevitable contraerla. La función cerebral es multifactorial, lo que quiere decir que la afectan muchos y diferentes aspectos de nuestra vida, desde la cantidad de verduras ricas en antioxidantes que comemos hasta el nivel de educación que hemos recibido. También está configurada por los acontecimientos y comportamientos que comienzan en la infancia y continúan hasta la vejez. Por eso nunca podrá existir una hormona ni píldora mágica que garantice la protección del cerebro de por vida. Sin embargo, sí podemos influir en la salud de nuestro cerebro con las elecciones de estilo de vida que hacemos.

En ninguna parte ha quedado demostrado esto de modo más convincente que en el famoso estudio de un grupo formado por cientos de monjas pertenecientes a la School of Sisters of Notre Dame, que donaron su cerebro para que lo estudiaran después de su muerte.[25] Dado que estas mujeres habían pasado la mayor parte de su vida en la congregación, había muchísima información sobre cada una de ellas, que abarcaba muchas décadas en algunos casos. Un hallazgo sorprendente fue la correlación entre la mayor o menor capacidad de pensamiento complejo (llamada «densidad de ideas») en la primera parte de la vida y la probabilidad de contraer o no la enfermedad de Alzheimer en la vejez. A su entrada en el convento (normalmente alrededor de los 20 años), cada monja debía escribir una autobiografía. Cuando años después los especialistas en lingüística analizaron esos escritos, encontraron una sorprendente relación entre la capacidad lingüística de las monjas a esa edad y la enfermedad de Alzheimer en su vejez. Cuanto menor era la densidad de ideas, mayor era el riesgo de contraer la enfermedad.

Otro descubrimiento fascinante de este estudio es que la presencia de placas y marañas fibrosas en el cerebro no siempre predice el estado mental de una persona. Una de las monjas tenía un estado mental asombrosamente bueno antes de su muerte, casi a los 90 años; cuando le hicieron la autopsia, los investigadores se sorprendieron al encontrar una grave pérdida de neuronas y múltiples marañas amiloideas en el cerebro. Este hallazgo respalda una gran verdad: que el cuerpo físico y el espíritu están inextricablemente unidos. En las personas optimistas, animadas y ocupadas en actividades, como era esta determinada monja, las limitaciones anatómicas no llevan necesariamente a una discapacidad.

Por otro lado, este estudio de las monjas ha demostrado que la enfermedad de los capilares sanguíneos, en forma de pequeños accidentes cerebrovasculares, es un potente pronosticador de la demencia senil. Al parecer, también hay correlación entre la depresión crónica y la enfermedad de Alzheimer. Al interrumpir la circulación de la sangre hacia una zona del cuerpo, interrumpimos también la circulación de energía vital.

De modo similar, la depresión cierra el paso a la fuerza vital en nuestro interior.

El estrógeno y la enfermedad de Alzheimer

En un impresionante número de estudios se ha comprobado una relación entre la toma de estrógeno y el retraso o la prevención de la enfermedad de Alzheimer.[26] Sin embargo, no ocurrió así en la parte del estudio WHI cuyos resultados se publicaron en 2006, pues se comprobó un aumento del riesgo al tomar Premarin y Prempro. De todos modos, se ha demostrado que el estrógeno (como también la progesterona y la testosterona) estimula la regeneración de las neuronas dañadas. Al parecer, también estimula la producción del neurotransmisor acetilcolina, que regula la memoria, el aprendizaje y otras funciones cognitivas. De hecho, el estradiol (un tipo de estrógeno natural) se liga a las zonas del cerebro que controlan la memoria: la corteza cerebral, el hipocampo y el prosencéfalo basal. También se ha comprobado que el estrógeno favorece la ramificación de las neuronas.[27] Se ha demostrado también que las mujeres que tienen un mayor nivel de estradiol endógeno corren menos riesgo de contraer la enfermedad de Alzheimer.[28]

De todos modos, a pesar de los resultados del estudio WHI, hay pruebas bastante convincentes del efecto beneficioso de las hormonas (no sólo del estrógeno) sobre la función cerebral.[29] Por ejemplo, las mujeres que han tenido una menopausia prematura tienen un riesgo ligeramente más elevado de sufrir de demencia senil prematura. Y hay pruebas de que son necesarias pequeñas cantidades de estrógeno para ciertas funciones de la memoria. Muchas mujeres producen la cantidad suficiente durante toda la vida, mientras que otras no. Los estudios de la doctora Barbara Sherwin han demostrado que después de una histerectomía con extirpación de los ovarios, la memoria verbal disminuye, pero luego se normaliza con la terapia hormonal sustitutiva.[30] La doctora Sherwin sólo usó terapia de estrógeno, pero otros estudios respaldan también el papel de la progesterona y probablemente de los andrógenos.[31]

Las hormonas ováricas también se unen a las zonas del cerebro que son importantes para la regulación del estado anímico. Esto explica los hallazgos científicos que indican que el estrógeno tiene importantes efectos antidepresivos y que la progesterona reduce la ansiedad y favorece un sueño reparador. Si bien los estudios sobre el estrógeno y la memoria no son concluyentes, una pequeña cantidad de estrógeno (y/o progesterona o testosterona) bioidéntico sí favorece decididamente la función cerebral de algunas mujeres. Pero no se deben recetar hormonas simplemente por este motivo.

Métodos no hormonales para proteger el cerebro

Considera las siguientes formas de favorecer la salud de tu cerebro.

- *Alimentarlo con nutrientes.* Una dieta rica en azúcares refinados y que contenga grasas parcialmente hidrogenadas es causa del agotamiento de muchos nutrientes necesarios para una función cerebral óptima. Para un buen funcionamiento del cerebro, como para todos los demás aspectos de la salud, recomiendo una dieta relativamente pobre en grasas y muy rica en frutas, verduras y cereales integrales. Los estudios han demostrado que los pacientes de demencia senil y depresión suelen tener bajos los niveles de zinc, vitaminas del grupo B (en especial la B_1 o tiamina), selenio y antioxidantes como las vitaminas E y C, en comparación con personas cuya función mental es normal.

   El zinc, por ejemplo, es necesario para el transporte óptimo de las vitaminas del grupo B al líquido cerebroespinal. Este líquido baña y nutre al cerebro y la médula espinal. Muchas mujeres no obtienen cantidad suficiente de zinc en su dieta diaria.[32] En un estudio de pacientes de demencia senil grave, a diez de ellos se les dio suplementos vitamínicos durante dos meses, mientras que al grupo de control no. Al cabo de un mes, los pacientes que tomaron los suplementos experimentaban una mejoría de la memoria comprobada clínicamente.[33] Algunas autoridades también piensan que la enfermedad de Alzheimer está relacionada con la incapacidad de algunas personas ancianas de absorber suficientes minerales, vitaminas y oligoelementos esenciales de sus alimentos.[34] También podrían tener problemas para transportar estos nutrientes de la sangre al cerebro. Dado que los suplementos nutritivos mejoraron la memoria a personas que ya padecían demencia senil, imagínate el potencial preventivo de alimentar bien el cerebro.

- *Reducir el daño de los radicales libres al tejido cerebral.* Gran parte de la salud cerebral se ve afectada por las lesiones producidas por los radicales libres. Tómate en serio los antioxidantes. Procura que tu dieta sea rica en vitaminas C, E y B (incluido el ácido fólico) y en selenio.[35] Otra clase de potentes antioxidantes son las proantocianidinas, que se encuentran en la corteza de pino y las semillas de uva. (Las dosis las encontrarás en el capítulo 14.) Los estudios han demostrado que el riesgo de accidente cerebrovascular es muy bajo en las mujeres que comen por lo menos cinco raciones de fruta y verdura al día. Ciertamente, la protección del cerebro es otro motivo más para comer muchos de estos alimentos ricos en nutrientes.

- *Evitar el tabaco y el consumo excesivo de alcohol.* El tabaco es un muy conocido factor causal de enfermedad cardiovascular y de cambios en los capilares sanguíneos que disminuyen la cantidad de oxígeno en el cerebro, entre otras zonas. Un consumo excesivo de alcohol afecta el prosencéfalo basal, la zona relacionada con la memoria.

- *Hacer ejercicio.* Investigadores del Centro de Investigación del Envejecimiento del Instituto Karolinska de Suecia descubrieron que las personas que hacen ejercicio por lo menos dos veces a la semana reducen el riesgo de demencia en más de un 50 por ciento y del Alzheimer en un 60 por ciento. El estudio, que es el primero en demostrar una relación de largo plazo entre la actividad física y la demencia en una etapa posterior, examinaron a 1.449 participantes de edad madura y luego, veintiún años después, cuando estos tenían edades comprendidas entre los 65 y los 79 años. En el examen de seguimiento encontraron señales de demencia en 117 y de Alzheimer en 76. Pero aquellos que hacían ejercicio habían reducido enormemente el riesgo de demencia y de Alzheimer, incluso después de adaptarse a otros factores de estilo de vida. Lo interesante es que el mayor beneficio se vio en aquellos que tenían una vulnerabilidad genética a enfermar de demencia y Alzheimer.[36] Sin duda el ejercicio activa un mecanismo en todo el cuerpo que mantiene sano el cerebro. También mejora la irrigación sanguínea.[37] Fundamentalmente, va bien cualquier actividad que acelere el ritmo cardiaco y haga sudar.

- *Mejorar el nivel de acetilcolina.* Muchos factores pueden afectar el nivel de acetilcolina en el cerebro y, por lo tanto, a la memoria. Si ya tomas estrógeno u otras hormonas para tratar otros síntomas, sigue haciéndolo; si bien yo no recomendaría hormonas sólo para prevenir la enfermedad de Alzheimer, ten la seguridad de que probablemente mejoran los niveles de acetilcolina. Y evita los fármacos que disminuyen su nivel.[38] Te sorprendería saber la cantidad de fármacos de este tipo que existen, y qué pocos médicos comprenden su efecto adverso en la función cerebral. Lee la etiqueta de cualquier medicamento que tomes para dormir, para el resfriado o para alergias, para ver si contienen difenhidramina; entre ellos están Sominex, Benadryl, Tylenol PM, Excedrin PM, Contac Day & Night y Tylenol Flu PM. El antitusígeno dextrometorfano también afecta el nivel de acetilcolina, y tiene otros efectos anticolinérgicos que podrían deteriorar la memoria; se encuentra en Robitussin DM y en una amplia variedad de medicamentos para la tos y el resfriado.

- *Mejorar el nivel de DHEA (deshidroepiandrosterona).* Los estudios sugieren que la DHEA, y las hormonas emparentadas, progesterona y pregnenolona, actúan como neurotransmisores en el cerebro y favorecen el mismo tipo de ramificaciones dendríticas y axonales entre las neuronas que se ve con el estrógeno. La mejor manera de elevar el nivel de DHEA es seguir el programa para restablecer la función suprarrenal del capítulo 4.

Otros alimentos para el cerebro

Los suplementos que pongo a continuación han servido a muchas personas para mejorar la memoria. Ve probándolos uno a uno, para saber si te dan resultado. Usa tu intuición para elegir el primero que vas a probar. Normalmente el primer impulso es el correcto.

Ginkgo: *Ginkgo biloba* es la hierba número uno recetada para el cerebro en Europa; más de cuarenta estudios realizados con el método de doble ciego demuestran sus beneficios. Su acción, al parecer, es aumentar la irrigación sanguínea del cerebro, y su uso está muy extendido para tratar las obstrucciones arterioescleróticas de los capilares sanguíneos del cerebro. La dosis normal es de 40 a 80 mg tres veces al día.

Gotu kola (centella asiática): Llamado comúnmente «hierba de la memoria», el gotu kola (*Hydrocotyle asiatica*) también mejora la irrigación sanguínea del cerebro. La dosis normal es de 90 mg diarios. *Observación:* Esta hierba es estimulante y no se debe tomar al acostarse.

Grasas omega-3. Las fibras nerviosas de todo el cuerpo están recubiertas por una grasa llamada mielina. Para el buen funcionamiento cerebral y nervioso es necesario incluir en la dieta diaria pequeñas cantidades de grasa de alta calidad (no parcialmente hidrogenadas). En dos estudios con ratas (y uno con ratones) se comprobó que una dieta complementada con el ácido graso omega-3 llamado ácido docosahexaenoico (DHA) mejora considerablemente la memoria; en un estudio se vio una mejoría espectacular al cabo de sólo cuatro días.[39] Investigadores holandeses que hicieron un seguimiento de seis años a más de 1.600 adultos de 45 a 70 años, llegaron a la conclusión de que aquellos que consumían más grasas omega-3 habitualmente puntuaban mejor en una batería de tests ideados para comprobar la salud del cerebro, incluida la memoria.[40] Recomiendo consumir pescados grasos, como el salmón o las sardinas, semillas de lino molidas, o aceite de pescado en suplemento. El ácido docosahexaenoico (DHA), que se extrae de algas, en una dosis de 100 a 400 mg diarios, es una buena opción para tomar aceite en forma de suplemento, en especial para los vegetarianos. También existen suplementos de aceite de pescado sin mercurio (entre otros el BiOmega-3 de USANA y el aceite de salmón Sockeye de Alaska, de Vital Choice; véase «Recursos y proveedores»).

Soja. En Japón, donde el consumo de soja es mucho más elevado que en Estados Unidos, la incidencia de la enfermedad de Alzheimer y de otras demencias seniles es mucho menor. Hace poco se concedió a la Facultad de Medicina Bowman Gray, de la Universidad Wake Forest, la autorización para comercializar un producto basándose en sus investigaciones en el uso de la soja en la prevención de la enfermedad de Alzheimer.[41] Estudios preliminares han demostrado que los fitoestrógenos que contiene la soja afectan al cerebro igual que el estradiol, pero no con tanta potencia.[42] Las isoflavonas de soja también actúan como antioxidantes en el cerebro.[43] Varios estudios indican que la soja mejora rápidamente la memoria; se han visto resultados a las seis semanas de haberla añadido a la dieta.[44] En un estudio reciente con mujeres posmenopáusicas se comprobó que tomar 60 mg de isoflavonas de soja al día durante seis semanas les mejoró la memoria reciente no verbal, la flexibilidad mental y la capacidad de hacer planes.[45] En otro estudio con mujeres menopáusicas el consumo de isoflavonas de soja les mejoró la memoria verbal.[46] Y puesto que decididamente hace bien al sistema cardiovascular, es posible que la soja también contribuya a prevenir los accidentes cerebrovasculares tan comunes en los casos de demencia senil.

Sustancias que el cerebro no necesita

Aluminio. Se ha encontrado aluminio en el cerebro de pacientes del Alzheimer, y esta enfermedad se ha relacionado con un mayor nivel de aluminio en los tejidos y menores niveles de zinc y selenio. Aunque la naturaleza de esta relación no está clara, hay pruebas que sugieren que el aluminio es, en efecto, una toxina cerebral en personas genéticamente predispuestas a la enfermedad de Alzheimer. Si en tu familia hay alguien que la padezca, te recomiendo no utilizar ollas de aluminio, desodorantes que lo contengan, bebidas envasadas en latas de aluminio ni polvos de levadura que lo contengan.[47]

Excitotoxinas. El edulcorante aspartamo (marcas como Equal y NutraSweet) es una «excitotoxina», lo cual significa que sobreexcita a las neuronas. En personas vulnerables, esto podría llevar a la muerte de las neuronas. Este es uno de los motivos de que se relacione el aspartamo con un síndrome parecido a la esclerosis múltiple en algunas mujeres.[48] Al parecer, el que contienen los refrescos llamados de dieta o *light* causa los peores problemas en mujeres predispuestas.

Muchas mujeres son adictas a las gaseosas de dieta, y beben varios litros al día, sin consumir mucha cantidad de otros nutrientes. Esto dispone el terreno para una amplia variedad de síntomas neurológicos en personas propensas, entre ellos dolor de cabeza, mareos, ataques de ansiedad, pérdida de memoria, lengua estropajosa al hablar, adormecimiento, espasmos musculares, cambios de humor, depresión grave, cambios de personalidad, síndrome premenstrual, insomnio, cansancio, hiperactividad, palpitaciones, arritmia, dolor de pecho, pérdida de audición, zumbidos en los oídos, visión borrosa, disminución del sentido del gusto, lesiones en la piel, náuseas, trastornos digestivos, retención de líquido y convulsiones de tipo epiléptico. Si tienes un historial de estos problemas, evita este edulcorante artificial, en especial en forma de refresco de dieta (los síntomas inducidos por el aspartamo desaparecen cuando se deja de tomarlo). La hierba stevia es un edulcorante sin riesgo. El glutamato monosódico (GMS o MSG) es otra excitotoxina, la cual no sólo afecta adversamente al cerebro sino que además se añade a los productos basura para estimular el apetito. ¡No te hace ninguna falta!

Moduladores selectivos de los receptores de estrógeno (MSRE). Dado el papel de las hormonas ováricas en la función cerebral, los fármacos antiestrogénicos tamoxifeno (para prevenir el cáncer de mama) y raloxifeno (para prevenir la osteoporosis) despiertan ciertas inquietudes justificadas acerca de los efectos en todo el cuerpo de la privación de estrógeno con el tiempo. Así como el tamoxifeno inhibe los efectos del estrógeno en las mamas, también hay pruebas convincentes de que inhibe algunos de los efectos del estrógeno en el cerebro.[49] El raloxifeno (Evista), que se receta a las mujeres para prevenir la osteoporosis, también afecta el cerebro. Este es uno de los motivos de que los sofocos (mediados por el hipotálamo) estén entre los muchos efectos secundarios de estos fármacos; la depresión es otro. Si bien los moduladores selectivos de receptores de estrógeno tienen su lugar y podrían ser adecuados para algunas mujeres cuyo riesgo es verdaderamente alto, sus posibles desventajas, muy reales, no reciben suficiente atención.

Si actualmente tomas tamoxifeno o raloxifeno, es doblemente importante que sigas algunas de las sugerencias que he dado para proteger el buen funcionamiento cerebral. Muchas mujeres dicen haber experimentado un alivio de la depresión inducida por el tamoxifeno gracias al consumo de buenas dosis de soja. Esto podría deberse a los efectos hormonales de la soja. (Para una información más completa sobre estos fármacos, véanse los capítulos 5 y 13.)

Potenciar la sabiduría de la edad madura

El cerebro es como los músculos; si se lo quiere tener en forma óptima, hay que usarlo. Las expectativas y la actitud ante la vida también influyen profundamente en el funcionamiento cerebral. Aunque no existe ninguna fórmula (hormonal ni de otro tipo) para «curar» el envejecimiento, sí hay muchas cosas que se pueden hacer para conservar la vitalidad mental.

Primer paso. Píllate cuando estés pensando según los estereotipos que se achacan al proceso de envejecimiento. Por ejemplo, si olvidas algo, no digas: «Me estoy volviendo vieja». Nunca te permitas hacer comentarios como: «Soy demasiado vieja para eso». He visto esta manera de pensar en mujeres que aún no tienen 35 años. Mi madre me contó que, cuando cumplió los 60 años, de pronto el buzón comenzó a llenársele de anuncios de todo tipo de productos como compresas para la incontinencia y audífonos. Ella se limita a poner toda esa información en la cesta de papel para reciclar. Empieza a considerarte una persona más joven, libre de los problemas de la edad que los medios nos dicen que hemos de esperar. Cuando uso un aparato de ejercicio, por ejemplo, siempre lo programo poniendo mi edad en cuarenta años. Aunque «pensarse» joven podría parecer simplista, es uno de los comportamientos más importantes para la buena salud que puedes adoptar. En realidad, creerse las estereotipadas ideas negativas acerca de la edad (que tienden a comenzar en la infancia, por ejemplo, que cuando te haces mayor te conviertes en una inútil) se traduce en un mayor riesgo de muerte prematura.

Piensa en esto: en un estudio de seiscientas personas de cincuenta y más años, realizado por una investigadora de Yale, la doctora Becca Levy, se comprobó que aquellas que tenían una visión más positiva del envejecimiento, considerándose adultos relativamente jóvenes, vivían un promedio de siete años y medio más que aquellas cuya visión era menos positiva, al margen de variables como la edad, el sexo, la situación socioeconómica, la soledad y la salud general. La forma de considerar la edad tenía en estas personas un efecto mayor en su longevidad que tener baja la tensión arterial y bajo el nivel de colesterol (estas dos cosas están relacionadas con vivir hasta cuatro años más), o tener un índice de masa corporal bajo, no ser fumadoras y tener la tendencia a hacer ejercicio (cada una de estas cosas añade tres años a la vida). En el informe del estudio dice: «Nuestro estudio lleva dos mensajes. El desalentador es que las percepciones negativas de sí mismo pueden disminuir los años de vida; el alentador es que las percepciones positivas pueden prolongar la vida».[50]

Una de las formas como «programo» rutinariamente mi mente para la juventud y vigor es hacer afirmaciones. Las siguientes son dos de mis favoritas (las digo en voz alta cada mañana cuando estoy haciendo ejercicio en el aparato elíptico).

Ahora mi cuerpo es radiantemente sano, hermoso, flexible, fuerte, y eternamente joven. El espíritu del Divino Amor y Poder se manifiesta ahora en todo mi cuerpo como salud radiante, belleza radiante y juventud radiante.

Agradezco que mi cuerpo, mente, espíritu y comportamiento estén sintonizados para mantener con facilidad mi talla y mi peso ideales.

Segundo paso. Mantente activa mentalmente y conectada socialmente. Continuar receptiva a nuevas ideas, personas y ambientes es tan necesario para mantenerse sana mentalmente como el ejercicio físico para la salud del corazón, los músculos y los huesos.[51] Ten presente que el aprendizaje realmente produce el desarrollo de nuevas neuronas, incluso en el cerebro de una persona mayor.[52] Sal de la comodidad del terreno conocido. Cultiva un amplio círculo social de personas de diversos grupos de edad. Apúntate a cursillos, reúnete con tus amigos, practica un nuevo deporte o actividad, comienza una nueva profesión o empresa, ofrécete para hacer trabajos voluntarios. Tonifica tus neuronas y rutas neuronales con nuevas ideas y relaciones cada día. Este año comencé tomando clases de tango argentino, y me encantan.

He observado que algunas de mis amigas mayores tienden a poner una expresión vacía en la cara cuando están con un grupo de personas que acaban de conocer o en un entorno desconocido. Aunque en su casa están muy bien, al parecer no logran seguir la conversación cuando se encuentran ante una situación nueva. Han pasado tanto tiempo dejando de lado cualquier novedad de su entorno, hundiéndose cada vez más en la seguridad de sus rutinas diarias, que han perdido la capacidad para adaptarse al cambio. Es trágico lo que se produce en la cara, el cuerpo y la mente de estas personas en otro tiempo vitales cuando comienzan este descenso por la ladera.

Marian Diamond, la famosa investigadora del cerebro, dice: «En lo que se refiere al cerebro, hay un principio muy sencillo: se usa o se pierde». El sistema nervioso se atrofia cuando ya no recibe ninguna información nueva, fenómeno que se ha comprobado claramente en el laboratorio. En un estudio de ratas viejas, Diamond les puso juguetes y objetos nuevos a un grupo de ellas mientras que a las demás les dejó el entorno tal como lo tenían. Al final del estudio, las ratas del entorno enriquecido tenían más tejido cortical que las del otro grupo. Lo interesante es que este cambio en la estructura cerebral ocurrió en ratas viejas que ya habían vivido el 75 por ciento de la vida que se estima que vivirán.[53]

Tercer paso. Desarrolla una actitud optimista hacia la vida. El optimismo, la capacidad de ver el vaso medio lleno, no medio vacío, es un protector natural contra la depresión. Además, un impresionante número de estudios ha documentado que las personas optimistas son más sanas y viven más tiempo. En un estudio de personas sin factores de riesgo de cardiopatía, por ejemplo, las personas deprimidas tenían cuatro veces más posibilidades de sufrir un ataque al corazón que las no deprimidas; puesto que las enfermedades cardiacas también están asociadas con la demencia senil, se puede ver la conexión entre una actitud sana y un cerebro sano.

Cuarto paso. Trabaja activamente con tu forma de pensar y tu comportamiento para modificar esos rasgos de personalidad (como la hostilidad, el pesimismo y la tendencia a aislarte socialmente) que se sabe que están relacionados con la muerte prematura y la discapacidad. Si es necesario, busca la ayuda de un terapeuta. La terapia conductista cognitiva sirve para tomar más conciencia de los pensamientos negativos autolimitadores y encontrar la manera de dirigirlos a otros más positivos y habilitadores. Esto no significa negar las dificultades de la vida. Esta terapia también enseña a aceptar la propia situación y darle validez, pero al mismo tiempo la trata de un modo más constructivo. En consecuencia, la persona aprende a preocuparse menos. Para ayudarte a usar tu poder y cambiar tus pensamientos, te recomiendo leer *I Can Do It*, de Louise Hay (Hay House, 2004), y *The Amazing Power of Deliberate Intent*, de Esther y Jerry Hicks (*Intentar es conseguir*, Urano, 2006).

Quinto paso. Desarrolla y expresa un sano sentido del humor. Búscate auxiliares para el humor, por ejemplo el vídeo de Loretta LaRoche *How Serious Is It Really?* [¿De verdad hay para tanto?] o su último libro: *Relax, You May Only Have a Few Minutes Left* [Relájate, es posible que sólo te queden unos minutos]. O mira reposiciones de viejas comedias que te gustaron en otro tiempo.

Sexto paso. Come alimentos sanos y haz ejercicio con regularidad. Muchos estudios han demostrado que casi todos los tipos de demencia senil se deben en parte a la enfermedad de los capilares sanguíneos del cerebro. El principal motivo de los cambios negativos que se producen en esos vasos sanguíneos es comer mal y evitar el ejercicio. Muévete cada día; esto incluye caminar, hacer ejercicios aeróbicos, practicar un deporte, nadar o levantar pesas. El movimiento mejora la circulación y mantiene la irrigación sanguínea de todos los órganos, entre ellos el cerebro, y lleva más nutrientes y oxígeno a los tejidos. Si quieres, puedes satisfacer tus necesidades de movimiento y vida social al mismo tiempo, haciendo algún deporte con un grupo de personas no competitivas, para simplemente pasarlo bien disfrutando del movimiento.

Séptimo paso. Ejercítate en la expresión emocional total y sana tu vida al mismo tiempo. La pauta emocional relacionada con las cardiopatías, incluido el endurecimiento de las arterias cerebrales, es la tendencia a evitar sentir totalmente las emociones, ya sean positivas o negativas. Una de mis clientas perimenopáusicas me dijo una vez:

Me crié en una familia en que se nos enseñó a tener miedo a las emociones fuertes. No se nos permitía sentirnos demasiado bien ni demasiado mal, por nada. Si sentíamos deseos de llorar, se nos decía que nos fuéramos al sótano a meter la cara en un almohadón para no molestar al resto de la familia. Si gritábamos de alegría por haber obtenido una buena nota o haber ganado un partido, se nos decía que «no hiciéramos autobombo». Así pues, aprendí a desconfiar de toda una serie de sentimientos, prácticamente de todos, a excepción de un soso y aburrido agrado. No es de extrañar que haya tantos casos de demencia senil, depresión y enfermedad cardiaca en mi familia. Ahora que he llegado a la edad madura, me siento como si tuviera que reaprender a sentir. Muchas veces tengo que sintonizar con los síntomas de mi cuerpo y estar con ellos hasta comenzar a sentir la emoción que los acompaña.

Si notas que estás triste, por ejemplo, limítate a sentir plenamente ese sentimiento; descubrirás que se disipa. Pero si en lugar de hacer esto tratas de obligarte a sentir otra cosa y te reprendes por tener una emoción «desagradable», la emoción se quedará encerrada en tu cuerpo, y más adelante podría manifestarse en forma de enfermedad.

La hostilidad, por otra parte, es una pauta emocional que se ha vuelto crónica. Puede ser autodestructivo permanecer mucho tiempo en esa actitud, y la mejor manera de salir de ella es encontrar algo que apreciar en cada situación, por pequeño que sea, hasta que ese aprecio comience a reemplazar a la hostilidad como hábito mental y emocional.

Octavo paso. No te jubiles. No te permitas comenzar a pensar en la «jubilación» en la edad madura, como hacen muchas personas. Haz lo que hace Dolly Parton: descubre un trabajo que te guste hacer, ¡y no tendrás ni un solo día de trabajo en tu vida! Podrías desear retirarte de tu trabajo, ya sea en tu propio negocio o para otra empresa, pero necesitas tener algo que te interese hacer, con o sin sueldo, cada día de tu vida.

Para concluir, piensa en el siguiente experimento: en un famoso estudio realizado en el Hospital Beth Israel Deaconess de Boston, el médico gerontólogo Jeffrey Hausdorff, junto con Becca Levy, alumna de posgrado en Harvard, examinaron el efecto de las creencias subconscientes en la velocidad para caminar. La velocidad del paso suele reducirse con la edad, y eso, combinado con los problemas de equilibrio y coordinación y otros factores como la medicación, produce el estereotípico «arrastrar los pies» de las personas mayores. Los investigadores estudiaron a personas sanas de 63 a 82 años; primero las hicieron caminar por un corredor del largo de un campo de fútbol, y midieron su velocidad y su «tiempo de oscilación» (el tiempo que el pie está levantado del suelo). Después los participantes jugaron a un breve juego de ordenador. Mientras jugaban, en la mitad de las pantallas aparecían fugazmente palabras como *hábil, sabio, inteligente* e *ingenioso,* el tiempo suficiente para que se registraran en su subconsciente. En la otra mitad, aparecían palabras negativas, como *senil, dependiente* y *enfermo.* Después se los hizo caminar nuevamente por el corredor. Esta vez, las personas a las que se les influyó positivamente caminaron un 9 por ciento más rápido, con un mayor tiempo de oscilación y mucho menos arrastre de los pies. Aquellas a las que se influyó negativamente no lo hicieron peor que antes, tal vez porque, como la mayoría de nosotros, ya estaban saturadas de los estereotipos negativos de la sociedad respecto al envejecimiento.[54]

Este estudio es claramente una llamada a despertar, para que tomemos conciencia de nuestras creencias acerca del envejecimiento y la vejez y de los efectos físicos que producen. He visto a muchísimas mujeres que ya a los treinta años empiezan a convencerse de que se están deteriorando físicamente. ¿Y quién no ha estado en la fiesta de cumpleaños de un amigo o una amiga que cumple cuarenta años en la que se inflan globos negros y se gastan bromas sobre el «comienzo del descenso»?

La doctora Ellen Langer, psicóloga de Harvard y autora del conocido libro *Mindfulness* (*Cómo obtener una mentalidad abierta*, Altaya, 1995) comenta: «Los ciclos regulares e "irreversibles" del envejecimiento que vemos en las últimas fases de la vida humana podrían ser un producto de ciertas suposiciones sobre cómo debemos envejecer. Si no nos sintiéramos obligados a llevar a la práctica esa actitud limitadora, podríamos tener mayores posibilidades de reemplazar los años de decadencia por años de crecimiento y finalidad».[55]

Amén.

11

De botón de rosa a escaramujo: cultivar la belleza de la edad madura

Nunca olvidaré la última vez que vino mi ex profesora de arpa, la señorita Alice Chalifoux, a pedirme prestada el arpa para que pudieran usarla sus alumnos en la colonia de verano de Camden (Maine), donde enseñó a tocar este instrumento durante más de sesenta años, y donde yo empecé a aprender a tocarlo cuando tenía catorce.

Aunque nunca prestó mucha atención a la dieta, al ejercicio ni a los suplementos, tenía la piel sonrosada, lozana y tersa, los ojos vivos y brillantes, no caía enferma jamás, y su sentido del humor, irreverente y terrenal, era absolutamente encantador. Haciéndome un guiño, me dijo que ese verano había reducido muchísimo sus horas de clase; sólo iba a hacer 36 horas a la semana, más o menos la mitad de las que hacía normalmente. Era un ejemplo perfecto de una mujer bellamente sintonizada con el poder de lo que yo llamo «fase escaramujo» de la vida, sembrando sus semillas de sabiduría y estimulando a los demás dondequiera que fuera. Su alma traviesa brillaba en todos sus poros, sus efectos juveniles estaban escritos en toda su cara. La señorita Chalifoux tenía 92 años.

Nadie negaría que cada estación del año posee su propia belleza y su propia sabiduría especial. Lo mismo se puede decir de las estaciones de la vida. La mayoría conocemos o hemos visto por lo menos a una mujer como la señorita Alice Chalifoux, que es una prueba viviente de que es posible la belleza en todas las estaciones de nuestra vida, y esto sólo depende de cómo la vivamos.

Las mujeres perimenopáusicas se podrían comparar con la rosa abierta de finales de verano y otoño, que ya comienza a convertirse en un brillante y jugoso escaramujo, esa parte de la rosa que contiene las semillas de las que podrían nacer cientos de otros rosales. Hasta hace poco nuestra cultura sólo rendía culto a la fase botón de rosa del desarrollo, haciendo relativamente invisible la belleza de las otras fases. En realidad, no hace mucho tiempo se usaba el botón de rosa salpicado por gotas de

rocío como símbolo destacado en los anuncios de productos para terapia hormonal. El mensaje subliminal era claro: si haces terapia hormonal
sustitutiva, podrás mantenerte en la fase botón de rosa durante el resto
de tu vida, sin tener que pasar nunca por el proceso de madurar y convertirte en el resistente y poderoso escaramujo. Pero eso no es cierto.

Una vez que estamos en camino hacia la fase escaramujo, no podemos
retroceder a la fase botón de rosa, aunque nuestra cultura ciertamente
nos tienta a intentarlo. Aprender a potenciar al máximo la fuerza, resistencia y capacidad de recuperación de la jugosa fase escaramujo es absolutamente necesario si queremos vernos y sentirnos en nuestro mejor
aspecto como mujeres en la plenitud de la madurez. Simplemente ten
presente que cuando uno se está convirtiendo en escaramujo, cualquier
intento por mantenerse en la fase botón tiende a parecer desesperado y
ridículo; es como intentar pegar en el árbol las hojas caídas en otoño
y pintarlas de verde para simular que es primavera. Sencillamente esto
no da resultado. Nuestra tarea es llegar a apreciar y valorar la belleza y
el poder de la estación en que estamos, en lugar de ansiar lo que ya no
puede ser.

Esta tarea podría resultar particularmente difícil si, antes de la menopausia, se era el tipo de mujer acostumbrada a aprovechar el poder de su
apariencia y su cuerpo para atraer la atención de los hombres tan pronto
como entraba en un lugar. Si este es tu caso, quiere decir que estás familia-
rizada visceralmente con el poder de la belleza femenina externa y tal vez
lo has aprovechado desde la adolescencia. Si tu apariencia ha hechizado
a los demás durante años, es muy probable que te cueste más convertirte
en escaramujo que a una mujer que no ha tenido esa experiencia y por lo
tanto ha recurrido a su interior a edad más temprana para sentirse valiosa
y bella. Yo conocí a una mujer así en otro tiempo. Cuando cumplió los
45 años, lamentaba que los hombres ya no se volvieran a mirarla cuando entraba en una sala. Puesto que su influencia y su dinero siempre
habían provenido de su apariencia y su efecto en hombres poderosos,
convertirse en escaramujo fue una verdadera y dura llamada a despertar
para ella, que le hizo saber que sus ardides de antes ya no le servían en la
segunda mitad de la vida. A las mujeres que nunca han tenido esa experiencia, probablemente les costará muchísimo menos adaptarse a la fase
escaramujo. En realidad, si eres como yo (y sé que muchas mujeres lo
son) podrías, sin ninguna dificultad, comenzar a interesarte por la ropa,
el cuidado de la piel y el maquillaje tal vez por primera vez en tu vida.

Más aún, descubrirás también que tu seguridad en ti misma y tu autoestima debidas a todo lo que has hecho en la primera mitad de tu vida han construido sólidos cimientos de autoaceptación que te hacen sentir más capaz y poderosa que nunca.

Pero hayamos sido o no beldades despampanantes, todas deseamos tener un aspecto inmejorable en todas las edades. Puede que llegada la perimenopausia no podamos volver a ser botones de rosa, pero de todos modos podemos seguir siendo lo más atractivas posible prestando atención al buen cuidado de la piel y del cuerpo. E incluso podríamos desear recurrir a la cirugía plástica u otros procedimientos estéticos. Actualmente hay más opciones que nunca para escaramujos en ciernes.

Hacer las paces con los cambios en la piel

Para muchas mujeres, una de las partes más molestas de la edad madura es ver cómo su piel comienza a aflojarse, a volverse fláccida y a arrugarse. Yo comencé a notar cambios en mi piel (tendencia a más sequedad y algunas arruguitas finas alrededor de los ojos) cuando rondaba los cuarenta años. Cuando empecé a darme cuenta de esos primeros cambios, decidí tomarles cariño porque me recordaban los ojos de mi padre, que siempre estaban rodeados por las arruguitas que son la señal de muchas risas y sonrisas. Pero también deseé hacer todo lo posible para impedir que esas arruguitas se hicieran más profundas y menos atractivas con el paso del tiempo.

Una de las suscriptoras a mi hoja informativa explica elocuentemente el dilema común que plantean los cambios en la piel de la edad madura y su posible impacto emocional:

Tengo 48 años, estoy en mi peso ideal y en muy buena forma. Hago ejercicio con regularidad, e incluyo levantamiento de pesas en mi programa. Hago excursiones siempre que tengo la oportunidad. Sin embargo, casi de la noche a la mañana he notado que tengo muy fláccida la piel de las piernas. Cuando me las miro mientras camino, veo agitarse la piel con cada paso. Estoy segura de que esto es la consecuencia del daño acumulativo causado por el sol y los muchos años de subir y bajar esos tenaces cinco kilos. ¿Es posible hacer algo? Ahora me pongo crema protectora siempre que estoy al aire libre, he dejado absolutamente de asarme al sol, y trato de mantener estable mi peso. ¿Debo resignarme a usar vestidos largos? ¿Hay algún suplemento que pueda tomar? ¿Existe algo que sirva para la formación de colágeno? ¿Alguna operación? Estoy en proceso de divorcio después de veinticinco años de matrimonio y, como es natural, mi apariencia me preocupa. Agradecería muchísimo cualquier sugerencia.

Afortunadamente, es muchísimo lo que podemos hacer para conservar la salud de la piel en la edad madura e incluso sanar parte del daño ya hecho. Pero mientras lo hacemos, de todos modos hemos de pasar por esta edad con la valentía de vivir plena y dichosamente la vida, a pesar de esas cosas como el envejecimiento de la piel y los cambios en el cuerpo. Sé, tanto por mi trabajo como por mi experiencia personal, que esto resulta mucho más difícil cuando se está experimentando la pérdida de la pareja de toda una vida, ya sea por divorcio o muerte.

No obstante, es importante recordar que muchas mujeres encuentran el amor y la felicidad en la mitad de su vida e incluso después, al margen de un poco de daño causado por el sol o la flaccidez aquí y allá. De esto me di cuenta de un modo bastante impresionante hace poco durante una fiesta en la que pasé un rato hablando con dos mujeres diferentes. Una era una mujer despampanante, cercana a los cuarenta, de piel inmaculada y una figura casi perfecta, que tenía mucho éxito como mujer de negocios; se quejaba de que sencillamente no había ningún hombre bueno con el que pudiera encontrar la felicidad.

Más o menos media hora después conocí a otra mujer, a la que le calculé unos 55 años; su cara no era hermosa, pero sí animada, no llevaba maquillaje, y tenía entre trece y dieciocho kilos de sobrepeso. Puesto que estábamos hablando de temas médicos, me contó que le hicieron una mastectomía hacía unos años, la cual le dejó el pecho izquierdo totalmente desfigurado. En medio de la conversación, me dijo: «Creo que infravaloramos a los hombres, ¿no te parece? Saben ser muy dulces». Resultó que estaba saliendo con tres hombres, y con uno de ellos creía que estaba destinada a casarse. La belleza interior y el sentido del humor de esa mujer me hicieron sentir feliz sólo por estar con ella. Comparando su energía y su actitud con la de la mujer hermosa como para parar un tren que había conocido antes, comprendí lo pasajera que puede ser la impresión de la simple belleza física cuando no está iluminada desde dentro por un alma hermosa.

Me siento muy reconfortada por lo que aprendí ese día de esas dos mujeres y sus experiencias, y lo recuerdo siempre que empiezo a sucumbir a la idea cultural y dirigida por los medios de que pasados los 35 años todo es decadencia para las mujeres, han quedado atrás nuestros mejores años y nadie nos va a volver a amar porque ya no tenemos 25. He llegado a comprender que nada podría estar más lejos de la verdad. De hecho, muchos hombres me han dicho que lo que encuentran más atractivo en una mujer es su entusiasmo por su vida, su autoaceptación y su sentido del humor.

Información esencial sobre la piel: nuestro sistema nervioso externo

Para prevenir el envejecimiento innecesario de la piel, que se manifiesta en falta de brillo, color cetrino, pigmentación irregular, sequedad y arrugas, primero es necesario comprender qué hace la piel y cómo lo hace.

La piel se origina en la capa embriónica llamada ectodermo o epiblasto neural, de la que también se forman el cerebro y el sistema nervioso periférico. Funciona a modo de cerebro externo, reuniendo información de nuestro entorno mediante su capacidad de percibir la presión, la temperatura, el placer y el dolor.

Los estudios de la doctora Tiffany Field sobre los impresionantes beneficios del masaje para el sistema inmunitario constituyen una prueba convincente de la íntima conexión de la piel con todos los aspectos de nuestra salud, desde las emociones al consumo de nutrientes, y de cómo todos estos aspectos la afectan. La piel es, muy literalmente, el límite entre nosotros y nuestro entorno. Siendo nuestra primera línea de defensa contra las irregularidades de ese ambiente (bacterias, virus, excesiva radiación ultravioleta del sol, sustancias atmosféricas contaminantes y humo de segunda mano), es vulnerable no sólo a lo que ocurre fuera de nosotros, sino también a nuestro ambiente interno, tanto emocional como nutricional.

El estado de nuestra piel dice muchísimo acerca de lo bien que encajamos en nuestro entorno y nos sentimos sustentadas por él. De las mujeres que son felices y se sienten satisfechas con su vida emana un brillo inconfundible que ninguna cantidad de cosméticos o cirugía puede crear. Sólo viene de la conexión con la energía Fuente. Si por cualquier motivo la mujer no se siente segura en su entorno o no puede ser fiel a sí misma en él, y no tiene conciencia de eso, su piel podría reaccionar en lugar de ella. Por eso en dermatología se sabe muy bien que los pacientes suelen necesitar tratamientos simultáneos de la piel y de la mente y las emociones para obtener un mejor resultado. Se sabe, por ejemplo, que la dermatitis y la urticaria son dos trastornos causados por una mezcla de factores psíquicos y físicos, y que la psoriasis, la alopecia y el eccema, entre otros, también tienen factores causales psíquicos. Casi toda mujer ha tenido la experiencia de que le brota una enorme espinilla en un lugar muy visible de la cara precisamente cuando está más interesada en lucir su mejor aspecto en un evento social importante, o le aparece un herpes labial justo antes de una cita, o le viene un brote de urticaria o sarpullidos cuando empieza un nuevo trabajo o se traslada a otra ciudad. Tarde o temprano, lo que somos y hemos sido se nos manifiesta en la cara.

La anatomía de la piel

La piel se compone de tres capas: la capa externa o epidermis, la capa intermedia o dermis y una capa grasa bajo ellas. La epidermis, del grosor

FIGURA 14. ANATOMÍA DE LA PIEL

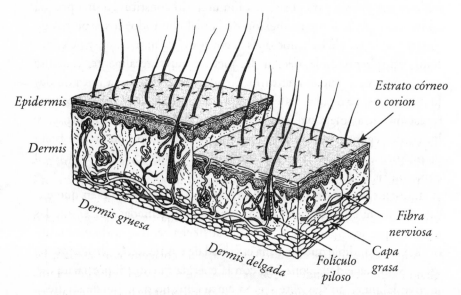

© 2001 *by* Northrup y Schulz

de una hoja de papel, es una capa protectora formada por células muertas que retienen la humedad y el aceite; las células muertas se van desprendiendo continuamente y son reemplazadas por células nuevas que suben a la superficie, se aplanan y luego mueren. A medida que nos hacemos mayores este proceso de desprendimiento se va haciendo más lento, y ese es uno de los motivos de que la piel tienda a perder su frescura o lozanía.

En la base de la epidermis está la subcapa basal, que contiene las células generadoras de melanina llamadas melanocitos. La cantidad y el tipo de melanina determinan el color de la piel, rasgo que se hereda de los padres.

La dermis, que forma alrededor del 90 por ciento de la piel, es la capa en que están situados los receptores nerviosos y los vasos sanguíneos. También contiene las glándulas sudoríparas y las glándulas sebáceas; estas últimas producen aceite y están unidas a los folículos pilosos. Cuando están bloqueados los conductos sebáceos de la raíz de los folículos pilosos, es inevitable que se formen puntos negros y espinillas. El sudor y las secreciones oleosas de la capa dérmica protegen la piel de infecciones generando un manto ácido protector, pero este manto se destruye fácilmente usando detergentes fuertes y jabones de pH no equilibrado.

La dermis también contiene dos proteínas llamadas colágeno y elastina, que dan a la piel su elasticidad y flexibilidad. En general, la producción de colágeno comienza a disminuir a los veinte años a una velocidad del 1 por ciento anual. Al llegar a la mitad de la vida podríamos haber perdido hasta un 20 por ciento de la capa de colágeno, aunque es enorme la variación entre una persona y otra. Cuanto más oscuro es el color de la piel, más colágeno y elastina tiene; por eso la piel y los huesos de las mujeres de piel morena tienden a ser más resistentes al desgaste de la edad, en comparación con los de las de ascendencia aria; a eso se debe también que las mujeres de piel negra o cobriza sean menos propensas a tener arrugas, comparadas con las mujeres de piel blanca (la personalidad televisiva Star Jones Reynolds lo expresa así: «El negro no se agrieta»). Las mujeres de piel amarilla tienden a estar más o menos en un punto medio.

Además del adelgazamiento de la capa de colágeno con la edad, las glándulas sebáceas tienden a disminuir sus secreciones, lo cual lleva a una mayor tendencia a la sequedad de la piel. Alrededor de los cincuenta años también disminuye la capacidad de la piel de autorrepararse, por motivos que no se entienden muy bien, pero que podrían estar relacionados con los daños causados por los radicales libres (véase la sección siguiente).

Los radicales libres y el envejecimiento de la piel

Si te miras la piel de las nalgas y de la parte inferior de la espalda comprobarás algo importante: la piel que ha estado protegida de los contaminantes ambientales y del exceso de luz del sol está más suave y menos arrugada que la de las otras partes del cuerpo. Eso significa que el envejecimiento de la piel está conectado con algo más que la simple edad cronológica; también está conectado con el ambiente exterior e interior del cuerpo.

El envejecimiento prematuro de la piel (y de todas las células del cuerpo) está relacionado con la producción de los llamados radicales libres, moléculas de oxígeno que se han vuelto inestables debido a que han perdido un electrón en el proceso de interacción con otras moléculas del cuerpo durante procesos metabólicos como la respiración y la digestión. También se producen radicales libres cuando se expone la piel a la luz del sol, cuando es frecuente el exceso de azúcar e insulina en la sangre (estrés glucémico), y a causa de la exposición a toxinas de todo tipo, entre ellas el humo del tabaco y las sustancias contaminantes del aire. El estrés emocional también favorece la dañina actividad de los radicales libres, debido a los efectos del cortisol y la adrenalina. Estos radicales libres inestables circulan por el cuerpo adhiriéndose a las membranas celulares y prácticamente a cualquier tejido disponible para estabilizarse con un electrón de ese tejido. Si cogen un electrón del colágeno de la piel, por ejemplo, esto causa daño al colágeno. Con el tiempo la piel se vuelve rígida, se mancha y pierde la elasticidad. Es un proceso muy parecido a la oxidación del hierro cuando se deja al aire libre.

Las arrugas son consecuencia de la descomposición de las fibras de elastina y colágeno en las capas más profundas de la piel. El colágeno y la elastina son los responsables de la elasticidad de la piel, que le permite estirarse y contraerse. Cuando se deteriora el colágeno, la piel tiende a aflojarse y arrugarse.

Los radicales libres también pueden dañar y descomponer las grasas dentro de las células y en las membranas celulares, y el ADN de las células, donde está el código genético. Con el tiempo las membranas celulares pierden su elasticidad y fluidez y se vuelven rígidas. No cabe duda de que el daño causado por los radicales libres es la causa principal del envejecimiento, en el que entran las arrugas de la piel y las enfermedades relacionadas con la edad, como las cardiacas, la de Alzheimer, la artritis, etcétera. El estrés glucémico a causa de comer demasiados alimentos refinados también contribuye al envejecimiento prematuro.

Puesto que la producción de radicales libres es una parte inevitable de la vida diaria, no es de extrañar que el cuerpo haya desarrollado un sistema de defensa, el cual se apoya en los efectos de moléculas llamadas antioxidantes. Entre estos antioxidantes están las vitaminas C y E que contienen los alimentos, y otros producidos por el cuerpo, como el glutatión, la catalasa y la superoxidodismutasa. Los antioxidantes actúan donando electrones a los radicales libres inestables y volviéndolos inofensivos, al impedirles combinarse con otras moléculas y dañar los tejidos.

Dado este sistema de defensa, podríamos preguntarnos por qué envejecemos entonces. Como ocurre en todas las cosas, es cuestión de equilibrio; aunque el cuerpo fabrica antioxidantes y los ingerimos en los alimentos y en forma de suplementos, a veces el sistema antioxidante es superado por la enorme cantidad de radicales libres producidos por agentes como el humo del tabaco, la contaminación atmosférica, la exposición al sol, dietas que contienen muchas grasas trans u otros ingredientes perjudiciales, y el estrés emocional de todo tipo. Al daño causado por los radicales libres en el cuerpo se lo llama estrés oxidante. Los resultados de cientos de estudios sugieren que podemos limitar al mínimo el estrés oxidante consumiendo antioxidantes, evitando las toxinas medioambientales y manteniendo el equilibrio emocional.

Cómo daña la piel el tabaco

La edad madura es el periodo en que los malos efectos del fumar se hacen tan visibles como la nariz en la cara. Las mujeres que fuman mucho tienen la piel más pálida, y más arrugas y surcos que las no fumadoras. Esto se debe en parte a que la nicotina disminuye la irrigación sanguínea de la piel, con lo cual ésta recibe menos nutrientes y pierde capacidad para liberarse de los desechos tóxicos del metabolismo celular. Esto tiene por consecuencia una mayor lentitud en el desarrollo y el rejuvenecimiento de la piel.

Además, fumar envenena directamente los ovarios, disminuyendo la producción de estrógeno, que es necesario para mantener las fibras de elastina y colágeno.

Cómo daña la piel la excesiva radiación ultravioleta

Se calcula que alrededor del 70 por ciento de los cambios que vemos en nuestra piel cuando envejecemos es consecuencia del daño causado a las fibras de colágeno de la dermis. El daño causado por el sol en particular hace perder a la piel su elasticidad y su capacidad de renovarse.[1] La piel sobreexpuesta al sol constantemente está en un estado de inflamación leve permanente. Si bien se nos ha educado para pensar que el bronceado nos da una apariencia más juvenil, esto es una ilusión. La inflamación y la hichazón de la piel bronceada minimizan temporalmente las arrugas, dando una apariencia más juvenil, pero una vez que el bronceado desaparece, reaparecen las arrugas, y queda una piel que ha perdido su estructura normal.

La sobreexposición a rayos ultravioletas tiene por consecuencia una inflamación de los tejidos, que se inicia con los daños de los radicales libres a las membranas celulares, seguidos por la liberación de dañinas sustancias químicas inflamatorias que finalmente deterioran las fibras de colágeno y elastina; estas fibras, que eran flexibles y fluidas, se vuelven rígidas y duras. El proceso de envejecimiento que experimenta el colágeno de la piel es más o menos igual a lo que le ocurre a una clara de huevo flexible y transparente cuando se la pone en una plancha caliente: la proteína líquida de la clara de huevo se convierte en una proteína desnaturalizada, densa, dura y rígida. Los rayos ultravioletas también causan daño a los vasos sanguíneos de la piel, disminuyendo así el flujo de sangre y de otros nutrientes hacia este órgano. Esto es en parte la causa de esos molestos vasos sanguíneos dilatados en las mejillas y la nariz. La pigmentación irregular, la aspereza y el engrosamiento de la piel son consecuencia de alteraciones en los procesos de replicación celular e inmunitaria a medida que nos hacemos mayores. Estas no son inevitables, pero están causadas por los daños al ADN y por el estrés oxidante, consecuencia de todos los tipos de estrés y, de forma muy importante, de los daños de los rayos ultravioletas del sol.

Cómo dañan la piel el exceso de azúcar en la sangre y una dieta pobre en nutrientes

Nadie duda de los beneficios para la salud de los alimentos ricos en nutrientes, frutas, verduras, proteínas magras, grasas sanas y bastante fibra.

Lo que muchas personas no comprenden es que exactamente la misma dieta que previene la diabetes y la enfermedad cardiaca da también una piel radiante. Una dieta demasiado rica en carbohidratos refinados eleva rápidamente el nivel de azúcar en la sangre; y el exceso de azúcar en la sangre lleva a un proceso llamado glucosilación (o glucación), en que el azúcar se combina con las proteínas de la sangre y del cuerpo. Esta es la base del análisis de sangre llamado «hemoglobina Alc», con el que se determina lo bien controlada que está el azúcar en la sangre de una persona diabética. Este análisis mide la cantidad de hemoglobina que ha sido afectada adversamente por el azúcar durante un determinado periodo de tiempo. El consumo excesivo de carbohidratos refinados e insuficientes nutrientes también produce inflamación celular y glucosilación en el colágeno de la piel. Cuando ocurre esto el colágeno se vuelve rígido e inflexible, como la clara de huevo cocida de que hablaba antes.

Una nueva piel sana comienza con vasos sanguíneos sanos. Pero cuando los fibroblastos (las células que forman el colágeno) no reciben los nutrientes que necesitan, y el colágeno está dañado por la glucosilación, la piel sencillamente no se ve en su mejor aspecto. También es necesario consumir los tipos adecuados de grasas omega-3 para reaprovisionar la piel. El efecto en la piel de una dieta de alimentos de índice glucémico bajo y ricos en nutrientes es la base del libro *The Wrinkle Cure*, del doctor Nicholas Perricone,* que ofrece muy buenos consejos dietéticos que también contribuyen a prevenir el cáncer y la enfermedad cardiaca. (Véase el capítulo 7.)

Prevención o tratamiento de las arrugas

Lo principal para mantener la piel juvenil en la perimenopausia es no fumar, evitar la sobreexposición al sol (cuanto antes se empiece, mejor), seguir una dieta de bajo índice glucémico y usar antioxidantes, de aplicación tópica y en suplementos orales. La pigmentación irregular, la aspereza y engrosamiento y la hiperqueratinosis son consecuencias de la alteración de los procesos de replicación celular e inmunitaria. Como ya he dicho, estas alteraciones están causadas por los daños al ADN y por el

---

* La editorial Robinbook ha publicado varios libros de este autor acerca del cuidado de la piel. *(N. de la T.)*

estrés oxidante producido por la absorción de fotones ultravioletas. Hay mujeres que gracias a sus genes simplemente tienen la piel juvenil y sin arrugas toda su vida, por mucho que tomen sol. Pero la mayoría tenemos que echarle una mano a nuestra piel cuando se trata de conservarla o mejorarla en la edad madura.

En los últimos diez años más o menos se han realizado muchísimos estudios sobre el papel de los antioxidantes tanto en la prevención como en la reparación del daño de los radicales libres y la inflamación de los tejidos, que son la causa del envejecimiento de la piel. La sobreexposición al sol, junto con los efectos de una dieta pobre en nutrientes y un exceso de estrés son la causa del tipo de deterioro de la piel que comenzamos a notar durante la perimenopausia. Pero estos mismos factores se pueden corregir, de modo que una gran parte del daño que ya está hecho se puede detener e incluso reparar.

Cuidado de la piel en la edad madura

- *Limpieza periódica.* A la piel se la ha llamado «el tercer riñón», debido a que cada día elimina casi tantos productos de desecho del cuerpo como los propios riñones. Si la piel es seca, es necesario limpiarla concienzudamente una vez al día; si es grasa, podría ser mejor hacerlo dos veces al día. Quítate el maquillaje cada noche; cuando te ocupes de la cara, no olvides el cuello, que es el primer lugar donde se notan los efectos del envejecimiento. Limpiando bien la piel se limpian los poros y así la piel puede eliminar eficazmente los productos de desecho del cuerpo mientras se duerme, el periodo en que el cuerpo se rejuvenece.

  Usa una loción limpiadora o un jabón que conserve el manto ácido de la piel, porque es una de las defensas naturales del cuerpo contra las infecciones y los granos. Cuando compres la loción limpiadora o el jabón, fíjate que en la etiqueta diga «pH neutro». Hay muchos productos buenos en el mercado.

  Si tienes la piel grasa, evita el uso excesivo de lociones astringentes, las que normalmente contienen alcohol; en realidad podrían empeorar el problema de la grasa y también dañar la piel con el tiempo.

- *Cerrar los poros después de la limpieza.* Aplícate una loción tónica para cerrar los poros después de la limpieza, especialmente si tienes la piel grasa. O sencillamente aplícate agua fría para cerrarlos, lo que va bien para todo tipo de piel.

- *Renovarla con exfoliantes y antioxidantes tópicos.* Uno de los motivos de que la piel empiece a verse opaca y vieja en la edad madura es que disminuye la velocidad de renovación y desprendimiento de las células muertas. En consecuencia, las células nuevas, más llenas y que dan el aspecto reluciente al cutis, tienden a permanecer bajo la superficie. Para favorecer el desprendimiento de las células muertas de la superficie, abrir los poros y acelerar la renovación de la piel, es necesario hacer una exfoliación con regularidad. Esto se puede hacer mecánicamente, con un paño, o con productos que contengan ácidos de fruta como, por ejemplo, los ácidos alfa-hidroxilo, beta-hidroxilo o glicólico (véase la sección siguiente).

  Evita los exfoliantes abrasivos, como los preparados con la cáscara de frutos secos, que es como limpiarse la piel con una lija; esto podría producir la ruptura de los capilares sanguíneos y pequeñas abrasiones, con el riesgo de infección o incluso de acné.

  Si tienes la piel grasa, pon un poco de un producto para limpieza de intensidad moderada en un paño y úsalo para exfoliarla cada noche. Utiliza un paño limpio cada vez, para disminuir la cantidad de gérmenes que entran en contacto con tu piel. Después aplícate una crema de ácido alfa-hidroxilo, beta-hidroxilo o glicólico, de grado moderado, y/o uno de los productos antioxidantes que recomiendo en la siguiente sección. Actualmente hay muchos productos en el mercado que contienen antioxidantes y ácidos de fruta. Si tienes la piel seca o sensible, sáltate la limpieza con el paño y simplemente aplícate un preparado de ácido alfa-hidroxilo o antioxidantes a modo de exfoliación.

- *Aplicarse un filtro solar cada día en la cara, el cuello y las manos.* Adopta la costumbre de aplicarte filtro solar de factor de protección 15 o más en la cara, el cuello y las manos todas las mañanas, excepto durante el breve rato de «baño de sol», temprano por la mañana o a última hora de la tarde, que recomiendo para tener niveles óptimos de vitamina D (véase el capítulo 12).

- *Hidratación.* Si la fórmula de ácido alfa-hidroxilo o antioxidante o el filtro solar no viene en una crema base hidratante, completa tu cuidado diario de la piel con una crema hidratante ligera para el día y de fórmula más rica por la noche. Esto contribuye a que la muy necesitada humedad continúe en las células, manteniéndolas más llenas.

Exfoliantes y antioxidantes

ÁCIDOS DE FRUTA. El ácido alfa-hidroxilo y otros ácidos de fruta realizan una doble acción, como exfoliantes y antioxidantes. En cuanto exfoliantes, actúan de tres maneras: 1) disuelven el «pegamento» que mantiene unidas las células muertas de la piel, facilitando así su desprendimiento, para que las células nuevas, más llenas, puedan subir a la superficie; 2) mejoran la hidratación de la piel estimulando la producción de glucosaminoglicanos, que se encuentran en los intersticios de la matriz de colágeno,[2] aumentando así la humedad de la piel y reduciendo las arruguitas finas, y 3) favorecen la reparación de la elastina y el colágeno de la piel y podrían incluso engrosar un poco sus capas.

Los productos comerciales suelen contener de un 5 a un 10 por ciento de ácidos de fruta, concentraciones bajas y sin riesgo para todo tipo de piel y coloración. Pero siempre es mejor probar primero cualquier producto, o bien en la parte interior del codo o justo debajo del mentón. Si puedes tolerar esa potencia, cambia gradualmente a un producto que contenga de un 10 a un 12 por ciento de ácidos de fruta. Es posible que con algunos productos sientas un ligero escozor hasta que te acostumbres a ellos. Los ácidos de fruta de más potencia (hasta un 70 por ciento) se usan para aclarar la piel o para producir una exfoliación más profunda, y sólo deben usarla esteticistas profesionales y médicos.

Los ácidos de fruta normalizan la piel, ya sea seca o grasa. Si es grasa, eliminan la capa de células muertas, permitiendo así que salga más fácilmente la grasa del folículo, para poder eliminarla sin despojar a la piel de la humedad esencial. Si la piel es seca, eliminan la capa de células muertas y estimulan la renovación celular.

Normalmente las diferencias en la piel con el uso periódico de un producto que contenga ácidos de fruta comienzan a notarse a las dos semanas. Incluso en concentraciones tan bajas como del 5 al 8 por ciento, reducen las arrugas finas y otras, eliminan o reducen la aspereza, mejoran el color y reducen las manchas causadas por hiperpigmentación.[3] La mayoría de las personas comienzan a aplicárselo sólo por la noche; una vez que veas que te da resultado, puedes aplicártelo dos veces al día.

En cuanto antioxidantes, los ácidos de fruta también mejoran parte del daño causado por los radicales libres debido a la exposición a la luz del sol y a las sustancias contaminantes del aire.

VITAMINAS Y HIERBAS ANTIOXIDANTES. Se ha comprobado que un buen número de plantas (siempre en aumento), vitaminas y hierbas ayudan a la piel a resistir los daños de los radicales libres y la inflamación, aplicadas directamente. Muchas invierten también el proceso de envejecimiento de la piel. El efecto de los antioxidantes es sinérgico, por lo que dan mejor resultado cuando se usan combinados.[4] Por ejemplo, usadas juntas, las vitaminas C y E suprimen la reacción de insolación de la piel.[5]

Diversos tipos de antioxidantes ejercen su efecto a través de diferentes vías. Aquellos llamados antioxidantes no enzimáticos (p. ej., las vitaminas C y E) se agotan al ser «tragados» por los radicales libres, por lo tanto deben reponerse periódicamente, sobre todo en circunstancias en que la carga de radicales libres es grande, como cuando se está con un fuerte estrés emocional, por ejemplo, o expuesta al viento y al sol. Por eso es mejor aplicarse por lo menos un producto por la mañana, para que proteja durante el día, y por la noche otro destinado a restablecer la humedad y combatir el daño de los radicales libres. Un buen programa de cuidado de la piel con antioxidantes mejora la circulación en la piel, reduce la hinchazón (incluso bajo los ojos), disminuye las arruguitas finas y otras, posiblemente cierra los poros grandes y también disminuye la rojez y devuelve el brillo sano y natural a la piel.

A continuación te ofrezco la lista de los antioxidantes más estudiados, aunque hay más, lógicamente.

Vitamina C. Se ha comprobado que, en la forma apropiada, la vitamina C, que es un potente antioxidante, restablece la tersura y el brillo juveniles en la piel envejecida. Este es sólo un aspecto del muy bien documentado papel que tiene la vitamina C en la protección de casi todos los órganos del cuerpo de los efectos del envejecimiento. En la piel, esta vitamina es esencial para la producción de colágeno. También sana la inflamación porque inhibe la producción de algunas de las sustancias químicas inflamatorias.

El problema para usar vitamina C natural en aplicación tópica es que es muy ácida e irrita la piel. Además, es hidrosoluble y se descompone rápidamente, perdiendo su potencia en menos de 24 horas. Por eso la mayoría de los productos que contienen vitamina C en su forma natural no son eficaces. Pero combinada con sustancias que la hacen más bioasimilable, pierde acidez a la vez que mantiene sus propiedades antioxidante y estimulante de la producción de colágeno. De esta forma absorbible, la vitamina C penetra la delgada membrana que envuelve la célula y ofrece la máxima protección contra los radicales libres en el lugar donde hacen más daño, la membrana celular. En estudios se ha comprobado que la vitamina C en forma liposoluble se absorbe con mucha mayor rapidez y llega a niveles de la piel diez veces mayores que la vitamina C natural (ácido ascórbico). La vitamina C en forma de sustancias como el tetrahexildecil ascorbato es estable y se puede añadir a cremas y lociones, en las que mantiene su potencia durante meses.

Las cremas de vitamina C curan las quemaduras de sol. Y dado que esta vitamina en forma liposoluble estimula el desarrollo de fibroblastos, las células que producen colágeno y elastina en la piel humana, reduce las arrugas finas y otras, afirma la piel que se ha vuelto fláccida debido al deterioro del colágeno, y sana la piel inflamada o irritada; también da un brillo sano a la piel. (Véase «Recursos y proveedores».)

Tocotrienoles y vitamina E. Hasta hace muy poco los científicos pensaban que los tocoferoles, en particular el d-alfa-tocoferol, eran la parte más potente del complejo vitamínico E, y durante más de treinta años se han usado muchísimo los alfa-tocoferoles en productos cosméticos y otros. El alfa-tocoferol suele usarse en cosmética en su forma éster, suponiendo que un proceso de la piel llamado hidrólisis enzimática lo restablece a una forma activa. Pero esto no es así, porque en el estrato córneo de la piel, donde más se necesitan las defensas antioxidantes de las vitaminas E, es muy limitada la actividad enzimática necesaria para tranformar el éster a su forma correcta. La consecuencia es que muchos productos de «vitamina E» permanecen principalmente inactivos.

La forma ideal de vitamina E tópica es una mezcla natural de tocoferoles y tocotrienoles (otra parte del complejo vitamínico E). Los tocotrienoles inhiben la formación de peróxido (medida del daño causado por los radicales libres) con mucha mayor eficacia que el alfa-tocoferol, y son mejores para aumentar los niveles de diversas enzimas de la piel que la protegen de los rayos ultravioletas. De hecho, los estudios sugieren que los tocotrienoles son de cuarenta a cincuenta veces más potentes que las otras formas de vitamina E.[6] Este tipo de vitamina E de alta potencia, relativamente nuevo, se obtiene mediante un proceso especial de extracción del aceite de salvado de arroz o del aceite del fruto de la palma. El líquido resultante se puede mezclar fácilmente con cremas, lociones, champús y otros cosméticos. Estos productos de aplicación tópica mejoran el cabello seco y dañado, la piel muy seca y las uñas frágiles. Busca las palabras «E de alta potencia» en la etiqueta para asegurarte de que compras los productos correctos.

Así aplicados, tanto los tocotrienoles como los tocoferoles penetran rápidamente la piel y se concentran en la capa superficial del estrato córneo, exactamente donde es mayor el peligro de daño de los rayos ultravioleta.[7] También se ha descubierto que la vitamina E, como la vitamina C, inhibe a las enzimas colagenasas, que descomponen el colágeno después de una exposición a rayos ultravioleta. (Para más información sobre los tocotrienoles y el cuidado de la piel, visita el sitio web del doctor Randall Wilkinson, dermatólogo creador de la línea de productos para la piel Trienelle, en *www.trienelle.com*.)

Coenzima Q_{10} (CoQ-10 o ubiquinona). Este potente antioxidante es esencial para la salud de todo el sistema cardiovascular debido a su capacidad para ayudar a las mitocondrias a producir energía. Pero también funciona como antioxidante e inhibe a la colagenasa.[8] En un estudio realizado en Alemania se observó un 23 por ciento de reducción de las arrugas finas con la aplicación de una crema que contenía la coenzima Q_{10}.[9] Es fácil encontrar cremas que contengan coenzima Q_{10} en tiendas de alimentos dietéticos y otras.

Melatonina. La melatonina es más conocida por su efecto en los ciclos de sueño nocturno y vigilia diurna, pero es también un potente antioxidante. Se ha demostrado que la aplicación tópica de melatonina inhibe la rojez inducida por los rayos ultravioleta, por lo tanto tiene un potente efecto antiinflamatorio.[10]

Proantocianidinas (o procianidinas) y catequinas. Los compuestos polifenólicos se encuentran en una gran variedad de plantas y tienen un efecto beneficioso en los seres humanos. Por ejemplo, los polifenoles del té verde son los que le dan su efecto beneficioso en el revestimiento de los vasos sanguíneos. Las procianidinas y las catequinas, que se encuentran en las semillas de uva, té verde, manzanas verdes y otras fuentes, tienen importante actividad antioxidante.[11]

Otras sustancias para mejorar la piel

PENTAPÉPTIDO DEL MICROCOLÁGENO. Los fibroblastos son las células que producen colágeno en la piel. Con la edad estas células producen menos colágeno por motivos que no están claros. Sabemos que pierden la capacidad porque cuando se colocan fibroblastos envejecidos en un cultivo y se los estimula con factores de crecimiento producen considerables cantidades de colágeno.[12]

Uno de los factores que estimulan a los fibroblastos a producir colágeno es un fragmento de la propia molécula de colágeno, llamada fragmento pentapéptido.[13] Los investigadores han descubierto que este es un eficaz estimulante tanto de la producción de colágeno como de la síntesis de la fibronectina, dos importantes componentes de la matriz instersticial que rodea las células de la piel.[14]

La prueba de este pentapéptido (en concentración del 3 por ciento) en un grupo de treinta personas durante seis meses demostró cambios de importantes a muy importantes comparado con una crema placebo y un producto comercial de vitamina C al 5 por ciento.[15]

LIPOSOMAS. Los liposomas son diminutos saquitos recubiertos por membrana alrededor de trescientas veces más pequeños que la célula humana, muy útiles para penetrar la eficaz barrera de protección de la piel. Se componen de una membrana lípida a base de lecitina que rodea los contenidos específicos que necesitan las células. Aplicados a la piel, su similitud estructural con las células, como también su diminuto tamaño, les permite penetrar fácilmente en las diversas capas de la piel.

Cuando los liposomas tocan las células, sus membranas se fusionan con las membranas de las células y descargan su contenido en el citoplasma a lo largo de seis a ocho horas. Este sistema de penetración liposómica aumenta drásticamente la eficacia de cualquier ingrediente activo de los productos para la piel, haciéndolo diez veces más eficaz que cuando se aplica sin este sistema liposómico.[16]

Cómo evaluar los productos para la piel

Los nuevos ingredientes para productos cosméticos son tan eficaces que pertenecen a una categoría totalmente nueva a la que se ha dado en llamar «cosmecéuticos», porque tienen efectos farmacológicos en la estructura y la función de la piel. El FDA los considera productos cosméticos y los regula conforme a eso.

En consecuencia hay que tener en cuenta dos cosas. La primera es que a los fabricantes de cosméticos no se les permite hacer ninguna afirmación (cierta o no) acerca de un producto ni sobre la capacidad de sus ingredientes de producir cambios permanentes en la piel. Esto limita muchísimo a los fabricantes en su capacidad de dar a los consumidores material de información independiente sobre la acción de un producto o de sus ingredientes.

La segunda es que las normas para hacer las etiquetas de cosméticos no exigen que el fabricante informe de las cantidades o porcentajes de los ingredientes, aunque sí deben aparecer todos estos. Esto significa que el consumidor no sabe si el producto contiene un ingrediente en cantidad importante o no (p. ej., la cantidad y porcentaje que los estudios clínicos han demostrado que son efectivos). Las normas exigen que se pongan en orden descendente respecto a la cantidad aquellos ingredientes que forman el 1 por ciento o más del peso total; los ingredientes que están en un porcentaje menor al 1 por ciento pueden ir en cualquier orden. La etiqueta, por lo tanto, tiene poca utilidad para determinar la concentración de ingredientes que podrían ser muy eficaces en concentraciones bajas. Por ejemplo, un producto que contenga un 1 por ciento de melatonina no se distinguiría de otro que contenga un 0,001 por ciento. Un producto podría maximizar su comercialización pero minimizar su efectividad. Por lo tanto la consumidora está obligada a depender de las reseñas sobre ingredientes que aparecen en la literatura científica o en reseñas de productos individuales. En la sección «Recursos y proveedores» he intentado orientarte hacia algunos productos que sé que son eficaces, tanto por experiencia personal como por mi revisión de los estudios científicos que los apoyan.

El problema de los conservantes

La ley exige que los productos para la piel lleven conservantes con el fin de prevenir la proliferación de bacterias u hongos, que se sabe que son peligrosos (ha habido casos de ceguera por usar mascarillas contaminadas con bacterias pseudomonas). Muchos laboratorios cumplen esto añadiendo los conservantes químicos tradicionales llamados parabenos y también otras sustancias químicas que liberan formaldehído. (Lee las etiquetas de los productos a ver si contienen: DMDM hidantoína, Diazoli-dinil Urea, Quaternium-15, cloruro de benzalconio, bromuro de benzal-conio, clorhexidina, cloruro de cetilpiridinum o timerosal.) Aunque los conservantes son eficaces y hacen durar el producto, entrañan su cierto riesgo, sobre todo cuando se usan sobre la piel durante muchos años.

Algunos se encuentran en niveles muy bajos en la naturaleza. Por lo general se usa más de un conservante parabeno para ampliar el espectro de la potencia para matar gérmenes. Con el tiempo los parabenos pueden causar irritación en la piel y sensibilidad al contacto. También pueden ac-tuar como las toxinas ambientales que se acumulan en los tejidos, inclui-dos el de los pechos. Son necesarios más estudios para evaluar cuánto riesgo entrañan los conservantes parabenos y los que liberan formalde-hído en un uso prolongado.

También podrías ver «conservantes naturales» en la etiqueta. En estos productos se usan muchas veces aceites esenciales como el del árbol del té o el aceite de semilla de pomelo. Estos «conservantes naturales» no se prestan a variaciones en las fórmulas, necesarias para producir una línea completa de productos; es decir, tienen un uso limitado y a veces es dudosa su efecti-vidad como conservante o agente antimicrobiano. Es prudente ver la mane-ra de usar productos que no contengan conservantes potencialmente dañi-nos siempre que sea posible, para disminuir la exposición a estas sustancias químicas comunes toda una vida. (Véase «Recursos y proveedores».)

Tratamientos para la piel sólo con receta

Probablemente no necesitas ninguna otra cosa para la piel si sigues la dieta normalizadora de la insulina que recomiendo en el capítulo 7 e instauras el programa de cuidado de la piel que he esbozado, incluido un buen producto antioxidante que contenga por lo menos tres de los antioxidantes que he señalado. Sin embargo, vale la pena tener una idea de los populares medicamentos de venta con receta que existen para la piel. Hay dos tipos básicos: los derivados del ácido retinoico y los que contienen hormonas.

DERIVADOS DEL ÁCIDO RETINOICO. Retin-A, Retin-A Micro y Renova son medicamentos de venta con receta derivados del ácido retinoico. El ácido retinoico es una forma de vitamina A que previene o reduce los surcos y arrugas finos, mejora el deterioro causado por el sol y cura el acné.

Estas sustancias son potentes antioxidantes; el uso de ácido retinoico recetado por un médico puede reducir los surcos y arrugas finos, estimular la irrigación sanguínea de la piel, igualar la pigmentación y prevenir la formación de arrugas y surcos.

Pero el ácido retinoico no está indicado para todo el mundo. Entre sus efectos secundarios están la rojez, la sequedad, el escozor o picor y una mayor sensibilidad al sol. Lleva entre dos y seis meses notar una verdadera diferencia si no se toman otras medidas para mejorar el cutis, y hay que ser absolutamente perseverante en el uso riguroso de filtro solar.

Yo utilizaba una forma de Retin-A, que se receta a muchas mujeres, hasta que descubrí otros productos más eficaces. Aunque me daba daba resultado y no me causaba irritación, me producía una descamación excesiva, la que a veces notaba en las mejillas y la barbilla en las peores ocasiones, normalmente justo cuando me miraba en el espejo antes de salir para dar una conferencia. No a todas las mujeres les produce este efecto, pero yo obtengo resultados mucho mejores con el programa antioxidante de toma oral y aplicación tópica que sigo ahora.

Terapia hormonal en aplicación tópica. La piel contiene receptores de hormonas, y está bien documentado que el estrógeno, que también tiene efectos antioxidantes, contribuye a conservar la capa de colágeno de la piel. Los menores niveles hormonales son una de las causas del adelgazamiento de la capa de colágeno durante los años perimenopáusicos. Muchas mujeres que han sufrido una menopausia quirúrgica o médica observan cambios en la piel a los pocos meses de perder su apoyo hormonal, a no ser que adopten medidas para recuperarlo, con terapia hormonal o tomando fitohormonas.

Los estudios han demostrado que la aplicación tópica de estrógeno aumenta el grosor de la capa de colágeno, reduce el tamaño de los poros y mantiene la humedad de la piel. En Europa se suele recetar estrógeno para embellecer la piel. Esos mismos beneficios se pueden obtener usando hormonas en aplicación tópica.

Si ya tomas hormonas bioidénticas (véanse la sección «Hormonas bioidénticas: diseño ideal de la naturaleza», en el capítulo 5), pídele a tu médico que te las recete en una fórmula preparada en farmacia de modo que se pueda añadir a una loción para la piel.

Por lo que he visto, a muchas mujeres les encanta esta forma de usar la terapia hormonal. Les mejora la piel, les aumenta la hidratación y al mismo tiempo les aporta los beneficios de esta terapia. Como en cualquier tipo de terapia hormonal sustitutiva, siempre es mejor usar la menor dosis que dé resultado. Las dosis demasiado elevadas pueden provocar un exceso de secreción sebácea, acné, e incluso el crecimiento de más vello facial.

ESTRÓGENO TÓPICO. Si no sigues una terapia hormonal pero deseas probar el estrógeno por sus beneficios para la piel, pídele a tu médico que te recete una pequeña cantidad de estrógeno sólo para este fin. Un farmacéutico puede añadir un poco de estradiol o estriol a un ungüento o crema. La aplicación de la crema es eficaz y no entraña riesgos, puesto que no produce los efectos secundarios del exceso de estrógeno. En un estudio realizado en 1996 se comprobó que el uso tópico de estrógeno diluido produce una notable mejoría en la elasticidad y firmeza de la piel, además de aumentar su hidratación, reducir el tamaño de los poros y disminuir la profundidad de las arrugas. La dosis que se usó en el estudio fue de un 0,01 por ciento de estradiol y un 0,3 por ciento de estriol por 1 gramo de ungüento, aplicado diariamente al cuello y la cara. En los análisis mensuales para comprobar los niveles de estradiol, hormona foliculoestimulante y prolactina, no se detectó ningún cambio hormonal importante en el organismo a causa del uso en la piel de esas proporciones diluidas.[17]

PROGESTERONA TÓPICA. Muchas de mis clientas han experimentado mejoría en la piel aplicándose una crema de progesterona natural al 2 por ciento; entre otras cosas, les ha disminuido el acné de la edad madura, les ha aumentado la hidratación de la piel y les han desaparecido las manchas de la edad. Tal vez esto sea lo único que necesitas, y no tengas que recurrir a una crema de estrógeno.

Piel hermosa desde dentro: los alimentos y suplementos correctos

Tener la piel en buen estado no es sólo un trabajo «externo». La piel es un reflejo de nuestra salud. Toma vitaminas antioxidantes y come un mínimo de cinco raciones de fruta y verdura al día. Se ha demostrado que muchas de los cientos de sustancias que contienen estos alimentos, como el licopeno de los tomates, la luteína de las verduras verdes y amarillas, y los antioxidantes de las bayas, previenen y curan los efectos dañinos del sol en la piel. Puesto que los antioxidantes actúan conjuntamente, cuanto mayor sea la variedad de frutas y verduras que comas, tanto mejor.

La dieta normalizadora de la insulina que recomiendo para equilibrar las hormonas en la edad madura también contribuye a mantener la piel en buena forma. Limita el consumo de cafeína y reduce todo lo posible el consumo de alimentos de índice glucémico alto, como las galletas, los pasteles, las tartas y los panes de harina refinada, los caramelos y los bombones, todos los cuales pueden producir retención de líquido por exceso de secreción de insulina. Estos productos no contienen las vitaminas ni los minerales que nutren la piel y se descomponen rápidamente en azúcar, que, como ya he explicado, hace perder su flexibilidad al colágeno. (Este es uno de los motivos de que muchas personas diabéticas, cuyo azúcar en la sangre no está bien controlado, desarrollen cataratas en los cristalinos ricos en colágeno de los ojos y tengan dificultades para cicatrizar cuando se hacen una herida. A eso se debe también que tomar ácido alfa-lipoico en suplemento alivie algunos de los síntomas secundarios de la diabetes, como se ha demostrado en estudios.)

FIBRA. Procura que haya suficiente fibra en tu dieta. Nada se refleja más rápido en la piel que el estreñimiento crónico. He visto muchos casos de desaparición del acné una vez que se ha normalizado el funcionamiento intestinal. Una de las maneras más eficaces de lograrlo es comer 1/4 de taza de semillas de lino molidas cada día. Además de los 11 gramos extras de fibra que obtendrás, las semillas de lino son ricas en ácidos grasos omega-3 y fitoestrógenos, ambos embellecedores de la piel. Las frutas y verduras también son ricas en fibra, además de contener muchos antioxidantes.

AGUA. También podrías ver una espectacular mejoría en tu piel si bebes ocho vasos de 250 cc de agua al día.

PESCADO. El pescado, en especial el salmón, las sardinas y el pez espada, es rico en ácidos grasos omega-3, importantes para formar membranas celulares sanas en todo el cuerpo.

SOJA. Uno de los beneficios más comunes que observan las mujeres después de varios meses de complementar su dieta con cantidades importantes de proteína de soja (de 100 a 160 mg de isoflavonas de soja diarios) es la mejoría de la piel, el pelo y las uñas. En un estudio reciente, en el que participaron cuarenta mujeres, tomando soya Revival, en el 93 por ciento se observó una notable mejoría en la piel (concretamente, reducción de la descamación y manchas a los tres meses y reducción de las arrugas a los seis meses). Las mujeres participantes también dijeron que habían notado importante mejoría en el pelo, menos sequedad y opacidad, más facilidad para peinarlo y mejor apariencia general, como también mejoría en la apariencia de las las uñas, menos aspereza, descamación y agrietamiento.[18] Una mujer que toma el suplemento de soja Revival escribe: «A los dos meses de tomar esta bebida de soja, tengo las uñas más fuertes y resistentes que nunca, mis cabellos tienen más cuerpo, y mi piel nunca había estado más radiante. Estoy fascinada». Los fitoestrógenos que contiene la soja fortalecen el colágeno de todas las membranas del cuerpo, sean las de la piel de la cara, del tejido vaginal u óseo, mientras que las isoflavonas de soja podrían actuar como antioxidantes para proteger la piel del daño de los radicales libres.[19] La soja también aporta proteína de alta calidad, necesaria para su desarrollo y mantenimiento.

SUPLEMENTOS. Aunque todos los diversos suplementos que recomiendo para la edad madura van bien para la piel (véase el capítulo 7), son particularmente importantes los antioxidantes como la coenzima Q_{10} y las vitaminas C y E, los tocotrienoles y las proantocianidinas.

Los estudios han demostrado, por ejemplo, que las proantocianidinas que contienen la corteza de pino y las semillas de uva protegen la piel de los efectos dañinos del exceso de rayos ultravioletas. En un estudio se comprobó que este potente antioxidante impide la activación ultravioleta de una cierta zona del núcleo de las células de la piel, reduciendo la inflamación resultante de una insolación.[20] Muchas personas han informado de saludables cambios en la piel, uñas y pelo al tomar este suplemento. La dosis normal es de 40 a 120 mg diarios; yo tomo de 60 a 80 mg diarios.

La coenzima Q_{10}, presente en todas las células del cuerpo, es liposoluble y se concentra en la membrana plasmática de las células, donde las protege de los radicales libres. Este antioxidante se agota cuando se expone la piel a los rayos ultravioletas y otras sustancias contaminantes ambientales, de modo que tiene lógica complementar la dieta con ella o aplicarla tópicamente. También se encuentra en la carne roja, el salmón y los frutos secos. Esta coenzima interviene en el metabolismo celular. La dosis normal en suplemento es de 30 a 100 mg diarios.

También se ha comprobado que las vitaminas E y C, tomadas como suplemento, protegen de los radicales libres generados por los rayos ul-

Tratamientos para la piel tomados del refrigerador

Una o dos veces por semana, si tienes tiempo, puedes dar a tu piel una saludable dosis de antioxidantes, ácidos de fruta y hormonas vegetales usando ingredientes que ya tienes en el refrigerador. Elige los alimentos que más atraigan a tu olfato; obtendrás beneficios aromaterapéuticos además de tratar la piel. El yogur natural aplicado a la cara es una mascarilla nutriente que aporta los beneficios del ácido láctico y los efectos hidratantes de las proteínas de la leche; puedes añadirle puré de fruta fresca. (No uses yogur edulcorado; el azúcar es dañino para la piel.)

A mí me encanta aplicarme rodajas finas de pepino en los párpados y mejillas para relajarme y prepararme para la noche. Las bolsitas de té verde, mojadas y aplicadas a los párpados, también relajan y dan un estímulo antioxidante a los ojos. Y el puré de frutas, por ejemplo de melocotón, fresones o manzana, se puede mezclar con avena molida fina para formar una mascarilla facial nutriente. También se puede usar perejil, albahaca fresca, romero o tomillo. Ten presente que la piel absorbe los nutrientes de estos alimentos en unos quince minutos, por lo que no es necesario tener la mascarilla más tiempo para obtener sus beneficios rejuvenecedores.

travioletas, cuyos efectos dañinos son causa de cambios en la piel. La dosis de vitamina C usada en el estudio fue de sólo 200 mg; la de vitamina E, de 1.000 UI.[21] Es posible que los resultados sean aún más impresionantes con las forma más nuevas y potentes de vitamina E, los tocotrienoles. El programa de suplementos recomendado en el capítulo 7 te dará todos los nutrientes para la piel que necesitas.

Acné de la edad madura

Cualquier cosa que comprometa la salud del sistema inmunitario, ya sea el estrés emocional o la insuficiencia de nutrientes, tiende a exacerbar el trastorno subyacente que causa el acné; también contribuyen a él los desequilibrios hormonales en que el cuerpo produce demasiado andrógeno. Siempre que hay estrés, tiende a alterarse el equilibrio del cortisol y la insulina; esto también afecta a la piel, como al resto del cuerpo. En la perimenopausia suelen surgir las mismas emociones tempestuosas que experimentábamos en la adolescencia, junto con las oscilaciones hormonales que exacerban la situación. No es de extrañar que los brotes de granos sean tan comunes durante esta fase de la vida.

¿Eres muy sensible y necesitas individuarte?

Tanto la adolescencia como el comienzo de la edad madura son periodos fundamentales de desarrollo en que pasamos por el proceso de individuación para definir quiénes somos en relación a los demás. La piel es la primera superficie de contacto entre la madre y el bebé, y durante toda nuestra vida representa un límite entre nosotros y los demás. Algunos investigadores creen que las enfermedades de la piel podrían considerarse un intento de definir quiénes somos en relación con los demás y cuál debe ser un límite sano entre nosotros.[22] Estoy de acuerdo.

Tuve un inquietante brote de acné alrededor de los 31 años, un periodo de la vida en que las hormonas están relativamente estables y la piel suele ofrecer su mejor aspecto. Me llevó tiempo comprender qué me pasaba; nunca tuve grandes problemas de piel en la adolescencia, y puesto que hacía ejercicio, tomaba vitaminas y comía alimentos integrales, encontraba raro ese repentino brote de acné a esa edad. Sin embargo, en ese tiempo yo trabajaba en un consultorio donde no se aceptaban bien mis ideas sobre la nutrición, las emociones y la conexión mente-cuerpo, una situación que yo sobrellevaba con mucho humor autodesaprobador, esperando que eso me permitiera continuar allí y encajar lo mejor posible; necesitaba angustiosamente la aprobación de mis colegas, y era tan sensible que siempre trataba de anticiparme a cualquier crítica de mis ideas y creencias. Finalmente, a los 35 años, comprendí que no podía seguir empleando tanta energía en el intento de encajar bien, de modo que, después de mucho examen introspectivo, di un salto de fe para cofundar Women to Women. Mi problema de piel, que ya llevaba cuatro años, desapareció en tres meses y nunca me ha vuelto, ni siquiera ahora, que estoy en medio de los cambios hormonales de la edad madura.

La anatomía del acné

1. Las hormonas androgénicas como la DHEA (deshidroepiandrosterona) y la testosterona aumentan la producción de sebo por las glándulas sebáceas.
2. El sebo acelera la descamación de la capa córnea de la piel (las células ricas en queratina); la consecuencia es que los poros y folículos pilosos se llenan de células muertas y sebo.
3. Las bacterias de la piel llamadas *Propionibacterium acnes* se alimentan del sebo y lo descomponen en ácidos grasos libres.
4. Los ácidos grasos libres atraen a los glóbulos blancos y otras moléculas inflamatorias (eicosanoides) del sistema inmunitario.
5. La consecuencia es una espinilla o un punto negro.

Las hormonas y el acné

En numerosos estudios se ha comprobado que los andrógenos, como la DHEA y la testosterona, intensifican la actividad de las glándulas sebáceas, mientras que el estrógeno o la extirpación de los ovarios la disminuyen, al reducir los niveles de andrógenos.[23] A esto se debe que muchas veces las píldoras anticonceptivas curen el acné. Pero el que los niveles hormonales elevados produzcan acné o no es algo individual. Por lo general, las mujeres que sufren las formas de acné más graves tienen una predisposición genética a la sensibilidad androgénica en la piel, incluso cuando los niveles hormonales son normales.

Cuando las glándulas sebáceas son pequeñas, como en los niños y en los ancianos, no se produce acné. Normalmente aparece por primera vez en la adolescencia, cuando comienzan a desarrollarse las glándulas sebáceas. Aparece principalmente en la cara, la espalda y el pecho. Durante mucho tiempo los endocrinólogos han conjeturado que el acné es una enfermedad endocrina provocada por una producción anormal de andrógenos. Los folículos pilosos unidos a las glándulas sebáceas contienen una enzima específica llamada 5-alfa-reductasa, capaz de convertir el estrógeno en testosterona. Por eso algunas mujeres experimentan una intensificación del acné cuando les sube el nivel de estrógeno debido a la perimenopausia o a una terapia hormonal en dosis elevada. Pero es posible que dos mujeres que sigan una terapia hormonal idéntica, hagan exactamente la misma dieta y tengan el mismo grado de estrés en su vida, experimenten reacciones totalmente diferentes en la piel. Por eso todos los tratamientos tienen su lugar y pueden ser útiles, incluso los que requieren receta.

Tratamientos naturales para el acné

Si tienes acné de leve a moderado, te recomendaría seguir el programa de tratamiento natural que esbozo a continuación. Si el acné es grave, podría convenirte añadir uno de los medicamentos de la siguiente sección, o seguir los consejos de un dermatólogo.

- *Seguir una buena dieta.* Adopta la dieta rica en fibra y normalizadora de la insulina explicada en el capítulo 7, porque, como ya he dicho, una dieta muy rica en carbohidratos de índice glucémico elevado va acompañada de niveles excesivamente altos de insulina, lo que a su vez puede ser causa de una mayor producción de andrógenos. En muchos casos, esto es lo único que hay que hacer para eliminar totalmente el acné.

- *Tomar suplementos.* Toma diariamente un suplemento vitamínico mineral completo (véase el capítulo 7). Está bien documentado que el zinc, la vitamina C y las vitaminas del grupo B son esenciales para que la piel esté sana. Muchas mujeres observan una espectacular mejoría en el pelo y la piel cuando comienzan un buen programa de suplementos.

- *Eliminar el exceso de grasa corporal.* Procura que tu porcentaje de grasa corporal esté en la franja sana. El exceso de grasa corporal va acompañado por un nivel de andrógenos superior al normal. Incluso una pequeña eliminación de grasa, de 2 a 5 kilos, puede significar un gran cambio en los niveles de insulina y andrógeno, lo cual tendrá su efecto en las glándulas sebáceas.

- *Seguir el programa de cuidado general de la piel* (en la sección anterior «Prevención o tratamiento de las arrugas»). Ten presente que los ácidos de fruta por sí solos suelen ir muy bien para el acné. Un buen cuidado de la piel con antioxidantes suele reducir o eliminar totalmente las cicatrices de espinillas. Los tratamientos con luz pulsada intensa (LPI o IPL) suelen hacer maravillas en cicatrices antiguas.

- *Probar con remedios caseros.* Cuando notes que empieza a brotar una espinilla, aplícate aceite del árbol del té por la noche. Las propiedades antibacterianas de este aceite suelen producir una importante regresión de la espinilla. Algunas mujeres se lo aplican cada día.

  Otro tratamiento eficaz es formar una pasta con bicarbonato y zumo de limón y aplicarlo a la espinilla. El bicarbonato es también un excelente exfoliante, a no ser que la piel sea muy sensible.

- *Eliminar los puntos negros.* Ve a que te hagan una limpieza profesional con eliminación de puntos negros más o menos una vez al mes hasta que tengas la piel limpia. Después puedes usar una de las tiritas que hay en el mercado para eliminar los puntos negros. Limita su uso a una vez por semana para que no se te reseque la piel.

Medicamentos para el acné

DERIVADOS DE LA VITAMINA A: La tretinoína (Retin-A, Retin-A Micro y Renova, de aplicación tópica) y la isotretinoína (Accutane, de toma oral) son medicamentos de venta con receta que aumentan la renovación de las células de la piel y facilitan la eliminación del sebo para que no quede atrapado. Accutane es un derivado oral de la vitamina A que inhibe potentemente la producción de sebo y la proliferación de las bacterias causantes del acné. Es el tratamiento más eficaz para el acné grave que no responde a otras medidas. Pero es muy irritante y no se debe usar en el caso de estar embarazada o tratando de concebir porque puede ser causa de defectos de nacimiento.[24]

PRODUCTOS QUE CONTIENEN PERÓXIDO DE BENZOILO Y AZUFRE. Suelen usarse diversas lociones, cremas y geles que contienen peróxido de benzoilo o azufre, por sus propiedades antibacteriana y secante. El peróxido de benzoilo penetra en el folículo piloso y produce oxígeno, inhibiendo así la proliferación de las bacterias causantes del acné, que prosperan en un ambiente anaeróbico (sin oxígeno). Si bien suelen ser eficaces, estos productos irritan mucho la piel. Recomiendo el Acne Recovery System Kit, de Trienelle *(www.trienelle.com)*, que permite modificar las dosis de peróxido de benzoilo y de otros preparados antiacné para reducir al mínimo la irritación y aumentar al máximo su efectividad.

ANTIBIÓTICOS. La tetraciclina y la eritromicina actúan impidiendo que las bacterias del acné descompongan el sebo en los ácidos grasos libres que producen las espinillas. No recomiendo la toma de antibióticos porque matan las bacterias sanas del intestino, lo que causa una mala absorción de nutrientes, diarrea y repetidas infecciones fúngicas. También pueden producir resistencia a los antibióticos.

PÍLDORAS ANTICONCEPTIVAS. Los anticonceptivos orales suelen usarse para reducir la producción de sebo; lo hacen debilitando la señal del cerebro a los ovarios para que produzcan hormonas. Recomiendo evitar estas hormonas sintéticas, a no ser que no haya ninguna otra opción, o la mujer no pueda o no se esté dispuesta a seguir una dieta más sana o usar uno o más de los tratamientos tópicos recomendados.

Rosácea

La rosácea es un trastorno común en la edad madura (de los cuarenta a los sesenta años) y la sufren hombres y mujeres por igual. En esencia, es un trastorno neurológico que hace hiperreactivos a los vasos sanguíneos de la zona de rubor de la cara y de la parte superior del pecho, por lo que estos vasos sanguíneos se dilatan; normalmente esta dilatación va acompañada por rojez, sensación de ardor y también por pápulas y pústulas. La rosácea demuestra claramente la estrecha conexión, sin solución de continuidad, entre las emociones y la piel, porque siempre empeora cuando la persona está experimentando un estrés emocional intenso. Estudios psicológicos han relacionado la rosácea con una reacción de rubor descontrolada. Aunque el rubor es una reacción normal a emociones como la agitación, la vergüenza o el azoramiento, en las personas con rosácea esa reacción normal del cuerpo es exagerada debido a que la emoción es muy frecuente o dura demasiado tiempo. Los estudios han demostrado, por ejemplo, que las personas propensas a este trastorno suelen ser perfeccionistas y tienen una intensa necesidad de complacer a los demás; también tienen una predisposición a sentimientos excesivos de culpabilidad o vergüenza.[25] Los «desencadenantes» de la rosácea son numerosos, entre ellos los cambios de temperatura, ciertos alimentos, el estrés, los cambios emocionales, el ejercicio y diversos productos para el cuidado de la piel. Por lo general comienza entre los treinta y los sesenta años, aunque puede comenzar ya en la adolescencia y, aunque esto es excepcional, en la infancia.

CHERYL: ROSÁCEA Y VERGÜENZA

Cheryl tenía 42 años cuando vino a verme por primera vez debido a sus reglas irregulares; también tenía un enrojecimiento persistente en la piel alrededor de la nariz y en las mejillas, que su dermatólogo le diagnosticó como rosácea. Aunque se aplicaba diversos antibióticos, no le servían de mucho. El problema siempre se le exacerbaba antes de la menstruación, pero dada la irregularidad de sus reglas, que a veces le venían cada dos semanas, nunca sabía cuándo iba a tener la piel bien y cuándo tendría un brote de rojez.

Trabajando con ella el año siguiente, las dos notamos que el enrojecimiento de la piel era como un barómetro de sus torbellinos emocionales, y tenía muchísimos. El año en que le comenzó la rosácea estaba en medio de una aventura amorosa con un profesional casado, y se veían en la oficina de él. Con el tiempo ella descubrió que no era la única mujer con la que ese hombre estaba liado. Se sintió profundamente avergonzada cuando lo descubrió. Su historia de la infancia reveló que había sido víctima de incesto por su padre, lo que ella había mantenido en secreto durante años. Pero Cheryl tenía muchísimo valor. Empezó a asistir a reuniones de grupo de supervivientes de incesto y también inició una psicoterapia individual; al mismo tiempo se comprometió a mejorar su dieta y su estilo de vida en todos los aspectos. En los años siguientes se hizo más fuerte e independiente. Finalmente tuvo el valor de perdonarse la aventura con aquel hombre sin escrúpulos. Cuando conectó con su sabiduría interior y se ayudó físicamente con dieta y ejercicio, le desapareció poco a poco la rosácea, de un modo lento pero seguro. Ahora los brotes son muy ocasionales, y sólo los experimenta cuando retrocede al viejo hábito de sentirse avergonzada y desvalida, pero ya sabe qué hacer y tiene la autoestima suficiente para trabajar eficazmente con esos sentimientos.

Opciones de tratamiento

El tratamiento estándar para la rosácea consiste en medicamentos anti-inflamatorios orales y tópicos (antibióticos o Accutane) y luego un antiinflamatorio tópico (a base de metronidazol, por ejemplo). Por lo general el tratamiento de protocolo se sigue durante cuatro a seis meses, hasta que la rosácea está controlada (muchas veces los antibióticos no la curan; no hay ninguna prueba de que la rosácea esté causada por bacterias anormales en la piel). Después se continúa sólo con tratamiento tópico. El problema obvio de los antibióticos orales es que tomarlos durante muchos meses desequilibra la flora intestinal. Por eso siempre recomiendo tomar un probiótico (acidophilus, por ejemplo) cuando se están tomando antibióticos. La inflamación celular agrava la rosácea (y también más o menos todas las demás enfermedades), así que también es útil hacer una dieta que mantenga normal el nivel de insulina. Esto significa reducir al mínimo o eliminar los alimentos «blancos», como el pan blanco, las patatas blancas, los productos que contienen azúcar, y las gaseosas. Es mejor comer mucha fruta y verdura fresca, que también contienen abundantes antioxidantes, para combatir la inflamación. También es útil usar productos para la piel que sean autoconservantes y no contengan parabenos ni otros irritantes. (Véase «Recursos y proveedores».) Hay que procurar evitar los productos que contengan ácidos alfa-hidroxi, ya que pueden ser irritantes. También deben evitarse la hidrocortisona, el peróxido de benzoilo y los retinoides tópicos.

Hay casos de mujeres que, por motivos no del todo claros, han sanado de la rosácea complementando su dieta con clorhidrato de betaína, que aumenta la acidez gástrica. Si decides tomar este suplemento, que se encuentra en tiendas de alimentos dietéticos, no olvides tomarlo con la comida; si no, produce una sensación parecida a la acedía o ardor de estómago. La dosis normal es de 500 a 1.000 mg, con las comidas. También son muy eficaces los tratamientos con luz pulsada intensa (LPI o ILP).

Pelos donde no toca

A partir de la edad madura, muchas mujeres notan que les aparecen pelos gruesos u oscuros en el mentón y en el labio superior. Aunque esto puede

Método mente-cuerpo para sanar los problemas de la piel

¿Te viste retratada en mi explicación del perfil psíquico de una paciente de rosácea o de alguien que sufre de acné de la edad madura? Si es así, la próxima vez que te sientas abrumada por emociones como la vergüenza, la ansiedad o la ira, prueba lo siguiente:

1. Haz una inspiración larga y profunda, que sientas llegar el aire al abdomen (muchas veces dejamos de respirar cuando sentimos una emoción fuerte, para dejar de sentirla); espira y continúa respirando profundamente.
2. Cierra los ojos.
3. Identifica el lugar del cuerpo donde sientes la emoción.
4. Describe lo que sientes. ¿Tiene forma, color o sonido?
5. No intentes cambiar el sentimiento. Permítete sentirlo plenamente, tal como es. Ámate por sentirlo.
6. Sigue respirando y muévete mientras lo haces; respirar y moverte te ayudará a mover la emoción y dejarla pasar.

Probablemente vas a notar lo siguiente: en el momento en que te permites sentir plenamente la emoción, esta se marcha. Puedes usar esta técnica cada vez que sientas una emoción difícil. ¿Y sabes qué? Descubrirás que tienes la capacidad de tratarla sin ayuda externa.

ser muy molesto es perfectamente natural; es consecuencia de la mayor cantidad de andrógeno en relación con la de estrógeno, que predomina al comienzo de la perimenopausia. El andrógeno puede convertir el vello fino en pelo más grueso (llamado pelo terminal). Sin embargo, a veces el exceso de pelos faciales puede ser señal de que hay un desequilibrio hormonal, como en el trastorno llamado enfermedad poliquística de los ovarios. También es común el pelo facial grueso en mujeres que hacen una dieta demasiado rica en carbohidratos refinados, que cambia el equilibrio hormonal a favor de los andrógenos. Pero, por lo general, la aparición de pelos faciales en la edad madura no es un signo de problemas hormonales ni nutritivos, sino sólo la consecuencia normal de niveles de andrógenos proporcionalmente más elevados.

Las mismas hormonas androgénicas responsables del engrosamiento y oscurecimiento del vello sobre el labio superior y el mentón podrían ser causa de caída del pelo en otras zonas, como la cabeza. Estas hormonas afectan a los folículos pilosos del cuero cabelludo acortando la fase de crecimiento del cabello (llamada anágeno), y esto es causa de que el pelo se vuelva más fino. Pero cómo afectan los andrógenos al pelo depende en parte de la zona donde éste se encuentra. Los receptores androgénicos de los folículos pilosos de otras partes del cuerpo varían en número y sensibilidad. Por eso el exceso de andrógeno puede ralear el pelo de la cabeza al mismo tiempo que aumenta la cantidad y el grosor de los pelos de la cara. Lógicamente, no sólo hay diferencias en cuanto a la sensibilidad al andrógeno en las distintas partes del cuerpo, sino que también las hay entre las personas. Así pues, un nivel relativamente bajo de andrógeno podría ser causa de crecimiento de pelos faciales en algunas mujeres y no en otras. La cantidad de vello corporal y facial también varía entre las diferentes razas. Las personas, de cualquier sexo, de cabellos y piel morenos tienden a ser más peludas que las personas rubias y de piel blanca.

Técnicas de depilación

Por normal que sea, el exceso de vello facial (o corporal) puede ser algo que se desee tratar. En general, no recomiendo la depilación con pinzas, cera ni maquinilla de afeitar, porque con el tiempo esto puede deformar los folículos pilosos, haciendo más difícil la eliminación permanente de los pelos si se decide después. Pero antes de optar por la eliminación permanente podría convenirte probar la dieta equilibradora de insulina que recomiendo en el capítulo 7. Mientras tanto, simplemente corta el vello lo más cerca posible de la piel o decolóralo. Si decides hacerte la depilación permanente, ten presente que el pelo fino no androgenizado (el vello de tipo piel de melocotón presente en todas las partes del cuerpo) podría experimentar una androgenización en cualquier momento durante la perimenopausia o después. Así pues, aunque te hayas hecho eliminar los pelos más gruesos, es posible que produzcas pelos nuevos con regularidad, especialmente durante los periodos de estrés, en que aumentan los niveles de andrógenos. A veces las hormonas que se están tomando, o la dieta o el estrés estimulan el crecimiento de esos pelos.

ELECTRÓLISIS. La depilación por electrólisis la realiza un profesional formado en la técnica; consiste en aplicar corriente eléctrica al folículo piloso mediante una aguja muy bien colocada. Pueden ser necesarias varias aplicaciones por folículo para destruirlo verdaderamente e impedir que vuelva a crecer el pelo. La electrólisis es dolorosa, de modo que tal vez te convenga pedirle a tu médico que te recete un anestésico local llamado EMLA (lidocaína o prilocaína), que se debe aplicar a la piel una hora antes del tratamiento. Por lo general, al cabo de un tiempo (que puede ir de unas semanas a unos meses) de sesiones periódicas de electrólisis, se reduce muchísimo la cantidad de pelos oscuros que vuelven a crecer. Pero probablemente haya que continuar yendo a tratamiento cada mes más o menos porque nuevos pelos del vello se convierten en pelos terminales. Cerciórate de que el profesional que te hace la electrólisis está bien formado.

DEPILACIÓN CON LÁSER. Esta técnica está mejorando continuamente y puede ser muy eficaz. Como la electrólisis, es dolorosa, por lo que se aplica un anestésico tópico antes del procedimiento. Cerciórate de que vas a un médico bien formado en tecnología láser, porque es un campo que está evolucionando rápidamente.

MEDICACIÓN CON RECETA. Los medicamentos mencionados en la sección siguiente para el tratamiendo de la caída del cabello pueden ser eficaces también para tratar el crecimiento de pelo en la cara, ya que ambos trastornos podrían ser consecuencia de los cambios hormonales que se producen en la menopausia. La espironolactona, en particular, es un potente antiandrógeno que a veces es eficaz en aplicación tópica.

Alopecia androgénica: caída del pelo por desequilibrio hormonal

Aunque a algunas mujeres se les comienza a caer el pelo en la menopausia, debido a los cambios hormonales que experimenta el cuerpo, a la mayoría no les ocurre. Decir que una alopecia importante es normal en la menopausia sería como decir que la demencia senil es una parte normal del envejecimiento. Sin embargo, la caída de pelo durante la perimenopausia es un problema relativamente común que erosiona la seguridad en sí misma y la autoestima de la mujer y le hace difícil disfrutar totalmente en situaciones sociales.

La alopecia androgénica, que produce lo que llamamos calvicie masculina, es con mucho la causa más común de adelgazamiento y caída del pelo en las mujeres de edad madura. El pelo se vuelve más fino, ralea y finalmente se pueden formar entradas en la frente, aunque a las mujeres no les suele ocurrir esto. Hasta el 13 por ciento de las mujeres premenopáusicas y el 37 por ciento de las posmenopáusicas sufren de cierto grado de caída del cabello relacionado con las hormonas.

Hace poco recibí la siguiente e ilustrativa carta de Evelyn, una de las suscriptoras a mi hoja informativa:

Escribo con el fin de obtener más información sobre la terapia con hormonas naturales. En julio pasado me hicieron una histerectomía completa, a los 44 años, por miomas. Por recomendación de mi médico comencé a tomar Premarin, y no tuve ningún problema del que yo me diera cuenta. Sin embargo, había leído muchos libros sobre la terapia con hormonas naturales y le pedí a mi médico que me recetara una fórmula. Me he estado aplicando cuatro gotas de la loción con hormonas para controlar los sofocos. Pasado un tiempo observé que la piel se me había vuelto grasa, y tengo problemas de acné. Además, y esto es lo que más me preocupa, se me está cayendo el pelo rápidamente.

Me han hecho análisis para comprobar los niveles de hormonas y el funcionamiento del tiroides; todo estaba dentro de los límites normales. El resultado del análisis dio niveles hormonales mayores que los de una mujer joven sana. Decidí disminuir la dosis para ver si tenía algún efecto en mi pelo. Tengo entendido que el exceso de estrógeno puede causar caída de pelo. Mi médico me anima a volver a las alternativas farmacológicas, que, según dice, ha usado con éxito durante más de veinte años. En estos momentos estoy muy confundida y haría casi cualquier cosa para impedir que se me siga cayendo el pelo. Por favor, deme algún consejo sobre cómo solucionar este problema.

Está claro que Evelyn convierte el estrógeno en andrógeno, y el andrógeno está afectando a sus folículos pilosos. Por eso la piel se le ha vuelto grasa, tiene acné y se le cae el pelo.

Aunque el programa hormonal que sigue va bien a muchas mujeres, las hormonas transdérmicas entran directamente en el torrente sanguíneo y por lo tanto elevan más los niveles con dosis bajas que cuando la hormona se toma oralmente. Le sugerí que o bien pasara a tomar un preparado de estrógeno y progesterona por vía oral, o bien redujera las dosis de estrógeno y progesterona de la loción tópica. Por motivos que no están del todo claros, a algunas mujeres les va mejor con hormonas de toma oral. También le recomendé que siguiera la dieta equilibradora de insulina, para evitar que un exceso de insulina, por tomar carbohidratos refinados, empujara a su cuerpo a una mayor producción de andrógenos. También podría tomar una dosis elevada de suplemento de soja para controlar los sofocos y mantener sanos los huesos. Este consumo de fitohormonas podría permitirle reducir la dosis de estrógeno, con lo que su cuerpo tendría menos estrógeno para convertir en andrógeno.

Si, como Evelyn, tienes unos folículos pilosos particularmente sensibles al andrógeno, cualquier terapia hormonal sustitutiva que contenga demasiado andrógeno podría producirte caída de pelo. El problema se acaba cuando se deja de tomar el fármaco. Pero la mayoría de las veces, la caída del cabello no está causada por terapias hormonales, sino que es consecuencia de un desequilibrio en la producción hormonal del propio cuerpo.

La alopecia relacionada con los andrógenos se podría considerar una señal de advertencia; es un síntoma que suele indicar un desequilibrio hormonal mucho más generalizado, que afecta a muchas mujeres en uno u otro grado. Si bien, como ya he dicho, hasta el 37 por ciento de las mujeres posmenopáusicas sufren de cierto grado de alopecia debido a la mayor producción de andrógeno, entre un 10 y un 15 por ciento tienen el síndrome de exceso de andrógeno, caracterizado por acné facial, caída del pelo semejante a la masculina, obesidad en la parte superior del cuerpo (forma de manzana), resistencia a la insulina, mayor cantidad de vello facial y cambios adversos en el perfil lípido.

Este síndrome, que se solapa con la resistencia a la insulina, explicada en el capítulo 7, está relacionado con la enfermedad poliquística de los ovarios, hipersecreción suprarrenal, factores genéticos, grasa corporal excesiva o causas desconocidas. Dado que todos estos factores favorecen las enfermedades cardiovasculares y la diabetes prematura, la caída del pelo relacionada con las hormonas ha de considerarse sólo un aspecto de un desequilibrio mucho mayor en el organismo, y es mucho lo que se puede hacer para corregirlo.

Cómo recuperar el cabello y mejorar la salud al mismo tiempo

En primer lugar pide a tu médico que te haga análisis para ver si hay una causa orgánica de la caída del pelo. Tener un diagnóstico del tipo de alopecia que padeces te servirá para ver más claro qué opciones tienen más probabilidades de dar resultado.

Comprueba si tus niveles hormonales son normales. Aun cuando en la gran mayoría de los casos se descubre que la mujer que sufre de caída del pelo tiene normal el nivel de andrógenos, es importante descartar la ocasional y rara anormalidad, y también recordar que generalmente el problema no es el nivel de andrógenos absoluto sino la mayor sensibilidad de los folículos pilosos al andrógeno. Pide a tu médico que compruebe tus niveles de las hormonas tiroidea, DHEA, testosterona libre y androstenediona. Si encajas en la descripción de una persona que tiene un síndrome de exceso de andrógeno declarado, pide que te comprueben también el perfil lipídico, la tensión arterial y el nivel de azúcar en la sangre.

Aun en el caso de que los niveles hormonales sean normales, haz lo siguiente:

- Sigue la dieta equilibradora de las hormonas esbozada en el capítulo 7.
- Elimina el exceso de grasa. Si tu porcentaje de grasa corporal es superior a 30, medido en la consulta de tu médico o en un centro especializado, ten en cuenta que el exceso de grasa es una fábrica de andrógenos y podría llevar a franjas dañinas tus niveles de insulina y lípidos en la sangre, y tu tensión arterial. Probablemente el principal problema que hay que combatir, no sólo por la caída del cabello relacionada con las hormonas, sino también por los otros problemas de salud que lo acompañan, es el exceso de grasa corporal causado por una vida sedentaria y una dieta demasiado rica en carbohidratos refinados y grasas trans.
- Toma un buen suplemento vitamínico mineral (véase el capítulo 7) para estimular el crecimiento de pelo nuevo.
- Prueba con hierbas chinas. Shou Wu Pian es un remedio que suele ir muy bien para estimular el crecimiento del pelo. Mi acupuntora lo ha usado durante años, y yo he visto resultados maravillosos, incluso la reducción de las canas (véase «Recursos y proveedores»).

Tratamiento externo: Minoxidil y tretinoína en aerosol. El minoxidil es actualmente el único fármaco aprobado por el FDA por su efecto beneficioso en el crecimiento del pelo. Se trata de un potente medicamento de toma oral para la hipertensión; baja la tensión arterial dilatando los vasos sanguíneos. Por casualidad se descubrió que, aplicado tópicamente, estimula el crecimiento del cabello. Aunque no está claro de qué manera actúa, es posible que aumente el tamaño del folículo piloso y prolongue su fase de desarrollo, mejore la irrigación sanguínea del cuero cabelludo o estimule la síntesis del ADN. Sus efectos secundarios son raros, pero entre ellos están una irritación de la piel y una aceleración del ritmo cardiaco de corta duración. En un estudio en que se usó una solución de minoxidil al 2 por ciento, la masa total de cabellos aumentó un 40 por ciento en un periodo de cuarenta semanas.[26] En otro estudio, los investigadores prepararon un aerosol con una solución que contenía un 2 por ciento de minoxidil y un 0,025 por ciento de tretinoína (Retin-A), para aplicar en el cuero cabelludo cuatro veces al día; el 90 por ciento de las mujeres que participaron en el estudio experimentaron una importante mejoría visible en la salud de su cabello, en un periodo de seis meses.[27]

Medicamentos con receta para la alopecia hormonal. Los fármacos que recetan los médicos para reequilibrar las hormonas del organismo van bien a algunas mujeres (no a todas) a las que se les cae el cabello por motivos hormonales. Con mucha frecuencia, sin embargo, estos fármacos sanan los síntomas sin tratar causa subyacente (exceso de grasa corporal, mala dieta, vida sedentaria, etcétera), y nos impiden aprender a sanarnos aprovechando la sabiduría interior del cuerpo. Si tomas alguno de los siguientes medicamentos, compleméntalos con una buena dieta y cambios en tu estilo de vida.

- *Píldoras anticonceptivas con etinilestradiol.* De 30 a 40 µg durante veinte días del ciclo menstrual. Las píldoras anticonceptivas a veces detienen la alopecia androgénica por el mismo motivo que mejoran el acné: disminuyen la sensibilidad a los efectos del andrógeno en el folículo piloso y su glándula sebácea anexa.

- *Dexametasona.* De 0,125 a 0,375 mg al acostarse. La dexametasona es un potente esteroide que inhibe la producción de andrógenos, aumentando por lo tanto la cantidad de pelo en la cabeza. También trata el acné que acompaña a la alopecia de tipo masculino en muchas mujeres. Desafortunadamente, tiene todos los efectos secundarios posibles del exceso de cortisol, como aumento de la insulina, adelgazamiento de la piel y los huesos y una mayor vulnerabilidad a las infecciones.

- *Espironolactona.* Es un antiandrógeno que se puede tomar oralmente o en aplicación tópica. En toma oral disminuye la testosterona total y libre; en aplicación tópica reduce la cantidad de andrógeno que afecta directamente al folículo piloso.

A algunas mujeres una terapia hormonal individualizada, como las que explico en el capítulo 5 y en la sección anterior sobre la piel, puede equilibrarles los niveles hormonales y disminuirles el exceso de andrógeno.

Sacar el mejor partido del pelo que se tiene

Mientras trabajas de dentro hacia fuera, o de fuera hacia dentro, querrás lucir siempre tu mejor aspecto. Saca el mejor partido de lo que tienes, y mejóralo.

Consulta a un profesional especializado en postizos, extensiones de pelo, trenzas y permanentes. Incluso podrías informarte acerca del transplante de pelo para mujeres, realizado por un dermatólogo o un cirujano plástico.[28]

Los siguientes son algunos consejos para darle el mejor aspecto al pelo ralo y muy fino:

- Usa un champú suave y no te laves el pelo cada día.
- No te cepilles el pelo cuando esté mojado, porque eso lo estira y adelgaza más.
- Evita el cardado, ya que eso puede romper el pelo.
- El cloro daña el pelo. Dúchate con agua pura. Si el agua es clorada, pon un filtro a la ducha.
- Pide a tu peluquera o peluquero que te recomiende productos profesionales para el cabello fino que le den más cuerpo o volumen.

Cuando no basta con cuidar bien de la piel: qué tipo de cirugía plástica elegir

A veces los resultados deseados son inalcanzables con sólo la dieta y el buen cuidado de la piel. Si hay algo en tu cara que te molesta cada vez que te miras en el espejo y es «arreglable», podría ser el momento de pensar en recurrir a ayuda externa. Ya sea que desees mejorar tu sonrisa con un arreglo dental o librarte de esas bolsas bajo los ojos que siempre te dan un aspecto cansado aunque no lo estés, no cabe duda de que reparar esa «gotera» de energía en tu apariencia puede mejorarte la calidad de vida. Por eso son tantas las mujeres que se ponen correctores dentales en la edad madura, o se hacen estiramientos de la piel para tener una apariencia más lozana que simplemente no se puede lograr de ninguna otra manera. La cirugía plástica de todos los tipos avanza a pasos agigantados debido a los enormes progresos de la tecnología y la mayor demanda.

A mí me parece que en nuestra cultura es casi imposible pasar por el proceso normal de envejecimiento facial y no desear que se pueda hacer algo en ciertas partes de la cara, especialmente en los párpados y la mandíbula. Si eres una de las afortunadas a las que no les molesta tener los párpados o las mejillas fláccidos, bendita seas. Pero si deseas hacerte algún tipo de cirugía plástica facial para mejorar tu apariencia, ya sea un estiramiento de la piel o de los párpados, un *peeling*, una liposucción, cirugía con láser u otro arreglo cosmético, bendita seas también. A lo largo de los años he recomendado a muchas clientas médicos y clínicas para hacerse diversas cirugías plásticas u operaciones dermatológicas. Puedo afirmar que todas ellas han quedado encantadas con los resultados.

Además de dar estas recomendaciones, cuando todavía estaba en Women to Women, incluso hice un curso de *peeling* facial profundo. Hacíamos los *peelings* en el centro y luego atendíamos a las mujeres en una casa particular durante cuatro días. Siempre consideré este servicio como una especie de experiencia «capullo», en que las mujeres recién descamadas y vulnerables estaban seguras, atendidas y sanas mientras desprendían la piel vieja y se preparaban para presentarse al mundo con el semblante renovado. He de reconocer que los resultados fueron espectaculares para las mujeres (y un hombre) que se hicieron este tratamiento. Siempre me emocionaba el último día al ver el «desvelamiento», ayudando a nuestras pacientes a quitarse la mascarilla de polvos y aplicarse maquillaje para cubrirse la piel renovada pero muy enrojecida. Esto me pasaba sobre todo en los casos de mujeres que, debido a experiencias difíciles y dolorosas ya trabajadas y solucionadas, tenían la cara marcada por expresiones de ira y depresión. Prácticamente todas las mujeres que traté habían hecho muchísimo trabajo interior; simplemente querían que su exterior estuviera a la par con su interior.

Una de mis clientas se hizo la cirugía plástica alrededor de los ojos a los 41 años, más o menos un año después de una mastectomía. Una vez corregidas quirúrgicamente las bolsas, se veía más alegre y lozana de lo que había estado durante muchos años, y su nueva apariencia le sirvió para mejorar su actitud, y posiblemente también su sistema inmunitario.

Tratamientos quirúrgicos particularmente eficaces

En respuesta a los deseos de las mujeres maduras de la generación de los años cincuenta de verse jóvenes el mayor tiempo posible, actualmente existe toda una gama de soluciones plásticas, cosméticas y de cuidado de la piel. Entre ellas está el tratamiento con láser intermitente (llamado luz pulsada intensa, o IPL), que es muy eficaz para reducir las arrugas, igualar el color de la piel, engrosar la capa de colágeno y eliminar las redes de venillas. Normalmente el tratamiento se hace en una serie de unas cinco sesiones seguidas por una de mantenimiento cada seis meses. Este tratamiento se puede alternar con exfoliaciones (*peelings*) con ácido glicólico, con lo que tienes un tratamiento de minirrejuvenecimiento más o menos cada tres meses. Hay otros tipos de exfoliaciones con ácido o con láser que sirven para eliminar los efectos dañinos del sol y te dejan con una pizarra limpia que es más fácil mantener con un buen programa de cuidado de la piel.

Si decides consultar a un cirujano plástico o ya tienes programada una operación de cirugía estética, te recomendaría lo siguiente:

- Examínate para estar segura de que te haces la operación plástica porque te hará sentir mejor a ti. No lo hagas por tu marido, tu novio ni tu madre. Con los años he visto que los resultados de estas operaciones quirúrgicas son siempre mucho mejores cuando nuestra motivación para hacerlas está clara.

- Elige al médico adecuado. Tratándose de cirugía plástica, sobre todo en lo que respecta a las técnicas con láser, a menudo se entrecruzan las profesiones de dermatología y cirugía plástica. Por ejemplo, el *peeling* con láser, que incluye la zona de los párpados (hecho normalmente en la consulta de un dermatólogo) da un resultado que suele ser tan bueno como un estiramiento de piel *(lifting)* hecho con el bisturí de un cirujano. Busca un cirujano plástico titulado o, en el caso de una operación con láser, un dermatólogo u otro médico que sea un experto en las técnicas con láser.

- No elijas a un médico simplemente porque te ofrece el precio más bajo. Todas las operaciones quirúrgicas y con láser entrañan una cierta cantidad de riesgo, que aumenta si el médico toma atajos en la atención y la seguridad para mantener bajos los precios.

- Asegúrate de que vas a un médico con el que te sientes completamente cómoda (este mismo criterio vale para cualquier otra persona que trabaje con tu cuerpo de cualquier manera, incluso un dentista). Pregúntate: «¿Tiene esta persona un tipo de actitud clínica, objetiva y sanadora que me hace sentirme cómoda aunque tenga que estar en ropa interior y me tome fotos como parte de la atención médica?». Un buen médico te hará sentirte cómoda incluso en ese tipo de situación. Si te notas cualquier sensación de desagrado o incomodidad, ve a ver a otro. Eso fue lo que le ocurrió a una amiga mía, que fue a ver a un cirujano plástico para que le arreglara el tabique nasal (lo tenía desviado desde que se rompió la nariz cuando era niña). El cirujano no paraba de mirarle los pechos, que eran relativamente pequeños, mientras ella trataba de volverle la atención a la nariz; ella no tenía la menor intención de hacerse implantes de mama. Aunque ese hombre tenía todas las credenciales correctas, había estudiado en los mejores lugares de Estados Unidos y era muy competente técnicamente, también tenía lo que yo he llegado a llamar «el factor sórdido». Su actitud la hacía sentirse incómoda. Su sensación de incomodidad y desagrado la vio confirmada después cuando oyó el rumor de que él le había hablado a su mujer, también médica, de algunas de sus operaciones y de a quiénes se las había hecho. Esa información corrió como reguero de pólvora por la comunidad. Esa violación de la confidencialidad es absolutamente inaceptable, pero ocurre. Puedes evitar este tipo de situación fiándote de tu instinto además de comprobar las credenciales del cirujano.

- Mantén en secreto tu decisión de hacerte la cirugía estética tanto tiempo como te sea posible. Te parecerá increíble la cantidad de opiniones que pueden tener tus amistades respecto a la cirugía plástica, según donde vivas (actualmente en la región sureste de Estados Unidos es donde se realizan más operaciones de esta clase).[29] Algunas de tus amigas opinarán que no estás muy evolucionada espiritualmente, por ejemplo, si quieres eliminar las bolsas que tienes bajo los ojos. Francamente, tu apariencia no es asunto de ellas.

- Si es posible, ve a otro lugar a hacerte la operación. Muchas de mis clientas han tenido la experiencia de estar en su casa con la cara llena de morados después de la operación, con aspecto de mujeres maltratadas, y tener que ir a abrir la puerta al lampista, al cartero o a quien fuera que llamara.

- Tómate todo el tiempo necesario para recuperarte. La recuperación de la cirugía de párpados o facial suele tardar un mínimo de dos semanas; antes no estarás presentable. Así pues, aprovecha ese tiempo para leer o tomarte un muy merecido descanso de tu rutina habitual. Eso acelerará el proceso de recuperación y le irá tan bien a tu interior como a tu exterior.

- Dispón las cosas de modo que disfrutes de atención y cuidados durante al menos los tres primeros días después de la operación. Aunque te encuentres bien, es probable que te sientas más cansada y tal vez un poco llorosa y emotiva durante ese periodo vulnerable. Date el espacio y la libertad que te mereces.

- Provéete de la hierba china patentada Yannan Pei Yan y comienza a tomarla lo más pronto posible después de la operación (una tableta cuatro veces al día). Esta hierba acelera la curación y reduce bastante los hematomas posoperatorios. También recomiendo tomar un mínimo de 2.000 mg de vitamina C desde dos semanas antes hasta cuatro semanas después de la operación, para favorecer la formación de colágeno en la piel. También puedes aplicarte una crema que contenga éster de vitamina C para acelerar la curación.

- Antes y durante la operación haz visualizaciones guiadas, con la ayuda de grabaciones, y pídeles a tu cirujano y tu anestesiólogo que colaboren contigo en esto (véase «Recursos y proveedores»).

- Sé realista. La cirugía plástica no te va a cambiar la vida, pese a lo que te haya llevado a creer nuestra cultura. Si estás hermosa por fuera pero fea, deprimida y desgraciada por dentro, tu atractivo comenzará a desvanecerse a los treinta segundos de entrar en una sala. Seguro que has conocido a personas cuyo atractivo va aumentando cada vez más cuando empiezas a conocerlas y a apreciar el humor, la alegría y la diversión que aportan a todas las situaciones.

Varices

Es muy probable que no te guste el aspecto de las venas varicosas, azules y prominentes, y que desees hacer todo lo que esté en tu mano para prevenirlas o, si ya tienes algunas, para reducirlas. Pero la apariencia no es el único problema de las varices. Cuando se dilatan mucho, suelen ser causa de una dolorosa sensación de pesadez en las piernas, sobre todo al final del día. Afortunadamente hay un buen número de estrategias para prevenirlas, o para impedir que empeoren si ya se tienen.

Comencemos por repasar qué son las varices y por qué causas se forman. Son venas superficiales dilatadas. Las válvulas de estas venas, cuya misión es impedir que la sangre retroceda, ya no funcionan como es debido; cuando la vena se estira y pierde su elasticidad y las válvulas no cierran correctamente, la sangre retrocede y se acumula en la vena, y esto la agranda y la convierte en una masa de tejido azul justo bajo la piel. Las varices pueden ser grandes, con el aspecto de gusanos azules, o muy pequeñas y de color tirando a azul purpúreo. Estas varices pequeñas suelen formarse en forma de abanico o «patas de araña» en la zona de los muslos. Sean grandes o pequeñas, las varices son la consecuencia de la mala circulación.

La dieta y las varices

Está muy claro que la causa fundamental de las venas varicosas es una dieta rica en carbohidratos de carbono refinados y pobre en fibra, el mismo tipo de dieta que se relaciona con las enfermedades cardiacas, el cáncer de mama y los problemas de la piel. Esta clase de dieta suele ser causa de sutiles insuficiencias nutricionales, exceso de peso y estreñimiento, todo lo cual aumenta la presión intraabdominal, la que a su vez, con el tiempo, pone un exceso de carga en las venas de las piernas.[30] La tos crónica produce lo mismo, así como el exceso de grasa en el abdomen.

Las varices prácticamente no existen en las regiones rurales de África, donde la dieta tiende a ser rica en alimentos enteros que contienen mucha fibra y muy pobre en productos refinados. Pero debido a nuestra dieta, tan diferente, casi todos en Estados Unidos corremos el riesgo de tener por lo menos venas dilatadas en las piernas. Las varices también se agravan por los cambios hormonales que las mujeres experimentamos durante tres periodos concretos de nuestra vida: el comienzo de la menstruación, el embarazo y el comienzo de la menopausia. Estos son los periodos en que somos más vulnerables a cambios sutiles en la circulación sanguínea que nos ponen en mayor riesgo de sufrir lesiones en las paredes de las venas. Debido a estos cambios hormonales, pueden aparecer varices ya a los veinte años. En los hombres, en cambio, las venas varicosas se desarrollan uniformemente a lo largo de su vida hasta los setenta años, y al parecer no están relacionadas con las hormonas.

Programa para prevenir o tratar las varices

Ahora que ya sabes de qué se trata, entremos en el asunto de mantener las venas en óptima forma.

- *Dar a las piernas el apoyo que se merecen.* Si ya tienes varices o hay un historial de venas varicosas en tu familia, no olvides usar medias compresoras o que ofrezcan algún tipo de sostén siempre que sepas que vas a estar mucho tiempo de pie. Y procura ponerlas en posición elevada todo cuanto te sea posible. En mi familia hay un historial de varices, por lo que cuando hacía mis prácticas de residente siempre me ponía medias compresoras cuando me tocaba el turno de noche. Ponerme esas medias me daba vigor; aunque sólo tenía veinte años en ese tiempo, descubrí que cuando no me las ponía me dolían las piernas y se me hinchaban los tobillos después de estar de pie toda la noche. Adquiérelas de buena calidad; se compran en la farmacia. A veces la compañía de seguros reembolsa el precio si se tiene la receta de un médico. Evita las medias que llegan sólo a la rodilla o a la mitad del muslo, porque la goma que llevan obstaculiza la circulación sanguínea y aumenta la acumulación de sangre en las venas, lo que es justamente la causa del problema.

- *En el caso de tomar estrógeno, asegurarse de que se toma la dosis correcta.* Parece que la terapia sustitutiva de estrógeno en dosis baja no es causa de varices, pero de vez en cuando alguna mujer nota que le duelen las piernas y se le hinchan más cuando está tomando estrógeno, y es posible que empeoren las varices ya existentes. Si has notado que te empeoran las varices con la terapia estrogénica, considera la posibilidad de disminuir la dosis.

- *Evitar el estreñimiento con una dieta que contenga la cantidad adecuada de fibra, mucha agua y muy pocos carbohidratos refinados.*

- *Usar los músculos para estimular la circulación de la sangre.* Un ejercicio rítmico, como caminar, montar en bicicleta, correr o nadar, mantiene en movimiento la sangre y aprovecha la acción mecánica de los músculos para sacar la sangre de las venas y llevarla al corazón. He visto cómo muchas mujeres curaban sus varices y mejoraban la apariencia de sus piernas siguiendo un programa de ejercicios periódicos.

- *Nutrir y proteger las paredes de las venas.* El arándano dulce arracimado o mirtilo *(Vaccinium myrtillus)* contiene unos flavonoides llamados antocianósidos, potentes antioxidantes que mejoran la microcirculación y protegen las paredes venosas. El arándano no arracimado y el grosellero negro también las contienen. Estas sustancias aumentan también el nivel en la sangre de una hormona llamada prostaciclina (eicosanoide), que previene la agregación plaquetaria, con lo que la sangre fluye mejor por los vasos. Esta hierba se ha empleado con éxito para prevenir y tratar las varices del embarazo.[31] La dosis normal es de 160 mg diarios para prevención general, y de hasta 480 mg diarios para tratar las varices ya existentes. Los flavonoides que contienen las bayas, en especial de los arándanos, las moras y las frambuesas, también son muy útiles para mantener sanas las venas.

- *Mantener resbaladizas las paredes de las venas.* Los estudios han demostrado que las personas que sufren de varices tienen una menor capacidad para descomponer la fibrina en las paredes venosas. La fibrina es una proteína de la sangre que interviene en la coagulación; cuando la enzima llamada activador plasminógeno no la metaboliza bien, la fibrina recubre el interior de la vena, endureciendo la pared venosa y la piel y formando grumos. Normalmente las venas tienen suficiente activador plasminógeno en sus paredes para impedir que se acumule fibrina; pero cuando la vena se vuelve varicosa, disminuye el nivel del activador plasminógeno.[32] Entonces hay que importarlo.

Se ha comprobado que la sustancia llamada bromelaína, presente en la piña, actúa de manera similar al activador plasminógeno para descomponer la fibrina.[23] Se puede tomar en forma de suplemento para mejorar las varices ya existentes o, en dosis más pequeñas, para prevenirlas.

La dosis normal de bromelaína es de 125-450 mg tres veces al día, con el estómago vacío. Toma la cantidad menor para una prevención general, y la mayor para tratar las varices ya existentes. La bromelaína se encuentra en tiendas de alimentos dietéticos; también se puede obtener comiendo piña.

- *Tomar cantidades adecuada de vitamina E.* Puesto que la insuficiencia de vitamina E se ha relacionado con la exacerbación de las varices, te conviene tomar la suficiente cantidad de esta vitamina cada día. Una dosis adecuada es de 100-400 UI al día, cantidad que ya he recomendado para el suplemento diario de vitaminas y minerales.

Cuando conviene decidirse por un tratamiento: o la técnica del láser endovenoso o escleroterapia

Si las varices te causan cualquier tipo de dolor que no responde a las medidas ya reseñadas (además de vergüenza de usar pantalones cortos o bañador), te recomiendo informarte acerca de un nuevo tratamiento llamado técnica del láser endovenoso (EVLT), sencillo, relativamente rápido y eficaz, realizado por radiólogos especializados (especialistas en el uso de ultrasonido para diagnosticar y tratar).

La intervención con láser endovenoso tiene un índice de éxito del 98 por ciento y normalmente sólo requiere un tratamiento (aunque antes tendrás que hacer una consulta para que el médico evalúe el estado de las venas con ultrasonido). Esto se realiza de la manera siguiente: después de administrar un anestésico local (normalmente en el tobillo o la rodilla), el médico hace una pequeñísima incisión e inserta un catéter delgado en la vena dañada; por el catéter pasa una fibra láser que introduce hasta el final de la variz. Entonces un anestésico tumescente adormece toda la pierna y hace salir la sangre de la vena. Cuando el médico pulsa el láser, este calienta el interior de la pared de la vena con lo que esta se colapsa y se ocluye. Entonces se mueve el láser a todo lo largo de la vena para tratar toda la parte con problemas.

El médico observa la vena con ultrasonido para asegurarse de que está totalmente cerrada y luego retira el catéter y venda la pierna. La persona tratada se marcha llevando una media de compresión hasta la cintura, la que debe dejarse puesta durante siete a diez días. Toda la operación suele tardar sólo noventa minutos, y la persona puede reanudar sus actividades inmediatamente, aunque durante la primera semana más o menos se desaconseja hacer ejercicio vigoroso o levantar pesos de más de dos kilos y medio.

Los efectos secundarios más comunes son hinchazón moderada, moretones o un poco de dolor, los que podrían empeorar durante la primera semana después del tratamiento. Analgésicos de venta sin receta como Motrin o Tylenol alivian fácilmente esos problemas, y algunos pacientes dicen incluso que su dolor posoperatorio es menor que el que experimentaban antes de la operación. También podría darse el caso de que se infectara el lugar de la incisión, lo que se trata con antibióticos. Normalmente la persona vuelve para un examen de seguimiento pasadas dos semanas y luego pasados dos o tres meses, para verificar que la vena continúa cerrada.

El doctor Richard Baum, radiólogo especializado del Brigham and Women's Hospital de Boston, me dijo que de todas las intervenciones que hacía, entre ellas detener peligrosísimas hemorragias, las personas más agradecidas eran las que habían tenido esta, la de láser endovenoso. (Para más información, visita *www.evlt.com* o *www.veins.nu*. Si estás pensando operarte en Estados Unidos, ve la posibilidad de hacerlo en el Comprehensive Vein Care Center del Brigham and Women's Hospital, una de las mejores clínicas del país; para más información, visita *www.bostonveins.com*.)

Por otro lado, si tu problema se reduce a feas venas en forma de patas de araña que no causan dolor, es posible que sólo necesites una sencilla intervención que se realiza en la consulta del médico llamada escleroterapia, que se ha practicado en Europa desde hace cincuenta años y por fin se está popularizando en Estados Unidos. Después de un examen por ultrasonido, el médico (normalmente un dermatólogo) inyecta en las venas una solución destinada a irritar la pared de la vena, con lo que se hincha y detiene el paso de la sangre. No hace falta poner anestesia, aunque podrían ser necesarias varias intervenciones.

Si decides recurrir a operación, te recomiendo que sigas todas mis sugerencias para mantener sanas las venas antes y después del tratamiento. De esta manera disminuirán las posibilidades de que haya una recurrencia del problema.

Pese a todos nuestros esfuerzos por parecer jóvenes, la vida está llena de desafíos que tarde o temprano se graban en nuestra cara y nuestro cuerpo. Felizmente, a la mitad de la vida estamos mucho mejor equipadas que a los veinte años, cuando todavía creíamos que la vida sería perfecta si lográbamos bajar esos dos o cinco kilos de más, o si tuviéramos la nariz diferente. Todavía podemos ser hermosas, dado especialmente que el crisol de la perimenopausia elimina parte de nuestra inseguridad. Ya tenemos suficiente experiencia de la vida para sentirnos felices de que todavía nos funcionen las piernas aunque no se vean perfectas, felices de que haya cosas divertidas para reírse, aunque reírnos nos forme arrugas alrededor de los ojos. ¡Qué alivio!

12
Erguidas toda la vida: la formación de huesos sanos

Justo antes de comenzar a escribir este libro, durante el verano, tuve el privilegio de ver a la leyenda del rock, Tina Turner, en un concierto en vivo. A una edad (más de sesenta años) en que la mayoría de las mujeres se han resignado a aminorar la marcha y a tomarse las cosas con calma, Tina se movía a toda pastilla por el escenario, con sus altísimos tacones (ya en sí una proeza atlética), cantando a voz en cuello su música de alta potencia durante dos intensas horas, eclipsando a bailarinas que aún no llegan a la mitad de su edad. Su pasmosa y fascinante actuación invalidaba cualquier idea sobre las limitaciones relativas a la energía física que se supone que llegan con la vejez. Me encantó que mis hijas adolescentes estuvieran conmigo, porque así también ellas podrían interiorizar este símbolo de poder y salud femeninos. Observar a Tina esa noche me renovó la convicción de que las mujeres perimenopáusicas podemos sacar todo el partido de nuestras fuerzas y habilidades físicas en los años venideros si estamos dispuestas a continuar moviéndonos, haciendo trabajar nuestros músculos y, ciertamente, desentendiéndonos de cualquier huracán que nos refrene.

Tina Turner y miles de otras mujeres mayores que continúan erguidas en su vida nos ofrecen una clara alternativa a las realidades de la osteoporosis. No hay que mirar muy lejos para ver a mujeres encorvadas o incapacitadas por esta enfermedad aniquiladora. La osteoporosis comienza en serio durante la perimenopausia, pero es posible que sus efectos tarden hasta veinte años, o incluso más, en manifestarse, muchas veces cuando ya es demasiado tarde para hacer algo al respecto. Tratándose de la salud de los huesos, la prevención es absolutamente esencial. Y esa prevención debe comenzar lo antes posible. La perimenopausia es un periodo ideal para apuntalar los huesos, esa parte nuestra que forma los cimientos para avanzar en la vida.

Osteoporosis: la magnitud del problema

La pérdida de masa ósea comienza calladamente, sin producir síntomas. En las primeras fases se llama osteopenia. A medida que avanza, hasta convertirse en osteoporosis, los huesos se van haciendo cada vez más porosos, frágiles y vulnerables a fracturas. En la Consensus Conference de los Institutos Nacionales de Salud se definió la osteoporosis como una enfermedad de mayor fragilidad esquelética acompañada por baja densidad ósea (una puntuación T-score de densidad mineral ósea inferior a –2,5) y deterioro de la microestructura.[1] No te quepa duda: se trata de una enfermedad con posibilidades de ser fatal. Se calcula que en el año 2020 habrá cuarenta millones de mujeres mayores de 65 años en Estados Unidos, y que entre el 18 y el 33 por ciento de ellas habrán sufrido una fractura de cadera antes de llegar a los noventa años. De éstas, entre el 12 y el 20 por ciento morirán de complicaciones relacionadas con dicha fractura (el riesgo de muerte por fractura de cadera en una mujer de 55 años es igual al riesgo de muerte por cáncer de mama). De las que no mueran a causa de las complicaciones de la fractura, el 50 por ciento no recuperarán nunca la capacidad de caminar, y por lo tanto no podrán volver a llevar una vida independiente.

La osteoporosis también aumenta el riesgo de fracturas por aplastamiento en las muñecas y las vértebras, que pueden ser causa de dolor, discapacidad y deformación. Son las fracturas por aplastamiento de las vértebras, en que se colapsan los huesos de la columna, las causantes de la postura encogida, encorvada, además de la joroba y la barriga, tan común en mujeres mayores. Si tu madre o tu abuela tienen esa apariencia, podrías estar viendo tu futuro, a no ser que actúes ya.

A los 85 años, la mayoría de las estadounidenses de ascendencia aria tienen al menos una deformidad parcial en la columna.[2] El riesgo es menor para las mujeres de ascendencia africana, y el de las de ascendencia asiática está más o menos en el punto medio. Esta diferencia está relacionada en parte con el hecho de que las mujeres que tienen más pigmentación en la piel tienen también más gruesa la matriz de colágeno sobre la que se forman los huesos. Los hombres tienen huesos más fuertes que las mujeres, en parte por motivos genéticos y en parte por sus mayores niveles de testosterona, formadora de hueso. Aunque también pueden tener osteoporosis, en su caso esto suele estar relacionado con el consumo de alcohol o de esteroides, y en ellos la osteoporosis aparece a una edad mayor que en las mujeres. Actualmente, esta enfermedad cuesta a la Seguridad Social unos 18.000 millones de dólares al año; las fracturas de cadera representan el 80 por ciento de este gasto total, con un promedio de 35.000 dólares por paciente.[3]

Dados estos desalentadores datos estadísticos, no es muy sorprendente que tantos médicos se apresuren a recetar fármacos como el alendronato (Fosamax). Pero hay que tener presente que las estadísticas se refieren a poblaciones enteras y podrían no tener nada que ver con una persona en particular. En mi consulta he visto densitometrías de mujeres de ochenta años que revelan una densidad ósea de jóvenes de veinticinco años. También he visto a jóvenes de veinticinco años con huesos de una mujer de ochenta años. Y actualmente hay muchas opciones, naturales y sin riesgo para mantener la masa ósea que se tiene o para formar nueva y más sana.

FIGURA 15. VÉRTEBRAS FEMENINAS
(Secciones transversales de hueso)

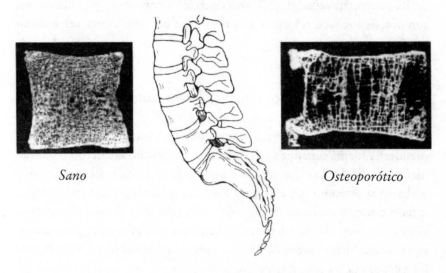

Sano   *Osteoporótico*

Estamos hechas para toda una vida de solidez

No hay nada innato en la naturaleza humana en general ni en la mujer posmenopáusica en particular que nos debilite o rompa los huesos cuando envejecemos. Estamos hechas para vivir en este planeta bien sostenidas por huesos sólidos desde la juventud a la vejez. Igual que otras enfermedades degenerativas muy comunes en nuestra civilización occidental, como la cardiopatía coronaria, la hipertensión y la obesidad, la osteoporosis es o bien desconocida o excepcional entre los pueblos indígenas que llevan estilos de vida caracterizados por una fuerte conexión con la sabiduría de la Tierra. Una profunda conexión con la Tierra sostiene la salud de nuestro primer centro emocional, esa parte de nuestra anatomía emocional conectada con la sensación de pertenencia y de estar fundamentalmente a salvo y seguros en el mundo. Esta sensación de seguridad afecta los huesos, la sangre y el sistema inmunitario.

Cuando toda una cultura nos enseña a considerar incontrolable e indigno de confianza nuestro cuerpo, no es de extrañar que tantas mujeres hayan perdido su sensación de conexión y apoyo, con el resultado de contraer una enfermedad del primer centro emocional, como la osteoporosis. Tampoco es de extrañar que tantas comiencen a perder masa ósea cada vez más jóvenes, efecto secundario de una dieta de alimentos refinados, pobre en nutrientes y de un estilo de vida sedentario.

La propia gravedad de la Tierra (ejercicios con pesas) y la luz del sol son dos de los factores esenciales para la salud ósea, como veremos en este capítulo.

Cómo se forma hueso sano

Si queremos mantener fuertes y sanos nuestros huesos, hemos de comprender la forma dinámica y fácil en que está hecho el cuerpo para formar y remodelar los huesos a lo largo de toda la vida. El proceso que acaba en la osteoporosis es, en realidad, un mecanismo de supervivencia creado durante millones de años de evolución para ayudar al cuerpo a mantener su equilibrio bioquímico. Una vez que empezamos a trabajar con esa sabiduría esencial de nuestro cuerpo, podemos fortalecer incluso los huesos que ya se han debilitado.

El metabolismo óseo es un proceso complejo en el que trabajan hombro con hombro operarios de construcción y operarios de demolición. Cada uno de nuestros 206 huesos alberga células que continuamente depositan un marco proteínico hecho de colágeno; entonces los minerales presentes en la sangre se adhieren a esta matriz y se endurecen hasta convertirse en hueso. Los huesos también contienen células que pueden destruir la estructura. En la infancia, a medida que crecemos, los constructores de hueso llevan ventaja a los destructores. Pero esto puede cambiar cuando nos hacemos mayores. Una amplia variedad de trastornos (por ejemplo, la depresión, la insuficiencia de vitamina D y de minerales formadores de hueso y la toma de esteroides) pueden permitir que los osteoclastos (las células destructoras de hueso) superen en número a los osteoblastos (las células constructoras de hueso). La consecuencia es el debilitamiento de los huesos.

Los huesos son almacenes de minerales esenciales

Los huesos son el principal almacén de calcio, fósforo, magnesio y otros minerales, todos los cuales son necesarios para el buen funcionamiento de todas las células del cuerpo. El calcio, por ejemplo, regula procesos que van desde los latidos del corazón y la coagulación de la sangre hasta la activación de las neuronas. Cuando baja el nivel de calcio en la sangre, se desencadena una serie de reacciones biológicas complejas e interrelacionadas:

• La glándula paratiroides (que está en el cuello) libera la hormona paratiroidea.
• La hormona paratiroidea estimula a los riñones a convertir en una forma activa la vitamina D almacenada, y libera calcio de la superficie del hueso. También hace más lenta la mineralización del hueso, que utiliza calcio.
• La vitamina D activada actúa en el intestino para aumentar la absorción del calcio de los alimentos, estimula a los riñones a retener el calcio que, si no, se expulsaría por la orina, y facilita la liberación de más calcio del hueso.

Tan pronto como el calcio de la sangre recupera un nivel aceptable, se invierten todos estos mecanismos de reacción. Bucles similares de acción y reacción intervienen en el metabolismo de todos los demás minerales esenciales.[4]

Los osteoclastos se encargan de romper partículas microscópicas de masa ósea para liberar los minerales a la sangre. Cada día se disuelven más de 300 mg de calcio de nuestros huesos. En el periodo de un año, el 20 por ciento de la masa ósea adulta es reciclada y reemplazada en esta continuada destrucción y renovación de hueso, en reacción a las necesidades generales de nuestro cuerpo. Si es mayor la cantidad de minerales extraídos que la de los reemplazados, el resultado final es una disminución de la masa ósea.

Los huesos se remodelan constantemente para adaptarse a la presión y el esfuerzo físicos

Entre las asombrosas propiedades de la célula ósea básica, el osteocito, está su capacidad de actuar como sensor del esfuerzo, evaluando la cantidad de presión ejercida sobre el hueso. Aunque no se entiende del todo el mecanismo exacto por el cual ocurre esto, la presión o carga sobre un hueso genera una pequeñísima corriente eléctrica que atrae al calcio y a otros minerales hacia ese sitio. Esto se llama efecto piezoeléctrico y es similar al mecanismo por el cual los cristales de cuarzo actúan en los aparatos electrónicos y los relojes.

Lo fascinante de este proceso es que toma en cuenta exactamente dónde se necesita masa ósea y dónde es necesario reducirla. Todos nuestros huesos (como todas las células de nuestro cuerpo) están conectados funcionalmente entre sí. Una presión aplicada sobre un hueso de la pierna no sólo forma masa ósea allí, sino que también determina la densidad ósea de los huesos de la columna y de los hombros.[5] La presión periódica sobre los huesos es absolutamente esencial para mantenerlos fuertes; es cuestión de usarlos o perderlos. Está bien documentado, por ejemplo, que la ingravidez que experimentan los astronautas tiene por consecuencia una importante pérdida de masa ósea, como ocurre también tras un descanso prolongado en cama.

Una pieza más del rompecabezas ocupa su lugar cuando nos enteramos de que los osteoblastos y los osteoclastos (los constructores y los destructores) se comunican a través de unas proteínas llamadas osteoprotegerina (OPG) y osteoprotegerina-ligando (OPG-ligando). Un investigador lo explica así: «La OPG-ligando es como el acelerador del coche; si lo pisas, pierdes masa ósea. La OPG es el freno; si lo pisas, tienes más masa ósea. El equilibrio entre las dos determina cuánta masa ósea se tiene».[6] Los científicos están descubriendo que casi todas las sustancias que estimulan la pérdida de masa ósea lo hacen reduciendo la producción de osteoprotegerina, aumentando la de osteoprotegerina-ligando o haciendo ambas cosas. Por ejemplo, la prednisona es un fármaco que produce una rápida y drástica pérdida de masa ósea; en el laboratorio, tratar los osteoblastos (constructores de hueso) con prednisona les inhibe la capacidad de fabricar osteoprotegerina y favorece su producción de osteoprotegerina-ligando. El estrógeno, en cambio, estimula a los osteoblastos a producir osteoprotegerina.

El estado del sistema inmunitario y la salud ósea también están estrechamente conectados, lo cual no es sorprendente, puesto que ambos se encuentran bajo la influencia del primer chakra. Los osteoclastos (destructores de hueso) se originan de las mismas células de la médula ósea que fabrican los glóbulos blancos. Esto explica por qué pacientes de enfermedades aparentemente tan distintas como la artritis reumatoidea, el lupus, la diabetes, la esclerosis múltiple, la hepatitis, la depresión y el linfoma tienen osteoporosis además de los otros síntomas. Los científicos han descubierto que cualquier cosa que ponga en acción a los linfocitos T (omnipresentes en nuestro sistema inmunitario) también los activa para fabricar osteoprotegerina-ligando. Y siempre que se activan los linfocitos T (como en las infecciones crónicas y los trastornos inducidos por el sistema inmunitario) hay pérdida de masa ósea.

FIGURA 16. REMODELACIÓN ÓSEA

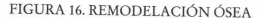

Formación de hueso OSTEOBLASTO (aumenta la densidad ósea)	*Desmineralización del hueso* OSTEOCLASTO (disminuye la densidad ósea)

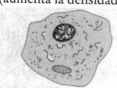
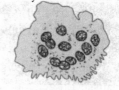

Estimulada por:
- Progesterona
- Estrógeno
- Testosterona
- Isoflavonas
- Moduladores selectivos de receptores de estrógeno
- Vitamina D
- Ejercicio

Estimulada por:
- Trastornos inducidos por el sistema inmunitario
- Depresión
- Inactividad
- Dieta pobre en nutrientes
- Medicamentos esteroideos
- Agotamiento hormonal

Hay muchos otros factores que también influyen en la función de los osteoclastos y los osteoblastos, entre ellos los niveles de estrógeno, testosterona, hormona tiroidea e insulina, el estado nutricional y las hormonas producidas por el estrés emocional (noradrenalina y cortisol, por ejemplo).[7] También se han hecho estudios que sugieren que la osteoprotegerina-ligando podría estimular a los osteoclastos u otras sustancias, como las citocinas (unas de las sustancias químicas inflamatorias) a destruir cartílago. Con el tiempo, esto se traduce en destrucción de las articulaciones y artritis. En estos momentos se están haciendo pruebas clínicas usando un tipo de osteoprotegerina sintética de acción prolongada para desactivar los osteoclastos y detener así la pérdida de masa ósea.

Los altibajos del hueso a lo largo del ciclo vital

Nuestro esqueleto comienza a desarrollarse en el útero materno, y aumenta rápidamente de tamaño a lo largo de la infancia, la adolescencia y la primera juventud. Alcanza el máximo de tamaño y densidad (lo que se llama «masa ósea máxima») entre los veinticinco y los treinta años. A lo largo de su vida, una mujer podría perder el 38 por ciento de su masa ósea máxima, mientras que un hombre sólo perdería el 23 por ciento de la suya.[8] Pero algunas personas son resistentes a la pérdida de masa ósea.[9] En un estudio, por ejemplo, se comprobó que el 38 por ciento de los hombres y el 2 por ciento de las mujeres, de edades comprendidas entre los 55 y los 64 años, casi no perdieron nada de masa ósea en un periodo de once años.[10] Sin embargo, muchas mujeres comienzan a perder masa ósea antes de los cuarenta años, mucho antes de que empiecen a bajar sus niveles de estrógeno. Esta pérdida tiende a acelerarse en la perimenopausia. En general, las mujeres de ascendencia aria pierden entre un 2 y un 4 por ciento de masa ósea anual en los primeros cinco años después de la menopausia. Después la pérdida se hace notablemente más lenta o se detiene.[11] En los hombres, la pérdida de masa ósea acelerada tiende a empezar pasados los 65 años.

Es importante recordar que las mujeres sanas pueden perder algo de masa ósea durante la menopausia y no por eso correr el riesgo de sufrir fracturas. Miles de personas caminan cada día con una densidad ósea muy baja, y sólo un pequeño porcentaje de ellas experimentan fracturas. Se ha demostrado que en Japón, por ejemplo, la densidad ósea del hueso de la cadera es notablemente más baja que en Estados Unidos, y sin embargo, la incidencia de fracturas de cadera es dos veces y media menor que en este último país. Y los japoneses consumen menos calcio que nosotros.[12]

¿Cuál es la diferencia entre los huesos que se fracturan y los que no se fracturan? En esto influyen dos factores: la estructura ósea básica y la capacidad de reparación del hueso. Está claro que incluso personas afectadas por osteoporosis tienen suficiente masa ósea para soportar las presiones y esfuerzos de la vida diaria. En estudios se ha comprobado, por ejemplo, que una vértebra que ha perdido el 50 por ciento de su masa ósea sigue siendo lo suficientemente fuerte para soportar cinco veces la carga a la que normalmente estaría sometida. Esto quiere decir que si el hueso está normal en otros aspectos, no se fracturará, lo cual significa que muchas mujeres a las que se les ha diagnosticado una baja densidad ósea nunca sufrirán fracturas.

De todos modos, sabemos que se dan fracturas de hueso en mujeres con osteoporosis, incluso con muy poco grado de presión o carga; de hecho, se ha documentado que a algunas mujeres se les fractura espontáneamente la cadera y luego se caen, no al revés. Así pues, en las fracturas por osteoporosis tiene que intervenir algo más que la menor densidad ósea mineral. Tiene que haber otra anomalía en la calidad del hueso y su proceso de autorreparación.[13] La mala calidad del hueso es consecuencia de factores como insuficiencias nutricionales, falta de ejercicio y exceso de insulina.[14]

La anatomía del hueso

Hay dos tipos de hueso: trabecular y cortical. El hueso cortical es la capa externa, dura y protectora del hueso; está más calcificado que el hueso interior o trabecular, que es esponjoso y contiene la médula ósea, donde se fabrican las células de la sangre. Alrededor del 80 por ciento de todo el hueso del cuerpo es cortical y el 20 por ciento es trabecular. Los huesos de los brazos y las piernas son principalmente hueso cortical; las caderas son una mezcla, mitad y mitad; las vértebras, las costillas, los maxilares y menos de los dos tercios de las muñecas son principalmente hueso trabecular. Dado que el hueso trabecular es menos compacto, es poroso y tiene más superficie que el hueso cortical, es más vulnerable a la pérdida de masa ósea; este es uno de los motivos de que las fracturas por osteoporosis tiendan a ocurrir a edad más temprana en la columna y las muñecas, mientras que las de la cadera ocurren después.

Los huesos han de ser lo suficientemente fuertes para soportar presiones de muchos kilos de peso, pero también lo suficientemente flexibles para soportar torsiones y giros sin romperse. Esta flexibilidad la da la proteína viva llamada colágeno, que forma alrededor del 23 por ciento de todo hueso. (Es la misma sustancia que da elasticidad y grosor a la piel. La piel delgada va también acompañada por huesos delgados.) Los minerales adheridos a la matriz de colágeno están dispuestos en una estructura cristalina que da al hueso su rigidez y su fuerza.

Los seres humanos estamos hechos para mantener los huesos fuertes y sólidos durante toda la vida, como todos los animales. Si hemos alcanzado nuestra masa ósea máxima entre los veinte y los treinta años, entonces podemos soportar cierta pérdida de masa ósea al hacernos mayores sin correr el riesgo de sufrir fracturas. Pero debido a las irregularidades de nuestro estilo de vida moderno, como la falta o el exceso de ejercicio, el tabaco, la mala dieta, la falta de vitamina D, o la anorexia y la bulimia, muchas mujeres llegan a los treinta años sin alcanzar su masa ósea máxima. Y al parecer, la matriz del hueso que tienen podría no ser normal. Así, muchas mujeres comienzan la perimenopausia con un déficit en su cuenta corriente de hueso.

La doctora Susan Brown, médica y antropóloga, directora del Osteoporosis Education Project y autora del pionero libro *Better Bones, Better Body: Beyond Estrogen and Calcium*, observa que los huesos de las personas que viven en países occidentalizados son cada vez más débiles, y que en estos momentos estamos ante una casi epidemia de mala salud ósea.[15] Los estudios demuestran que las mujeres de hace varios siglos tenían huesos más fuertes que las mujeres modernas, y que las poblaciones de Oriente Próximo de hace unos doce mil años tenían una masa ósea casi un 20 por ciento mayor que en la actualidad.[16] (Y no consumían muchísima leche de vaca.)

¿Estás en riesgo de sufrir de osteoporosis?

Para determinar tu riesgo personal de que se te adelgacen y debiliten los huesos, lee atentamente la siguiente lista. Si ninguno de estos factores de riesgo es aplicable a ti, hay muy buenas posibilidades de que tengas los huesos muy bien. Entonces sencillamente continúa con tu estilo de vida. Pero si ves que varios son aplicables a ti, entonces necesitas dar una serie de pasos ahora mismo para asegurarte de que podrás darlos en el futuro, caminando. Como verás, algunos de los factores de riesgo de osteoporosis se solapan o coinciden con los de cardiopatía;[17] por lo tanto, al mismo tiempo que tomas medidas para la salud de tus huesos harás bien a tu corazón.

- A tu madre le han diagnosticado osteoporosis o ha tenido una fractura osteoporótica de cadera u otra. La osteoporosis tiende a darse en familias, pero de todos modos hay muchas cosas que puedes hacer para prevenirla.

- Eres de piel blanca y tienes los ojos azules. Debido a factores genéticos, las personas rubias de ojos azules y las pelirrojas tienen menos colágeno en los huesos y la piel que las personas de piel morena, negra, cobriza o amarilla. Esto significa que tienen menos matriz ósea sobre la cual depositar minerales. Las mujeres negras corren menos riesgo de osteoporosis porque tienden a tener los huesos más gruesos y depósitos de colágeno más robustos que las mujeres blancas.

- Eres muy delgada o muy alta, o tienes una constitución menuda y/o menos del 18 por ciento de grasa corporal. Las mujeres altas, especialmente las de huesos pequeños, podrían correr más riesgo simplemente por una razón matemática: entran en la menopausia con menos masa ósea para perder. Además, en la grasa corporal es donde se fabrica gran parte del estrógeno natural de la mujer durante y después de la menopausia. Cuanta menos grasa tenga, menos estrógeno producirá su cuerpo para apoyar sus huesos.

- Fumas. Las sustancias químicas del humo del tabaco envenenan los ovarios y disminuyen prematuramente los niveles hormonales. El estrógeno, la testosterona y la progesterona tienen efectos protectores en los huesos.

- Pasas la mayor parte de tu tiempo dentro de casa. Las mujeres que reciben muy poca luz natural del sol podrían adolecer de insuficiencia de vitamina D, que se produce normalmente en la piel bañada por el sol. La vitamina D es necesaria para la buena mineralización de los huesos. La conexión entre la luz del sol y la salud ósea es tan importante que dedico toda una sección a ella más adelante en este capítulo.

- Eres sedentaria y pasas menos de cuatro horas de pie al día. Los huesos sólo se conservan sanos cuando soportan vectores verticales de fuerza con regularidad. Una vida sedentaria entraña insuficiente ejercicio de soporte de peso para estimular la formación de masa ósea. Muchos estudios han demostrado que el reposo en cama está relacionado con la osteoporosis. Se ha demostrado también que los ejercicios con pesas aumentan la densidad ósea incluso en mujeres posmenopáusicas que no toman estrógeno.

- Eres (o has sido) «fanática de la puesta en forma», es decir, te irritas o te pones de mal humor cuando no puedes hacer tu carrera diaria u otro ejercicio. El estilo de vida de los fanáticos de la buena forma física incluye hacer régimen para adelgazar y/o dedicarse constantemente a ejercicios agotadores como el entrenamiento para una maratón. Las restricciones dietéticas y la presión constante del entrenamiento excesivo pueden disminuir el consumo y la asimilación de los minerales. También deterioran lo que se llama «eje hipotálamo-pituitaria», ese exquisito circuito de acción y reacción entre el cerebro, el cuerpo y los niveles hormonales. El ejercicio excesivo constante, sin el consumo calórico o mineral adecuado, tiene por consecuencia fracturas por presión en bailarines de ballet, gimnastas, futbolistas y corredores de competición, entre otros. Actualmente esas fracturas están aumentando entre los atletas jóvenes, y pueden preparar el terreno para una osteoporosis futura.

- Tienes un historial de amenorrea (falta de reglas) relacionada con un ejercicio excesivo y/o anorexia nerviosa.[18] La amenorrea es causa de un deterioro en el eje hipotálamo-pituitaria similar al que se ve en la depresión. El resultado final es menores niveles de estrógeno, andrógenos y progesterona, y un perfil eicosanoideo que favorece la osteoporosis y otras enfermedades.[19]

- Bebes más de 25 gramos de alcohol al día. (Las siguientes raciones contienen alrededor de 10 g de alcohol: 340 cc de cerveza, 110 cc de vino y 43 cc de licores de 40 grados.)[20] El alcohol obstaculiza la función de los osteoblastos y los osteoclastos, inhibiendo así la capacidad del cuerpo de crear hueso nuevo y remodelar el viejo.[21]

- Tienes el hígado sobrecargado de trabajo. La capacidad del hígado de producir y metabolizar el estrógeno es esencial para el desarrollo y el mantenimiento de huesos fuertes a cualquier edad. Beber más de dos bebidas alcohólicas al día, tomar medicamentos que se sabe que son perjudiciales para el hígado (como ciertos fármacos reductores del colesterol) y la infección por hepatitis vírica están entre los más importantes factores estresantes del hígado que pueden dañar la salud ósea.

• Bebes más de dos unidades de cafeína al día (230 cc de café = 1 unidad; 340 cc de refresco que contiene cola = 0,4 unidades). La cafeína es causa de una mayor excreción de calcio por la orina; cuanta más cafeína se consume, más calcio se pierde. Si además tu consumo de calcio es relativamente bajo, el consumo frecuente de cafeína podría producirte una importante pérdida de masa ósea con el tiempo. Por otro lado, si tu consumo de calcio y minerales es elevado, es probable que un par de tazas de café al día no importen mucho. *Observación:* aunque el té, verde o negro, contiene cafeína, se ha comprobado que su consumo aumenta la masa ósea, probablemente debido a su contenido de fitoestrógenos.

• Sufres o has sufrido una depresión clínica durante un periodo de tiempo importante. Numerosos estudios han demostrado que la depresión es un factor de riesgo de osteoporosis independiente de otros. Las personas deprimidas tienen un nivel elevado de la sustancia química del sistema inmunitario llamada IL-6, que sobreestimula los osteoclastos (las células responsables de destruir hueso). La depresión también está conectada con anormalidades en el eje formado por el hipotálamo, la glándula pituitaria y las glándulas suprarrenales, y con una elevada secreción de cortisol, que predispone a la pérdida de masa ósea.[22]

• Haces una mala dieta: comes pocos alimentos frescos, pocas verduras de hoja verde y mucha comida basura. Una dieta así no proporciona los minerales ni los demás nutrientes que favorecen el desarrollo y el mantenimiento de una sólida base ósea.[23]

• Tuviste una menopausia prematura (antes de los 40 años), te han extirpado quirúrgicamente los ovarios, tuviste la menopausia a consecuencia de radioterapia o quimioterapia y/o tienes canas prematuras. Una mujer que entra en la menopausia prematuramente por cualquier motivo corre un mayor riesgo de sufrir de osteoporosis a menos que siga una adecuada terapia hormonal sustitutiva durante los años en que su cuerpo habría producido normalmente mayores niveles de hormonas. La menopausia prematura no quirúrgica y el encanecimiento que suele acompañarla son consecuencias de una reacción inmunitaria que afecta a los ovarios y a los folículos pilosos. La causa de esta reacción no está clara.

- Tomas esteroides periódicamente para enfermedades como el asma o el lupus. Estos medicamentos son causa de una destrucción acelerada de los tejidos corporales, incluida la matriz de colágeno de la piel y de los huesos.[24] También disminuyen la sensibilidad del intestino a la vitamina D, lo que a su vez reduce la absorción de calcio.[25] La toma prolongada de esteroides podría también disminuir de modo importante los niveles de estrógeno y andrógenos.[26]

- Tomas periódicamente medicamentos anticonvulsivos o benzodiacepinas, como el diacepam (Valium), el clordiacepóxido (Librium) o el loracepam (Ativan).[27] También se ha descubierto que estos medicamentos obstaculizan el metabolismo óseo.

- Te han hecho al menos dos densitometrías consecutivas, separadas por seis meses como mínimo, en el mismo aparato, y han dado una densidad ósea menor que la normal para tu edad.

- Tienes un trastorno del tiroides. Las mujeres que sufren de hipertiroidismo están en mayor riesgo porque el exceso de hormona tiroidea (tiroxina) que fabrica su cuerpo estimula a los osteoclastos a destruir hueso. Las que sufren de hipotiroidismo también podrían correr ese riesgo si la dosis del medicamento que toman es demasiado elevada. Si tienes una enfermedad tiroidea, procura tomar la menor dosis posible de medicamento para tu situación, y sigue un programa sensato para mantener la salud de tus huesos.[28] (El libro *The Thyroid Solution: A Mind-Body Program for Beating Depression and Regaining Your Emotional and Physical Health*, de la doctora Ridha Arem, ofrece un método holístico para sanar los trastornos del tiroides.)

Estés o no en alto riesgo de sufrir de osteoporosis, comprende que, como el resto de tu cuerpo, los huesos son «una obra viva en progreso».

Eso significa que siempre hay algo que se puede hacer, desde tomar medicación a cambiar de dieta, para formar hueso sanos.

Medición de la densidad ósea

Las mujeres que no tienen ningún factor de riesgo de sufrir de osteoporosis no necesitan hacerse densitometrías. Aquellas que sí deberían hacerse una antes o durante la perimenopausia para tener un punto de referencia. Aunque los exámenes para medir la densidad ósea no miden la calidad del hueso, sí miden la cantidad de masa ósea. Estadísticamente se asocia una densidad ósea mineral baja con un mayor riesgo de sufrir fracturas. Si bien no es probable que haya fracturas antes de los 70 años, ahora es el mejor momento para hacer algo respecto a cualquier problema en potencia. Lamentablemente, muchas mutuas médicas no pagan la densitometría a no ser que ya haya habido una fractura osteoporótica documentada. Esto es típico del enfoque de la medicina occidental, que suele descuidar la prevención. Sin embargo, te insto a hacer esta inversión en tu salud.

Densidad ósea del talón

La medición de la densidad ósea en el talón, con un aparato como el OsteoAnalyzer, es un método preciso y barato de exploración para mujeres de todas las edades. Por ejemplo, se está usando como exploración de base en chicas adolescentes que corren el riesgo de no lograr su densidad ósea máxima debido a dietas de adelgazamiento. El análisis de la densidad ósea del talón no precisa la solicitud de un médico e incluso, en algunos sitios, podrían hacerla en la farmacia. No es tan exacto como una densitometría a toda escala, porque sólo mide la densidad ósea de una parte del cuerpo, pero es un valioso sistema que sirve de primera advertencia.

Absorciometría radiológica de doble energía (DXA)

Esta densitometría ósea DXA es el análisis estándar actual. Emplea una dosis muy baja de rayos X para medir la densidad ósea de los huesos de la columna y las caderas. Se hace una gráfica con la densidad ósea de la mujer y se coteja con la densidad ósea que se considera normal para su

Clasificación de la densidad ósea

	OMS	NOF
Normal	0 a –1,0	0 a –1,0
Osteopenia	–1,0 a –2,5	–1,0 a –2,0
Osteoporosis	Inferior a –2,5	Inferior a –2,0

Fuente: Organización Mundial de la Salud, *Assessment of Fracture Risk and Its Application to Screening for Postmenopausal Osteoporosis*, Informe técnico, serie 843, OMS, Ginebra, 1994.

edad. La National Osteoporosis Foundation (NOF) y la Organización Mundial de la Salud (OMS) tasan la densidad ósea según una curva estándar en la que 0 es la normal. Entonces se determina la gravedad de la pérdida de masa ósea según lo lejos que está una determinada medida de lo normal. Como puedes ver en el cuadro, la NOF y la OMS difieren ligeramente en sus tasas para clasificar la osteopenia y la osteoporosis.

Igual que la densitometría ósea del talón, la absorciometría de doble energía (DXA) es un análisis estático, una instantánea. Una sola no dice si la densidad ósea está aumentando o disminuyendo o permanece igual. Son necesarios por lo menos dos análisis sucesivos, separados por un mínimo de seis meses, para determinar cuál es la tendencia y si es necesario hacer algunas modificaciones al tratamiento que sigue la mujer para su salud ósea. Por ejemplo, una mujer de huesos pequeños podría quedar en la franja baja del análisis DXA aunque éstos no corran ningún riesgo.

La densitometría DXA se realiza en todos los centros médicos importantes y en muchos consultorios de médicos; es necesaria la solicitud de un médico. Dado que las lecturas varían de un aparato a otro, trata de hacerte las mediciones consecutivas siempre en el mismo.

Análisis del grosor de la piel

En un buen número de estudios se ha comprobado que la medición del grosor de la piel (que depende del colágeno sano) da una predicción tan exacta del riesgo de fractura como la medición estándar de la densidad ósea.[29] La precisión aumenta cuando se combinan la medición del grosor de la piel y la de la densidad ósea. Desgraciadamente este análisis no está muy extendido en Estados Unidos. De todas maneras, vale la pena que le preguntes por él a tu médico; podrías tener cerca un centro donde lo realizan.

Análisis de orina para detectar productos de la destrucción de hueso

Al destruirse, el hueso libera diminutos fragmentos de colágeno en la orina, que se pueden medir. Dado que es normal una cierta destrucción de hueso, la orina de todo el mundo contiene algunos fragmentos de colágeno. Pero cuando los productos de destrucción de hueso en la orina aumentan mucho, bien podría ser que se estuviera perdiendo masa ósea en mayor cantidad de lo que es sano.[30] Existen diferentes tipos de análisis de orina para esta finalidad, entre ellos Pyrilinks y Osteomark. A diferencia de la medición estática de los escáneres, estos análisis dan una lectura día a día del estado metabólico de los huesos mucho antes de que una densitometría registre el problema. También ofrecen una manera de controlar el progreso una vez iniciado el tratamiento. Se venden equipos para análisis sin receta, y los resultados se pueden recibir directamente en casa (véase «Recursos y proveedores»).

Lo principal

La densitometría ósea y el análisis de orina constituyen un magnífico matrimonio. Una simple medición de la densidad ósea (ya sea del talón o una densitometría en toda regla) da una base, un punto de referencia para saber si se está en riesgo. Normalmente hay que esperar entre seis meses y un año para saber si se está formando, perdiendo o manteniendo la masa ósea. Pero a veces los análisis consecutivos siguen dando resultados por el lado bajo, aun cuando se haya detenido la pérdida o se esté formando hueso nuevo.[31] Ahí es donde entran los análisis de orina, que informan inmediatamente de si se está perdiendo masa ósea o no, y si se está perdiendo, hay que repetirlo cada mes para asegurarse de que el programa para formación de hueso que se está siguiendo da resultado. El análisis de orina te dirá cuándo has dejado de perder masa ósea. Una vez que el análisis indique que tienes los huesos estables, te recomiendo hacértelo cada uno o dos años.

Estos análisis permiten a la mujer de edad mediana saber cómo está, a tiempo para prevenir más pérdida de masa ósea, e incluso para aumentar la densidad años antes de que la osteoporosis haga acto de presencia. Nos permiten crearnos salud diariamente, sin esperar a que comiencen los síntomas.

HELGA: EJERCICIO DIARIO, PÉRDIDA DIARIA DE MASA ÓSEA

Helga vino a consultarme por primera vez a los 57 años, cinco años después de que se le acabara la menstruación. Era una persona activa y estaba sana, montaba a caballo todos los días, pasaba mucho tiempo al aire libre y hacía gran parte del trabajo del establo. Jamás había fumado, y bebía sólo una copa de vino de vez en cuando. Quería evitar el estrógeno suplementario y en realidad no tenía ningún síntoma que le molestara. Simplemente deseaba estar segura de que su salud general era buena y que sus huesos estaban en buena forma.

Helga era rubia, de ojos azules y piel muy blanca; siempre había sido delgada y era de constitución ósea menuda, sólo pesaba 48 kilos, para su metro sesenta de estatura. Su primera densitometría ósea indicó que sus huesos estaban algo más de dos puntos por debajo de la media estándar; yo no me preocupé, porque era probable que esta baja lectura se debiera a la estructura pequeña de sus huesos y no a una pérdida de masa ósea. Le receté un buen programa de suplementos (véase más adelante) y le recomendé que se hiciera otra densitometría a los seis meses. Cuando llegaron los resultados de esa segunda densitometría, su densidad ósea había disminuido un poco respecto a la primera vez, pero no de modo importante. Sin embargo, para estar segura, le recomendé un análisis de orina Pyrilinks. Me sorprendí mucho cuando este análisis reveló que estaba perdiendo masa ósea con bastante rapidez.

Puesto que no deseaba tomar estrógeno ni ningún medicamento para favorecer la formación de hueso, le recomendé un producto de soja entera que da 180 mg de isoflavonas de soja al día, dosis que, como se ha demostrado claramente, contribuye a aumentar la densidad ósea. También le recomendé 30 mg de progesterona natural al día, en forma de crema para la piel.

Dado su estilo de vida sano, se me ocurrió que esa pérdida de masa ósea podría deberse a depresión o a la muerte o separación de algún ser querido. Había emigrado de Suecia a Estados Unidos cuando tenía treinta años; aquí se casó con un estadounidense, con el que tenía tres hijos. A lo largo de los años iba periódicamente a Suecia con su familia a visitar a su madre, pero ésta había muerto hacía poco, con lo que ya no le quedaba ningún familiar en su país. Además, su hijo menor acababa de marcharse de casa. Le expliqué que nuestra salud ósea suele estar en peligro durante los periodos en que los cimientos mismos de nuestra vida experimentan cambios drásticos e irrevocables. Aunque era estoica por naturaleza, ella reconoció que había sentido muchísima pena todo ese año.

Aunque nunca podemos reemplazar a nuestros familiares ni retroceder en el tiempo para que las cosas sigan siendo «tal como eran», sí podemos establecer nuevas relaciones sustentadoras. Además de añadir el estrógeno de la soja y la crema de progesterona a su ejercicio regular y su programa de suplementos, le recomendé que tratara de relacionarse socialmente con personas de ascendencia sueca, para reconectar con su legado cultural. Al cabo de dos meses, los análisis de orina Pyrilinks resultaron normales, lo que indicaba que había dejado de perder masa ósea.

LOUISE: NUNCA ES DEMASIADO TARDE

Louise tenía 86 años cuando su hijo la trajo a verme a causa de su osteoporosis. Blanca, muy delgada (no pesaba más de 45 kilos), se había quebrado la cadera el año anterior y la prótesis ya se le había dislocado dos veces. Le dijeron que tenía una osteoporosis muy grave y los médicos no sabían qué más podían hacer por ella. Uno incluso le sugirió escayolarle todo el cuerpo y tenerla así durante seis meses; eso la alarmó (y con razón, la inmovilidad siempre causa más deterioro en los huesos).

Louise es inteligente y tiene una mente muy aguda, y hasta la fractura de cadera tenía una vida social muy activa, llevaba una abultada cartera de acciones, vivía sola y cuidaba de sí misma. Me dijo: «A comienzo de los noventa participé en el estudio Women's Health Initiative, para determinar si el calcio era o no necesario para formar hueso. Hace poco me enteré de que durante todos esos años tomaba un placebo, no calcio ni vitamina D. Estoy furiosa». En realidad, Louise es el tipo de mujer «en riesgo» y necesitaba minerales, un programa de ejercicio y vitamina D. Temía que fuera demasiado tarde. Le dije que nada podía estar más lejos de la verdad. Le receté un buen programa de suplementos (véase capítulo 7), además de 1.200 mg de calcio, 1.000 UI de vitamina D y 600 mg de magnesio. También la ayudé a encontrar un cirujano ortopédico que le reparara bien la cadera y no la relegara a una vida en una silla de ruedas sólo por su edad. Le hicieron la intervención quirúrgica correcta y se recuperó estupendamente. Se negó a tomar analgésicos y entró en un vigoroso programa de fisioterapia. Dos meses después de la operación, un médico amigo se le acercó en la iglesia y le dijo: «Louise, bien podrías darme ese andador a mí, porque lo necesito más que tú». La verdad es que ella caminaba por todas partes llevando el andador delante, sin usarlo. Ahora está formando masa ósea, le crecen uñas sanas por primera vez desde hace años y ha vuelto a su anterior vida social, ¡y a conducir también!

Programa para formar hueso

Por muchos que sean los factores de riesgo que hayas identificado, nunca es demasiado tarde (ni demasiado pronto) para formar hueso, aunque tengas noventa años o ya hayas perdido bastante masa ósea. Mientras vivimos, nuestros huesos siguen siendo órganos vivos y dinámicos que reaccionan diariamente a todos los aspectos de nuestra vida, desde las emociones a la dieta. En primer lugar, ocúpate de los factores de riesgo que está en tu mano controlar:

- *Reduce o elimina el consumo de alcohol y cafeína.*

- *Deja de fumar.* La acupuntura puede ayudarte muchísimo a conseguirlo.

- *Sigue el plan dietético para la perimenopausia esbozado en el capítulo 7.* Come cinco raciones al día de frutas poco dulces y verduras. Son ricas en potasio y boro, que protegen los huesos deteniendo la pérdida de calcio por la orina.[32]

- *Come alimentos ricos en fitoestrógenos.* La soja y las semillas de lino molidas son particularmente potentes en este respecto. Varios estudios indican que el consumo periódico de proteína de soja tiene un efecto protector de los huesos equivalente al del estrógeno. En un estudio de seis meses con el método de doble ciego, realizado en la Universidad de Illinois, se comprobó que una dieta rica en isoflavonas de soja protegía de la pérdida de masa ósea en la columna a mujeres posmenopáusicas.[33] En otoño de 2005 apareció el informe de un estudio de más de 24.000 chinas en *Archives of Internal Medicine*. Los investigadores observaron que las mujeres que consumían 13 gramos o más de proteína de soja al día tenían la mitad de probabilidades de fracturarse un hueso que las que comían 5 gramos o menos al día.[34] Esto es fascinante, sobre todo tomando en cuenta que esa cantidad de proteína de soja se puede obtener simplemente bebiendo dos vasos de leche de soja.

En un estudio realizado en Dinamarca, a la mitad de las participantes se les dio dos vasos de leche de soja con isoflavonas; las mujeres de la otra mitad bebieron la misma cantidad de leche sin las isoflavonas. Les midieron la pérdida de masa ósea pasados dos años y luego otra vez pasados cuatro. Las mujeres posmenopáusicas del primer grupo no habían perdido prácticamente nada de masa ósea en esos dos periodos; en las del segundo grupo se observó una disminución de masa ósea de algo más del 4 por ciento, porcentaje que de todos modos es bajo comparado con lo que experimentan muchas mujeres posmenopáusicas. Los investigadores concluyeron que aunque la leche de soja que bebieron no contenía isoflavonas, la proteína de soja que tomaban diariamente era beneficiosa de todos modos en proteger los huesos de esas mujeres.[35]

En otro estudio se hizo un seguimiento a cincuenta mujeres posmenopáusicas que consumían tres raciones diarias de leche de soja (alrededor de 210 cc cada una) o tres puñados de granos de soja tostados, con un total de 60 a 70 mg de isoflavonas. Al cabo de doce semanas, se observó un 13 por ciento de aumento de la osteocalcina, indicador de formación de hueso, y un 14,5 por ciento de disminución de los indicadores de osteoclastos, las células responsables de la pérdida de masa ósea. En este estudio no se hizo una comparación de los beneficios de la soja con los de la terapia hormonal sustitutiva, pero la proteína de soja sí reveló un beneficio que el estrógeno no proporciona: la formación de masa ósea.[36]

- *Pide que te comprueben el nivel de vitamina D y procura tomar 800-5.000 IU al día, y también toma la luz natural del sol.* Recomiendo una exposición al sol de quince minutos, a primera hora de la mañana o a última de la tarde, de tres a cuatro veces a la semana, pero nunca tanto rato que se queme la piel. En invierno puedes tomar sol artificial durante ocho a diez minutos una vez a la semana.

- *Bebe té verde.* El té verde es especialmente rico en fitohormonas y antioxidantes. En un estudio se comprobó que las mujeres que bebían té verde o té negro con regularidad tenían los huesos más fuertes que las de un grupo de control.[37] Yo siempre tengo una jarra de té verde descafeinado en el frigorífico y voy bebiendo a lo largo del día.

- *Haz ejercicio con pesas o que ponga carga o peso en los huesos.* Son necesarias tres sesiones de ejercicio a la semana, como mínimo. Si levantas pesas son suficientes dos sesiones a la semana; pero te irá bien hacer actividades como caminar o yoga además.

- *Si estás deprimida, sigue el tratamiento adecuado.* A veces lo único que se necesita es ejercicio periódico y exposición a la luz natural. Si trabajas con tubos fluorescentes, reemplázalos por bombillas de espectro completo. Aunque la mayoría de estas bombillas no dan la luz UVB (ultravioleta B) necesaria para estimular la recaptación de vitamina D y calcio, sí alivian la depresión y el trastorno afectivo estacional. Es interesante observar que el hipérico (corazoncillo o hierba de san Juan), que ha demostrado tener un efecto antidepresivo, también baja el nivel de una citocina llamada IL-6, que es una de las sustancias químicas que causan inflamación celular e interviene en la activación del sistema inmunitario; la normalización del nivel de esta citocina podría influir positivamente en la densidad ósea. No está claro si los medicamentos antidepresivos estándar tienen también este efecto.

- *Hazte controlar los niveles hormonales.* Muchas mujeres posmenopáusicas tienen el nivel de testosterona normal incluso para una mujer premenopáusica, lo que las hace mucho más resistentes a la osteoporosis sin tomar hormonas adicionales. En algunas mujeres, el nivel de estrógeno permanece dentro de la franja baja normal hasta mucho después de la menopausia. Si esto te ocurre a ti, no necesitarás suplementos de hormonas para sustentar tu masa ósea.

Hormonas que contribuyen a la formación de hueso

Se ha comprobado que tomar estrógeno en suplemento (que es mucho más común que tomar DHEA [deshidroepiandrosterona] o testosterona) va bien para prevenir la pérdida de masa ósea, pero dados los riesgos de la terapia hormonal recomiendo tomar vitamina D y minerales, hacer ejercicio y (cuando nada más resulta) tomar fármacos antirreabsorbentes, como Fosamax, como primera línea de tratamiento. Pero en el caso de que sigas la terapia homonal por otros motivos, esta te irá bien para proteger los huesos mientras la sigas. En realidad, la primera indicación de la terapia de estrógeno aprobada por el FDA fue la prevención de la osteoporosis. Algunos estudios han demostrado casi un 50 por ciento de reducción del riesgo de fracturas con la terapia hormonal sustitutiva ortodoxa.[38] El informe de 2002 sobre el estudio Women's Health Initiative corroboró esos datos. Pero eso no significa que todas las mujeres necesiten terapia estrogénica para mantener sus huesos sanos. Se ha comprobado que la mujer cuyo cuerpo continúa fabricando estradiol o testosterona, aunque sea en pequeñas cantidades, tiene un riesgo muchísimo menor de contraer osteoporosis que aquella cuyo cuerpo ya no es capaz de producir estas hormonas.[39]

Hay que tener presente, sin embargo, que en la formación o pérdida de masa ósea influyen muchas más cosas aparte de las hormonas. Por ejemplo, está demostrado que la mitad de la pérdida de masa ósea total en las vértebras que una estadounidense experimenta a lo largo de toda su vida se produce antes de que pase por la menopausia.[40] Además, en algunos estudios no se ha descubierto ninguna diferencia importante de densidad ósea en los huesos de la columna y de las caderas entre mujeres premenopáusicas y perimenopáusicas y mujeres posmenopáusicas. Por ejemplo, en un estudio realizado en el Human Nutrition Research Center on Aging, del Departamento de Agricultura, no se encontró ninguna aceleración de la pérdida de masa ósea entre mujeres cercanas a la menopausia; tampoco se encontró ningún cambio importante en la densidad ósea mineral en el grupo de mujeres en conjunto, hallazgo que se ha repetido en un estudio realizado en Suecia.[41] Algunas autoridades incluso postulan la hipótesis de que sólo entre el 10 y el 15 por ciento de la masa esquelética de la mujer es afectada por el estrógeno.[42] Y algunas mujeres que siguen una terapia sustitutiva de estrógeno continúan perdiendo masa ósea con el tiempo.[43] Si bien está claro que las hormonas tienen un importante papel en la salud ósea, sólo son un factor. Si tomas estrógeno, por ejemplo, te recomiendo tomar la menor dosis posible, puesto que se ha demostrado que protege los huesos incluso en dosis muy bajas.

Considera la posibilidad de seguir una terapia hormonal si has tenido alguno de los siguientes trastornos o pasado por situaciones relacionadas con menores niveles hormonales:

- Amenorrea que haya durado de seis meses a un año o más.
- Menopausia prematura, quirúrgica o médica.
- Toma periódica de fármacos esteroideos.
- Casos de osteoporosis en la familia (madre o abuela con osteoporosis evidente).
- Diagnóstico de osteopenia u osteoporosis.

Recuerda que la terapia hormonal contribuye a conservar la densidad ósea sólo mientras se toman las hormonas. Una vez que se deja de tomarlas, se comienza a perder masa ósea. Lo mismo vale para el efecto del ejercicio en los huesos.

Si no puedes tomar estrógeno o andrógeno, considera la progesterona natural, ya sea en crema transdérmica al 2 por ciento, en pastilla de venta con receta (Prometrium) o en fórmula preparada en farmacia especializada. Se ha comprobado que un progestágeno sintético (la medroxiprogesterona) estimula a los osteoblastos (constructores de hueso), por lo tanto la progesterona natural podría tener el mismo efecto en la densidad ósea.[44] En estudios con el método aleatorio de doble ciego administrando un placebo al grupo de control, se ha comprobado que la medroxiprogestona en dosis baja combinada con estrógeno previene las fracturas de cadera y otras.[45] Otros estudios controlados indican que la medroxiprogesterona en dosis baja con estrógeno en dosis inferior a la normal aumenta de forma importante la densidad ósea de las vértebras.[46]

La doctora Jerilynn Prior, endocrinóloga, fundadora y directora científica del Centre for Menstrual Cycle and Ovulation Research (CeMCOR) de Vancouver (Canadá), cree que la terapia con progesterona es tan efectiva como los bifosfonatos, que son los fármacos más fuertes que existen para la formación de hueso (véase «¿Y los fármacos para formar hueso?», más adelante en este capítulo). La doctora Prior recomienda dosis diarias de o bien 10 mg de progesterona sintética (progestina) o 300 mg de progesterona natural (tomadas antes de acostarse porque favorece el sueño), lo suficiente para elevar el nivel en la sangre a por lo menos 18 o, lo ideal, a 45 nmol/L.[47]

Nutrientes formadores de hueso

Actualmente en Estados Unidos sólo el 11 por ciento de las mujeres consumen dosis adecuadas de calcio cada día, por no hablar de todos los demás nutrientes necesarios para formar huesos sanos. Aunque tu dieta sea buena, asegúrate de que tu programa de suplementos incluye los siguientes:

Magnesio	600-800 mg (dadas las prácticas agrícolas, muchos alimentos son pobres en este mineral, por lo que hay que tomarlo en suplemento)[48]
Calcio	600-1.200 mg[49]
Vitamina D	800-5.000 UI
Vitamina C	1.000-3.000 mg
Boro	4-12 mg[50]
Zinc	15 mg
Manganeso	2-5 mg
Cobre	2-3 mg
Vitamina K	70-140 µg

Suplementos de calcio y magnesio

Los estudios han demostrado claramente que el calcio en suplemento contribuye a formar masa ósea y previene las fracturas.[51] También hace más eficaces otras modalidades como el ejercicio, la toma de vitamina D y la terapia hormonal cuando ya se está en tratamiento para la osteoporosis.

Yo prefiero los suplementos de calcio que están quelados con aminoácidos para su absorción óptima, por ejemplo el citrato de calcio, el citrato-malato de calcio, o cualquiera de las siguientes combinaciones: ascorbato cálcico, fumarato cálcico, succinato cálcico o tartrato cálcico. La hidroxiapatita microcristalina es también una buena fuente de calcio. No olvides tomar magnesio junto con el calcio; una proporción 1:1 de calcio/magnesio es la ideal, pero también puede ser aceptable la proporción 2:1 (véase «Recursos y proveedores»).

FIGURA 17. FUENTES DE CALCIO

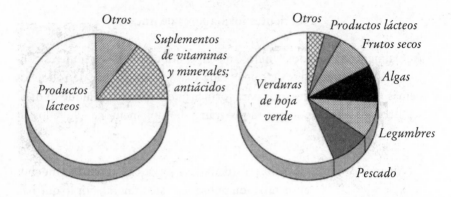

MÉTODO CONVENCIONAL   MÉTODO EQUILIBRADO

© 2001 *by* Northrup y Schulz

Aunque ahora algunos antiácidos se anuncian como suplemento de calcio, no los considero una buena opción. Para empezar, los antiácidos bajan el nivel de ácido clorhídrico en el estómago, y el ácido clorhídrico es necesario para la absorción óptima del calcio. Ya hay muchas personas que al hacerse mayores tienen una cantidad inadecuada de ácido clorhídrico, lo cual puede ser causa de problemas digestivos. ¿Para qué empeorarlo? Además, los antiácidos no contienen magnesio ni ninguno de los otros nutrientes necesarios para la formación de hueso. La insuficiencia de magnesio es tan problemática para la salud de los huesos como la insuficiencia de calcio, y dado que estos dos minerales actúan en un equilibrio esencial, deben tomarse juntos en suplemento. De hecho, un desequilibrio producido por un exceso de calcio puede disminuir la capacidad del organismo de asimilar el magnesio de los alimentos. Encuestas sobre dietética indican que entre el 80 y el 85 por ciento de las estadounidenses ya consumen menos magnesio que la dosis estándar recomendada. Un consumo elevado y desequilibrado de calcio puede inhibir también la asimilación del manganeso, reducir la absorción del hierro, obstaculizar la síntesis de la vitamina K y aumentar la excreción de fósforo por las heces. Por último, las dosis muy elevadas de carbonato de calcio (4 o 5 g diarios), que es el tipo de calcio de los antiácidos, puede causar

Alimentos ricos en calcio[48]

Hay muchas buenas fuentes alimentarias de calcio. El del yogur es de los más digeribles; una taza de yogur contiene 300 miligramos de calcio. En Estados Unidos la gente está condicionada culturalmente a considerar que los productos lácteos son los principales alimentos para la salud de los huesos. Pero hay que considerar que 100 gramos de sardinas en lata también contienen 300 miligramos de calcio, además de ser muy ricas en las saludables grasas omega-3.

Alimentos	Cantidad	Calcio (mg)
Verduras de hoja verde (cocidas, a no ser que se especifique)		
berro (crudo)	1 taza	53
brécol	1 taza	150
col	1 taza	179
col verde	1 taza	300
espinacas	1 taza	278
hojas de diente de león	1 taza	147
hojas de mostaza china (bok choy)	1 taza	200
hojas de mostaza de Sarepta	1 taza	150
hojas de nabo	1 taza	229
perejil (crudo)	1 taza	122
ruibarbo	1 taza	348
verduras silvestres (hojas de cenizo, cebolla silvestre)	1 taza	350
Algas (cocidas, a no ser que se especifique)		
agar-agar seco (para espesar salsas, etc.)	1 taza	400
dulse seco	1 taza	567
hijiki	1 taza	610

Alimentos	Cantidad	Calcio (mg)
kombu (kelp)	1 taza	305
wakame	1 taza	520
Pescado (las espinas son su principal fuente de calcio)		
ostras crudas	1 taza	226
salmón en lata	1 taza	431
sardinas en lata (con espinas, escurridas)	100 g	300
Legumbres y cereales		
garbanzos cocidos	1 taza	150
judías negras cocidas	1 taza	135
judías pintas cocidas	1 taza	128
tempeh	120 g	172
tofu	120 g	80-150
tortas de maíz	2 uds.	120
Frutos secos y semillas		
almendras	1 taza	300
avellanas	1 taza	282
castañas de Pará	1 taza	260
semillas de girasol (peladas)	1 taza	174
semillas de sésamo (molidas)	3 cucharadas	300
Otros		
melaza	1 cucharada	137
zumo de naranja enriquecido con calcio	1 taza	210
Aguas minerales		
Apollinaris	1 litro	91
Contexeville	1 litro	451
Mendocino	1 litro	380
Perrier	1 litro	140
San Pellegrino	1 litro	200

Alimentos	Cantidad	Calcio (mg)
Productos lácteos		
leche desnatada	1 taza	300
entera	1 taza	288
en helado	1 taza	204
queso (tipo suizo, cheddar, manchego)	45 g	300
requesón (con poca grasa)	1 taza	150
yogur descremado	1 taza	294

Alimentos ricos en magnesio	
Ración de 100 g	mg
almendras	270
cacahuetes	175
col verde	57
dulse	220
kelp	760
legumbres cocidas	37
melaza	258
mijo	162
salvado de germen de trigo	336
salvado de trigo	490
tofu	111

un grave trastorno, dañino para los riñones, llamado síndrome de leche y alcalinos o de Burnett.[52]

La conexión proteína-calcio

Rachel, una de las suscriptoras a mi hoja informativa, hace una pregunta que he oído a muchas mujeres.

Tengo cincuenta años y estoy en la perimenopausia. Hace poco me hice una densitometría y los resultados (–2,0 en la columna y –2,4 en las caderas) indican que tengo osteoporosis, aunque mi ginecólogo dice que eso aún no lo es. Queda el hecho (creo yo) de que estoy en terreno peligroso y aún no he pasado la menopausia. Mis factores de riesgo son que hace muy poco que dejé de fumar (en realidad, la novedad es que por fin lo logré), mi padre tiene osteoporosis y mi constitución es pequeña.

Estoy resuelta a tratar de detener esto mediante nutrición, suplementos y ejercicio, antes que tomar hormonas o Fosamax.

Por el momento, mi programa es el siguiente: hago ejercicio al menos cinco veces a la semana (caminatas rápidas, ejercicios con pesas y tai chi). Lo que me está costando es encontrar un nutricionista que tenga experiencia con la osteoporosis. Todos los estudios de investigación que he leído dicen que una dieta rica en proteínas elimina el calcio por la orina. Sin embargo, hace poco leí en *Cuerpo de mujer, sabiduría de mujer* que algunos estudios discuten esto. ¿Puede darme más información sobre sus descubrimientos? ¿Cuánta proteína debo consumir diariamente? ¿Importa o no si es proteína de origen animal?

Muchos nutricionistas exageran al echar la culpa de la osteoporosis y las enfermedades renales a las proteínas, y hay algunos estudios que apoyan esta opinión.[53] Sin embargo, el doctor Larrian Gillespie, cirujano urólogo y autor de *The Menopause Diet*, observa que gran parte de los estudios pertinentes se han realizado en hospitales, con pacientes de diabetes insulinodependiente u otras enfermedades.[54] Si bien algunos estudios han demostrado que incluso en personas sanas el exceso de proteínas, sobre todo en forma de carne roja, podría ser causa de pérdida de calcio por la orina, este efecto es insignificante comparado con los efectos adversos sobre los huesos del desequilibrio de las sustancias químicas inflamatorias producido por el exceso de estrés, el alcohol y los carbohidratos refinados.

La realidad es que durante la mayor parte del tiempo que los seres humanos hemos estado en este planeta (alrededor de un millón de años) nuestros principales alimentos han sido frutos secos, semillas y frutas de temporada, más proteína de origen animal. Las dietas ricas en cereales y productos lácteos sólo se hicieron posibles cuando apareció la agricultura, hace relativamente poco tiempo: unos diez mil años. Estudios recientes sobre la nutrición en el paleolítico han descubierto que las sociedades cazadoras y recolectoras (incluso las que existen hoy en día) son más sanas en todos los aspectos que aquellas cuyo principal alimento procede de los cereales. Además, no padecen osteoporosis.[55]

Lo principal es lo siguiente: la misma cantidad de proteínas que sustenta la salud en general sustenta la salud de los huesos. Para una mujer de 1,60 metros de altura y 63 kilos (la mujer media en Estados Unidos), esto significa unos 27 gramos de proteína en cada una de las tres comidas del día (unos 81 gramos diarios en total). Treinta gramos de carne o pescado contienen unos 7 gramos de proteína, por lo que una ración de 120 gramos satisface la cantidad necesaria; un huevo contiene 6 gramos de proteína, y la clara 4 gramos; 30 gramos de queso seco contienen 6-7 gramos de proteína; 30 gramos de queso tierno contienen 3-4 gramos; un cuarto de taza de requesón contiene 7 gramos de proteína, y un cuarto de taza de tofu, 10 gramos. Fíjate en las etiquetas cuando hagas la compra; casi siempre dan esta información sobre el contenido nutritivo.

Las personas físicamente activas necesitan más proteínas que las sedentarias. Las mujeres voluminosas también necesitan más. La realidad es que debido a las dietas y la mala información, muchísimas mujeres no consumen suficiente proteína.

¿Y los fármacos para formar hueso?

Muchísimos médicos recetan alguno de los nuevos fármacos para formar hueso como primera línea de tratamiento a cualquier mujer que tenga algún signo de estar perdiendo masa ósea, incluso a aquellas que distan mucho de tener osteoporosis o una osteopenia importante. Sin embargo existen muchas alternativas eficaces y sin riesgo que funcionan de un modo más natural en unión con la sabiduría del cuerpo.

A continuación, echaremos un breve vistazo a los fármacos que se recetan más corrientemente. Igual que las hormonas suplementarias, sólo actúan mientras la mujer los toma.

BIFOSFONATOS. Los bifosfonatos son los agentes antirreabsorbentes más recetados y actualmente se consideran el tratamiento de primera línea para la osteoporosis posmenopáusica. Estos fármacos inhiben la función de los osteoclastos, previniendo así la destrucción de hueso. Se ha demostrado que aumentan la masa ósea de la columna y las caderas y reducen el riesgo de fracturas tan bien como la terapia con estrógeno.[57] En estudios clínicos con mujeres que sufren de osteoporosis se ha comprobado que el alendronato (Fosamax), el risedronato (Actonel) y el ibandronato (Boniva) reducen casi en un 50 por ciento la incidencia de fracturas de caderas, vertebrales y no vertebrales, particularmente durante el primer año de tratamiento.[58] No obstante, estos fármacos podrían causar efectos secundarios. El Fosamax, por ejemplo, puede causar náuseas, estreñimiento y acedía. En algunos estudios, hasta un tercio de las participantes experimentaron acidez gástrica relacionada con el fármaco, y una de cada ocho necesitaron tratamiento. A algunas incluso se les formaron graves úlceras esofágicas.[59] Alrededor del 50 por ciento de las mujeres dejan el tratamiento al cabo de un año. Sin embargo, los bifosfonatos podrían ser adecuados para las mujeres en riesgo de osteoporosis que no pueden o no quieren tomar otros medicamentos o adoptar otras medidas para formar masa ósea. Entre los efectos secundarios más comunes de Actonel se cuentan dolor de espalda, dolor de las articulaciones, náuseas y vómito. A mí me preocupan mucho los efectos secundarios adversos de la toma muy prolongada de estos fármacos. Por ejemplo, se ha comprobado que en algunas mujeres causan grave pérdida de hueso de la mandíbula.

EVISTA (RALOXIFENO). Este modulador selectivo de los receptores de estrógeno, como el fármaco emparentado tamoxifeno, tiene un efecto estrogénico en el hueso, pero antiestrogénico en el tejido mamario. Aunque se ha comprobado que contribuye a formar masa ósea, y aunque ha reducido la tasa de fracturas en la columna, no ha hecho disminuir la tasa de fracturas de cadera, por motivos que aún no están claros.[60] Entre sus efectos secundarios están los sofocos. También me preocupa muchísimo la posibilidad de riesgo de demencia senil con este fármaco, porque, como el tamoxifeno, inhibe el bien conocido efecto beneficioso del estrógeno en las neuronas (incluso el del estrógeno fabricado por el cuerpo).

CALCITONINA. La calcitonina es un péptido producido de manera natural que inhibe parcialmente la actividad de los osteoclastos y regula la pérdida de calcio por la orina. A la que me refiero aquí es una forma sintética, inyectable o nasal, de la hormona paratiroides. Reduce el riesgo de fracturas de la columna pero no el las fracturas de caderas, y también disminuye el dolor de nuevas fracturas vertebrales. Entre los efectos secundarios están las náuseas y el acaloramiento. Muchos especialistas están de acuerdo en que los bifosfonatos dan mejor resultado.[61]

LO PRINCIPAL. Cualquier mujer que tenga baja la densidad ósea necesita tomar bastante vitamina D, calcio y magnesio. Muchas podrían beneficiarse también de tomar alendronato o risedronato una vez a la semana (o ibandronato una vez al mes), pero yo preferiría que todas las mujeres probaran métodos naturales primero.

Fortalecerse

Al margen de la dieta, los suplementos o cualquier tratamiento hormonal, la gran noticia es que el ejercicio enérgico en general, y el ejercicio con pesas en particular, tienen un papel esencial en la formación y el mantenimiento de huesos sanos. Si actualmente no haces ejercicio con regularidad, no eres una excepción. El 60 por ciento de la población estadounidense es sedentaria, y ese es uno de los principales motivos de que la osteoporosis haya alcanzado proporciones de epidemia. Hay que tener presente que no es el proceso de envejecimiento de suyo el que causa el adelgazamiento de los huesos, sino el que al hacerse mayor la persona aminora la marcha y deja de usar los músculos.

Hacer ejercicio enérgico, que hace trabajar los músculos, construye hueso estimulando el proceso de mineralización y remodelación. Todos los músculos importantes del cuerpo están unidos a los huesos mediante tendones; cada vez que un músculo se contrae ejerce una fuerza sobre el hueso al que está unido. Cualquier actividad que fortalezca la masa muscular también ejerce presión sobre el hueso y contribuye a formar masa ósea. Sabemos, por ejemplo, que en los tenistas, la densidad ósea del brazo que sostiene la raqueta es considerablemente mayor que la del otro brazo. El yoga y el tai chi también favorecen la formación de la masa ósea. Pero el método más estudiado para fortalecer los huesos es el levantamiento de pesas.

La doctora Miriam Nelson, de la Universidad Tufts, ha hecho estudios pioneros que demuestran que el ejercicio con pesas hace más lento e incluso invierte el proceso de pérdida de masa ósea. La doctora Nelson estudió a dos grupos de mujeres posmenopáusicas que no tomaban estrógeno suplementario, fármacos formadores de hueso ni ningún suplemento especial. Las mujeres de ambos grupos eran sedentarias y estaban sanas al comienzo del estudio. Las de un grupo continuaron sedentarias y las del otro comenzaron un sencillo programa de ejercicios. Al cabo de un año, las mujeres que hicieron levantamiento de pesas durante 40 minutos dos veces a la semana habían retrasado su reloj en varios aspectos. Su puntuación en las pruebas de fuerza aumentó hasta igualar la de mujeres de treinta a cuarenta años. Adelgazaron sin hacer dieta (el músculo es menos voluminoso que la grasa). Les mejoró enormemente el equilibrio, con lo que se mantienen a raya las caídas. El mayor beneficio fue el siguiente: mientras que las mujeres del grupo de control perdieron alrededor de un 2 por ciento de masa ósea durante ese año, las que hicieron ejercicio con pesas la aumentaron un 1 por ciento.[62]

Pero tener los huesos más fuertes no es el único beneficio de fortalecerse. La doctora Nelson observó un cambio inesperado pero muy estimulante en las mujeres que hicieron ejercicio con pesas, un cambio que yo, como médica, he visto repetidas veces. A las pocas semanas de hacer ejercicio, las mujeres se sentían más felices, enérgicas y seguras de sí mismas; a medida que sus huesos se hacían más fuertes, se fueron volviendo más activas y osadas. Para que el estudio fuera controlado, se acordó que no seguirían ningún otro programa de puesta en forma. Pero esas ex remolonas empezaron a hacer piragüismo, a patinar o a bailar porque les apetecía. La doctora Nelson también confirmó que el ejercicio con pesas, igual que el aeróbico, hace desaparecer la depresión y mejora la artritis.[63]

El placer y los beneficios de hacer ejercicio son tan numerosos que quiero hacer todo lo que esté en mi mano para motivarte a ponerte fuerte. De todos los métodos para conservarnos vitales, sanas y atractivas, probablemente el ejercicio sea el que da más beneficios en proporción al tiempo empleado. Sean cuales sean tu edad y tu estado de salud en este momento, te garantizo que el ejercicio físico te renovará, te dará un nuevo vigor. En 1994 los investigadores demostraron esto instaurando un programa de ejercicios fortalecedores para pacientes frágiles en una residencia de ancianos, cuya media de edad era de 87 años. El grupo hacía ejercicios fortalecedores para las caderas y las rodillas en sesiones de 45 minutos, tres veces a la semana. Al cabo de diez semanas, les había aumentado la fuerza en un 100 por ciento. A las personas del grupo de control, que no hacían ejercicio, les disminuyó la fuerza en alrededor de un 1 por ciento. La fuerza muscular mejorada después del ejercicio no tenía relación con la edad, el sexo, el diagnóstico médico ni el grado de funcionamiento de los participantes. Después de este programa de ejercicios, algunos de los participantes que antes usaban andadores para caminar sólo necesitaban un bastón. El ejercicio también les mejoró la capacidad para subir escaleras, la velocidad al caminar y el grado general de actividad física.[64]

Si estos resultados son posibles en personas octogenarias frágiles que viven en una residencia de ancianos, piensa en lo que podría sucederle a una remolona de cincuenta años. La mujer de edad madura actual tiene una esperanza de vida de 85 años como mínimo, cuando no de 100. No puedes permitirte dejar que se deterioren tus músculos y huesos a la mitad de la vida. Te quedan demasiados años por delante con posibilidades de ser de buena calidad. Y en el horizonte no hay ningún medicamento, descubrimiento tecnológico ni progreso genético que pueda acercarse siquiera a darte los beneficios que puedes obtener de ponerte en forma y mantenerte fuerte tú misma. Además, las mujeres que hacen ejercicio periódicamente viven seis años más que las que no lo hacen. Si piensas que no tienes tiempo para hacer ejercicio, te recomiendo que revises esa

¿Qué hace falta para que te muevas?

- ¿Disfrutas moviendo el cuerpo? Recuerda algún periodo de tu vida en el que te sentías cautivada por la dicha de bailar, correr, nadar o saltar. ¿Cuándo fue la última vez que te sentiste así?
- ¿Cuándo fue la última vez que sentiste esa agradable sensación de relajación total que viene después de pasar un día inmersa en los placeres de alguna actividad: esquiar, hacer una excursión, navegar a vela, bailar o patinar?
- ¿Qué tipo de actividades te gustaban en tu infancia? ¿Y en tu adolescencia?
- Si no haces ejercicio ahora, ¿a qué se debe?
- Si no haces ejercicio ahora, ¿cuándo dejaste de hacerlo? ¿Por qué?
- ¿Piensas que no tienes tiempo para hacer ejercicio? ¿Por qué piensas eso?

creencia. Ocupa muchísimo tiempo arrastrar los pies sostenida por un andador en lugar de caminar con pasos largos y confiados, y morir seis años antes es francamente una colosal pérdida de tiempo.

Casi todas las mujeres que conozco están demasiado ocupadas para hacer ejercicio. Las cosas que hay que hacer durante el día siempre son más que el tiempo que se tiene para hacerlas. Esperar a tenerlo todo hecho para hacer ejercicio es esperar un milagro. Así como los músculos no se fortalecen mientras no nos agachemos a coger un peso pesado, no habrá ejercicio en tu vida a menos que lo conviertas en una prioridad tan importante como lavarte los dientes o darte una ducha. Lo primero que debe cambiar si quieres hacer ejercicio con regularidad es tu mente. No valen excusas ni pretextos.

Sanar el pasado en lo relativo a la buena forma física

Mi madre, Edna, cumplió ochenta este año, y para celebrarlo toda la familia se reunió en mi ciudad natal para organizar una gran fiesta y otras actividades, entre ellas esquiar ladera abajo y a campo través, y caminar por la nieve con zapatos raqueta. Mi madre participó en todo con sus nietos, y sigue esquiando maravillosamente. Todos los veranos dirige a un grupo de mujeres de cuarenta y tantos en una excursión por las montañas Adirondack que ellas llaman Camp Edna. A estas mujeres les encanta beneficiarse de la experiencia y pericia de mi madre. Así pues, a una edad en que muchas mujeres ya se han relegado a mirar desde los laterales, mi madre no sólo dirige el juego sino que participa también activamente. Suele levantarse a las seis de la mañana, pasa el cortacésped por la enorme extensión de la granja donde me crié, riega todas las flores y luego juega dos sets de tenis con sus amigas. A veces juega los dieciocho hoyos de golf también.

El grado de actividad física de mi madre es fuera de serie, y yo no lo considero un nivel al que cualquier otra persona deba aspirar, a no ser que lo encuentre tan satisfactorio como lo encuentra ella. Pero el estado físico y la destreza de mi madre me han servido para comprender que el debilitamiento físico no tiene por qué formar parte del envejecimiento. En realidad, este es un legado que recibí antes de nacer: mi madre esquió e hizo excursiones durante todos sus embarazos, y cuando éramos pequeños nos llevaba en mochila a la espalda mientras realizaba esas mismas actividades.

A pesar de este legado, yo he tenido que hacer mi trabajo para solucionar asuntos inconclusos respecto a los deportes y la buena forma física. A diferencia de mi madre y mis hermanos, a mí no me interesaba dedicar todos los momentos libres a esquiar o subir montañas llevando una pesada mochila a la espalda. Me gustaba leer, junto al hogar en invierno y sentada bajo un árbol en verano. Cuando era adolescente, soñaba con una mañana de Navidad en que pudiera estar sentada, relajada, conversando y bebiendo chocolate, igual que en las películas. Pero no bien habíamos abierto los regalos, todos salían disparados hacia la estación de esquí de la localidad a dar unas vueltas por las pistas antes de que llegaran los familiares para la comida. Mi única posibilidad de tener la amorosa relación familiar que ansiaba era coger mi equipo y salir con ellos. Y eso hacía, y aprendí a esquiar bastante bien. (Este año fui a casa a pasar las vacaciones por primera vez después de treinta años, y por fin tuve la experiencia de la Navidad de mis sueños: sentada con mi madre y mis hermanos alrededor del hogar. Nadie salió a esquiar.)

Pero mis habilidades deportivas en general quedaban muy por debajo de las de mi madre y mis hermanos, por muchos esfuerzos que hiciera. Cuando tenía trece años, por ejemplo, dediqué seis semanas enteras del verano a practicar mis golpes de tenis contra la puerta del granero; el único comentario de mi padre fue: «Mueves esa raqueta como si fuera una escoba». Eso me dejó un considerable bagaje emocional respecto a los deportes. Así pues, cuando llegué a la edad madura, decidí liberarme de ese bagaje con unas cuantas mancuernas (en lugar de una raqueta) y un poco de percepción profunda. A los 45 años tomé clases de tenis, más a modo de terapia para recuperarme de mi pasado que por el deseo de jugar con frecuencia. Al final de la temporada comprendí que era muy capaz de jugar un partido de tenis y disfrutarlo. A finales de ese verano incluso jugué partidos de dobles con mi madre y mi hermano. ¡Qué curación!

El doctor John Douillard, especialista en forma física y autor de *Body, Mind and Sports* (Three Rivers Press, 2001), comenta que el 50 por ciento de las mujeres experimentan su primer fracaso en una actividad física organizada en la clase de gimnasia de la escuela, y que esa sensación de ser una «perdedora» puede continuar el resto de su vida. En la perimenopausia hay que preguntarse: «¿De verdad quiero continuar limitando mi salud y mi felicidad debido a algo que me ocurrió en una clase de gimnasia en octavo de básica, o con mis padres cuando tenía seis años?».

Saca tu diario y escribe todo lo que recuerdes de tus experiencias con el ejercicio físico y los deportes desde que tenías entre once y trece años. ¿Qué te gustaba hacer? ¿Qué actividades encontrabas agradables? ¿Qué recuerdos tienes de las clases de gimnasia? ¿Cuál es tu legado familiar en deportes y ejercicio físico? ¿Qué crees sinceramente acerca de las capacidades físicas de una mujer de tu edad? ¿Y de una mujer de 75 años? ¿Y de una de 90 años? ¿Qué grado de actividad física tiene tu madre? ¿Y tu abuela? ¿Qué te ocurre cuando entras en un gimnasio?

Mi colega Mona Lisa Schulz ha logrado transformar varias veces su legado respecto al ejercicio físico, consiguiendo finalmente el equilibrio. Cuando era niña, la idea de día festivo de su familia era ir en coche hasta el pie de una montaña de Nueva Inglaterra, comerse un bocadillo y luego volver a casa. Ella ansiaba bajarse del coche y subir a la montaña, pero a su madre siempre le dolía la espalda, y su padre solía tener dolor de cabeza y de pecho. Una vez, cuando tenía dieciséis años, quiso ir a esquiar, y su madre le dijo: «Si vas, te repudio. Ya nos lo has hecho pasar bastante mal a tu padre y a mí» (le habían hecho tres operaciones importantes por escoliosis). Fue a esquiar de todos modos, y después gran parte de su proceso de individuación de su familia consistió en desafiarse a sí misma convirtiéndose en una deportista competitiva, en carrera y ciclismo, lo cual tendía a hacer en exceso como una manera de enfrentarse a las presiones familiares. Aunque sus continuados problemas en la columna pusieron fin a estas actividades, ha superado sus dificultades físicas y continúa fuerte y en buena forma para caminar, montar en bicicleta y hacer ejercicios diariamente en diversos aparatos de puesta en forma. Ella también ha conseguido el equilibrio.

Ejercicio para gozar de una salud vibrante en todos los aspectos

Cuando entré en la segunda mitad de mi vida, descubrí por fin qué tipo de ejercicios son los correctos para mi cuerpo y temperamento, al comprender que mis dotes deportivas, mi fuerza y mi buena forma física son un bien para mí y mi cuerpo, no una manera de ganarme la aprobación de mi familia ni medirme comparándome con un patrón cultural. Al margen de tu forma física o legado del pasado, has de saber que el ejercicio vigoroso periódico es de absoluta necesidad si quieres vivir bien en la segunda mitad de tu vida. El ejercicio vigoroso envía señales a todo el cuerpo que aumentan el nivel de la hormona de crecimiento humano.

El ejercicio le ordena al cuerpo que continúe vigoroso, vibrante, sano y siga desarrollándose. Pasarse sentada en el sofá comiendo comida basura y bebiendo demasiado alcohol le envía al cuerpo el mensaje contrario: hazte vieja, deteriórate y debilítate. Es así de sencillo.

Pregúntate en qué actividades deseas ser capaz de participar mientras vivas. Durante años yo intenté disfrutar de correr, que estuvo muy de moda en los años setenta y ochenta, pero nunca lo encontré agradable. Aunque corría periódicamente cuando estaba estudiando medicina y después mientras hacía mis prácticas como residente, nunca sentí esa esquiva euforia del corredor, por mucho tiempo y por arduo que corriera; la verdad es que lo detestaba. Finalmente me di permiso para dejarlo.

Ahora sólo hago esas actividades que noto que me van bien. Me encanta la gimnasia Pilates, esa modalidad de ejercicio mente-cuerpo ideada por Joseph Pilates, en que intervienen la mente, los músculos, la respiración y los estiramientos, todo al mismo tiempo. También me gusta ver cuánto he avanzado desde que comencé, en 1998. Ahora estoy más fuerte, más esbelta y más flexible que hace ocho años. La gimnasia Pilates, como cualquier disciplina en que se usa la mente tanto como el cuerpo, acaba transformando ambos. También me gusta hacer yoga de vez en cuando y hago ejercicio con pesas con regularidad. Me gusta ser capaz de levantar objetos pesados; sé que podría fácilmente quitar la ventana de salida de emergencia de un avión si fuera necesario. Los músculos fuertes nos permiten movernos con seguridad y confianza por el mundo.

RUTH: EX SEDENTARIA

Ruth, de 55 años, vino a verme aquejada de achaques y dolores y de la incapacidad de dormir bien por la noche. Me contó que había criado a cinco hijos y que estaba esperando con ilusión jubilarse de su trabajo como funcionaria gubernamental. Jamás había hecho ejercicio. Su primera densitometría reveló una ligera pérdida de masa ósea, a pesar de que llevaba siete años tomando estrógeno a raíz de una histerectomía con extirpación de ovarios por reglas excesivamente abundantes. Además de recomendarle una dieta mejor y un programa de suplementos, le insistí en que necesitaba comenzar un programa de ejercicios; su vida sedentaria amenazaba con deslustrarle bastante los años dorados con que soñaba.

Decidió comenzar a hacer caminatas cada mañana con algunas amigas. A los tres meses había bajado cuatro kilos y medio, sin cambiar de dieta, habían desaparecido todos sus dolores y dormía mejor que en años. Después, ese mismo año, comenzó a salir con su marido a esquiar y hacer excursiones por la montaña. Aunque todavía estoy tratando de convencerla de que comience un programa de ejercicios con pesas, su densidad ósea se ha mantenido sin ellos. La actividad y el ejercicio al aire libre se han convertido en parte normal de su vida.

Comenzar con algo, cualquier cosa

Si en este momento sencillamente no logras imaginarte haciendo algo como levantar pesas, comprométete a realizar algún tipo de actividad física sólo diez minutos durante treinta días. Esto es lo que recomiendo: ponte una música que te guste y baila por la casa; aunque estés en una silla de ruedas, puedes dejar de apoyarte en el respaldo y mover la parte superior del cuerpo. En serio, no hay excusa. Te garantizo que al cabo de esos treinta días, o mucho antes, esperarás con ilusión el momento del baile diario. Este sencillo ejercicio te despertará el irresistible e innato deseo de movimiento que todas llevamos dentro, aunque en algunas puede estar más enterrado que en otras.

El movimiento es contagioso. Bailar por tu sala de estar finalmente te despertará lo suficiente los músculos para hacerte desear más. Siempre puedes bailar con tu gato o gata (¡eso es levantamiento de peso al fin y al cabo!). Comienza muy despacio e inspira y espira por la nariz; eso te ensanchará bien la parte inferior de los pulmones. Puede llevar un tiempo generar flexibilidad en la caja torácica, de modo que no te desanimes si respirar por la nariz te hace sentir sin aliento al principio. No te exijas más de lo que es agradable y cómodo para tu ritmo respiratorio y cardiaco. Pero cada día pídele a tu cuerpo que se mueva un poco más rápido o inclínate un poco más. Simplemente mover el cuerpo inicia el proceso de formación de hueso.

Buscar ayuda o apoyo

Una vez terminado tu mes de baile, ya te habrás creado el hábito del movimiento en tu vida. Entonces es el momento de comenzar a añadir un poco de ejercicio con pesas. Te recomiendo que vayas a un gimnasio y le pidas a uno de los monitores que te ayude a hacerte tu programa personal de ejercicios. De esta manera aprenderás la técnica correcta, que después puedes adaptar para hacer los ejercicios en casa.

El que hagas ejercicio en casa o en un gimnasio dependerá de tu estilo de vida y tu temperamento. Yo he hecho las dos cosas, y encuentro ventajas e inconvenientes en ambos sistemas. Lo bueno del gimnasio es que no suena el teléfono ni nadie te interrumpe, y todo el ambiente está dedicado al ejercicio, por lo que hay más posibilidades de conectar con ese espíritu. Pero a veces es muy, muy difícil encontrar ese tiempo extra para ir al gimnasio. Mi programa de ejercicios actual combina sesiones de una hora de gimnasia Pilates con un profesor, sesiones de treinta minutos de estos mismos ejercicios en una esterilla en casa, y una hora de ejercicio aeróbico con pesas, con la ayuda de vídeos, dos veces a la semana cada uno. También hago caminatas periódicas de 45 minutos. No siempre he podido hacer toda esta cantidad de ejercicio. Uno de los beneficios de estar en la perimenopausia es que mi tiempo es más mío que en cualquier otro periodo de mi vida. Y encuentro que ahora me gusta más que nunca el ejercicio.

Ejercicios para fortalecerse durante el día

A continuación, te doy unos cuantos consejos para que introduzcas ejercicios fortalecedores en tus actividades diarias. Trata de hacerlos mientras hablas por teléfono o cuando tengas unos momentos libres. Trabajan todos los principales grupos de músculos.

- *De puntillas.* Ponte de cara a la pared a unos treinta centímetros de distancia, con los pies separados a la anchura de los hombros. Apoya ligeramente las yemas de los dedos en la pared para no perder el equilibrio (a medida que progreses necesitarás cada vez menos este apoyo). Elévate lo más alto que puedas; mantén la posición de puntillas contando hasta tres, respirando normalmente, y luego ve bajando poco a poco. Respira. Repite el ejercicio hasta ocho veces. Poco a poco ve aumentando el tiempo de mantenimiento de la postura hasta llegar a 30 segundos (contando hasta treinta).

- *Sobre los talones.* Ponte de cara a la pared para apoyar las manos si es necesario. Levanta lentamente los dedos y las plantas de los pies hasta quedar equilibrada sobre los talones. Mantén esta postura contando hasta tres. Baja lentamente. Respira. Repite el ejercicio, hasta ocho veces si es posible, y poco a poco ve aumentando el tiempo de equilibrio sobre los talones hasta que mantengas la postura contando hasta treinta.

En ambas posturas, de puntillas y de talones, empleas el peso del propio cuerpo para fortalecer las piernas y mejorar el equilibrio y la flexibilidad.

- **Fondos.** Aunque muchas mujeres los detestan, no hay mejor ejercicio para fortalecer la parte superior del cuerpo. Puedes comenzar haciéndolos en la pared. De pie, a unos 90 centímetros de distancia, apoya las palmas en la pared, con los codos flexionados, y estira los brazos, alejando el cuerpo de la pared, con la espalda en perfecta alineación con las piernas, y la cabeza alineada con la espalda, sin inclinarla. Repite ocho veces. Poco a poco ve aumentando hasta hacer tres grupos de ocho repeticiones.

  Cuando hagas esto con facilidad, estarás preparada para hacerlos en el suelo. Comienza apoyada sobre las palmas y las rodillas, con los brazos rectos; flexiona los codos bajando el pecho hasta el suelo. Hazlo despacio y sin dejar de respirar. Prueba a repetirlo hasta cuatro veces; poco a poco ve aumentando hasta hacer dos grupos de ocho.

  Cuando estés lo bastante fuerte, estarás preparada para comenzar a hacerlos con todo el cuerpo. Comienza apoyada sobre las palmas y las rodillas; luego estira las piernas hacia atrás hasta quedar apoyada en los dedos de los pies y los brazos. El cuerpo debe formar una línea recta, la cabeza alineada con la columna; no permitas que se flexionen las caderas. Ahora flexiona los codos bajando el cuerpo hasta que el pecho casi toque el suelo. Estira los brazos apartándote del suelo. Mantén la postura. Repite. Haz cuatro fondos y poco a poco ve aumentándolos hasta ocho. Finalmente tu objetivo será hacer dos grupos de ocho.

- **Pesas.** Ten un conjunto de pesas graduadas (de 1 a 10 kilos, según tu fuerza) delante del televisor. Durante los anuncios comerciales o incluso mientras ves tus programas favoritos, puedes hacer fácilmente flexiones de bíceps, presiones de hombros levantando los brazos por encima de la cabeza, remo inclinado, remo sentado y extensión de tríceps hacia atrás. Es importante tener las pesas en un lugar visible donde te las encuentres con frecuencia.

Tómate tu tiempo. El cuerpo es muy tolerante y entusiasta cuando lo tratamos con respeto y cariño. Cada vez que levantes pesas, pregúntale si está dispuesto a respirar un poco más hondo y a levantar más peso. No lo fuerces. Los días que te sientas maravillosamente, haz más; cuando no te sientas bien, haz menos. El ejercicio es una disciplina, es cierto, pero una vez que te hayas comprometido a hacerlo periódicamente, quítate a la entrenadora exigente de la cabeza. La mejor motivación es el placer, la alegría y el conocimiento que viene de estar en nuestro cuerpo.

Prevención del dolor de caderas, hombros y espalda

Muchas mujeres comienzan a tener problemas articulares durante la menopausia, entre ellos una menor amplitud de movimiento en las articulaciones de un hombro o de las caderas. Cuando comencé a hacer gimnasia Pilates tenía un problema crónico en la cadera derecha que respondía bien a ejercicios orientados a aflojar las articulaciones de las caderas. La intuición me decía que este método me iba a ahorrar la necesidad de una prótesis de cadera algún día (los problemas de caderas se dan en mi familia; cuando murió, mi padre necesitaba una prótesis pero se había negado a hacerse la operación). Cuando tenía algo más de cincuenta me comenzó también un fuerte dolor en el hombro derecho y me disminuyó la amplitud de movimiento en esa articulación. Nuevamente, los ejercicios suaves y estiramientos que forman parte del método Pilates me sirvieron para solucionar ese problema. Ahora mi amplitud de movimiento está mejor que cuando tenía treinta años.

Es necesario mantener la amplitud de movimiento de las articulaciones y también mantener bien alineada y estirada la columna, para evitar pinzamientos de los nervios espinales, lo que puede producir dolores de espalda, de caderas y otros. Existe también un ingenioso programa de fáciles ejercicios para hacer en casa, llamado The Core Program, ideado por la fisioterapeuta Peggy Brill. Consiste en una serie de ejercicios que se pueden hacer en un espacio pequeño con sólo una colchoneta y pesas para los tobillos. Miles de mujeres han transformado sus cuerpos siguiendo este programa, entre ellas mi madre, que hace los ejercicios periódicamente. (Para más información, lee el libro de Peggy Brill,* *The Core Program: Fifteen Minutes a Day That Can Change Your Life* [Bantam Books, 2001] o visita su sitio web en *www.brillpt.com*.)

Suplementos para mantener sanas las articulaciones

Dado que los cartílagos de las articulaciones tienden a desgastarse con los años, es muy importante darles la nutrición que necesitan. Antiinflamatorios no esteroides (AINE) como Advil y Motrin han estado implicados en la destrucción de cartílago cuando se toman durante mucho tiempo. Si bien estos populares fármacos de venta sin receta alivian decididamente el dolor de las articulaciones, a la larga hacen más daño que bien. Hay alternativas; muchas mujeres experimentan considerable alivio del dolor de las articulaciones y la artritis con los siguientes suplementos, tomados además de un buen multivitamínico:

- Sulfato de glucosamina: 1.000 mg dos veces al día
- Cúrcuma: 250 mg dos veces al día
- Grasas omega-3: 1.000-4.000 mg al día
- Proantocianidinas, extraídas de semillas de uva o corteza de pino: comienza con una dosis fuerte, de 1 mg por kilo de peso al día, en dosis repartidas, durante diez a catorce días; después puedes ir disminuyendo hasta llegar a una dosis de mantenimiento de 60-200 mg diarios. (Véase «Recursos y proveedores».)

La conexión entre la luz solar y la salud ósea

Dondequiera que miremos vemos advertencias contra los peligros de la exposición al sol, desde el envejecimiento prematuro de la piel hasta el cáncer de piel. Aunque estos riesgos están bien documentados, se los exagera, sobre todo en el caso de quienes vivimos en regiones de clima frío, donde la mayor parte del año el sol no brilla esplendoroso. Después de la menopausia, las mujeres pierden hasta el 3-4 por ciento de masa

---

* Hay versión en castellano de otro libro de esta autora: *Dime qué te duele y te diré cómo encontrar alivio instantáneo*, RBA, Barcelona, 2005.

ósea cada invierno si viven en latitudes muy septentrionales, por encima de la línea que va de Boston a Chicago y a la frontera Oregón-California.[65] En el norte de Maine, ni siquiera en un soleado día de diciembre se recibe la luz ultravioleta suficiente para producir vitamina D a no ser que se exponga gran parte de la piel al sol al mediodía, de 30 a 50 minutos más o menos, un grado de exposición que no es común. El problema se agrava si la dieta ya es pobre en calcio y vitamina D. El 40 por ciento de las fracturas de cadera en las latitudes más septentrionales se deben a una carencia de vitamina D. Sin embargo, las mujeres cuya dieta contiene cantidades adecuadas de calcio y otros nutrientes, pueden recuperar masa ósea en los meses de verano exponiéndose al sol con regularidad.

La verdad es que la luz del sol nos va bien para estar más sanas y puede, literalmente, salvarnos la vida. Esto se debe a que los rayos ultravioletas del sol son necesarios para que el cuerpo fabrique la vitamina D necesaria. Como en todas las demás cosas, lo principal es la moderación.

La vitamina D es una hormona que interviene en la absorción de calcio por los huesos. Si no hay suficiente vitamina D circulando en la sangre, el cuerpo no puede utilizar el calcio obtenido de la dieta o de suplementos. Por lo tanto, esta vitamina es un factor importante en la prevención de la osteoporosis. En estos momentos, la dosis oficial recomendada es la que se necesita para prevenir el raquitismo, enfermedad en que la insuficiencia de vitamina D disminuye la capacidad del cuerpo para producir hueso nuevo. En los adultos, esta enfermedad se llama osteomalacia, y se caracteriza por un progresivo ablandamiento o flexión de los huesos, debido a la falta de calcificación.

Para prevenir el raquitismo se necesita un nivel mínimo de vitamina D (200-400 UI diarias). Pero la prevención de este trastorno no es el único beneficio del nivel óptimo de vitamina D. Otro efecto es, por ejemplo, el descenso de la tensión arterial en caso de hipertensión; las personas que tienen mayor nivel de vitamina D disfrutan de una buena presión arterial.[66] También se ha comprobado que esta vitamina hace más lento el avance de la osteoartritis, y disminuye la incidencia de esclerosis múltiple.[67] Además, previene algunos tipos de cáncer, como el de mama, el de ovarios, el de próstata y el colorrectal. En realidad, el bajo nivel de vitamina D podría ser uno de los motivos de que la incidencia de cáncer de mama sea mayor en las regiones del norte que en las del sur.

Pero para reducir el riesgo de estas enfermedades, especialmente el de cáncer de mama, el de ovario y el colorrectal, es necesario un nivel de vitamina D mucho mayor que el que se obtiene con una cucharadita de aceite de hígado de bacalao o un suplemento. La vía más segura y eficaz para lograrlo es la frecuente exposición al sol.

Luz del sol o vitamina D en suplemento

El cuerpo está hecho para obtener la vitamina D del sol. Durante milenios nuestros antepasados recorrían las llanuras de África con gran parte de la superficie del cuerpo expuesta al sol. La exposición a la luz solar al aire libre es un indicador más fiable del nivel de vitamina D en el cuerpo que los alimentos que se consumen. De hecho, el consumo de vitamina D en la dieta no se corresponde bien con la cantidad de vitamina D que hay en la sangre. Esto se debe en parte a que, según se ha descubierto, la necesidad de vitamina D por vía oral varía enormemente de una persona a otra. Y mientras que es posible tomar dosis tóxicas de vitamina D en suplemento, es imposible que la exposición al sol produzca un exceso de vitamina D. Esto se debe a que nuestra sabiduría corporal lleva incorporado un mecanismo por el cual fabricamos exactamente la cantidad que necesitamos a partir de la luz del sol, ni más ni menos. La vitamina D que fabrica el cuerpo por exposición a los rayos ultravioletas del sol (concretamente los ultravioletas B, o UVB) es superior a la del suplemento que se toma para ayudar al cuerpo a absorber el calcio.[68]

La luz del sol por sí sola puede elevar el nivel de vitamina D hasta que llegue a la franja sana. Si expones la cara y las manos al sol, sin filtro solar, durante unos veinte minutos de tres a cinco veces a la semana durante cuatro o cinco meses al año (entre abril y octubre en las latitudes que están por encima del paralelo 40, en el hemisferio norte), es probable que recibas los rayos UVB suficientes para conservar intacta la masa ósea, porque el cuerpo tiene la capacidad de almacenar vitamina D para usarla durante las épocas de poca luz solar. Esto es la sabiduría de la naturaleza en acción, porque no todas las regiones del mundo son iguales en lo que se refiere a la exposición a la luz ultravioleta. Si tienes la piel muy morena, necesitas estar más tiempo al sol para obtener el mismo resultado, incluso una o dos horas.

Cuanto mayor es la superficie de piel que se expone al sol, más rápido se fabrica vitamina D, y por eso algunos especialistas recomiendan exponer todo el cuerpo con regularidad. De hecho, una exposición al sol de todo el cuerpo de quince minutos equivale a una dosis oral de 10.000 UI de vitamina D (pero una exposición más larga a los rayos ultravioletas no produce más cantidad de vitamina D). Sin embargo, a medida que nos hacemos mayores, el cuerpo va perdiendo eficiencia en la fabricación de vitamina D; por lo tanto, si eres mayor de 65 años, tal vez necesites más tiempo de exposición al sol para obtener el mismo beneficio. He aquí la regla general: si hay luz solar suficiente para producirte enrojecimiento de la piel cuando estás al aire libre cualquier cantidad de tiempo, eso quiere decir que hay suficiente rayos UVB para ayudar al cuerpo a fabricar vitamina D.

Cómo tomar el sol sin riesgos

Todas podemos tomar, sin riesgo, la cantidad de luz de sol que necesitamos saliendo al aire libre con regularidad. Los beneficios de pequeñas cantidades de luz UVB son tan asombrosos que el endocrinólogo Michael Holick y sus colegas del Centro Médico de la Universidad de Boston están estudiando los efectos de la exposición de personas mayores a luz UVB artificial. La NASA también ha contratado a Holick para que ponga esta luz especial en las naves espaciales para misiones largas, con el fin de contrarrestar los efectos de la ingravidez en los huesos.[69]

La exposición al sol por la mañana temprano o a última hora de la tarde es la más segura. Yo hago una caminata de tres cuartos de hora cuatro mañanas a la semana durante los meses cálidos, con pantalones cortos y camiseta sin mangas, para asegurarme una buena exposición al sol. Cuando no puedo salir por la mañana, intento hacerla a última hora de la tarde o al crepúsculo, cuando todavía hay sol pero el riesgo de sobreexposición es mínimo. Aparte de esos «momentos estimuladores de la vitamina D», me pongo crema con filtro solar cuando estoy al sol.

Evita el sol de mediodía y la insolación. Casi todos los cánceres de piel se deben a los efectos dañinos de la sobreexposición al sol sin la protección antioxidante adecuada. De hecho, la exposición a luz ultravioleta que exceda el grado pre-eritema (enrojecimiento de la piel) no mejora el nivel de vitamina D. Es decir, esta vitamina alcanza su nivel máximo en la piel blanca veinte minutos después de la exposición.

Otra manera fácil de obtener una buena producción de vitamina D es bajar la ventanilla del coche mientras se conduce, ir en un descapotable, o incluso abrir las ventanas en casa. ¿Por qué no crearnos un rincón que sea como un solario, un lugar donde podamos abrir fácilmente una ventana y exponernos al sol sin tener que salir? Esta es una buena opción para las urbanitas.

Qué hacer cuando no se puede tomar suficiente sol

La vitamina D es una hormona esencial; en ausencia de luz del sol, hay que obtenerla de los alimentos. Si bien es casi imposible conseguir el nivel de vitamina D que se necesita en la sangre sin una buena exposición al sol, está demostrado que tomarla en forma de suplemento va bien para formar masa ósea o mantenerla.[70]

Las personas menores de 65 años deberían tomar de 400 a 800 UI diarias de vitamina D; a partir de los 65 años, la dosis debería ser de 800 a 1.200 UI diarias, a no ser que haya una sensibilidad conocida a ella. (Es posible que se necesite más o menos. De lo que se trata es de que la luz del sol es más fiable que cualquier suplemento.) Buenas fuentes alimentarias de vitamina D son el hígado, el aceite de hígado de bacalao y la yema de huevo.

Por qué la leche enriquecida no es la solución para la vitamina D

Aunque a todos se nos ha dicho que es posible obtener toda la vitamina D que necesitamos de los productos lácteos enriquecidos, esto no es siempre así. Cuando el doctor Michael Holick estudió el contenido de vitamina D de la leche enriquecida, descubrió que muchas veces no era suficiente debido a problemas del procesado. De hecho, hasta el 50 por ciento de la leche analizada contenía menos vitamina D que la que indicaba la etiqueta, y un 15 por ciento no contenía nada de vitamina D. Y en la leche desnatada está el problema de poner vitamina D en la solución, porque esta vitamina es liposoluble y necesita un poco de grasa para mezclarse con el producto. Por eso los productos de leche desnatada contienen poco o nada de vitamina D.[71]

En caso de duda, medición

Cuando hay pruebas de que se tiene osteoporosis, ya sea por densitometría o análisis de orina, recomiendo hacerse un análisis de sangre también para comprobar el nivel de vitamina D; es un análisis sencillo. Un nivel de vitamina D de 20-25 nmol/l o inferior indica una insuficiencia grave.

Ahora se está descubriendo que las mujeres que sufren de osteoporosis tienen un nivel de vitamina D de 20 mg/dl o menos. Hay que aspirar a un nivel que esté en lo más alto de la franja normal, que va de 45 a 250 nmol/l. Se ha comprobado que niveles superiores a 100 nmol/l reducen la hipertensión.[72] Niveles de 75 nmol/l y superiores enlentecen el avance de la osteoartritis. Estudios realizados en personas que pasan mucho tiempo al sol, al aire libre, como salvavidas y granjeros, indican que tienen niveles de vitamina D en torno a los 100 nmol/l. También te convendría hacerte análisis de sangre si estás sana pero dudas de cuánta vitamina D obtienes o fabricas por exposición al sol. Si el nivel está bajo, toma más sol para prevenir problemas futuros, aunque en estos momentos tus huesos estén sanos.

Una vez vino a verme una mujer de unos 45 años que pasaba los veranos en Maine y corría para hacer ejercicio, bien protegida por la ropa y un filtro solar. Aunque la mayor parte del año vivía en el suroeste, donde hay mucho sol todo el año, evitaba el sol a toda costa por temor al cáncer de piel. Le pedí un análisis de sangre para ver su nivel de vitamina D; el resultado dio 25 nmol/l, lo que indicaba una insuficiencia grave. Desde entonces toma el sol diariamente durante quince minutos por la mañana temprano en el patio de atrás de su casa. A los dos meses le había aumentado el nivel de vitamina D a una franja muy sana y tanto su estado de ánimo como su sistema inmunitario mejoraron espectacularmente. A los seis meses también le había mejorado la densidad ósea. Descubrió otros beneficios también: se recuperó totalmente de su propensión a resfriarse y a tener achaques y dolores.

¿Conviene el bronceado con sol artificial?

Aunque los dermatólogos desaconsejan el bronceado en centros de estética debido al peligro de sobreexposición, los recomiendo a quienes corren un alto riesgo de osteoporosis, depresión y ciertos cánceres, y no tienen otra manera de recibir rayos ultravioletas B.

Un baño de sol artificial de cinco a diez minutos en un establecimiento una o dos veces a la semana en los meses de invierno puede aumentar el nivel de serotonina en el cerebro, hacer desaparecer la depresión, contribuir a la formación de masa ósea, aliviar la artritis y tal vez prevenir algunos cánceres. Lo principal, como en el caso de la exposición al sol natural, es vigilar para no quemarse ni quedar con la piel roja, y que el cuerpo esté fortalecido con antioxidantes.

Tomar antioxidantes

Muchísimos estudios han demostrado que los antioxidantes como las vitaminas E y C, las proantocianidinas y el betacaroteno protegen la piel de los efectos dañinos del sol y también los curan con más rapidez. (Para más información, véase el capítulo 11.)

Cuidado con la sensibilidad al sol inducida por fármacos

Hay que tener presente que muchos fármacos muy comunes aumentan la sensibilidad al sol y por lo tanto las posibilidades de quemadura o insolación si se toma el sol durante mucho rato. Entre ellos están los siguientes: antibióticos como azitromicina (Zithromac), minociclina (Minocin), tetraciclina y sulfa; medicamentos para la diabetes de la familia sulfonilurea; tratamientos para la piel como Retin-A y Renova, y diuréticos de la familia tiacida. Siempre es mejor consultarlo con el farmacéutico.

Reforzar la conexión con la Tierra con medicina herbolaria

Los herbolarios tradicionales enseñan que, cuando consumimos plantas periódicamente, el cuerpo asimila sus cualidades energéticas y sus vitaminas y minerales: una manera perfecta de conectar con la naturaleza y reforzar nuestros primeros centros emocionales. La avena *(Avena sativa)* y la paja de avena (tallos, hojas y flores) soportan los climas fríos y húmedos caracterizados por vientos fuertes y tormentas repentinas. Esta planta robusta y resistente es rica en calcio, hierro, fósforo, vitaminas del complejo B, potasio, magnesio y vitaminas A y C.[73]

La famosa herbolaria Susun Weed ha descubierto que el consumo periódico de infusiones de hierbas, con sus nutrientes muy bioasimilables, contribuye a aumentar la densidad ósea, entre otros beneficios. Uno de mis colegas nutricionistas también las recomienda. Tomar infusiones de hierbas con regularidad es una manera muy eficaz y barata de aumentar el consumo de minerales.

Cómo preparar una infusión de hierbas

Las infusiones son más fuertes que los llamados tés de hierbas. Pon 30 gramos de hojas secas (dos puñados de hojas cortadas o tres puñados de hojas enteras) en una jarra de litro, añade agua hirviendo, pon la tapa y déjala en remojo cuatro horas a temperatura ambiente. Se puede guardar en el frigorífico.[74] Toma dos tazas al día.

Cuando tomes infusión de paja de avena u otras hierbas, ábrete a la sabiduría de la Tierra y la naturaleza tal como se manifiesta en la planta que estás introduciendo en tu cuerpo. Ten paciencia y perseverancia. Siente cómo tus huesos se vuelven fuertes y sólidos como las montañas y rocas que forman la espina dorsal del planeta.

13

Salud de los pechos

Recuerdo las muchas noches que pasé sentada en la unidad de maternidad del hospital con una de mis colegas parteras. Aunque sus hijos ya estaban crecidos, esta mujer a veces se cogía los pechos cuando oía llorar a un bebé o veía a un recién nacido particularmente adorable. «Me hormiguean tanto los pechos que me siento como si pudiera darle de mamar a este bebé», comentaba.

Los pechos son literal y simbólicamente una fuente de sustento y de placentera vinculación afectiva. Este doble papel es consecuencia en parte de una hormona del cerebro llamada prolactina. Esta substancia química, que se activa durante el parto, mantiene los pechos llenos de leche y también estimula el proceso de vinculación afectiva, de forma que cuando la madre amamanta a su bebé, la prolactina facilita el flujo de leche y de amor hacia el bebé. La madre es recompensada a su vez no sólo con sensaciones físicas placenteras, sino también con la satisfacción emocional que le produce alimentar a ese ser al que ama profundamente. La prolactina tiene un efecto tan potente que muchas mujeres experimentan el reflejo lactante, que llena los pechos de leche, incluso cuando no están amamantando. Simplemente pensar en su bebé u oírlo llorar pone en marcha el reflejo.

Pero la secreción de prolactina no ocurre solamente durante el amamantamiento. Se ha descubierto que el nivel de prolactina aumenta, tanto en hombres como en mujeres, cuando tienen relaciones agradables, mutuamente beneficiosas. No es de extrañar que las emociones como el amor y la compasión, que nos nutren el alma, suelan ir acompañadas por la misma sensación de hormigueo que siente la madre en los pechos cuando está amamantando, la sensación que esa colega partera describía con tanta elocuencia.

Me agrada considerar ese agradable hormigueo una prueba de que «la leche de la amabilidad humana», es algo más que una simple metáfora. El amor está instalado en nuestra biología. Por eso cuidar y atender a otras personas es tan agradable para la mayoría de las mujeres, y por eso con tanta frecuencia nos encontramos haciendo de madres de los demás. Cuando la emoción del amor puede circular libremente, el cuerpo se llena de la misma hormona que sustenta todos los vínculos humanos, y nuestros pechos están bañados en la energía de la salud.

Nuestra herencia cultural: cuidado de los demás y abnegación

El amor tiene un efecto sanador y vivificante si nuestras relaciones son verdaderamente recíprocas, y nos permiten recibir tanto como damos. Pero este ideal no es muy común. A la mayoría de las mujeres se nos ha educado para cuidar de los demás de formas que muchas veces nos exigen arriesgar nuestro bienestar. A lo largo de la historia se nos ha reverenciado por la capacidad de sacrificarnos por el bien de quienes nos rodean. No es de extrañar que «Stand by Your Man» (Apoya a tu hombre), de Tammy Wynette, sea la canción country más vendida de todos los tiempos. Pero resulta que el hombre al que se refiere la canción golpeó a Tammy durante la mayor parte de su vida en común, lo cual nos hace comprender hasta qué punto nuestras tendencias sustentadoras pueden ladear la balanza hacia la abnegación peligrosa.

Los pechos, o mamas, son la parte de nuestra anatomía más identificada con el cariño y el sustento, y tal vez también la parte más cargada de nuestro cuerpo, explotada de un modo flagrante por la cultura en que vivimos como nuestra arma más potente para ganarnos el amor y la aprobación de un hombre. Los pechos son símbolos poderosos. En la película *Erin Brockovich*, el sorprendido jefe le pregunta a la descarada heroína cómo se las ha arreglado, sin ninguna experiencia ni preparación, para acumular tanta información delicada respecto a las prácticas contaminadoras del ambiente de una gran empresa. Esplendorosamente voluptuosa con sus abundantes pechos, la actriz Julia Roberts contesta: «Se llaman tetas, Ed».

No es de extrañar que, al enterarse de que yo estaba en proceso de divorcio, una de mis amigas me preguntara si me iba a hacer implantes de mamas. Nuestra cultura nos lleva a creer que, sin un espléndido par de pechos, a una mujer de edad madura le sería imposible atraer a un hombre. ¿Qué prueba más clara podríamos encontrar de nuestra necesidad de amor y de los extremos a que estamos dispuestas a llegar para conseguirlo?

El desafío de las mamas en la edad madura

En la edad madura oímos la llamada a despertar que nos exige comenzar a respetar nuestras necesidades. Nuestros hijos se van de casa o ya se han ido, llega a su fin la época del tipo de abnegación exigido por la crianza de una familia, y tenemos la oportunidad de reexaminar nuestra vida. Si las relaciones que tenemos nos entorpecen la realización personal, hemos de pensar en lo que podemos hacer para cambiarlas. La perimenopausia nos desafía a hacernos reales, a crear relaciones que sean de verdadero compañerismo con personas que nos amen por lo que somos realmente.

Aprender a formar relaciones mutuamente sustentadoras, como parte del compromiso de amarnos y cuidarnos a nosotras mismas en todos los aspectos, mejora la salud de todos los órganos del cuerpo; pero esto influye particularmente en las mamas, puesto que están situadas en el cuarto centro emocional, relacionado con la capacidad de expresar alegría, amor, aflicción y perdón, así como también rabia y hostilidad. Si se reprimen o acallan estas emociones, puede sufrir la salud de todos los órganos del cuarto centro emocional, entre los que están los pulmones y el corazón, además de los pechos.

Formar relaciones amorosas que nos sustenten, y sustentarnos directamente mediante las elecciones que hacemos sobre cómo vivir nuestra vida, nos va bien para crearnos salud en los pechos. Estos cuidado y sustento no son egoísmo; de hecho, nos permiten tener en nuestro interior algo que vale la pena dar a los demás. También en este caso podemos mirar la sabiduría innata del cuerpo contenida en el amamantamiento: tanto la calidad como la cantidad de la leche materna mejoran cuando la madre está bien descansada, nutrida y cuidada, y se siente feliz. Hemos de recordar esta lección en la edad madura, cuando son ilimitadas nuestras oportunidades de transformación, y el coste de volverles la espalda podría ser muy elevado.

Dolor de los pechos en la edad madura

Dados los cambios hormonales que acompañan a la perimenopausia, muchas mujeres experimentan dolor en los pechos, en especial durante la segunda mitad del ciclo menstrual, desde la ovulación hasta el comienzo de la regla. Muchas veces, debido a faltas de ovulación y la sobreestimulación del estrógeno, el dolor de pechos viene y va aparentemente al azar. Este problema suele remitir solo, y no es signo de cáncer. Una dieta mejor y la toma de un buen multivitamínico suele disminuir la inflamación que causa el dolor (véase capítulo 6, «Alimentos y suplementos para apoyar el cambio»). También podrían aliviarlo alimentos como la soja y las semillas de lino. La doctora Dixie Mills, especialista en salud de las mamas, ha comprobado que una ecografía suele ser muy tranquilizadora para las mujeres que están muy preocupadas.

Muchas veces el dolor de los pechos es señal de que la mujer necesita hacer una puesta al día emocional. La siguiente historia es un ejemplo maravilloso del poder de la curación mente-cuerpo en la edad madura.

HISTORIA DE CATHERINE

Catherine tenía la enfermedad fibroquística de las mamas, que le causaba dolores antes de la menstruación ya no recordaba desde cuándo. Cuando rondaba los cuarenta años, el dolor y los bultos aumentaron hasta el punto de que sólo pasaba una semana al mes sin dolor. Dejó la cafeína, tomaba todos los suplementos que había oído decir que eran buenos para eso, se aplicaba compresas de aceite de ricino e iba periódicamente a hacerse tratamientos con acupuntura. También veía a un herbolario que le preparó un remedio especialmente para ella. «Mis pechos se estaban apoderando de mi vida», me dijo. Su médico era comprensivo, pero no se le ocurría qué otra cosa podía hacer ella que no estuviera haciendo ya, y, para tranquilizarla, le dijo que comparada con otros casos, lo de ella no era tan terrible.

Resultó que fue a pasar dos semanas con su familia para Navidad. Con las prisas de hacer las compras de último momento, los recados y preparativos para el viaje, se olvidó de llevar sus suplementos. «Al no tener que estar atenta a tomarme las pastillas, salir corriendo a ver a los terapeutas ni pensar de qué manera podía preguntar con tacto a mis amigas acerca de sus pechos, descubrí que los míos comenzaban a dolerme menos —me contó—. Pero sabía que el que no me tomara los suplementos y pasara menos tiempo preocupada por el dolor de los pechos no era la causa de que desapareciera el dolor. Lo que comprendí fue que necesitaba dar más atención al problema de otra manera, en otro plano». Decidió hacerse un historial por escrito. Al hacerlo cayó en la cuenta de que el dolor comenzó a venirle con esa intensidad durante otra visita a su familia hacía unos cuatro años. El desencadenante fue un comentario que hizo su tío en broma acerca de que su abuela vivía quejándose de que le dolían los pechos. «Yo quería mucho a mi abuela, estábamos muy unidas, y mi tío y mi madre siempre hacían comentarios sobre ella que yo consideraba negativos, muchas veces cuando se tocaba el tema de que ella y yo teníamos una relación especial. Yo comprendía que en el fondo esos comentarios negativos que hacían sobre ella también iban dirigidos a mí».

Entonces cayó en la cuenta de que si bien reconocía intelectualmente sus emociones, nunca se había permitido sentirlas totalmente. Recordando lo que decía a menudo una de sus instructoras de yoga, «Para sanar hay que sentir», decidió dedicar sus sesiones de yoga y meditación a esos elementos emocionales que podrían estar contribuyendo a su dolor de pechos. «¡Francamente dedicaba mis sesiones de yoga a mis pechos!», me dijo, y también a la práctica del perdón, que es un tónico maravilloso para todo el cuarto centro emocional (pechos, pulmones, corazón y hombros). En los meses siguientes fue soltando y liberándose de muchísima de la rabia no expresada con su familia, gran parte de la cual había tenido encerrada dentro toda su vida. Y le dio resultado. «Mientras mi familia necesita mucho más apoyo de mi parte este último tiempo, debido a que mi tío está pasando la última fase de un cáncer de pulmón y hay una increíble cantidad de drama en torno a esto, mis pechos están estupendamente, me meta lo que me meta en el cuerpo, incluso cafeína. Desde que comencé a liberarme de esa carga emocional mediante el perdón, mis pechos me han perdonado, efectivamente. Es un verdadero milagro».

La anatomía emocional del cáncer de mama

Como todas las enfermedades, el cáncer de mama tiene un componente emocional además del físico. Muchas pacientes de cáncer de mama tienden a ocultar sus emociones detrás de una cara estoica y a mantener relaciones en las que dan mucho más de lo que reciben. La creencia que subyace al fondo de esta creencia es que no somos dignas de nada mejor.

A veces, la negativa a respetar y expresar nuestras emociones puede llegar a extremos patológicos. Un vez vino a verme una mujer debido a que tenía problemas para respirar. Vino sola, sin nadie en quien apoyarse: los exámenes pronto confirmaron mis sospechas de que el cáncer de mama que le habían diagnosticado se le había extendido a los pulmones.

Factores de riesgo de cáncer de mama

La edad madura es también la época en que, desde el punto de vista estadístico, aumentan las posibilidades de enfermar de cáncer de mama. De hecho, en las sociedades industrializadas, la lista de factores de riesgo de cáncer de mama establecidos está encabezada por la edad,[1] pero eso se debe a que por lo general la edad se asocia con el riesgo acumulativo de estilos de vida insanos. Ten presente que la gran mayoría de mujeres no enferman de cáncer de mama.

- Edad (más de cincuenta años; el riesgo aumenta con la edad hasta los ochenta años)
- Inicio temprano de la menstruación (antes de los doce años)
- Antecedentes familiares de cáncer de mama, ya sea en parientes de primer grado (madre, hermana, hija) o de segundo grado (tía, abuela)
- Menopausia tardía (después de los 55 años)
- Haber tenido el primer hijo después de los treinta años
- Embarazos que no han llegado a término
- Terapia hormonal sustitutiva prolongada (más de cinco años)
- Tumor benigno de mama cuya biopsia indica una hiperplasia atípica
- Aumento de peso considerable después de la menopausia
- Consumo habitual de alcohol
- Nivel bajo de vitamina D
- Historial de radiación en los pechos en dosis elevada
- No dormir lo suficiente por la noche

Nota: Una menopausia prematura o inducida quirúrgicamente disminuye el riesgo de cáncer de mama.

Nunca había buscado tratamiento para su enfermedad porque no quería «molestar» a su marido ni a sus hijos; en realidad, ni siquiera les había dicho que estaba enferma. Le dije, con la mayor amabilidad posible, que esas decisiones, aunque tomadas por generosidad y abnegación, no servían ni hacían bien a nadie, y mucho menos a ella. Necesitaba apoyo y cuidados, y su familia debía estar al tanto de lo que le ocurría.

Según mi experiencia, muchas mujeres han reprimido sus necesidades durante tanto tiempo que ni siquiera saben que las tienen. Una de mis amigas recuerda que siempre que expresaba un deseo, la respuesta automática de su madre era: «No pidas nada, ni siquiera lo pienses». Imagínate lo que eso hace a la capacidad de la persona para pedir lo que necesita, para expresar sinceramente sus sentimientos. No es de extrañar que tantas mujeres hagan casi cualquier cosa por evitar parecer egoístas, hasta el extremo de ponerse en peligro de morir de una enfermedad terminal.

Actualmente hay muchos estudios científicos que confirman la idea de que el estilo emocional influye tanto en la incidencia de cáncer de mama como en la capacidad de recuperarse de él. En un estudio, por ejemplo, de 119 mujeres de edades comprendidas entre los veinte y los setenta años, a las que enviaron a hacerse una biopsia debido a bultos sospechosos en las mamas, se observó el efecto de acontecimientos adversos en la probabilidad de que el bulto fuera canceroso. Se comprobó que crisis graves (como el divorcio, la muerte de un ser querido o la pérdida de un empleo) ocurridas en los cinco años anteriores a la aparición del bulto en la mama, sí aumentaban la posibilidad de que fuera canceroso. Pero lo interesante es que el modo como la mujer se enfrentaba a la adversidad también era un factor importante en que se le desarrollara o no el cáncer. Las que se habían permitido experimentar plenamente su aflicción al encontrarse ante pérdidas aniquiladoras tenían tres veces menos posibilidades de sufrir de cáncer de mama que aquellas que ocultaron sus emociones detrás de una fachada valiente o sumergieron su pena en diversas formas de actividad.[2]

La doctora Lydia Temoshok, psicóloga clínica, expresa ideas similares en el libro *The Type C Connection*, que escribió en colaboración con Henry Dreher. Basándose en cientos de casos, identifica una forma de comportamiento al que llama Tipo C, el de aquellas personas siempre agradables, abnegadas, complacientes y apaciguadoras, las que también son incapaces de expresar sus emociones, en especial la rabia o ira. Esta forma de comportamiento, descubrió, está relacionado con diversos cánceres, entre ellos el de mama.

Dreher observa: «El comentario más común entre las pacientes de cáncer de mama o ginecológico es "No estoy preocupada por mí sino sólo por mi familia". Las pacientes de los cánceres más agresivos y extendidos eran aquellas más sacrificadas, abnegadas e incapaces de expresar sus necesidades y sentimientos».[3]

La represión, el no permitirnos experimentar nuestra aflicción nos agota la energía vital, privándonos de los recursos que necesitamos para sanar. En los momentos de pérdida, hemos de pasar por el doloroso y difícil proceso que yo llamo rendición radical: tenemos que rendirnos a un poder y un orden que es superior a nosotros. Comoquiera que lo llamemos (Dios, el universo o lo que sea), hemos de permitir que ese poder nos sane la vida, y eso sólo puede ocurrir mediante la experimentación total de la aflicción.

En otro estudio se comprobó que los sentimientos de la mujer respecto a la comunicación entre ella y sus familiares, y lo dispuestos que estén éstos a ayudarla, afectan el funcionamiento de su sistema inmunitario y por lo tanto su capacidad de recuperarse. Se comprobó que las pacientes de cáncer de mama que percibían una falta de apoyo sufrían de inmunosupresión y tenían peor pronóstico.[4] Por otro lado, no es necesario que el apoyo sea de la familia para que tenga un efecto positivo en la supervivencia. Se han realizado estudios en los que se ha comprobado que los grupos de apoyo para pacientes de cáncer de mama y otros, caracterizados por la sincera comunicación de las experiencias, influyen en una mayor longevidad y una menor tasa de recurrencias de tumores.[5]

MARY: EL PLAN DE DIEZ AÑOS

Mary tenía 41 años cuando llamó a mi colega, la doctora Mona Lisa Schulz, para que le hiciera una lectura intuitiva. Casada con un hombre de negocios muy competitivo, que pasaba más tiempo en la carretera que en casa, ansiaba el día en que el negocio de su marido estuviera por fin lo bastante consolidado para que él no tuviera que viajar tanto. Ella también había tenido un trabajo muy dinámico en la industria informática, pero en esos momentos estaba en casa haciendo de madre de sus dos hijos, de seis y nueve años. Mary y su marido habían ideado un plan laboral, financiero y familiar de diez años, en que la parte de ella consistía en dedicarse a la crianza de los dos hijos que ya tenían y de otros dos que pensaban tener.

El problema era que Mary estaba agotada, y sólo llevaban cinco años del plan. Como le dijo a la doctora Schulz, estaba retrasando el tercer embarazo hasta tener claro por qué se sentía tan terriblemente mal todo el tiempo. Deseaba saber qué quería decirle su cuerpo por medio del cansancio. Por eso había concertado la lectura intuitiva con Mona Lisa.

La lectura reveló una pauta energética parecida a la «de una viuda paseándose por un camino de viudas mirando constantemente el mar, esperando y ansiando el regreso de su marido». Basándose en lo que veía energéticamente, la doctora Schulz le dijo que, como otras mujeres con esa pauta de comportamiento, podría tener una tendencia a formar densidades sensibles a las hormonas en los pechos (dado que la doctora Schulz no hace diagnósticos durante sus lecturas, no utiliza nunca la expresión «cáncer de mama» ni «tumor benigno», que son términos de diagnóstico).

Entonces Mary le dijo que en realidad había tenido cáncer de mama hacía cuatro años. Al parecer, la operación, la quimioterapia y la radioterapia le habían erradicado el cáncer, pero seguía sintiéndose totalmente agotada por la experiencia.

La doctora Schulz le preguntó qué creía que ocurría en su vida. Mary sabía que algo estaba dolorosamente desequilibrado, pero no sabía qué. Echaba de menos su trabajo y se daba cuenta de que estar en casa no le venía bien a su temperamento, pero pensaba que debía aprender a sacar el mejor partido posible de su situación, en bien del plan que había acordado con su marido. También era consciente de lo mucho que deseaba que él participara en la crianza de sus hijos, pero pensaba que no podía expresar ese deseo porque eso lo estorbaría para cumplir su parte en el plan de diez años.

La doctora Schulz le explicó que la enfermedad es un holograma que contiene al mismo tiempo aspectos genéticos, ambientales, físicos, nutricionales, emocionales, espirituales y conductuales. La comprensión de ese holograma le exigía a Mary poner en tela de juicio la validez de ese plan, que los tenía encerrados a ella y a su marido en una forma de vida que de hecho no era satisfactoria para ninguno de los dos. Su cáncer de mama había sido una señal, y el cansancio que la invadía desde entonces era otra señal. Su tarea consistía en despertar, en respuesta al mensaje que su cuerpo intentaba darle. Debía aceptar la realidad de que su temperamento no la hacía apta para el papel de madre en casa. Ciertamente algunas mujeres se encuentran muy a gusto en esas circunstancias si, como Mary, tienen los medios económicos suficientes para llevar ese estilo de vida. Simplemente ocurría que Mary no era una de ellas.

Pero Mary no se había permitido reconocer conscientemente su insatisfacción, porque ella y su marido estaban aferrados no sólo a su plan, sino también al anticuado concepto del papel correspondiente a cada sexo: la mujer ha de ser la cuidadora a tiempo completo y el hombre el buen proveedor. A ella le parecía que su infelicidad era culpa suya, una señal de que no era una buena madre, y creía que era algo que debía combatir, no aceptarlo para actuar en consecuencia.

Programa para crear salud en los pechos mediante la expresión emocional total

El siguiente programa es el que la doctora Schulz y yo ideamos para Mary y otras mujeres de edad madura que estén dispuestas a hacer lo necesario para crearse salud en los pechos.

- *Ser sincera respecto a lo que se siente.* La doctora Schulz observó que Mary era demasiado dulce y agradable, pese a encontrarse en una situación muy difícil. Decía, por ejemplo: «No, si no es tan terrible. Está bien, puedo arreglármelas», y a los dos segundos explicaba lo frustrada que se sentía con su situación. Esta reacción me recuerda un episodio de la vieja serie cómica de televisión *Las chicas de oro*, en el que Blanche trata de aceptar la decisión de su hijo de casarse con una mujer mucho mayor que estaba embarazada de él. Cuando una amiga le pregunta qué piensa hacer, contesta: «Hacer lo que hacen las madres. Decirle a mi hijo que lo quiero y que cualquier cosa que haga me va bien, y luego lamentarme como una loca ante cualquier persona dispuesta a escucharme». Este comportamiento, si bien resulta divertido en una comedia, es exactamente lo que genera un bloqueo de energía en el cuarto centro emocional.

  Para crear salud en los centros emocionales, en lugar de hacer estragos, es preciso eliminar del vocabulario esas frases (como «Estoy muy bien») que encubren emociones dolorosas que es necesario expresar. Para esto tal vez necesites trabajar con un terapeuta que te ayude a aprender a ser sincera, primero contigo misma, y luego con tu pareja y otros miembros de tu familia.

  También necesitas el valor de ser sincera contigo misma respecto a cualquier aspecto de tu vida que no estás preparada para cambiar. Dado el legado cultural que hemos recibido acerca de nuestros pechos, no es tan raro que el miedo al cáncer de mama eclipse el riesgo de otras cosas que es más probable que nos maten, directa o indirectamente, como una enfermedad cardiaca o las palizas del marido o novio. *He llegado a creer que el miedo al cáncer de mama nos sirve para insensibilizarnos a lo que realmente tememos: ser abandonadas y quedarnos solas mientras continuamos anhelando el verdadero amor y mejorar nuestra relación de pareja.* (*Nota:* Cuando leyó esto mi colega la doctora Dixie Mills, especialista en salud de las mamas, me dijo: «Esta frase es tan importante que ojalá encontraras una manera de destacarla».) Una de mis clientas, que tenía cáncer de mama, también apoyaba a su marido financieramente y tenía los medios económicos necesarios para cambiar su vida, acabó reconociendo que continuaba en su matrimonio sin amor porque le resultaba mucho más fácil morir que arriesgarse a quedarse sola y abandonada antes.

• *Elaborar un plan de vida.* Tienes el poder para mejorar tus relaciones y tu vida amorosa ahora mismo. Este proceso comienza con mejorar tu relación contigo misma. Escribe un plan de vida que abarque uno o dos años, sólo para ti (no para tu pareja ni tu familia). Dedica un mínimo de treinta minutos a soñar con cómo te gustaría llenar tu tiempo, adónde te gustaría ir, con quién te gustaría estar, etcétera. Cuando hablamos de este concepto de plan de vida con Mary, ella reconoció que la sola idea de tener otro hijo la agotaba. Poco a poco fue aceptando la idea de que tal vez los otros dos hijos contemplados en ese infame plan de diez años no eran lo correcto para ella. Estaba claro que su cuerpo en general y sus pechos en particular llevaban mucho tiempo tratando de decirle eso.

• *Hacerse un «presupuesto» de energía.* Hazte una hoja de balance: en una columna escribe las actividades que te rejuvenecen, y en otra, las que te agotan. Después elabora un plan de gastos diarios de energía que ladee la balanza hacia el rejuvenecimiento. (Si tienes hijos, te sugeriría que hicierais intercambios en su cuidado con otras madres y abuelas de tu barrio.) Comprométete a hacer al menos una actividad a la semana que sea placentera para ti, piensen lo que piensen de ella tu marido y el resto de tu familia. Comprende que esto es un proceso, no un destino. Yo tardé cuatro años en decirle a mi marido que iba a hacerme masajes. Hasta ese momento, aunque el masaje formaba parte de mi programa normal, no tuve el valor necesario para reconocer ante él que gastaba tiempo y dinero en algo tan sustentador y agradable.

- *Mantener el contacto con la propia creatividad y placer.* Mantén ocupada la mente. Mary pensaba que la suya se estaba pudriendo; sin duda era una persona que necesitaba el estímulo de un trabajo. No dejes marchitar tu mente ni tu creatividad, ni permitas que tu verdadero ser se pierda en la rutina de la vida cotidiana. Si no trabajas fuera de casa, considera la posibilidad de hacer un curso de algo u ocuparte en alguna actividad estimulante con regularidad. He comprobado una y otra vez que el solo hecho de tener un objetivo tiende a conservar y dirigir nuestra energía. (Yo siempre practicaba con el arpa con mucha más concentración cuando sabía que se acercaba una actuación.) No hay nada como tener un poco de orden, disciplina y estructura en la vida diaria. No olvides que has de ser tú quien crea esa estructura, no al revés.

- *Revaluar periódicamente los objetivos y planes.* Yo lo hago cada año alrededor de mi cumpleaños, y también durante los solsticios y equinoccios del año, periodos en que nuestro acceso a las energías creativas de la Tierra está en su grado máximo. Deja atrás cualquier cosa que esté claramente obsoleta y sea incompatible con tu sabiduría interior emergente. Mary nos contó después que le había preguntado a su marido cómo reaccionaba su cuerpo a su plan de diez años; la respuesta fue que hacía un tiempo que su vieja úlcera le daba problemas, pero no había querido decírselo porque pensaba que debía demostrar su amor y su apoyo a su familia siendo fiel a su papel de «buen proveedor». Este es un buen ejemplo de cómo puede cambiar y progresar un matrimonio fundamentalmente bueno cuando las personas son sinceras entre sí y consigo mismas acerca de sus necesidades.

El estilo de vida y la salud de los pechos

Aunque estoy convencida de que la parte más importante de la creación de salud en los pechos se logra mediante la influencia energética del cuidado y sustento de nosotras mismas y de las relaciones mutuamente reforzadoras, también son importantes, como para todos los demás órganos corporales, la alimentación y otras opciones de estilo de vida.

La conexión dieta

Un importante volumen de estudios científicos ha relacionado el consumo de grasa con diversos síntomas en los pechos y el cáncer de mama. Durante años recomendé a mis clientas, en particular a las que corrían un alto riesgo de desarrollar cáncer de mama, que siguieran una dieta pobre en grasas y rica en fibra, la que creía con más probabilidades de mantener sano el tejido mamario. Dado que este tipo de dieta muchas veces era muy superior al que seguían mis clientas antes, experimentaban una mejoría de síntomas como el dolor de los pechos y los bultos de las mamas fibroquísticas (aunque a esto suele llamársele «enfermedad», es sencillamente una variación anatómica en la que las zonas glandulares se notan más prominentes al palparlas). Una dieta pobre en grasas y rica en fibra también aumenta la excreción del exceso de estrógeno, reduciendo así la posible sobreestimulación del tejido mamario sensible al estrógeno.

Sin embargo, estudios recientes sugieren que la conexión de las grasas con el cáncer no es tan clara como se creía. Esto viene de un análisis de las dietas de 88.795 mujeres de 30 a 55 años (del famoso estudio Salud de las Enfermeras), que contestaron detallados cuestionarios acerca de sus hábitos alimentarios realizados cada cuatro años desde 1980 a 1994. Esta fase del estudio se centró en las grasas porque se sabía que entre las asiáticas, cuya dieta contiene mucha menos grasa que la nuestra, también es mucho menor la incidencia de cáncer de mama. Resulta que se descubrió que el cáncer de mama no era más común entre las mujeres que comían mucha grasa que entre las que consumían menos del 20 por ciento de sus calorías en forma de grasa. Además, no se vio diferencia en la incidencia de cáncer de mama entre las que comían grasas saturadas, o incluso grasas trans, y las que comían grasas de origen principalmente vegetal o de pescado.

En reacción a estos sorprendentes resultados, la doctora Michelle Holmes, directora del estudio y profesora de medicina en la Universidad de Harvard, dijo: «Nuestro estudio indica que es muy improbable que las mujeres que consumen una dieta pobre en grasas estén protegidas del cáncer de mama. De igual modo, parece ser que una dieta rica en grasas no aumenta el riesgo de sufrir esta enfermedad».[6]

Aunque en los años ochenta a mí me habrían sorprendido los resultados de este estudio, ahora no me sorprenden. En el cáncer de mama influyen múltiples factores, junto con los aspectos nutricional, emocional y genético. En cuanto a la nutrición, está quedando claro que el azúcar y los carbohidratos refinados son factores de riesgo de cáncer de mama mucho más importantes que el contenido graso de la dieta, pero desgraciadamente no se tomaron en cuenta en ese estudio. Tampoco se tomaron en cuenta otros factores que podrían servir para explicar la baja incidencia de cáncer de mama entre las mujeres asiáticas. El diferente consumo de micronutrientes, el elevado consumo de hormonas vegetales como las isoflavonas de la soja y la menor cantidad de carbohidratos podrían resultar ser los factores que disminuyen el riesgo de cáncer de mama.[7]

La conexión azúcar-insulina

El cáncer de mama está decididamente relacionado con una sustancia llamada factor insulinoide de crecimiento (IGF-1). Esta sustancia afecta el desarrollo de las células mamarias durante la vida en el útero, durante la pubertad y durante la vida adulta. La actividad anormal de este factor está causada por niveles de insulina demasiado elevados, lo cual es consecuencia directa de una dieta excesivamente rica en carbohidratos refinados. El nivel elevado de insulina desencadena una cascada de procesos metabólicos que producen inflamación celular; y la inflamación es precursora del cáncer (véase el capítulo 7). También suprime la globulina aglutinante o inhibidora de las hormonas sexuales (SHBG), que normalmente circula por la sangre ligándose al estrógeno y disminuyendo su actividad. Habiendo menos cantidad de esta globulina en el torrente sanguíneo, llega más estradiol biológicamente activo al tejido mamario y estimula su crecimiento. En el curso de muchos años, este exceso relativo de estrógeno podría aumentar el riesgo de cáncer de mama.[9] En un nuevo estudio realizado en Italia se descubrió una relación directa entre el riesgo de cáncer de mama y el consumo de alimentos dulces de elevado índice y carga glucémica (galletas, panecillos, bollos, pasta de hojaldre, tartaletas, helado de crema, azúcar, miel, mermeladas, chocolate, etc.), que elevan los niveles de insulina y de los factores insulinoides de crecimiento.[10]

El consumo de alcohol

Muchos estudios han relacionado el consumo de alcohol con un mayor riesgo de cáncer de mama; el riesgo aumenta cuanto más alcohol se beba. En el estudio de Salud de las Enfermeras, por ejemplo, se comprobó que aquellas que bebían una o más copas al día tenían un riesgo de cáncer de mama un 60 por ciento mayor que el de las que no bebían.[11] Esto se debe en parte al efecto del alcohol en la capacidad del hígado de procesar bien el estrógeno.

El riesgo podría ser mayor aún en las mujeres que toman estrógeno suplementario. En un estudio se comprobó que a las mujeres que estaban tomando estrógeno y progesterona sintética, el equivalente a media copa de vino les subía en un 327 por ciento el nivel de estradiol en la sangre, elevación que no se producía en las mujeres que no seguían una terapia hormonal oral. A los diez minutos de beber alcohol, se observaron elevaciones importantes del nivel de estradiol.[12] En las participantes del estudio de las enfermeras, esto no les ocurría a aquellas cuyo consumo promedio de ácido fólico era al menos de 600 μg diarios (yo recomiendo tomar 800 μg al día a todas las mujeres). Se sabe que el alcohol es un inhibidor del ácido fólico, que es necesario para los mecanismos reparadores del ADN. Un consumo elevado de ácido fólico podría, por lo tanto, prevenir algunas de las mutaciones de genes que llevan al cáncer.[13]

Otra parte de la conexión entre el alcohol y el cáncer de mama es que, con muchísima frecuencia, las mujeres beben alcohol para desconectarse de sentimientos dolorosos como la tristeza y la rabia y de su anhelo de amor y relación, lo cual está asociado con un mayor riesgo de enfermedades en los órganos del cuarto chakra.

El tabaco

En un estudio publicado en el *Journal of the American Medical Association* en 1996, se observaba que una enzima defectuosa presente en millones de estadounidenses (en la mitad de todas las mujeres blancas y en un número aún mayor de mujeres descendientes de personas de Oriente Medio) podría aumentar el riesgo de cáncer de mama en las fumadoras. De aquellas mujeres que tenían la enzima defectuosa, las fumadoras que habían llegado a la menopausia corrían un riesgo cuatro veces mayor que las no fumadoras. Las mujeres posmenopáusicas que tenían esa enzima y habían empezado a fumar (la cantidad que fuera) a los 16 años o antes corrían un riesgo similar, lo cual apoya la teoría de que la exposición a ciertas sustancias tóxicas podría ser dañina durante las fases de la vida en que se desarrolla el tejido mamario.[14]

Igual que el alcohol, el tabaco tiende a bloquear la energía del cuarto centro emocional, volviéndonos insensibles a las situaciones en que estamos y menos capaces de hacer algo para mejorarlas.

El ejercicio

Como han demostrado muchos estudios, el ejercicio periódico disminuye considerablemente el riesgo de cáncer de mama, además de todos los otros beneficios bien documentados que produce.[15]

Esto se debe a que el ejercicio frecuente normaliza los niveles de azúcar e insulina en la sangre y también tiende a disminuir el exceso de grasa corporal, todo lo cual mantiene normal el nivel de estrógeno. Las mujeres que hacen ejercicio alrededor de una hora cuatro veces a la semana reducen en un 37 por ciento por lo menos su riesgo de desarrollar cáncer de mama.[16] No hace falta hacer ejercicios vigorosos para obtener este beneficio; actividades como caminar, trabajar en el jardín o bailar resultan suficientes.

El sueño

Según un estudio realizado en Finlandia en 2005, con más de doce mil mujeres, aquellas que normalmente duermen nueve o más horas por la noche corren un tercio del riesgo de desarrollar tumores en las mamas que las que duermen siete u ocho horas.[17] Varios estudios recientes han demostrado que la exposición a la luz por la noche podría aumentar el riesgo de cáncer de mama; el motivo es que la luz nocturna (si es fuerte) interrumpe la producción de la hormona melatonina.[18] La doctora Eva Schernhammer, investigadora de Harvard, ha demostrado que las mujeres cuya concentración de melatonina es superior al promedio tienen menos probabilidades de desarrollar cáncer de mama.[19] (En estudios anteriores, la doctora Schernhammer descubrió que el riesgo de enfermar de cáncer de mama de las mujeres que trabajan en turnos de noche es un 50 por ciento mayor que las de otras trabajadoras.)[20] Así pues, procura dormir bastantes horas en una habitación oscura cada noche (dejar encendida una luz muy tenue por la noche no está relacionado con un mayor riesgo).

Alimentación para la salud de los pechos

Basándome en las pruebas científicas actuales, te recomendaría seguir la dieta equilibradora de la insulina que ya he esbozado en el capítulo 7. Por encima de todo, te insto a nutrirte bien cada día consumiendo alimentos deliciosos y saludables al mismo tiempo. Come bien, porque hacerlo es una manera de hacer realidad todo tu potencial.[21]

Tengo un problema fundamental con cualquier método, dietético u otro, que prometa «prevenir» algo. Si bien hay muchísimos estudios que respaldan los efectos beneficiosos para la salud y el equilibrio hormonal de la dieta rica en nutrientes y equilibradora de la insulina que sugiero, el problema es el siguiente: incluso comiendo muy bien, es posible enfermar de cáncer de mama. Si uno elige sus alimentos sólo movida por el deseo de «prevenir» algo, entonces, por la ley de la atracción, en realidad introduce directamente en tu cuerpo la energía de la enfermedad que se teme junto con el alimento sano.

En el estudio del que ya he hablado, por ejemplo, entre las enfermeras que consumían la menor cantidad de grasa (menos del 20 por ciento de sus calorías diarias) había el mayor índice de cáncer de mama del grupo. Aunque son sorprendentes a primera vista, estos datos confirman la relación entre el cáncer de mama y el sacrificio o la abnegación, relación que está documentada científicamente. Si temes enfermar de cáncer de mama, no te será útil convertirte en una mártir de la dieta, privándote siempre de los alimentos que te gustan y encuentras sustentadores. Imagínate comiendo una pequeña porción de ensalada verde mientras ansías comer algo más sustancioso y piensas: «Bueno, me privo de lo que me gusta porque quiero prevenir el cáncer de mama». ¿Te parece sustentador y sano esto? A mí no.

Dicho eso, repasemos los fundamentos:

- *Consumir frutas, verduras y semillas de lino en abundancia.* Se ha comprobado que las mujeres que excretan la mayor cantidad de lignanos (que se forman en el intestino a partir de materia vegetal) tienen el menor riesgo de enfermar de cáncer de mama.[22] La fuente alimentaria que contiene la mayor concentración de saludables lignanos son las semillas de lino. Te recomiendo consumir 1/4 de taza diaria de semillas de lino molidas. Las dietas ricas en materia vegetal también tienden a ser más ricas en fibra, la cual, como se ha demostrado, ayuda al cuerpo a excretar el exceso de estrógeno en las heces.[23] Comienza por una cucharada y ve aumentando poco a poco la cantidad. (Yo tengo un molinillo de café que uso exclusivamente para moler las semillas de lino.)

Numerosos estudios han demostrado también que las frutas, las verduras de hoja verde y otros alimentos apropiados para guarnición o condimento, como el brécol y las coles (verduras crucíferas), el tomate, la cúrcuma, el ajo y la cebolla, contienen antioxidantes y otras sustancias fitoquímicas que protegen del daño y la mutación celulares causados por los radicales libres. También es posible que impidan que las substancias cancerígenas lleguen a partes del cuerpo sensibles a ellas.[24] El indol-3-carbinol, que es el ingrediente activo modulador del estrógeno presente en las verduras crucíferas, se encuentra también en forma de suplemento.

- *Reducir al mínimo el consumo de carbohidratos refinados.* El tejido mamario es sensible al exceso de andrógenos y al de estrógeno, los cuales se normalizan con una dieta que mantiene normales los niveles de insulina y de azúcar en la sangre. Con el tiempo, esta se convertirá en tu forma preferida de comer.

- *Comer soja.* Los productos de la soja suelen aliviar la sensibilidad y el dolor en los pechos, e incluso podrían ofrecer protección a pacientes de cáncer de mama o a mujeres cuyo riesgo de padecerlo es elevado, gracias a las isoflavonas, que protegen el tejido sensible al estrógeno de la sobreestimulación estrogénica.[25] Es mejor obtener las isoflavonas de alimentos enteros que de los extractos purificados que se encuentran en los comprimidos o cápsulas de isoflavonas. Cuanta más soja comas, más protegida estarás.

Algunas mujeres han expresado inquietud por los fitoestrógenos que contienen la soja y algunas hierbas que se recomiendan durante la menopausia. El consumo de estas hormonas vegetales no entraña ninguno de los riesgos de cáncer de mama asociados con la terapia sustitutiva de estrógeno. En los estudios nunca se ha encon-

Por qué la soja no entraña riesgos para el tejido mamario

En otoño de 2005 recibió mucha atención de los medios un estudio con ratonas en que la administración de Prevastein, una isoflavona de soja aislada, produjo un aumento de tumores mamarios.[26] Lógicamente, muchas mujeres se preocuparon, particularmente aquellas que comían soja. Hace falta saber lo siguiente:

Prevastein es una forma de isoflavonas purificadas extraída químicamente. Los productos hechos de soja entera no contienen este tipo de ingrediente. Se ha demostrado que los extractos purificados de brécol, zanahorias, patatas, coles de Bruselas, tomates, etcétera, son tóxicos, y no recomiendo el consumo de extractos vegetales purificados químicamente.

La mayoría de los expertos consideran improcedente aplicar experimentos con ratones a estudios humanos, porque los ratones metabolizan la soja de modo diferente (así como los perros no pueden comer chocolate). Los ratones y las ratas producen mil veces más metabolitos de la soja que los seres humanos. Las ratonas usadas en este estudio desarrollan cáncer de mama espontáneamente con cualquier dieta (se crían por este mismo motivo) y sería imposible que un ser humano consumiera la cantidad de isoflavonas administrada en este estudio (130 mg/kg de peso) usando un producto hecho con soja entera (p. ej., una mujer que pesara 64 kilos tendría que consumir unos treinta batidos de un producto de soja como Revival, que ya contiene 180 mg de isoflavonas por ración). En estudios con ratonas usando germen de soja (el grano entero) no se ha visto aumento de células mamarias,[27] sólo los extractos muy purificados les producen esto. En estudios recientes con monas y mujeres se ha administrado de 200 a 1.000 mg de soja al día y no se ha comprobado estimulación mamaria. En realidad, en estos nuevos estudios se observó que la soja disminuye el nivel de estrógeno, mejora el metabolismo estrogénico para producir metabolitos más sanos y disminuye la densidad, comprobada en mamografías.[28]

En un estudio de un año de duración en que se dio Revival (un batido al día) a pacientes de cáncer de mama se comprobó que realmente disminuye la inflamación tisular.[29] De hecho, actualmente se están usando batidos de soja hechos de granos enteros en tres estudios del cáncer de mama en la Universidad Johns Hopkins, en cuyo centro de cáncer de mama se ponen muestras de estos batidos (marca Revival) en el vestíbulo para las pacientes de este cáncer. En otro estudio de tres años con monas (modelo de experimento que es el estándar para humanos, no con ratonas ni ratas), se les dio 400 mg diarios de isoflavonas de soja entera. Al cabo de los tres años no se observó ninguna estimulación de los tejidos mamarios ni endometriales, y el perfil hormonal estaba favorablemente mejorado para reducir el riesgo de cáncer de mama.[30]

trado nada que favorezca el cáncer de mama en las hormonas vegetales presentes en la soja, la angélica o dong quai, el sauzgatillo y la cimicífuga. De hecho, en muchos estudios se ha comprobado que son protectoras debido a sus propiedades adaptógenas, es decir, su capacidad para regular la actividad del estrógeno en el cuerpo de un modo sano y equilibrado.

• *Consumir grasas omega-3.* Los estudios demuestran que las mujeres cuya dieta es rica en grasas omega-3 tienen menor riesgo de enfermar de cáncer de mama. También se ha comprobado que complementar la dieta con grasas omega-3 puede generar, en menos de tres meses, una mejor proporción entre las grasas omega-3 y omega-6 en el tejido mamario.[31] He tenido varias pacientes a las que se les ha ablandado el tejido cicatricial firme que rodea sus implantes de mama al añadir grasas omega-3 a su dieta cada día. Una dieta que contenga cantidades adecuadas de grasas omega-3 también previene la inflamación y el desarrollo de tumores en el cuerpo. Se pueden obtener suficientes grasas omega-3 comiendo salmón, sardinas o pez espada dos o tres veces a la semana. También se pueden tomar de 100 a 400 mg diarios de DHA (ácido docosahexaenoico) o aceite de pescado en suplemento (1.000-5.000 mg diarios de omega-3). Otra fuente alimentaria cómoda de grasas omega-3 son las semillas de lino molidas. Como he dicho antes, considero estas semillas el verdadero superalimento perimenopáusico y recomiendo consumir 1/4 de taza diaria a todas las mujeres.

- *Procurar tener un buen nivel de vitamina D.* Los médicos encuentran con cada vez más frecuencia niveles bajos de vitamina D en la sangre de pacientes de cáncer de mama (y de otros cánceres también). El mayor riesgo lo corren aquellas que tienen los menores niveles (menos de 25 mg/dl). Se nos ha lavado el cerebro convenciéndonos de evitar el sol, y las mujeres no obtienen suficiente vitamina D de los alimentos ni suplementos. En todas las células del sistema inmunitario hay receptores de vitamina D, y la cantidad óptima de esta hormona-vitamina es esencial para una buena inmunidad. Además de una moderada exposición al sol (unos diez minutos más o menos al día), recomiendo tomar por lo menos 1.000 UI diarias de vitamina D_3. Esto también contribuye a aumentar la densidad ósea. (Véase el capítulo 12.)

- *Tomar coenzima Q_{10}.* La coenzima Q_{10} (también llamada ubiquinona) está presente naturalmente en el cuerpo y en las carnes de vísceras. Se ha comprobado que mejora el funcionamiento del sistema inmunitario. Cientos de estudios han demostrado también su capacidad para aliviar la cardiopatía congestiva. En varios estudios se ha comprobado una insuficiencia de coenzima Q_{10} en pacientes de cáncer de mama. La toma de esta coenzima en dosis elevadas, de 90 a 350 mg diarios, se ha asociado con la remisión parcial o completa del cáncer de mama.[32] En el capítulo 7 la recomendaba a todas las mujeres perimenopáusicas, en dosis de 10 a 100 mg diarios. Si hay riesgo de cáncer de mama, recomendaría aumentar la dosis a 70-100 mg diarios. Dado que las estatinas (recetadas para bajar el colesterol) disminuyen el nivel de coenzima Q_{10}, todas las mujeres que toman estos fármacos deberían tomar también este suplemento.

Mamografías

A la mayoría de las mujeres se les ha enseñado que las mamografías y los autoexámenes periódicos son fundamentales para la salud de los pechos. Y sí que hay alentadoras pruebas de que a consecuencia de esto ha disminuido el índice de mortalidad por cáncer de mama. Lo que no está claro, eso sí, es si esta disminución de la mortalidad se debe a que diagnosticamos más precánceres que no habrían tenido por consecuencia la muerte. Recientemente se ha descubierto también que las ecografías son útiles para un diagnóstico precoz de cáncer de mama.

Si bien estas exploraciones son una parte importante de la detección precoz, hay que tener presente que no «previenen» el cáncer de mama; en el mejor de los casos, lo diagnostican en una fase temprana y por lo tanto más tratable. También me preocupa que las campañas nacionales dirigidas a lograr que las mujeres se hagan mamografías periódicas hayan convencido a toda una generación de que la exploración para detectar el cáncer de mama es sinónimo de creación de salud en los pechos. La exploración para detectar la enfermedad no sustituye al aprendizaje y la puesta en práctica de los pensamientos y comportamientos preventivos, creadores de salud, que pueden transformarnos.

Según sean las circunstancias de la mujer, recomiendo las mamografías, el autoexamen y todas las otras técnicas de exploración por imagen. Pero cada mujer perimenopáusica ha de conocer las limitaciones de la exploración y responsabilizarse de crear salud en sus células mamarias diariamente, sustentándose con alimentos sanos y suplementos, evitando el consumo excesivo de alcohol, dejando de fumar y teniendo relaciones mutuamente satisfactorias.

Los pros y los contras de la detección precoz

La idea de que el cáncer de mama se puede curar con su detección y su tratamiento tempranos se apoya en la creencia de que todos los cánceres de mama se desarrollan a la misma velocidad. Pues no es así. Algunos se desarrollan rápidamente y otros con lentitud, y este es uno de los motivos de que casi todas sepamos de o conozcamos a una mujer cuya mamografía salió normal y al cabo de unos meses le diagnosticaron cáncer de mama. Una explicación posible es que la mamografía detecte tumores no agresivos de desarrollo lento, que no es el tipo de cáncer que tienen algunas mujeres. Por ejemplo, en un estudio realizado en el Yale-New Haven Hospital, de todas las mujeres que recibieron su primer tratamiento para cáncer de mama en 1988, se comprobó que aquellas cuyo cáncer se detectó por mamografía tenían un excelente pronóstico, no sólo debido a la detección temprana, sino a que los cánceres así detectados eran de desarrollo relativamente lento o incluso estaban latentes, por lo que requerían una terapia mínima. Muchas de las mujeres tenían un trastorno llamado carcinoma ductal in situ, que es un tipo de patología mamaria que muchas veces permanece latente durante toda la vida de la mujer.

De hecho, en estudios de autopsias de mujeres que murieron por otras causas, un accidente por ejemplo, se ha visto que el 40 por ciento tenían cierto grado de carcinoma ductal in situ en las mamas.[33] Otros estudios han confirmado que la incidencia de esta enfermedad ha aumentado más de cuatro veces desde 1980; este tipo de cáncer representa ahora casi la mitad de todos los cánceres detectados por mamografía. El motivo principal de este enorme aumento es el uso extendido de la exploración por mamografía. El doctor Gilbert Welch, investigador del Centro Médico Hitchcok de Darmouth, expresa bien el dilema al decir: «Nuestra capacidad para detectar formas sutiles de cáncer de mama es una espada de doble filo. Por un lado ofrece la esperanza de prevenir algunas formas de cáncer avanzado mediante la detección y el tratamiento tempranos; por otro lado, fomenta una mayor inquietud y etiqueta con la enfermedad a más mujeres, muchas de las cuales no desarrollarían nunca un cáncer invasivo».[34]

El dilema del carcinoma ductal in situ (CDIS)

El carcinoma ductal in situ, o cáncer de mama en fase 0, presenta un verdadero dilema a mujeres y médicos por igual. Si bien los aparatos tecnológicos cada vez más sensibles continúan mejorando nuestra capacidad para detectar formas de cáncer de mama en sus inicios, nuestra comprensión de lo que hay que hacer con este conocimiento se va quedando atrás. Está claro que este carcinoma podría progresar hasta convertirse en cáncer invasivo, pero en el 98 por ciento de los casos no progresa, y las mujeres no mueren por su causa, lo cual significa que sólo haría necesario un tratamiento mínimo, si es que lo requiere. Sin embargo, a muchas mujeres que tienen un carcinoma ductal in situ se las somete a tratamientos muy agresivos: cirugía (muchas veces mastectomía), seguida a veces por radioterapia o tamoxifeno, o ambas cosas. Dada nuestra incapacidad para identificar qué tipos de carcinoma ductal in situ tienen probabilidades de progresar, tratamos a todas las mujeres que lo tienen; y, comprensiblemente, muchas mujeres desean que se las trate, por miedo. Los investigadores de Yale comprobaron, por ejemplo, que de las 31 mujeres de su estudio que tenían este carcinoma, todas las cuales sobrevivieron sin recurrencia, al 48 por ciento les practicaron mastectomía. Esta es la observación que hicieron: «Puesto que ninguna de las pacientes murió de cáncer ni tuvo recurrencia, al margen de la exhaustividad del tratamiento, cabría reconsiderar la necesidad de formas agresivas de terapia».[35] Eso es uno de los eufemismos de la década. El elevado número de carcinomas ductales in situ que se detecta por mamografía podría ser también un factor en la muy celebrada reducción de la mortalidad por cáncer de mama que hemos visto en los veinte últimos años; de todos modos, las mujeres a las que se les diagnosticó este carcinoma no habrían muerto; finalmente morirían «con» esta llamada enfermedad, pero no a causa de ella.

Inquietudes respecto a la exploración por mamografía

Hace varios años di una conferencia en California a un grupo compuesto por médicos, profesionales de la salud afines y otras personas interesadas en métodos más holísticos. Presenté la información sobre las mamografías y el carcinoma ductal in situ, y sugerí que tal vez a las mujeres les convendría tener esta información cuando deben tomar la decisión sobre si hacerse mamografías, cuándo y con qué frecuencia. Me consternó la reacción.

Cuando fui a los aseos durante un descanso, vi que las mujeres del público estaban confundidas y preocupadas; eran partidarias de las mamografías y se sentían seguras cuando se las hacían. Yo les había introducido dudas. No pude dejar de pensar si, sin darme cuenta, no habría roto mi juramento hipocrático («En primer lugar, no hacer daño») al decirles la verdad acerca de las dudas sobre el diagnóstico y el tratamiento planteadas por nuestra mejor tecnología. Pero llegué a la conclusión de que la confusión suele ser el primer paso en el camino hacia la claridad y el poder personal. Pensé que si era necesario un periodo de incertidumbre y dudas para que esas mujeres confiaran más en su sabiduría interior, entonces, a la larga, les había hecho más bien que mal. Después de todo, no hay nada benigno en la cirugía, la radioterapia y la quimioterapia, con todos sus bien conocidos efectos secundarios, cuando no son absolutamente necesarias.

Cuando volví al estrado me encontré con un indignado radiólogo que dirige un centro de exploración de mamas. «Usted es peligrosa, ¿sabe?», me espetó. «Me cuesta creer que diga estas cosas a las mujeres. Me ha decepcionado. Está poniendo en peligro la vida de las mujeres.» No le interesaban los motivos científicos de mis declaraciones, y me quedó claro que no tendríamos una conversación equilibrada sobre el tema de las mamografías; él ya había tomado su decisión. En ese momento comprendí, de un modo directo y doloroso, que tratándose de mamas y mamografías, las emociones son muy intensas y que esto no tiene nada que ver con la ciencia.

En enero de 1997, los Institutos Nacionales de Salud de Estados Unidos nombraron un equipo de prestigiosos especialistas que pasaron seis semanas revisando más de cien documentos científicos y escuchando 32 ponencias sobre el tema. Cuando llegaron a la conclusión de que no había pruebas suficientes para recomendar mamografías rutinarias para todas las mujeres de 40 a 55 años, ellos también recibieron crueles ataques.[36] En un editorial sobre el tema, que incluía también una réplica a las objeciones particularmente vehementes de un radiólogo, el doctor Kenneth Prager, presidente de la Comisión de Ética del Centro Médico Columbia-Presbyterian de Nueva York, escribió: «¿Podría ser que el radiólogo que vilipendió la conclusión de ese equipo de investigadores no sólo tuviera en mente el bienestar de las mujeres, sino también los bolsillos de los radiólogos, en vista de los millones que se gastarían si hubiese una recomendación oficial de que todas las mujeres mayores de cuarenta años se hicieran mamografías?».[37]

Y el debate continúa acalorado. Un ejemplo que viene al caso: en un estudio publicado en la edición de julio de 2005 del *Journal of the National Cancer Institute* se afirmaba que las mamografías realizadas en el centro médico de la comunidad no habían producido ningún beneficio en lo relativo a salvar vidas.[38] Más avanzado el año, un estudio publicado en el *New England Journal of Medicine* demostraba que la mitad del descenso de la mortalidad por cáncer de mama era atribuible a las mamografías.[39]

Aun no ha acabado la discusión sobre si la mamografía anual vale su precio o incluso si salva la vida. El debate también ha sacado a la luz la realidad de que este examen de rutina anual podría ser perjudicial. En primer lugar, el examen en sí no siempre es benigno. En un estudio realizado en 1994 y publicado en *The Lancet*, se demostraba que la compresión de los pechos que exige la mamografía podría provocar la ruptura de pequeños tumores existentes, propagando las células cancerosas a los tejidos que los rodean y posiblemente causando más cáncer y metástasis.[40]

Pero el daño más frecuente causado por las mamografías rutinarias es la incidencia de falsos positivos (revelar que hay algo anormal cuando no lo hay), lo que ocurre en alrededor del 10 por ciento de los resultados de mamografías. Y este riesgo aumenta con el tiempo. Un estudio publicado en 2000 en el *Journal of the National Cancer Institute* señalaba que el riesgo acumulativo de resultados positivos de mamografías es muy considerable en muchas mujeres. Según el estudio, en la novena mamografía el riesgo de que dé un falso positivo puede ser hasta del 100 por ciento en mujeres con muchos factores de alto riesgo.[41] Otro estudio calculaba que después de diez mamografías alrededor de la mitad de las mujeres (49 por ciento) tendrán un resultado positivo falso, el que en un 19 por ciento llevará a una biopsia con punción o incisión.[42]

En dos revisiones publicadas en *The Lancet*, los investigadores daneses Ole Olsen y Peter Gotzsche examinaron siete estudios controlados y aleatorios realizados con mamografías y descubrieron que el método no sólo no salvaba vidas, sino que muchas veces llevaba a tratamientos innecesarios y a un aumento del 20 por ciento de mastectomías, muchas de ellas innecesarias.[43]

En un estudio publicado en 2000 por el *Journal of the National Cancer Institute* se hizo un seguimiento a casi cuarenta mil mujeres canadienses de edades comprendidas entre los 50 y los 59 años, y llegaron a la conclusión de que la mamografía anual no es más eficaz que el examen estándar de las mamas en la reducción de la mortalidad por cáncer de mama. La mamografía no aumenta el índice de supervivencia entre las mujeres a las que se diagnostica cáncer de mama.[44] Y en otro estudio, publicado en el *Journal of the American Medical Association*, se comprobó que las mujeres de setenta años y mayores se beneficiaban muy poco de hacerse mamografías;[45] los cánceres detectados a esa edad no las habrían matado.

A pesar de las pruebas en contra de las mamografías rutinarias, actualmente diecinueve organizaciones médicas (entre ellas el Colegio de Obstetras y Ginecólogos de Estados Unidos) recomiendan que las mujeres se hagan la mamografía anual. Yo, en cambio, estoy de acuerdo con Cornelia Baines, catedrática emérita de la Universidad de Toronto y ex vicerrectora del Canadian National Breast Cancer Screening Study, que dijo hace poco: «Sigo convencida de que el actual entusiasmo por las exploraciones por imagen se basa más en el miedo, la falsa esperanza y la "codicia" que en pruebas científicas».[46]

Mis sugerencias sobre la exploración de las mamas

• *Examen médico periódico de las mamas con una frecuencia que resulte cómoda.* Para algunas mujeres, esa frecuencia es una vez al año;

para otras que conocen sus pechos el examen podría ser mucho menos frecuente. La próxima vez que vayas a un reconocimiento, pídele a tu médico que mientras te examina te explique la anatomía de las mamas, palpándolas tú también, para que sepas exactamente cómo se siente lo normal (muchísimas mujeres creen que tienen bultos en los pechos cuando lo que palpan es simplemente tejido glandular normal). Una vez que sepas cómo es lo normal, empieza a conocer tus pechos, palpándotelos en diferentes momentos del ciclo menstrual, porque hay variaciones según sean los niveles hormonales. Normalmente es más fácil examinar las mamas durante la primera mitad del ciclo menstrual, en que la estimulación hormonal está en su punto mínimo. Pero durante la perimenopausia, cuando las reglas son irregulares, no hay manera de saber en qué parte del ciclo se está. Es posible sentir los pechos hinchados y «premenstruales» durante semanas seguidas. En general, esto se debe a que está bajo el nivel de progesterona, no a que haya algo malo. Es importante saber apreciar estas variaciones.

- *Transformar el autoexamen periódico de los pechos.* Durante decenios se ha animado a las mujeres a examinarse las mamas periódicamente, con el fin de detectar un posible cáncer de mama en la fase más temprana, tratarlo pronto y por lo tanto salvar la vida. Esto ha llevado a un enfoque del examen de las mamas que podríamos llamar «busca para destruir», que alienta a convertir las manos en detectores de minas, en busca de algo que podría matarnos. No es de extrañar que tantas mujeres no se hagan este autoexamen y luego se sientan culpables. La doctora Francis Moore, de la Facultad de Medicina de Harvard, escribió: «¿A qué hombre le gustaría bajarse los pantalones ante el espejo una vez al mes y examinarse los testículos, palpándoselos meticulosamente en busca de tumores?».[47] Sin embargo, nadie ponía en tela de juicio la conveniencia de hacerse autoexámenes periódicos de las mamas, hasta hace poco, cuando se dieron a conocer los resultados de un largo estudio controlado sobre este autoexamen, en el que se comprobó que esta práctica no cambiaba el índice de mortalidad por cáncer de mama.

  En este estudio participaron más de 260.000 mujeres de Shangái, a las que se dividió en dos grupos y se les hizo un seguimiento durante cinco años. A las mujeres de un grupo se les enseñó a hacerse el autoexamen y esa enseñanza se les reforzaba en el lugar de trabajo; las mujeres del otro grupo, el de control, no tenía ningún conocimiento del autoexamen de las mamas y no se las animó a hacerse un autoexamen de ningún tipo. Pasados los cinco años, se comprobó que las mujeres del grupo que se hacía el autoexamen se encontraron más tumores benignos que las del grupo de control, pero la mortalidad por cáncer de mama no se reducía en absoluto. El índice de muerte por cáncer de mama era igual en ambos grupos. Los autores del estudio llegaron a la conclusión de que «a las mujeres que deciden practicar el autoexamen se las debe informar de que su eficacia no está demostrada y que podría aumentar el riesgo de que les hagan biopsia por tumores benignos».[48]

Esto no significa que la mujer no deba saber cómo están sus pechos. Simplemente significa que es necesario un cambio de modelo o manera. Cuando la mujer presta atención a sus pechos con amoroso cuidado, amorosa conciencia y con frecuencia, es muy posible que influya en sus células mamarias de un modo positivo, saludable. Por eso recomiendo hacerse un masaje mensual en los pechos, como una alternativa sana y viable al anticuado autoexamen (no te lo hagas si te han diagnosticado cáncer de mama recientemente, porque podría aumentar el riesgo de que se extienda el tumor; estará bien cuando haya terminado el tratamiento). Muchas mujeres no se tocan jamás los pechos con amor o ternura, porque se las ha llevado a creer que éstos son propiedad de sus parejas y no verdaderas partes de sus cuerpos. Invita a tus pechos a entrar en tu vida, conociéndolos y acariciándotelos con frecuencia. Así el autoexamen periódico se transforma en una oportunidad para sanar. El masaje en los pechos activa el drenaje linfático, aumenta la irrigación sanguínea y oxigena los tejidos, todas buenas formas de crear salud en los pechos. Al fin y al cabo, durante los millones de años de la evolución humana las mujeres han amamantado a bebés durante la mayor parte de sus años reproductivos, proceso que da muchísima estimulación a los pechos. Este masaje te lo puede hacer tu pareja también, de una manera no sexual, sino de apoyo.

A continuación explico una técnica ideada por Dana Wyrick, que practica la terapia para linfedema en las instalaciones del Mesa Physical Therapy, perteneciente a la Virtual Lymphedema Clinic de San Diego.[49]

FIGURA 18. EL SISTEMA LINFÁTICO

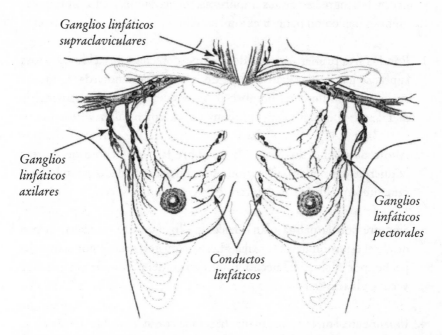

Ganglios linfáticos supraclaviculares

Ganglios linfáticos axilares

Ganglios linfáticos pectorales

Conductos linfáticos

Todas las células de los pechos y de los demás órganos están bañadas en linfa. La linfa transporta los nutrientes y linfocitos por todo el cuerpo, y filtra los productos de desecho a través de los ganglios linfáticos, donde se desintoxican. Estimular regularmente la circulación linfática mediante el masaje de las mamas y el pecho contribuye a mantener sano el tejido mamario.

© 2001 *by* Northrup y Schulz

Automasaje de las mamas y el pecho

Te recomiendo hacerte este masaje en el ambiente más placentero posible, por ejemplo, sumergida en la bañera con agua perfumada con esencia de rosas y escuchando tu música favorita. Haz primero un lado y después el otro. Las instrucciones siguientes son para el lado izquierdo; para hacer el derecho, simplemente sigue las instrucciones con la otra mano. La fricción debe ser suave, ligera; el objetivo es *mover la piel*, no masajear los músculos. Hecho bien, este masaje ayuda a los capilares linfáticos a eliminar las toxinas e impurezas de los tejidos; también acelera el transporte de las impurezas a los ganglios linfáticos, donde se procesan y se vuelven inofensivas. Finalmente, la linfa limpiada vuelve al torrente sanguíneo, y la sangre lleva estas impurezas, ya no dañinas, a los pulmones, los riñones y el colon para su eliminación.

1. Pon los tres primeros dedos de la mano derecha sobre el hueco (fosa supraclavicular) que hay encima de la clavícula izquierda. Con una suave fricción desde el hombro hacia el cuello, estira ligeramente la piel de ese hueco. Repite el movimiento de cinco a diez veces.

2. Ahora pon los dedos muy planos sobre la parte vellosa de la axila izquierda, cubriéndola. Fricciona con mucha suavidad estirando ligeramente la piel hacia arriba; repite de cinco a diez veces.

3. Siempre con la palma plana, fricciona ligeramente (acaricia) la piel desde el esternón hasta la axila. Haz este mismo masaje por arriba del pecho, por encima del pecho y por debajo del pecho, de cinco a diez veces cada trayectoria.

4. Finalmente, con la palma plana, fricciona con suavidad la piel desde la cintura hasta la axila, de cinco a diez veces.

Ahora, con la otra mano hazte el masaje del lado derecho del pecho, con la mano izquierda.

- *Mamografías para mujeres de 35 a 50 años.* Hazte mamografías anuales o bienales y/o ecografías u otro tipo de exploración si en tu familia hay historial de cáncer de mama o si hacértelas te da paz mental (la paz mental produce cambios bioquímicos muy positivos en el cuerpo). Si tu madre o una tía enfermó de cáncer de mama antes de la menopausia, ve la posibilidad de comenzar a hacerte mamografías cinco años antes de la edad en que a ella le diagnosticaron el cáncer.

  Muchos médicos suelen recomendar una mamografía básica a los 35 años, y después una cada dos años desde los 40 a los 50 años si el riesgo es bajo. Yo personalizo esta recomendación según los factores de riesgo y deseos de la mujer. También tengo algunas clientas que evitan hacerse mamografías; respeto esa decisión cuando se toma a partir de una buena información y no por miedo. Si te decides por esta opción, dile a tu médico o médica que deseas participar en el cuidado de tu salud y lo/la liberas de la responsabilidad de tu decisión de evitar las mamografías. Dile que estás dispuesta a poner por escrito y firmar tu decisión, para eximirlo/la de responsabiliad legal. No diagnosticar a tiempo un cáncer de mama es uno de los motivos más frecuentes de pleitos a médicos.

Observación: Los pechos de las mujeres menores de 50 años (y de algunas mayores) pueden ser muy densos debido al tejido conjuntivo ductal normal. Esto hace difícil leer e interpretar las mamografías, porque los rayos X no penetran el tejido denso. En las mujeres mayores este tejido denso suele estar reemplazado por grasa, lo que hace más exactas las mamografías. En las mujeres que tienen las mamas densas, alrededor de cincuenta de cada mil necesitan más exploraciones diagnósticas, por ejemplo otra mamografía, una ecografía e incluso una biopsia, para determinar si tienen o no cáncer de mama. De estas, se calcula que sólo dos tendrán cáncer.[50] Las demás suelen sufrir de muchísima ansiedad mientras esperan los resultados, lo que ojalá se pudiera evitar. La doctora Dixie Mills dice: «Suelo recomendar que la mujer se haga una mamografía básica para ver qué densidad tiene su tejido mamario (factor que no se puede determinar con palpación) y añadir esta información para que ella pueda elegir la modalidad de exploración. No se debe hacer pensar a las mujeres que son responsables de que sus pechos sean densos; es un factor limitador que la mamografía, al ser una foto plana, de la imagen en matices negros, grises y blancos».

- *Mamografías para mujeres mayores de 50 años.* Todos los colegios médicos importantes están de acuerdo en que, pasados los cincuenta años, las mamografías anuales sirven para una detección temprana y una menor mortalidad por cáncer de mama. Lo ideal es que la mamografía se haga en un centro multidisciplinario, en que se pueda analizar inmediatamente y haya también otras técnicas de diagnóstico o tratamiento si es necesario. Actualmente la mayoría de los centros disponen de estos servicios. De todos modos, a mí continúa preocupándome el efecto acumulativo de la radiación en la salud del tejido mamario.

En el caso de encontrarse un bulto

- *Si detectas un bulto, ve a que te hagan un examen diagnóstico.* Es importante que consultes a un médico para que te ayude en el proceso de descubrir si el bulto es benigno o canceroso. Esperar e imaginarse lo peor no es sano. La doctora Dixie Mills dice: «Muchas de las mujeres que vienen a verme ya han revisado sus testamentos».

- *Hazte acompañar siempre por otra persona.* Muchas mujeres que se han encontrado un bulto en la mama están tan asustadas y abrumadas que no son capaces de hacer preguntas ni de explorar todas sus opciones con su médico u otro profesional de la salud. Estar acompañada por otra persona va bien para enfocar el problema; si esta persona toma notas, después podéis repasarlas juntas.

- *No te dejes meter prisa en la decisión.* Hay muchas opciones para el diagnóstico y el tratamiento de los bultos de las mamas, desde la aspiración del quiste y biopsia por punción o quirúrgica. La mayoría de los bultos y engrosamientos resultan ser benignos; muchos son simples quistes de líquido, que se pueden aspirar en la misma consulta. Si el líquido es claro, transparente, se tiene el diagnóstico y el tratamiento al mismo tiempo; no es necesario hacer nada más. A veces los bultos o engrosamientos son consecuencia de la estimulación hormonal y desaparecen después de tener la regla. Esto es particularmente así durante la perimenopausia, en que es tan común la sobreestimulación estrogénica de las mamas. A una de mis clientas se le desarrollaban bultos grandes y dolorosos en ambos pechos durante toda la perimenopausia; esto la asustaba y también hacía difícil saber qué pasaba realmente en sus mamas. Pero cuando finalmente le venía la regla, sus pechos recuperaban su consistencia normal y, por último, los bultos desaparecieron para siempre.

- *Busca una segunda opinión y otro médico si no te sientes totalmente cómoda con el primero.* Aun en el caso de tener cáncer, en la gran mayoría de los casos no se compromete el tratamiento si la mujer se toma un par de semanas o incluso meses para encontrar un médico que le inspire confianza y con el cual se sienta cómoda.

El riesgo de cáncer de mama en perspectiva

La mayoría de las mujeres sobreestiman mucho su riesgo de sufrir cáncer de mama. Recientes encuestas a mujeres de edades compren-

Si te han diagnosticado cáncer de mama

Entra en un grupo de apoyo para cáncer de mama u otro. Se ha comprobado una relación entre los grupos de apoyo caracterizados por una comunicación receptiva y sincera y una mayor longevidad y menor tasa de recurrencia de tumores. Además, un grupo de apoyo ofrece un lugar muy seguro para aprender a pedir lo que se necesita, o incluso a descubrir esas necesidades.

Los siguientes libros y otros recursos ofrecen un poderoso apoyo y ayuda a tu sabiduría interior durante este tiempo, así como muchísima información práctica:

Sacred Choices: The Gentle Art of Disarming a Disease and Reclaiming Your Joy, de Judie Chiappone, Holistic Reflections, 2000.

My Healing from Breast Cancer, de la doctora Barbara Joseph, Keats Publishing, 1996.

Breast Cancer Survivor's Club, de Lillie Shockney, enfermera, Windsor House Publishing Group, 1996.

The Cancer Report: The Latest Research in Psychoneuroimmunology (How Thousands Are Achieving Permanent Recoveries), de John Voell y Cynthia Chatfield, Change Your World Press, 2005. (Para más información sobre estos estudios, visita la página *www.cancer-report.com*).

The Moss Reports, del doctor Ralph W. Moss, en la página web *www.cancerdecisions.com*.

La doctora Dixie Mills lleva un excelente sitio web para la salud de los pechos, en *www.dixiemills.com*.

didas entre los 45 y los 65 años revelan que el 61 por ciento teme al cáncer (principalmente al de mama) más que a cualquier otra enfermedad; sólo el 9 por ciento dijeron tener más miedo a las enfermedades cardiacas, pese a que constituyen la principal causa de muerte de mujeres; se cobran más vidas de mujeres cada año que las catorce causas siguientes juntas.[51] El cáncer de mama no es ni siquiera la causa principal de muerte por cáncer; ese «honor» le corresponde al cáncer de pulmón.

Aunque probablemente todas conocemos a una mujer que sufre o ha sufrido cáncer de mama, y aunque este cáncer es el más común entre las norteamericanas, el riesgo en toda la vida, la muy proclamada cifra de una de cada ocho mujeres[52] (o una de cada siete para las blancas), sólo es aplicable si se vive más de 85 años.[53] Esa mujer de cada nueve que enferma de cáncer de mama tiene un 50 por ciento de posibilidades de recibir el diagnóstico pasados los 65 años, y un 60 por ciento de posibilidades de morir por otra causa.

Kelly-Anne Phillips y sus colegas del Hospital Princess Margaret de Toronto han elaborado una tabla muy útil basada en los índices de incidencia y mortalidad de 1995 del Registro del Cáncer de Ontario. Es la siguiente:

De 1.000 mujeres nacidas sanas y vivas:

- Entre 35 y 39 años: 986 estarán vivas. De estas, sólo 1 enfermará de cáncer de mama, ninguna morirá de él y 2 morirán por otras causas.
- Entre 40 y 44 años: 983 estarán vivas. De estas, 5 enfermarán de cáncer de mama, 1 morirá de él y 4 morirán por otras causas.
- Entre 45 y 49 años: 977 estarán vivas. De estas, 8 enfermarán de cáncer de mama, 2 morirán de él y 6 morirán por otras causas.
- Entre 50 y 54 años: 968 estarán vivas. De estas, 11 enfermarán de cáncer de mama, 3 morirán de él y 11 morirán por otras causas.[54]

El miedo irracional al cáncer de mama genera muchísimo sufrimiento y a muchas mujeres les impide disfrutar de los beneficios de los tratamientos perimenopáusicos (tales como dosis elevadas de soja, progesterona bioidéntica y dosis bajas de estrógeno y testosterona bioidénticos) que alivian los síntomas y contribuyen a prevenir enfermedades que tienen muchas más probabilidades de amenazar la longevidad o la calidad de vida.

El gen del cáncer de mama: ¿hay que hacerse el análisis?

El 95 por ciento de todos los cánceres de mama tienen poco o nada que ver con la genética. El resto se atribuye a mutaciones heredadas de dos genes diferentes: BRCA1 y BRCA2 (BRCA: *breast cancer,* cáncer de mama). El riesgo de las mujeres que heredan la mutación del gen BRCA1 es mucho mayor que el de las que heredan la del BRCA2; tienen un 56 por ciento de riesgo durante toda la vida, y también un 15 por ciento de riesgo de enfermar de cáncer de ovario antes de los 70 años. Aunque se sabe menos acerca de la mutación del gen BRCA2, se estima que esta explicaría otro 40 por ciento de los cánceres de mama hereditarios.[55]

Las verdaderas frecuencia y consecuencias de las mutaciones de los genes del cáncer de mama son todavía inciertas, en parte porque el gen BRCA1 es muy grande y se han encontrado muchas mutaciones diferentes en él. Actualmente se ha detectado una determinada mutación de este gen en alrededor del 1 por ciento de las descendientes de familias judías de Europa del Este. En otras poblaciones se han descubierto mutaciones diferentes. Además, podrían existir otras rutas de genes que lleven al cáncer de mama aparte de las regidas por mutaciones de BRCA1 y BRCA2. Si a esto sumamos los problemas técnicos de encontrar las secuencias del gen entero, está claro que el análisis genético para detectar el riesgo de cáncer de mama es científicamente incompleto. Un resultado negativo del análisis podría tener poco sentido en una mujer en cuya familia hay fuertes antecedentes de cáncer de mama y de ovario.[56] Por otro lado, si sólo hay una mujer en la familia que ha tenido cáncer de mama o de ovario, es muy pequeña la posibilidad de que se produzca este cáncer debido a una mutación en el gen BRCA1 o el BRCA2.

El doctor Francis Collins, del Centro Nacional de Investigación del Genoma Humano de Bethesda (Maryland), resumía así el dilema que presenta el dar positivo en el análisis del gen del cáncer de mama:

Es aún muy profunda la inseguridad acerca de la atención médica adecuada a las mujeres que tienen estas mutaciones. Pese a la utilidad general de las mamografías para la detección precoz del cáncer de mama en mujeres mayores de 50 años, no hay información para inspirar confianza en que las mamografías a edad menor, junto con el autoexamen y el examen realizado por médicos o enfermeras, vaya a reducir el riesgo de muerte por cáncer de mama metastásico entre mujeres de muy alto riesgo con mutaciones del BRCA1. Aún no sabemos la utilidad de medidas más drásticas, como la mastectomía profiláctica, especialmente dadas las pruebas anecdóticas de que de vez en cuando puede desarrollarse cáncer en la pequeña cantidad de tejido epitelial que queda después de la operación. [...] Son urgentemente necesarios estudios clínicos para aclarar todas estas incertidumbres.[57]

Si bien está en proceso la legislación federal para proteger a quienes dan positivo, los análisis también plantean el posible riesgo de discriminación en las mutuas médicas y las compañías de seguros, además de la discriminación laboral.[58]

Lo principal es lo siguiente: aunque un resultado negativo en el análisis del gen del cáncer de mama puede ser un gran alivio para una mujer con un historial familiar de este cáncer, eso no garantiza que no vaya a desarrollar cáncer. No recomiendo hacerse el análisis a no ser que se tengan por lo menos dos familiares cercanas que hayan padecido cáncer de mama o de ovario.

Por si te interesa, las mujeres de entre 35 y 74 años a las que nunca se les ha diagnosticado cáncer de mama pero tienen una hermana a la que sí se le ha diagnosticado pueden participar en el Estudio de Hermanas. Este estudio a nivel nacional, realizado por una rama de los Institutos Nacionales de Salud, consistirá en hacer un seguimiento de 50.000 mujeres durante al menos diez años para investigar cómo influyen el entorno y los genes en el riesgo de contraer cáncer de mama. (Para más información, visita *www.sisterstudy.org*).

También te convendría buscar un exhaustivo asesoramiento genético realizado por un profesional que tenga muchos conocimientos en este campo, tanto antes como después de tener el resultado del análisis. Si éste es positivo, busca la atención médica de un profesional que participe activamente en los protocolos de investigación para aumentar el conocimiento de estos problemáticos trastornos. El Servicio de Información del Instituto Nacional del Cáncer (1-800-4-CANCER) ofrece información sobre servicios genéticos en centros para el cáncer respaldados por el instituto.

Una tercera opción: un análisis genómico realizado por un médico especializado en medicina nutricional y funcional podría servirte para disminuir los riesgos mediante cambios de estilo de vida pertinentes (visita *www.functionalmedicine.org*). También es fundamental tener presente que muchas mujeres han sanado su vida, y sus cánceres, mediante cambios en el estilo de vida, entre los que está ponerse al día y superar la anticuada programación autodestructiva de la infancia.

El efecto de la terapia hormonal en la salud de las mamas

Aun cuando la mayoría de las mujeres no van a enfermar de cáncer de mama, con o sin terapia hormonal, la relación entre las hormonas y el cáncer de mama es inquietante para quienes las toman. Casi todas las mujeres preguntan: «¿Cuál es el efecto de las hormonas en mi riesgo de cáncer de mama?». La respuesta depende de qué hormonas se toman, en qué dosis y cuáles son los factores de riesgo propios de la mujer. Este problema lo plantea un hombre que me escribió preocupado por la terapia hormonal de su mujer.

Hace poco mi mujer dejó de tomar Premarin, que había empezado a tomar para aliviar los sofocos, y empezó a usar progesterona natural en forma de crema para la piel. Con este cambio le han desaparecido el dolor y la sensibilidad de los pechos y también los dolores de cabeza. Y más aún, se le han acabado casi por completo los sofocos. Pero dadas algunas cosas que he leído sobre la posible relación entre la progesterona y el cáncer de mama, deseo estar seguro de que mi mujer va por la vía correcta, no sea que aparezca algún tren no programado que pueda causarle daño en el futuro.

La experiencia descrita en esta carta ilustra bellamente los efectos secundarios que suele producir el Premarin, el fármaco más recetado para los síntomas perimenopáusicos. El dolor de los pechos es una de las reacciones adversas más comunes al estrógeno suplementario de todo tipo; entre el 20 y el 35 por ciento de las mujeres se quejan de este dolor cuando se les da dosis estándar no personalizadas.[59] Esto asusta especialmente a las mujeres que tienen antecedentes personales o familiares de enfermedad benigna de las mamas (también llamada enfermedad fibroquística de las mamas), que antes se creía que aumentaba el riesgo de padecer cáncer de mama. Pero en estudios más recientes no se ha descubierto ninguna relación coherente entre esta enfermedad y el riesgo de sufrir cáncer de mama.[60]

Los dolores de cabeza también son un efecto secundario común, puesto que el estrógeno se puede metabolizar en una sustancia similar a la adrenalina, que produce palpitantes dolores de cabeza temporales. La progesterona bioidéntica, en cambio, como se ha demostrado, acaba con los sofocos y no tiene ninguno de esos efectos secundarios.

Pero a muchas personas les preocupan los posibles problemas a largo plazo que podría producir la progesterona, debido a un estudio reciente realizado por el Instituto Nacional del Cáncer y el estudio Women's Health Initiative (WHI), los que documentaban un mayor riesgo de cáncer de mama para las mujeres que seguían una terapia prolongada con estrógeno y progestina. Lo que la mayoría de las personas (incluso médicos) no comprenden es la diferencia entre las hormonas sintéticas usadas en esos estudios y el estrógeno y la progesterona bioidénticos usados en dosis bajas y personalizadas.

Los hechos son los siguientes: el realizado por Instituto Nacional del Cáncer fue un extenso estudio epidemiológico de 48.355 mujeres que en diversos periodos de tiempo tomaron estrógeno y progestina entre los años 1980 y 1995. A las mujeres de peso normal que tomaron esta combinación de hormonas durante cinco años se les encontró un riesgo de cáncer de mama un 40 por ciento mayor que el de las que no la tomaban (curiosamente, en las mujeres que tenían sobrepeso no se encontró este mayor riesgo, aun cuando están en mayor riesgo porque la grasa corporal fabrica estrógeno), y también un mayor riesgo que las que tomaban estrógeno solo[61]. En el estudio WHI, según los resultados publicados en 2002, se demostraba que entre cada 10.000 mujeres que tomaban Prempro habría 8 casos más de cáncer de mama que entre las que tomaban placebo.

Aunque la cifra de un 40 por ciento de mayor riesgo asusta, esto es lo que significa realmente: si tomamos a 100.000 mujeres de peso normal, de edades comprendidas entre los 60 y los 64 años, que no siguen una terapia hormonal sustitutiva, podríamos suponer que se van a producir 350 casos de cáncer de mama en un periodo de cinco años. Si todas estas mujeres tomaran la combinación estándar de estrógeno y progestina, entonces el número de casos aumentaría a 490. Como puedes ver en seguida, la gran mayoría de las mujeres no enfermarían de cáncer de mama, tomen o no hormonas suplementarias.

Dicho de otra manera: desde el punto de vista estadístico, de cada 1.000 mujeres que nunca han tomado las hormonas que se recetan habitualmente, 77 tendrán cáncer de mama cuando tengan 75 años; en el caso de las mujeres que han tomado esas hormonas durante cinco años, la cifra aumenta a 79; después de diez años la cifra sube a 83, y pasados quince años, a 89. Repito, la gran mayoría de las mujeres que siguen una terapia hormonal (incluso la que yo considero una forma subóptima) no enferman de cáncer de mama.

Otro punto importantísimo que hay que tener presente es que prácticamente todas las mujeres que participaron en ese estudio (y en la mayoría de los estudios que relacionan la terapia hormonal con el cáncer de mama) tomaban dosis no personalizadas de estrógenos conjugados (muy probablemente Premarin) combinados con la progestina o progesterona sintética Provera. Durante décadas, el Premarin ha sido el estrógeno más recetado en Estados Unidos, y casi siempre se receta junto con una progesterona sintética, que suele ser Provera, muchas veces en una combinación ya preparada llamada Prempro. En el estudio WHI todas las mujeres tomaron Prempro. Cada una de estas hormonas no bioidénticas conlleva sus propios riesgos.

Los estudios han demostrado que cuando el Premarin se metaboliza en el cuerpo, los productos de su descomposición son más potentes biológicamente y por lo tanto hay más probabilidades de que favorezcan el cáncer que en el caso de los productos de la descomposición de los estrógenos bioidénticos.[62] También se han comprobado más de diez variaciones en los niveles de estrógeno en la sangre entre mujeres que toman la *misma* dosis estándar de Premarin, que normalmente es de 0,625 mg.[63] Lo que es aún más inquietante es que muchas de las mujeres que participaron en estos estudios tomaban dosis más elevadas aún, de 1,25 mg diarios.

Las progestinas o progesteronas sintéticas presentan su propio conjunto de problemas; pueden unirse a los receptores de estrógeno y de andrógeno de las células y estimular así un desarrollo malsano de tejido. También pueden *aumentar* la actividad biológica del estrógeno. Esto podría explicar por qué las mujeres del estudio del Instituto Nacional del Cáncer que tomaban estrógeno y progestina tenían un riesgo de cáncer de mama mayor que las que sólo tomaban estrógeno.[64] Esta misma relación se descubrió en el Million Women Study, realizado en el Reino Unido[65], y también en el estudio Women's Health Initiative. Si estás siguiendo una terapia hormonal, te convendría verificar si lo que tomas contiene alguna de las siguientes progestinas: medroxiprogesterona acetato (Provera, Amen, Prempro), noretindrona (Femhrt, Activella) o norgestimato (Levlite). Si descubres que sí, te recomiendo cambiarlas por hormonas bioidénticas.

Otro estudio realizado en Australia, en que se analizaron varios estudios sobre la terapia hormonal y el riesgo de cáncer de mama, sugiere que el riesgo de cáncer de mama asociado con el estrógeno no es tan elevado como se suponía. Calculan que la terapia hormonal durante cinco años, a partir de los 55, prácticamente no influye en el riesgo acumulado hasta los 79 años. Si la terapia hormonal se prolonga a diez años, aumenta el riesgo en un 0,5 por ciento, y durante quince años lo aumenta en un 0,9 por ciento. Si se deja la terapia, el riesgo relativo baja rápidamente a 0.[66] Los mismos investigadores obtuvieron resultados iguales con el uso de la terapia hormonal en California.[67]

El asunto se reduce a lo siguiente: al parecer la terapia hormonal sustitutiva aumenta ligeramente el riesgo de cáncer de mama, pero no tanto como se creía antes. Si vas a recurrir a una terapia hormonal, es probable que corras menos riesgo si tomas o usas hormonas bioidénticas en dosis individualizadas.

Las hormonas bioidénticas y el riesgo de cáncer

Hay buenos motivos para creer que el consumo prolongado de estrógeno bioidéntico en dosis bajas, equilibrado con progesterona bioidéntica, produciría un aumento muy limitado del riesgo de cáncer de mama, si es que lo produce.[68] A continuación, lo que toda mujer debe saber.

Estrógeno

Las mamas son órganos glandulares muy sensibles a los cambios hormonales cíclicos del cuerpo. Durante la primera mitad del ciclo menstrual, el estrógeno tiende a engrosar el tejido mamario; durante la segunda mitad, la progesterona estabiliza y afina este engrosamiento. Durante la menstruación, los pechos están en su volumen más pequeño, con las dos hormonas en su nivel menor. En la perimenopausia, que se caracteriza por un predominio estrogénico y una falta relativa de progesterona, los pechos pueden agrandarse y estar más sensibles, al no haber el aumento ni la disminución cíclicos para mantener más estable el tejido mamario.

A lo largo de decenios, numerosos estudios han demostrado que, a excepción de los fitoestrógenos de los alimentos enteros, el estrógeno de todo tipo, incluso el producido por el cuerpo, puede favorecer el engrosamiento del tejido mamario. En mujeres vulnerables, esto podría ir acompañado de un mayor riesgo de cáncer de mama.[69] Es esta sensibilidad al estrógeno, en exposición prolongada, sin interrupción, lo que explica factores de riesgo de cáncer de mama como la menarquia temprana, la menopausia tardía, no tener hijos y la obesidad. Una dieta que aumente el nivel de insulina también aumenta la estimulación hormonal del tejido mamario. Por lo tanto, para mantener la salud de tus pechos, toma la dosis mínima de estrógeno bioidéntico que te dé los resultados deseados. Y hazte analizar los niveles hormonales cuando sea necesario para estar segura de que no tomas una dosis excesiva.

Si en tu familia hay un historial de cáncer de mama (abuela, madre, hermana o tía materna) o tienes el gen del cáncer de mama, tal vez te convendría evitar la terapia sustitutiva de estrógeno pese a sus conocidos beneficios.

Optar por no tomar estrógeno no significa que haya que sufrir en silencio. Hay muchas opciones alternativas para aliviar los síntomas, mejorar la salud y también proteger las mamas: ejercicio, mejor dieta, soja entera, hierbas y progesterona natural. Estas alternativas son muy efectivas.

ESTRIOL. En estudios preliminares se ha comprobado que las mujeres que excretan una elevada cantidad de estriol en la orina parecen tener menos riesgo de sufrir cáncer de mama. En un estudio realizado por la Universidad Hebrea de Jerusalén se demostró que, administrado en cantidad suficiente, el estriol tiene un efecto antiestrogénico, al impedir que el estradiol se una a los tejido sensibles al estrógeno, entre ellos el de las mamas y el del endometrio, con lo cual no se forman tumores.[70] En un estudio reciente realizado en Berkeley, entre las ratas que fueron tratadas con estriol y progesterona durante tres semanas hubo una disminución considerable en la incidencia de cáncer de mama.[71] Por ese motivo, muchos médicos a veces recetamos estriol (estrógeno bioidéntico no patentable) en la terapia hormonal de nuestras clientas. Biológicamente el estriol es más débil que el estradiol y la estrona, los otros dos estrógenos que se producen naturalmente en el cuerpo; como ya dije en el capítulo 9, da muy buenos resultados en aplicación tópica sobre tejido sensible al estrógeno, como el de la vagina. El uso del estriol está muy extendido en Europa y alivia los síntomas menopáusicos. Es importante observar que en algunas mujeres el estriol se ha considerado la causa de otosclerosis, trastorno en que tres pequeños huesos del oído medio se funden y por lo tanto no transmiten los sonidos al cerebro. Si en tu familia hay un historial de otosclerosis, ten cautela en el uso de estriol. No se han repetido los estudios del estriol, muy posiblemente por motivos económicos; por lo tanto, aunque es prometedor, son necesarios más estudios.

Progesterona

Si bien los muy publicitados estudios del Instituto Nacional del Cáncer y el WHI, de los que ya he hablado, demostraron que la progesterona sintética (o progestina) no protege del cáncer de mama e incluso podría favorecerlo, sus conclusiones no son aplicables a la progesterona natural bioidéntica que contienen preparados tales como la crema Emerita o las cápsulas Prometrium. En realidad, desde el punto de vista biológico, tiene lógica que añadir progesterona bioidéntica (que no tiene actividad androgénica ni estrogénica) al estrógeno en la terapia hormonal contribuya a proteger las mamas de la sobreestimulación del estrógeno, disminuyendo así aún más el riesgo de cáncer de mama, siempre que la dosis sea baja. Se ha comprobado que la progesterona bioidéntica reduce la producción de receptores de estrógeno en las células mamarias y también la producción de estrógeno dentro de estas mismas células. Algunas mujeres experimentan una sensibilidad pasajera en los pechos durante la primera semana más o menos de usar progesterona bioidéntica, porque al principio aumenta los receptores de estrógeno de las mamas; pero este efecto es de muy corta duración y acaba a los pocos días. No hay ninguna prueba convincente de que la progesterona bioidéntica cause un continuado engrosamiento del tejido mamario. De hecho, hace justamente lo contrario.

Sencillamente no tenemos información suficiente sobre mujeres que usan estrógenos y progesterona bioidénticos. Necesitamos con urgencia estudios que comparen la terapia con hormonas bioidénticas en dosis personalizadas con la terapia estándar con hormonas sintéticas. Los resultados del estudio Women's Health Initiative por lo menos han llevado a un diálogo sobre la necesidad de estudiar otras formas de terapia hormonal. Por desgracia, estos estudios han producido también una violenta reacción en contra de la terapia hormonal en general.

Genes, hormonas y cáncer de mama: el ciclo de desarrollo y muerte de las células

Si hiciéramos un estudio muy extenso y a largo plazo sobre la progesterona natural, probablemente descubriríamos que ofrece protección a las mamas, sobre todo si se usa sin estrógeno durante la perimenopausia, en que es tan común el predominio estrogénico. Los motivos de esto están relacionados con el hecho de que la progesterona tiene un papel en la muerte de las células. Deja que te explique por qué esto resulta ser algo bueno.

En su sabiduría, la naturaleza ha creado un equilibrio entre el desarrollo y la muerte de las células del tejido mamario. El cáncer de mama es uno de los problemas de salud causados por un desequilibrio entre estos dos procesos. Este cáncer (como todos los cánceres en realidad) se caracteriza por dos procesos: 1) división celular excesiva y descontrolada, y 2) falta de la muerte celular normal y sana programada.[72] Las señales que dirigen la formación, el desarrollo y la muerte programada de la célula (llamada apoptosis) están regidas por la interacción entre nuestros genes y nuestro entorno. Aunque este proceso es extraordinariamente complejo, estamos comenzando a entenderlo, gracias a los avances de la biología molecular. Por ejemplo, ahora sabemos que un gen llamado BCL2 inhibe la muerte celular. Esta función es apropiada para los periodos en que es necesario que aumenten las células del tejido mamario (por ejemplo, la pubertad y la fase ovulatoria del ciclo menstrual).[73] Sin embargo, cuando la función del gen BCL2 no está regulada por otros factores, puede causar una inapropiada longevidad de las células e incluso una división celular descontrolada, que podría aumentar el riesgo de cáncer de mama. Al gen BCL2 se lo llama protooncógeno, lo que significa que favorece el cáncer si no se controla su expresión (y eso depende de su entorno).

Otro gen que influye en el tejido mamario es el p53. Al contrario del BCL2, es un gen supresor de tumores; detiene la división celular descontrolada aumentando la apoptosis (muerte celular). La activación de este gen contribuye a prevenir la excesiva proliferación celular y el consiguiente cáncer.

Resulta que las hormonas sexuales influyen en los genes p53 y BCL2 de modos que o bien favorecen el cáncer o protegen de él. El estrógeno aumenta la expresión del gen BCL2, favoreciendo así la proliferación celular en las mamas. Como ya he dicho, esto no es necesariamente malo. Pero una expresión no controlada del gen BCL2 debido a una cantidad excesiva de estrógeno puede producir un mayor engrosamiento del tejido sensible al estrógeno de las mamas, el útero y los ovarios. Se sabe muy bien que el riesgo de cáncer en estos órganos está relacionado con una sobreestimulación estrogénica.[74]

La progesterona, en cambio, disminuye la expresión del gen BCL2 a la vez que aumenta la expresión del gen p53, lo cual conduce a un aumento de la muerte celular programada en los momentos correctos y, por lo tanto, a un menor riesgo de cáncer en los tejidos sensibles al estrógeno.[75]

El estrógeno y la progesterona también difieren en los *tipos* de tejido mamario que estimulan. El estrógeno hace dividirse y proliferar las células del llamado tejido ductal; sin oposición, tiene la capacidad de generar un aumento descontrolado de las células del tejido mamario, incluyendo la proliferación cancerosa. La progesterona, por su parte, produce la diferenciación de las células mamarias en células lobulares, preparación de la naturaleza para la producción de leche si hubiera embarazo. Si la mujer no queda embarazada, estas células lobulares simplemente experimentan la muerte programada, es decir, mueren de un modo natural al final de su ciclo vital. En otras palabras, las células lobulares bien diferenciadas no tienen capacidad de proliferar hasta convertirse en cáncer.

Una analogía muy útil me la dio el doctor David Zava, investigador con años de experiencia en el estudio de los efectos de las hormonas en el tejido mamario.[76] El doctor Zava compara las diferentes partes del tejido mamario con las de un árbol: el tejido ductal, cuyo desarrollo es fomentado por el estrógeno, es como el tronco y las ramas del árbol; las células lobulares, cuyo desarrollo es fomentado por la progesterona, es comparable a las hojas que crecen en los extremos de las ramas. Una vez que una célula del árbol se convierte en hoja, no puede volver a ser tronco ni rama; simplemente crece, madura y finalmente muere al final de su ciclo vital programado. Esto no ocurre así en el tronco y las ramas; sus células pueden aumentar en cualquier momento y generar un número infinito de ramas o engrosamientos en las ramas o el tronco, igual que la proliferación celular infinita de un cáncer de mama.

Dados los procesos que acabo de perfilar, es lógico que corran un mayor riesgo de cáncer de mama las mujeres sometidas a una estimulación estrogénica excesiva, ya sea por estrógeno producido en su cuerpo (por ejemplo, durante los periodos de predominio estrogénico tan comunes en la perimenopausia o por exceso de estrógeno producido por las células grasas) o tomado del exterior (en terapia sustitutiva de estrógeno o a través de agentes ambientales con actividad estrogenoide). Pero si toman suficiente progesterona para equilibrar ese estrógeno, el riesgo disminuye. Y eso es precisamente lo que sugieren los estudios científicos.[77]

Estudios realizados por la doctora Jerilynn Prior, endocrinóloga, fundadora y directora científica del Centre for Menstrual Cycle and Ovulation Research (CeMCOR) de Vancouver (Canadá) y autora de *Estrogen's Storm Season: Stories of Perimenopause* (2005), indican que durante la perimenopausia los niveles de estrógeno son considerablemente mayores que lo normal. Para contrarrestar esto, la doctora Prior receta progesterona a sus clientas que padecen síntomas menopáusicos, y con éxito. Para desechar la inquietud de que la progesterona pudiera aumentar el riesgo de cáncer de mama, señala los estudios que demuestran que la progesterona combate los efectos del estrógeno y por lo tanto podría disminuir el riesgo de desarrollar este cáncer.

Por ejemplo, en un estudio de mujeres que sufrían de *insuficiencia* de progesterona, por anovulación, a las que se les hizo un seguimiento en una clínica para la infertilidad, se comprobó que corrían un riesgo de cáncer de mama premenopáusico 5,4 veces mayor que las del grupo de control. Y un estudio realizado en 1995 en que se aplicaba progesterona bioidéntica transdérmica en la piel de los pechos, los investigadores descubrieron que la progesterona lograba inhibir la proliferación celular de las mamas. Las dosis usadas fueron aproximadamente iguales a la que se aplica una mujer que usa una crema transdérmica como Emerita o Phytogest, es decir, una crema de progesterona al 2 por ciento, dos veces al día en dosis recomendadas. Estas dosis equivalen más o menos a la cantidad de progesterona que se produce durante la ovulación en la mayoría de las mujeres.[78]

En otro estudio se comprobó que las mujeres cuyos niveles de progesterona en el momento de la operación por cáncer de mama eran fisiológicamente adecuados tenían un menor riesgo de recurrencia, comparadas con las mujeres cuyos niveles de progesterona eran bajos.[79] Este estudio se ha repetido con iguales resultados, lo cual ha llevado a algunos cirujanos que realizan operaciones de cáncer de mama a recomendar la aplicación de una crema de progesterona al 2 por ciento durante una semana más o menos antes de una biopsia o cirugía en las mamas. Al parecer, la progesterona bioidéntica mejora la reacción inmunitaria; también parece que disminuye la capacidad de cualquier célula del tumor que quede suelta durante la operación de unirse a otro lugar y proliferar. Esto podría ser el motivo de que entre las mujeres con cáncer de mama a las que se opera durante la fase lútea de su ciclo menstrual (cuando el nivel de progesterona es más elevado) haya un menor índice de recurrencia.[80]

En una revisión realizada en 1996 de los estudios sobre la progesterona y la salud de las mamas, se llegó a la conclusión de que la progesterona bioidéntica no sólo reduce la velocidad de propagación del cáncer de mama, sino que además podría ser responsable de la disminución de la incidencia de nuevos casos.[81]

Aunque nadie ha hecho una prueba clínica a largo plazo definitiva con progesterona bioidéntica, mi experiencia profesional y la de muchos de mis colegas, entre ellos el doctor John Lee, pionero en la investigación de las hormonas bioidénticas, me han llevado a creer que la progesterona bioidéntica puede beneficiar a muchas mujeres, especialmente si se usa durante la perimenopausia, y que es muy probable que se descubra que disminuye el riesgo de cáncer de mama y otros cánceres sensibles al estrógeno que podrían iniciarse en esta etapa de la vida.

Preparados de progesterona y cáncer de mama con receptores de progesterona

Una de las preguntas que me hacen con frecuencia es si una mujer cuyo cáncer de mama ha dado positivo en receptores de progesterona puede tomar progesterona sin riesgo. Hay muchísima confusión respecto a lo que significa que una biopsia indique que el tumor tiene receptores de progesterona, sobre todo en mujeres que han estado usando progesterona bioidéntica en el momento del diagnóstico.

La realidad es que todos los cánceres de mama con receptores de progesterona también tienen receptores de estrógeno. Dado que se sabe que el estrógeno estimula la proliferación de este tipo de células cancerosas, muchas personas suponen automáticamente que la progesterona hace lo mismo; de hecho hace lo contrario. Que haya receptores de progesterona en el tumor indica que el cáncer está receptivo a los efectos equilibrador y anticancerígeno de la progesterona.

Para entender esta aparente paradoja, hay que recordar que las hormonas presentes en la sangre y en el líquido que rodea las células funcionan uniéndose a los receptores que hay en la superficie de la célula. La hormona encaja en el receptor como una llave en la cerradura; si está allí el receptor correcto, el mensaje hormonal entra, llega a los cromosomas y activa el gen apropiado para producir un efecto celular concreto. La progesterona ordena a la célula que deje de multiplicarse, mientras que el estrógeno ordena lo contrario. Por este motivo, es probable que la progesterona bioidéntica sea beneficiosa para las mujeres que tienen cáncer de mama con receptores de progesterona.

En general, las mujeres que tienen tumores con receptores de estrógeno y de progesterona reciben un buen pronóstico, porque la presencia de estos receptores significa que el tumor está muy bien diferenciado y es de crecimiento más lento que los tumores mal diferenciados.

Aunque estoy convencida de que la progesterona bioidéntica no entraña riesgos e incluso es beneficiosa para las mujeres que tienen un cáncer de mama con receptores de estrógeno y de progesterona, este es un tema polémico. Recurre a tu guía interior y consulta con tu médico.

Mis consejos acerca de la progesterona

• Si estás en la perimenopausia y usas una crema de progesterona u otra forma de progesterona bioidéntica, como Prometrium o Crinone, ayudas a tu cuerpo a generar un equilibrio hormonal que bien podría protegerte las mamas de la sobreestimulación del estrógeno y el andrógeno. Te recomiendo que continúes usándola, a no ser que tu guía interior te diga otra cosa.

• Si estás en riesgo de tener predominio estrogénico o androgénico, ve la posibilidad de añadir progesterona bioidéntica a tu programa. Los trastornos y problemas relacionados con el predominio de estrógeno son los siguientes: reglas irregulares, porcentaje de grasa corporal superior a 28, vida sedentaria, enfermedad poliquística de los ovarios, miomas, sensibilidad o dolor de los pechos, una dieta pobre en fibra y rica en carbohidratos refinados, reglas excesivamente abundantes y terapia hormonal sólo de estrógeno. El predominio androgénico va acompañado por acné, enfermedad poliquística de los ovarios y alopecia o calvicie de tipo masculino.

• Si bien no todos los especialistas en salud de la mujer están de acuerdo en el tema de la progesterona, personalmente recomendaría a las mujeres a las que preocupa la salud de sus pechos acogerse a los beneficios de la progesterona bioidéntica, sobre todo durante el periodo de la perimenopausia, en que, como se sabe muy bien, es probable que comience a saltarse ovulaciones y por lo tanto a tener un menor nivel de progesterona. Buenas dosis de proteína de soja serían una alternativa razonable a la progesterona. Usa progesterona durante dos o tres semanas del mes y el resto no. Esta es la manera más beneficiosa y fisiológica de usarla. Si ya has pasado la menopausia, pide que te hagan un análisis de sangre o de saliva para comprobar que no conviertes la progesterona en estrógeno.

¿Y la testosterona?

Los andrógenos, como la testosterona e incluso DHEA (deshidroepiandrosterona), se pueden convertir en estrógeno en el cuerpo, lo cual significa que, teóricamente, tomar testosterona podría aumentar el riesgo de desarrollar cáncer de mama. Toma la dosis mínima que te dé los resultados que necesitas, o prueba primero una alternativa.

He aquí lo principal: va en nuestro interés hacer las elecciones más juiciosas posibles cuando optamos por hormonas suplementarias, lo cual significa terapias con hormonas bioidénticas personalizadas, con las dosis mínimas que nos den los resultados que queremos. Una vez hecho eso, simplemente tenemos que abandonar la ilusión de control y comprender que no hay soluciones perfectas. Todas hacemos lo mejor que podemos con la información que tenemos en el momento. Pero esa información, como nosotras, continúa evolucionando y cambiando. La mejor solución de este año puede diferir de la del próximo año. De todos modos, la mayor parte del tiempo nuestro cuerpo y nuestras células conservan su salud, a lo cual se debe que la gran mayoría de las mujeres, con o sin terapia hormonal sustitutiva, no enfermen de cáncer de mama.

El dilema del tamoxifeno

El tamoxifeno (Nolvadex) se receta habitualmente para el cáncer de mama y también para prevenirlo en mujeres de alto riesgo. Pertenece a la clase de fármacos llamados moduladores selectivos de los receptores de estrógeno (MSRE); otro fármaco de esta clase es el raloxifeno (Evista), que se recetaba para prevenir y tratar la osteoporosis y ahora se recomienda como alternativa al tamoxifeno a mujeres posmenopáusicas. Se ha comprobado que el efecto antiestrogénico del tamoxifeno en el tejido mamario prolonga el intervalo sin enfermedad y la supervivencia en general de las mujeres que tienen tumores cancerosos con y sin receptores de estrógeno. El tamoxifeno se ha recetado a cientos de miles de mujeres, lo que lo convierte en el fármaco anticáncer más usado en Estados Unidos; también se convirtió en fármaco genérico en los primeros años de este siglo, reduciendo así los costes y los beneficios hechos con él. En consecuencia, la atención se ha vuelto hacia fármacos más nuevos y más caros.

El tamoxifeno presenta considerables riesgos, a veces debido a sus propiedades estrogénicas y otras veces debido a sus efectos antiestrogénicos. Algunos investigadores temen que su efecto antiestrogénico en el cerebro pueda poner a las mujeres en mayor riesgo de demencia o depresión.[82] Por mi experiencia profesional sé que muchas mujeres que toman tamoxifeno sufren de depresión pero no se lo dicen a su médico porque no quieren molestarlo. Esto les ocurre en particular a mujeres que ya no tienen la regla. En su modalidad estrogénica, el tamoxifeno produce cambios en el revestimiento endometrial del útero, que van desde hiperplasia atípica (engrosamiento anormal) y pólipos hasta cáncer invasivo. Cuanto más tiempo se toma, mayor es el riesgo.[83] Esto significa que cualquier mujer que tome tamoxifeno ha de hacerse exploraciones periódicas del útero, por ecografía u otro medio, para asegurarse de que no se le ha desarrollado un cáncer de útero.

Otro problema del tamoxifeno es que, si se toma de forma continuada durante más de cinco años, podría dejar de actuar como antiestrogénico en las mamas y comenzar a actuar como un estrógeno.[84] Es decir, la mujer podría desarrollar una resistencia a él, y entonces, si vuelve a enfermar de cáncer, esta resistencia puede incluso aumentar las posibilidades de que el cáncer sea resistente al tratamiento.[85] El tamoxifeno también está relacionado con un mayor riesgo de sufrir accidente cerebrovascular, cataratas y trombos.

Tamoxifeno para la prevención del cáncer de mama

Aunque nunca se han hecho estudios clínicos con grupo de control aleatorio con placebo, actualmente este fármaco está aprobado y se comercializa para mujeres sanas consideradas en mayor riesgo de desarrollar cáncer de mama. Según un estudio muy publicitado, realizado por el Instituto Nacional del Cáncer, el tamoxifeno redujo la incidencia de cánceres esperados en un grupo de 13.000 mujeres de Estados Unidos y Canadá; se pasó de una de cada 130 mujeres a una de cada 236. Estadísticamente esto representa un 50 por ciento de reducción del riesgo de cáncer de mama en aquellas mujeres que lo tomaron como medida profiláctica; lógicamente, esta cifra atrajo la atención de todo el mundo. Aunque en otros dos estudios, realizados en Europa, no se encontró que redujera la incidencia de cáncer de mama, el tamoxifeno se aprobó en Estados Unidos para la prevención de este cáncer en mujeres con un alto riesgo de contraerlo.[86]

Después de su aprobación para prevención en 1998, aparecieron muchos anuncios de Nolvadex en las principales revistas. En una decía: «Si le preocupa el cáncer de mama, preocúpese más por tener un número 1,7 que por tener una talla 95 B de sujetador. Conozca su número de evaluación de riesgo de cáncer de mama. Puede llamar al 1-800-898-8423 para informarte más acerca de Nolvadex y del análisis de evaluación del riesgo de cáncer de mama».

En el estudio del Instituto Nacional del Cáncer sobre el tamoxifeno como prevención participaron mujeres con un riesgo del 1,7 por ciento. Este «número de riesgo» se basa en el llamado «modelo Gail», ideado por un grupo de técnicos en estadística del Instituto Nacional del Cáncer a finales de los años ochenta. Su finalidad era intentar evaluar el riesgo teórico de cáncer de mama utilizando datos tomados de sólo 28.000 mujeres blancas. Los inventores de este instrumento de evaluación reconocen que sólo representa una «buena suposición», no la última palabra en prueba científica.[87] La nueva utilización de la evaluación de riesgo Gail, con el fin de promocionar al tamoxifeno, es discutible, y algunos críticos alegan que tiende a exagerar el riesgo. Incluso sus inventores citan «tres fuentes importantes de incertidumbre» en su modelo de evaluación de riesgo. Sin embargo, se tiende a restar importancia a esas incertidumbres.

Por ejemplo, se comprobó que las mujeres que tomaban tamoxifeno tenían dos o tres veces más probabilidades que las del grupo de control de desarrollar cáncer uterino o coágulos en los pulmones y piernas. Con este fármaco también son más comunes los accidentes cerebrovasculares, las cataratas y las cirugías por cataratas. Muchas mujeres posmenopáusicas experimentaron también sofocos y molesto exceso de flujo vaginal. Unas cuantas mujeres sanas comprendieron por intuición que los riesgos superaban los beneficios y decidieron dejar de tomar tamoxifeno. Y resulta que su sabiduría interior tenía la razón.

En otro estudio, publicado en 2006 en la revista *Cancer*, se comprobó que las mujeres en el extremo de menor riesgo no vivían más tiempo a consecuencia de tomar tamoxifeno. Basándose en un modelo hipotético de población, este estudio se realizó con un grupo de mujeres de 50 años consideradas de alto riesgo (1,7 por ciento de riesgo o más) y tomó en cuenta la incidencia estimada de cánceres de mama y de endometrio según las últimas estadísticas y los resultados de no cáncer de aquellas que tomaban tamoxifeno. Los investigadores descubrieron que, en realidad, el tamoxifeno aumentaba la mortalidad entre las mujeres cuyo riesgo de enfermar de cáncer de útero era menor al 2,1 por ciento. Sin embargo, para aquellas que corrían un riesgo muy alto (del 3 por ciento o más) había un posible beneficio en cuanto a disminución de la mortalidad. Este efecto beneficioso era particularmente fuerte entre las mujeres a las que se les había practicado histerectomía.[88]

El péndulo ha vuelto al centro en lo relativo a los moduladores selectivos de los receptores de estrógeno (MSRE) y la prevención del cáncer de mama. En un artículo de la revista *Medscape*, el doctor V. Craig Jordan (apodado «el padre del tamoxifeno»), director científico del departamento de ciencia médica del Fox Chase Cancer Center de Filadelfia, dice: «Este fármaco tiene que usarse para casos muy concretos. No debe añadirse sin más a las provisiones básicas, y exige muchísima prudencia por parte de los médicos».[89] No podría estar más de acuerdo.

Mis consejos sobre el tamoxifeno y los otros moduladores selectivos de los receptores de estrógeno

- Si ya tomas tamoxifeno, te sientes bien con él y no sufres ningún efecto secundario, te recomendaría que siguieras tomándolo hasta un máximo de cinco años.

- Si tomar tamoxifeno te reduce considerablemente el miedo al cáncer de mama, tómalo, lógicamente. Esto vale especialmente si has visto morir de cáncer de mama a una hermana o a tu madre. En ese caso, es posible que los beneficios generales del tamoxifeno (entre ellos la sensación de que estás haciendo algo para protegerte) superen a los riesgos.

- Si te ofrecen raloxifeno, recuerda que este fármaco es «la misma muñeca con diferente vestido». Aunque se pregona que produce menos efectos secundarios graves que el tamoxifeno, estos son importantes de todos modos. Recuerda también que sólo se recomienda para mujeres posmenopáusicas.

- Si has tenido cáncer de mama, pregunta a tu médico si se ha comprobado que tu tipo de cáncer reacciona al tamoxifeno, y si es así, cuánto tiempo debes tomarlo. Ten presente que ni el tamoxifeno ni el raloxifeno disminuyen el riesgo de cáncer de mama que no tiene receptores de estrógeno, que es el tipo de cáncer que tiende a ser más agresivo.

- Si tu riesgo de enfermar de cáncer de mama es alto, disminúyelo siguiendo las recomendaciones que he hecho antes en este capítulo. Habla con tu médico acerca de tomar un modulador selectivo de los receptores de estrógeno, pero da voz y voto a tu guía interior en la decisión.

- Si optas por tomar tamoxifeno o raloxifeno, hazte controles médicos periódicos, que incluyan exploraciones para detectar anormalidades endometriales y cataratas.

- Puedes reducir algunos de los efectos secundarios del tamoxifeno consumiendo soja, tomando suplementos y siguiendo las orientaciones dietéticas que doy en la sección «Alimentación para la salud de los pechos» de este capítulo.

- No tomes tamoxifeno durante más de cinco años, a no ser que tú y tu médico tengáis motivos convincentes para considerar que tu situación individual lo justifica.

Para concluir, hemos de comprender que el problema del cáncer de mama no se puede solucionar sólo en el plano físico. No nos engañemos creyendo que siempre hay que tomar un fármaco para que el cuerpo se mantenga bien. Para generar tejido mamario sano, hemos de estar dispuestas a crearnos una vida sana en la que participen la mente, el espíritu y el cuerpo. Es posible que a veces necesitemos medicamentos o una intervención quirúrgica; otras veces sólo necesitaremos las estrategias naturales que explico en este capítulo y en todo el libro: comer sano, hacer ejercicio, dejar de fumar, reducir o eliminar el consumo de alcohol, expresar los sentimientos, amar y ser amada.

Los nuevos fármacos para combatir el cáncer de mama: Herceptin (trastuzumab) y Arimidex (inhibidor de la aromatasa)

Dos nuevos fármacos muy prometedores para el tratamiento del cáncer de mama nos están ayudando a dar grandes pasos contra esta enfermedad. Uno, el anticuerpo trastuzumab (nombre genérico de Herceptin) va dirigido específicamente a una proteína llamada HER-2/neu, que está presente en el 15-25 por ciento de las pacientes de cáncer de mama. Aunque antes se reservaba para tratar a mujeres con cáncer de mama avanzado, recientemente se ha demostrado que también retrasa el crecimiento y propagación de tumores en mujeres que están en las primeras fases de la enfermedad. Pruebas presentadas en la reunión de mayo de 2005 de la American Society of Clinical Oncology demostraban que trastuzumab redujo la recurrencia de cáncer de mama en este grupo en alrededor de un 50 por ciento y el riesgo de muerte en alrededor de un 33 por ciento. Pero este fármaco no es una «píldora mágica»; también fue relacionada con un pequeño pero real aumento del riesgo de debilitamiento del músculo cardiaco. Este es el primero de los fármacos de los que los investigadores esperan haya otros más específicos. Si tienes cáncer de mama, deberían analizarte el tumor para ver si tienes el gen HER-2/neu.

Inhibidores de la aromatasa (IAs)

Los inhibidores de aromatasa son otra clase de fármacos (entre otros, anastrozol, nombre genérico de Arimidex; letrozol, nombre genérico de Femara, y exemestano, nombre genérico de Aromasin) que inhiben la conversión de los esteroides precursores en estrógeno, por las glándulas suprarrenales, los almacenes de grasa y los tejidos mamarios y otros, reduciendo, por lo tanto, el nivel de estrógeno en el cuerpo. Administrados a mujeres posmenopáusicas que están en la primera fase de cáncer de mama, estos fármacos disminuyen las recurrencias y alargan el tiempo entre ellas si las hay. En uno de los primeros ensayos, Arimidex retrasó el progreso del tumor en un promedio de 11,1 meses (mientras tamoxifeno retrasaba el progreso en sólo 5,6 meses). Estos fármacos también causan menos efectos secundarios que el tamoxifeno, aunque mujeres que los toman dicen tener más dolor de las articulaciones y hay más fracturas de huesos entre ellas, además de osteoporosis. Varias mujeres se han quejado ante mí de la intensidad de los dolores articulares. Actualmente se están realizando estudios clínicos para la prevención, usando esta clase de fármacos para el carcinoma ductal in situ.

14

Vivir de corazón, con pasión
y alegría: cómo escuchar y amar
a nuestro corazón en la madurez

Los años en torno a la menopausia son el periodo en que se eleva considerablemente el riesgo de cardiopatías, hipertensión y accidente cerebrovascular, ya que nuestro corazón y la red de vasos sanguíneos que llevan los nutrientes a todas las células del cuerpo nos llaman más fuerte que nunca, exigiéndonos que escuchemos y nos permitamos sentir la exquisita alegría de la vida más plenamente que nunca. Dado que las enfermedades cardiacas se cobran más vidas que cualquier otra, la edad madura es un periodo en que un cambio en el corazón podría salvarnos la vida.

Aun cuando mueren once veces más mujeres de enfermedades cardiacas que de cáncer de mama, rara vez se ponen pleitos por no diagnosticarlas a tiempo, mientras que son muy comunes los pleitos por no diagnosticar el cáncer de mama. Las estadísticas (que no tienen por qué aplicarse a ti) indican que una de cada dos mujeres va a morir de algún tipo de enfermedad cardiaca, ya sea de la enfermedad de la arteria coronaria o de accidente cerebrovascular (que equivale a un «ataque al corazón» del cerebro). En cambio, de cáncer de mama morirá una de cada veinticinco mujeres.

Muchas mujeres sólo se dan cuenta de que tienen un problema en el corazón cuando la enfermedad ya está bien establecida. El cáncer de mama, en cambio, se considera un intruso venido de fuera, por lo que, para bien o para mal, tendemos a adoptar una postura combativa hacia él.

Pero tratándose del corazón, no podemos combatirlo; hemos de seguir sus dictados si queremos tener una salud cardiovascular vibrante que nutra y rejuvenezca todos los órganos corporales todo el resto de la vida. El corazón nos enseña directa y persistentemente, y es muy dado a perdonar si hacemos caso de sus mensajes.

El corazón habla en la menopausia: mi historia personal

En el capítulo 3 hablé sobre mi primera experiencia del «nido vacío»: cómo fui a recoger a mi hija menor a un campamento, la llevé a Dartmouth a visitar el campus universitario, conduje las tres largas horas de vuelta a casa mientras ella dormía profundamente, y me encontré cara a cara con la realidad de que su presencia física no me curaba el vacío. La historia tiene continuación. A la mañana siguiente salí a caminar; cuando iba más o menos a medio camino, comencé a sentir un dolor en la garganta que me subía hasta la mandíbula. Hiciera lo que hiciera, no lograba que se me pasara; me sentía como si un puño me estuviera apretando el esófago. Continué caminando, preguntándome qué señalaba ese síntoma. Cuando llegué a casa, el dolor seguía y era imposible no hacerle caso. Llamé a mi amiga Mona Lisa Schulz y le pedí que viniera a ayudarme a resolver la situación.

La garganta está en el quinto centro emocional, que tiene que ver con la comunicación, de modo que pensé que quizás hubiera algo que necesitaba decir. Pero Mona Lisa me recordó que yo nunca he tenido ninguna dificultad para expresarme; en cambio, mi legado familiar de estoicismo y cardiopatías apuntaba a dificultades en el cuarto centro emocional.

Nos sentamos y sacamos el tarot Madre Paz para ver si las cosas se nos aclaraban. Mi intuición, que se reflejó en las cartas, me sugirió que el dolor de garganta y de mandíbula tenía su origen en el corazón. También recordé que los síntomas clásicos de ataque al corazón en las mujeres suelen localizarse en el cuello, la mandíbula y la parte superior del pecho. Al repasar los acontecimientos de las veinticuatro horas anteriores, llegué a ver que mi «dolor del corazón» literal venía de la decepción y la pena que me causó mi reunión con mi hija, reunión en la que mi necesidad de compañía y compañerismo no se materializó en absoluto. (*Nota:* Tanto mi amiga médica como yo sabíamos que mi dolor no hacía necesaria una visita a la sala de urgencias.)

Cómo me predispuse para el dolor del corazón

Mirando en retrospectiva, veo cómo me predispuse para ese dolor del corazón. Durante varios días antes de ir a recoger a mi hija, había fantaseado con lo cariñosa y agradable que sería nuestra reunión. Mientras me preparaba para el viaje, me imaginé todas sus necesidades emocionales y físicas, y pensé que su regreso me ayudaría a sanar de la pena que sentía por mi divorcio. Ahora veo que, al tratar de estar verdaderamente por ella, en realidad la traté de la forma como yo deseaba que alguien me tratara a mí. Había esperado que, además de hacer el trayecto juntas, ella quisiera salir a hacer compras y a comer conmigo. Pero no se lo pedí, porque nunca he querido ser el tipo de madre que manipula a sus hijos para que atiendan a sus necesidades montando escenas del tipo «Después de todo lo que he hecho por ti, al menos podrías comer conmigo». Sabiendo que ese sistema confunde el amor con el sentimiento de culpabilidad y la obligación, me fui al extremo opuesto. Jamás se me ocurrió, por ejemplo, que era normal que les pidiera a mis hijas que pasaran una velada o un día conmigo de vez en cuando. Lo que hice en realidad fue convencer a mis hijas (y convencerme a mí misma) de que no tenía ninguna necesidad que no pudiera satisfacer sola. No es de extrañar que mi corazón se viera obligado a hablar.

El corazón estoico: mi legado

Al pedir tan poco, inconscientemente continué el legado que heredé de mi estoica línea materna, legado que predispone a las enfermedades cardiacas: si uno no pide mucho, no sufre decepciones; se puede ganar el amor ofreciendo servicios. Y si uno se hace lo suficientemente fuerte y capaz para satisfacer sola sus necesidades, jamás tiene que sentirse vulnerable ni se expone a posibles rechazos.

Mi locura por redecorar la casa durante las tres semanas anteriores al regreso de mi hija menor no estaba motivada solamente por el deseo de crear un espacio que fuera agradable para mí, aunque sí en parte. También quería que les encantara a mis hijas. Me había imaginado la sala de estar recién decorada como un espacio en el que ellas pudieran quedarse hasta tarde por la noche viendo películas con sus amigos sin temor a interrumpir mi sueño; deseaba su aprobación.

Cuando mi hija y yo llegamos a casa, me apresuré a enseñarle las habitaciones redecoradas, esperando expresiones de maravillada sorpresa y elogios. Ella les echó una mirada rápida, dijo que le gustaban, preguntó por qué había elegido esos cojines para el sofá, y luego se instaló a llamar por teléfono a las seis amigas que le habían dejado mensajes.

Mientras sacaba las cosas del coche con la música de fondo de sus entusiastas conversaciones, me sentía como si acabara de prestar un cariñoso servicio de taxi. Cuando mis hijas eran pequeñas, ofrecerles un espacio acogedor y seguro para que crecieran era suficiente; ahora yo quería más. Pero eso no lo sabía todavía; simplemente era consciente de un vago descontento en mi interior. Al fin y al cabo, el comportamiento de mi hija era totalmente normal para una chica de dieciséis años sana que empieza a ampliar su vida social.

¿Por qué me sentía apenada? ¿Por qué tuve ese dolor en el corazón a la mañana siguiente? Ciertamente mi hija no era responsable de eso. ¿Qué quería decirme mi corazón? En los días siguientes comencé a desenterrar y a liberarme de un enorme legado inductor de dolor en el corazón, un legado que ya estaba obsoleto.

Mantener la paz a cualquier precio es muy doloroso para el corazón

Igual que a mi madre, me habían educado para creer que era mi tarea mantener la paz en la familia y crear un hogar agradable para mi marido y mis hijas. Y eso hice, principalmente sola, durante la mayor parte de mi vida casada. Después de que mi marido y yo nos separáramos, continué haciéndolo, lo típico, creyendo que mis afables esfuerzos compensarían a las niñas. La verdad es que me dolía hacerlas pasar por el sufrimiento de mi divorcio y apearme de mi puesto de alegre amortiguador emocional de la familia. Con todo eso, había descuidado la realidad de que yo también tenía necesidades, y también sufría y me afligía el fin de mi matrimonio.

Al tratar de proteger a mis hijas de su inevitable sufrimiento, había hecho todo lo que estaba en mi poder para mantener la ilusión de que nuestra vida no había cambiado. Las protegía de la realidad de las facturas por pagar y el mantenimiento de la casa, y nunca les pedí ayuda. Pero mi corazón me envió el mensaje de que ese estilo de arreglármelas no funcionaba.

Intelectualmente sabía que mantenerme sana en todos los aspectos era con mucho la mayor ayuda y el mayor apoyo que podía dar a mis hijas durante esa época difícil. El dolor del pecho fue una señal de que también debía ocuparme de las necesidades y los deseos de mi corazón si quería lograr eso. Tan pronto como comencé este proceso, me desapareció totalmente el dolor de la parte superior del pecho y el cuello, y no ha vuelto.

Al llegar a la edad madura me encontré cara a cara con una sensación de indignidad, inconsciente y profundamente enterrada, que, desde que tengo memoria, me motivaba a demostrar mi valía a los demás prestándoles servicios. En el caso de mi familia, esto estaba mezclado con un sentimiento de culpabilidad inconsciente por tener una profesión y amarla mientras al mismo tiempo pensaba que tal vez debería dedicar más tiempo a ser una madre en casa. Compensaba el tiempo que pasaba en mi trabajo (o al menos me decía que lo hacía) siendo lo más eficiente y alegre posible, ofreciendo con mi cariño y mis cuidados una constante música de fondo en la vida de mis seres queridos. Era simplemente lo que se esperaba.

Una parte de mi legado de estoicismo e indignidad era que casi no tenía ningún «receptor» en mi cuerpo ni en mi psique para la experiencia de que alguien se anticipara a hacer espacio para mis necesidades emocionales. Es decir, aun en el caso de que alguien hubiera deseado estar por mí del modo como yo estaba por mis hijas y mi marido, yo no habría estado receptiva para atraer y ni siquiera para reconocer eso. Puede que la música haya estado tocando, pero mi dial personal siempre estaba sintonizado en otra emisora.

Mi divorcio me despertó a la presencia de esas amistades que siempre habían estado y siempre estarían por mí. Pero primero tenía que abrir mi corazón y sentirme lo suficientemente vulnerable y necesitada para permitirme pedir ayuda y luego aceptarla cuando me la ofrecieran. Esto no me salía de un modo natural ni fácil, pero era preferible a mi comportamiento anterior.

A lo largo de los años he observado que muchas mujeres actúan de una manera complaciente para que los demás las acepten. Una de mis amigas me contó que siempre que nota que no encaja o se siente fuera de lugar, hace lo que antes hacía en su familia para aliviar la tensión: limpia, compra alimentos y cocina para los demás.

Cuando somos conscientes por primera vez de esos comportamientos que nos cierran el corazón, tendemos a reprendernos por ellos, lo cual sencillamente nos cierra más el corazón. El primer paso que hemos de dar es reconocer que esos comportamientos que nos causan dolor del corazón en la edad adulta empezaron como logradas adaptaciones a las circunstancias difíciles de nuestra infancia. Nos dieron resultado entonces y nos han permitido ser quienes somos. Así pues, lo primero que hemos de hacer cuando los identificamos es felicitarnos. Ahora, al mirar hacia atrás, no logro imaginarme una vida en que ponga mis deseos en un segundo plano. Ahora sé que mis deseos son una parte importante de mi guía interior y que no hacerles caso es un riesgo para la salud.

El anhelo de conexión y la necesidad de ser libre

No es mi intención sugerir que en la edad madura debemos dejar de servir a los demás. Es bueno para el corazón prestar verdaderos servicios, cuando no se hace para conseguir amor y aprobación. Pero la mayoría de las mujeres no lo logramos mientras no aprendemos a equilibrar nuestra necesidad de conexión con nuestra necesidad de ser libres. A semejanza de los aspectos parasimpático y simpático de nuestro sistema nervioso autónomo, que controla tan maravillosamente minuto a minuto el calibre de nuestros vasos sanguíneos, necesitamos libertad y conexión. Nanna Aida Svendsen, escritora y profesora de origen danés, expresa elocuentemente este equilibrio:

> El corazón, parece ser, anhela conexión. Se experimenta una enorme aflicción cuando la conexión con los demás se produce a costa de la conexión con nosotras mismas. Noto lo muerta que estoy por dentro, aunque sólo sea sutilmente, cuando intento amoldarme a la idea de otra persona sobre quién y cómo debo ser y renuncio a mis sentimientos, a mi conexión conmigo misma. Cuando la generosidad, la compasión y el cariño naturales del corazón se distorsionan o se usurpan, desaparece toda sensación de vitalidad, generosidad, creatividad y verdadera autoexpresión y me siento vacía y agotada. Hace falta muchísima energía para amoldarse a las necesidades y expectativas de otra persona, para conformarse a sus exigencias, para ser codependiente. Y por tentador que sea esto, con la esperanza de obtener amor o protección, siempre cuesta, así como cuesta exigir a los demás que se amolden a nuestras necesidades, estar en una jerarquía cuando el corazón ansía compañerismo. Se puede ver ese precio en las caras de muchas parejas. Se puede ver la rabia reprimida o la falta de vida que hay ahí. Aunque el corazón ansía conexión y amor, al parecer también ansía estar libre.[1]

Enfermedad cardiovascular: cuando se bloquea el flujo de la vida

La enfermedad cardiovascular es consecuencia, en parte, de una acumulación de grasa oxidada en los vasos sanguíneos que se calcifica y finalmente les causa lesiones y daña al corazón. Los accidentes cerebrovasculares [infartos por derrame o embolia], que matan a noventa mil mujeres al año, se pueden comparar con un ataque al corazón en la cabeza. Tanto en el ataque al corazón como en el accidente cerebrovascular la causa es la obturación de vasos sanguíneos; lo que difiere es su localización. Se ha demostrado que, además de los depósitos de placas arterioescleróticas, las emociones como la depresión, la ansiedad, el pánico y la aflicción producen constricción en los vasos sanguíneos, impidiendo así la libre circulación de la sangre.[2]

El corazón late cien mil veces al día y treinta y seis millones de veces al año. Cualquier cosa que cause constricción de los vasos sanguíneos hace trabajar más al corazón y a los vasos sanguíneos para cumplir su tarea. Ciertamente, en la creación y el mantenimiento de la salud del corazón intervienen factores emocionales y físicos. En mis años de profesión he visto a mujeres felices y dichosas, con un nivel de colesterol alto, vivir sanas hasta los ochenta y tantos e incluso los noventa y tantos, mientras que mujeres mucho más jóvenes, cuya vida se caracterizaba por la depresión, la ansiedad o la hostilidad, podían tener sus primeros síntomas de cardiopatía al empezar la cincuentena, pese a tener niveles normales de colesterol.

Si hay una enfermedad cardiovascular en una parte del cuerpo, eso significa que está presente en todo el cuerpo. Si bien la mayoría esperamos la edad madura para tomar medidas para prevenirlas o tratarlas, en realidad las enfermedades cardiacas comienzan en la infancia, en el momento en que aprendemos a cerrar el corazón para evitar los sentimientos de decepción y pérdida.

En la edad madura, el corazón nos pide que despertemos y vivamos nuestra verdad personal para que haya una conexión sin solución de continuidad entre lo que decimos creer y la forma como vivimos nuestra vida día a día. La astróloga Barbara Hand Clow escribe: «El corazón no se abre si uno se miente a sí mismo o miente a los demás, manipula o controla a los demás o se aísla». Luego explica: «El chakra del corazón se experimenta muy físicamente, y es posible sentir abrirse el corazón en la edad madura, cuando entra la energía kundalini. Muchos de mis clientes me han dicho que sienten un ardor en la zona del corazón». Si no hacemos caso al cuerpo y no alimentamos nuestro corazón y nuestra vida con la energía de la expresión emocional plena y el compañerismo total, hay más probabilidades de que suframos un ataque al corazón, hipertensión, un accidente cerebrovascular o demencia.

Pero cuando tenemos el valor de abrir el corazón en la edad madura, nos abrimos a la posibilidad de vivir más plena y dichosamente de lo que hemos vivido desde que éramos pequeñas, sólo que ahora tenemos las habilidades y el poder de personas adultas con los cuales dirigir la energía del corazón abierto. Barbara Hand Clow escribe: «La apertura del chakra del corazón es la señal de "encarnación radical", el alma totalmente en el cuerpo, que es la experiencia más exquisita que se puede tener sobre la Tierra. La integridad de una persona con el corazón abierto es siempre asombrosa».[3]

Palpitaciones: la llamada a despertar del corazón

No cabe duda de que las palpitaciones cardiacas en la menopausia tienen que ver con los cambios hormonales; sin embargo, según mi experiencia,

---

Enfermedades cardíacas: hechos

- La enfermedad cardiaca comienza realmente en la infancia pero con frecuencia no se manifiesta hasta alrededor de la menopausia.
- Las enfermedades cardiovasculares (entre ellas la hipertensión y el accidente cerebrovascular) son la causa más frecuente de muerte en mujeres mayores de cincuenta años.[4]
- El ataque al corazón, aunque normalmente ocurre más tarde en la vida, causa dos veces más muertes entre las mujeres que entre los hombres.[5]
- Una de cada dos mujeres morirá finalmente de enfermedad de la arteria coronaria o accidente cerebrovascular.
- Sólo una de cada veinticinco mujeres morirá de cáncer de mama.[6]

en las mujeres de edad madura las palpitaciones provienen principalmente de la mayor energía del corazón que intenta entrar e incorporarse a su vida. En la edad madura, muchas veces el corazón y el cuerpo se nos vuelven más sensibles a aquellas cosas que no nos sirven, como la cafeína, los carbohidratos refinados, el aspartamo, el alcohol o el glutamato monosódico, los cuales podrían sobreestimular el corazón. También puede ser necesario evitar las noticias, películas, libros o personas violentas o terribles.

La siguiente carta de Terri, suscriptora a mi hoja informativa, expresa la forma típica en que las palpitaciones se presentan en la edad madura:

Tengo 48 años y no tengo ningún problema importante de salud; no tomo ningún medicamento. Hago una caminata cinco veces a la semana y voy al gimnasio unas dos veces a la semana para hacer ejercicio con pesas livianas. Mis reglas todavía son bastante regulares. Mi dieta es bastante sana, aunque podría ser mejor. Bebo una taza de café al día, pero normalmente no tomo bebidas gaseosas. Hace alrededor de un mes, después de una comida rápida grasa y una taza de café al atardecer, comencé a tener irregularidades cardiacas; me pareció que el corazón se saltaba latidos y lo sentía como si estuviera a punto de salírseme del pecho. Esto continuó así un par de días y fui a ver a mi doctora; ella me hizo un electrocardiograma, que salió ligeramente anormal, y me envió a hacerme un ecocardiograma y un examen en monitor Holter. Claro que cuando me hice estos exámenes ya no tenía palpitaciones y los latidos eran normales. Me volvieron alrededor de una semana después. He dejado de beber café y comencé a hacer más yoga. También he empezado a tomar más magnesio, además de mi multivitamínico. He estado atenta a lo que pasa en mi vida, y no he logrado encontrar ninguna pauta que pueda desencadenar las palpitaciones. Normalmente comienzan por la noche, cuando estoy acostada, sobre todo si estoy echada sobre el lado izquierdo. La doctora quiere que comience a tomar una dosis baja de un inhibidor beta (betabloqueante). Le dije que me gustaría aplicarme una crema de progesterona natural durante un par de meses, porque creo que esas palpitaciones podrían deberse a cambios hormonales. En realidad no quisiera tomar medicamentos para el corazón, pero las palpitaciones me interrumpen el sueño y son muy desagradables. ¿Tienen relación con las hormonas?

Mi recomendación a Terri fue que siguiera el programa para la salud del corazón que esbozo en este capítulo. Es evidente que su corazón se está volviendo muy sensible, y le llama la atención para que sea consciente de su necesidad de equilibrar la libertad y la conexión y también de nutrirlo bien. Estoy de acuerdo con su deseo intuitivo de comenzar a usar una crema de progesterona natural con el fin de equilibrar un posible predominio estrogénico. Además, la progesterona calma mucho el sistema nervioso; podría solucionarle el problema de la interrupción del sueño. Y el corazón también le dice que deje de tomar cafeína. La cafeína que contiene una taza de café puede tardar hasta diez horas en metabolizarse en las mujeres, de modo que ejerce un efecto estimulante sobre el sistema nervioso central y los nervios del corazón durante bastante tiempo.

A muchas mujeres se les acaban las palpitaciones tan pronto como empiezan a usar una crema de progesterona o a tomar estrógeno, dejan la cafeína y también normalizan los niveles de azúcar e insulina en la sangre mediante un cambio dietético (véase el capítulo 7). Pero también es importante descubrir qué anhela el corazón. A una de mis clientas que tenía palpitaciones se le pasaron poco después de pedir un ascenso en su trabajo, algo que antes no había tenido el valor de hacer. Obtuvo el ascenso y ahora encuentra su trabajo más gratificante que nunca; su corazón ya no le habla tan fuerte.

La conexión entre cerebro y corazón

Recuerda que los cambios emocionales y psíquicos de la perimenopausia son a todo el ciclo vital lo que la semana anterior a la regla es al ciclo mensual. Surgen todos los problemas que se nos han presentado antes de la regla y que tal vez hasta ahora hemos eludido («¿Debería dejar mi trabajo?», «¿Debo continuar en esta relación?»), y nos dan en los ojos de un modo bastante implacable, exigiéndonos que esta vez los atendamos. Aunque muchas mujeres que sufren de palpitaciones me han dicho que han examinado su vida y no han visto ningún problema personal que les moleste, mi experiencia es que el cuerpo sólo nos habla cuando no lo «escuchamos» de ninguna otra manera. Cuando los problemas de amor o del alma o los deseos o pasiones insatisfechos nos gritan para llamarnos la atención, suelen tomar la forma de palpitaciones cardiacas. Si estamos dispuestas a abrirnos a su significado, le damos al corazón la

FIGURA 19. LA CONEXIÓN ENTRE EL CORAZÓN Y LAS EMOCIONES

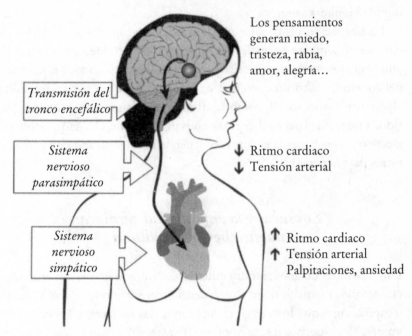

Los pensamientos generan miedo, tristeza, rabia, amor, alegría...

Transmisión del tronco encefálico

Sistema nervioso parasimpático

↓ Ritmo cardiaco
↓ Tensión arterial

Sistema nervioso simpático

↑ Ritmo cardiaco
↑ Tensión arterial
Palpitaciones, ansiedad

Las emociones tienen efectos físicos directos en el corazón y el sistema cardiovascular a través de los sistemas nerviosos simpático y parasimpático.

© 2001 *by* Northrup y Schulz

oportunidad de ser oído. Si actuamos según lo que oímos, el síntoma suele desaparecer.

En el prólogo al libro *The Heart Math Solution*, el doctor Stephan Rechtschaffen dice que «el corazón es un objeto físico, un órgano rítmico y el amor mismo».[7] Hemos de pensar que es todas estas cosas al mismo tiempo y cuidarlo teniendo en mente esta perspectiva. Dadas las complejas conexiones entre el cerebro y el corazón, nuestros pensamientos y emociones pueden tener y tienen un fuerte efecto en el ritmo cardiaco.

Tomemos el terrible ejemplo de una muerte súbita, inesperada, por paro cardiaco. Este trastorno se cobra más de 450.000 vidas al año en Estados Unidos, y la investigación científica, que se centra en el estado físico del corazón, ha avanzado relativamente poco en la disminución de esta tasa de mortalidad. La causa del paro cardiaco súbito es una arritmia mortal llamada fibrilación ventricular, una inestabilidad eléctrica, desorganizada, que se perpetúa a sí misma, del músculo cardiaco, y que le impide bombear sangre.

La fibrilación ventricular puede producirse espontáneamente en un corazón totalmente normal, y por lo general se produce cuando hay algún impedimento patológico a la circulación por los vasos sanguíneos del corazón, trastorno que en el ser humano suele ocurrir en relación a algún estrés psicosocial, como la aflicción por la muerte de un ser querido, inseguridad laboral o riñas conyugales. Que el factor estresante afecte o no físicamente el corazón depende del significado que tenga ese estrés para la persona.[8]

Los sexos y la enfermedad cardiaca: nuestra herencia cultural

Durante miles de años nuestra cultura ha valorado más el corazón masculino que el femenino; en consecuencia han sufrido los sueños, deseos y aspiraciones que fortalecen el corazón de las mujeres, y los corazones vulnerables y tiernos de los hombres. Estas son las realidades:

• La gran mayoría de estudios científicos sobre las enfermedades cardiacas y su tratamiento se han hecho en hombres, aun cuando el sistema cardiovascular femenino es diferente del masculino.

• La conexión entre el cerebro y el corazón de la mujer es diferente a la del hombre. El cerebro masculino está más lateralizado que el de la mujer, lo cual significa que, en general, la mayoría de los hombres sólo usan un hemisferio por vez, normalmente el izquierdo, que tiene que ver con el pensamiento lineal y lógico. Las mujeres, en cambio, usan los dos hemisferios simultáneamente, y tienen un acceso más frecuente a su hemisferio derecho, que está asociado con la música, las emociones, la intuición y una experiencia profunda de uno mismo. Aquí es donde las cosas se ponen interesantes. Hay más conexiones neuronales entre el corazón y el hemisferio cerebral derecho que entre el corazón y el hemisferio izquierdo. Así pues, en cualquier momento dado, una mujer tiene más conexión neurológica y emocional con su corazón que la mayoría de los hombres.

- Dada la diferencia en sus conexiones cerebro-corazón, las mujeres con problemas cardiacos tienen síntomas distintos a los de los hombres.[9] Lo característico del ataque al corazón en los hombres es un dolor de pecho que comienza bajo el esternón y se extiende hacia la mandíbula y el brazo izquierdo. En las mujeres, el ataque al corazón puede presentarse sin ningún dolor de pecho; en su lugar, podría haber principalmente dolor de mandíbula e indigestión, o la primera señal podría ser una insuficiencia cardiaca congestiva, sin que haya ningún indicio de ataque anterior, aparte de los cambios reveladores que se ven en un electrocardiograma. La mujer podría morir de este ataque al corazón «silencioso».[10] Las mujeres que sí tienen dolor de pecho suelen experimentar más limitaciones funcionales que los hombres, pero a menos mujeres se las envía al cardiólogo para un examen completo.

- Hasta hace muy poco, la mayoría de los médicos no han apreciado esta diferencia. En consecuencia, graves problemas cardiacos quedan sin diagnosticar y sin tratar en las mujeres. En realidad, respecto a los hombres, las mujeres sólo tienen la mitad de probabilidades de que se les practique un cateterismo agudo, una angioplastia, una trombólisis o una anastomosis biostomótica *(by-pass)* coronaria. El riesgo de morir de enfermedad cardiaca en un hospital es dos veces mayor en la mujer que en el hombre.

- Cuando se presenta una mujer con dolor de pecho o el corazón acelerado en la consulta de un médico o en la sala de urgencias de un hospital, es posible que el primer diagnóstico que se considere sea un trastorno afectivo, no una cardiopatía. Si bien es cierto que los trastornos afectivos (entre ellos la depresión, las fobias, el pánico y la ansiedad) son dos veces más comunes entre las mujeres que entre los hombres, no «están sólo en la cabeza», sino que afectan al cuerpo también. Uno de los recuerdos más vivos que tengo de mi abuela materna es con qué frecuencia se retorcía las manos por la noche. Aunque siempre mantenía una actitud amistosa y alegre, sus manos contradecían esa paz exterior. Murió de un ataque al corazón repentino a los 68 años.

- Si se presenta un hombre que parece estar estresado, es más probable que sus síntomas se relacionen correctamente con un ataque al corazón, aunque tenga una actitud o un comportamiento hostil.

- Los vasos sanguíneos de las mujeres son más pequeños que los de los hombres y tienen una organización diferente. Este es uno de los motivos de que las operaciones de anastomosis y angioplastia no vayan tan bien en las mujeres como en los hombres, y también de que más mujeres mueran después de la operación. También hay más mujeres que hombres, con arterias coronarias supuestamente normales, que sufren de ataques al corazón, angina de pecho e isquemia miocárdica. En consecuencia, una angiografía (radiografía de los vasos sanguíneos) normal en una mujer con síntomas no significa necesariamente que no padezca una enfermedad cardiaca.

- El índice de muertes prematuras después de un ataque al corazón es mayor entre las mujeres que entre los hombres, aun en el caso de que reciban tratamiento. Los investigadores no saben si esto se debe a que el diagnóstico se hace a una edad media mayor, a que sus vasos sanguíneos son más estrechos, a una mayor frecuencia de enfermedades concomitantes o a un defecto o retraso en la atención médica.

- Las formas de pensar y los comportamientos que se asocian a cardiopatías en las mujeres son distintos de los que se asocian a cardiopatías en los hombres. En los estudios realizados con hombres, la muerte súbita por ataque al corazón está relacionada con la hostilidad, el llamado comportamiento tipo A. Esto no se ha comprobado en las mujeres, lo cual no significa que los hombres sean de suyo más hostiles que las mujeres, sino simplemente que nosotras expresamos la hostilidad de otra manera. En estudios recientes se ha comprobado una relación entre la hostilidad y el endurecimiento de las arterias, tanto en hombres como en mujeres, que ya comienza a los dieciocho años.[11] Pero los hombres tienden a expresar su rabia y su frustración físicamente en el mundo externo, mientras que a las mujeres se nos ha enseñado que eso es inaceptable, impropio de una dama. Por lo tanto, aprendemos a reprimir dentro esos sentimientos, donde pueden predisponer las cosas para muchísimos problemas cardiacos.[12]

  Empleemos la analogía de dos ollas con agua puestas al fuego en la cocina. La de la derecha, la mujer, está a fuego suave con la tapa puesta; la de la izquierda, el hombre, está sin tapa hirviendo a fuego fuerte. El fuego de la rabia masculina hace hervir vigorosamente el agua de la olla, con mucho vapor y ruido; en un ataque al corazón masculino típico, el agua se desborda de la olla. La olla de la mujer no se va a desbordar nunca, pero el fuego está ahí, y de pronto el agua se ha evaporado y la olla se ha agrietado; pero como no había ruido ni vapor, nadie advirtió el problema. Lo mismo ocurre en el sistema cardiovascular de la mujer.

Durante los últimos años, los profesionales de la salud han advertido acerca de estas diferencias e instado a las mujeres que tienen síntomas como ansiedad y dolor de pecho a hacerse evaluaciones cardiacas completas. En una sociedad que avanza hacia el compañerismo ha aumentado nuestra conciencia de la discriminación sexual en el tratamiento de las enfermedades cardiacas. Es alentador saber que los Institutos Nacionales de Salud de Estados Unidos y el FDA han exigido que se incluyan mujeres en las pruebas clínicas de estudios cardiacos. Y el Gobierno estadounidense ha fundado también la Office of Women's Health Research, que patrocinó el estudio Women's Health Iniciative.

Arteriosclerosis: reducir el riesgo

La arteriosclerosis es un engrosamiento o endurecimiento de la pared arterial; subyace a toda cardiopatía coronaria y es responsable de la mayoría de las muertes en el mundo occidental. Desde el punto de vista médico, ahora está bien documentado que el endurecimiento de las arterias está causado por el daño de los radicales libres al revestimiento endotelial de los vasos sanguíneos; esto lo causa el estrés glucémico, las grasas trans, el estrés emocional y la insuficiencia de micronutrientes. Tomaré un caso de lectura intuitiva de la doctora Mona Lisa Schulz para demostrar cómo los factores emocionales se entrelazan con los antecedentes familiares y otros factores de riesgo.

KAREN: UN CORAZÓN EN PELIGRO

Cuando Karen llamó a Mona Lisa para pedirle una lectura, sólo le dijo su edad, 53 años. Mona Lisa intuyó enseguida que estaba agotada por satisfacer las exigencias de su familia. También vio que ocultaba sus emociones detrás de una cara valiente y estoica, sobre todo sus sentimientos de frustración, agotamiento y cansancio. Jamás se quejaba.

Cuando Mona Lisa le hizo la lectura física de la cabeza, vio menor flexibilidad en sus vasos sanguíneos; también los vasos del corazón estaban rígidos. Percibió que Karen tenía síntomas de mareo y una extraña sensación de desequilibrio; también percibió visión borrosa y un cambio en el ritmo cardiaco. Además vio que estaba profundamente cansada.

Después de esa lectura inicial, Karen le contó que cuando volvió a casarse se convirtió en madre de una familia mixta; no sólo cuidaba de sus tres hijos, sino también de los hijos del primer matrimonio de su marido. Uno de los hijos de ella sufría de muchas discapacidades y parálisis cerebral, problemas que hacían muy complicado su cuidado. Pero entonces añadió que Dios siempre había sido muy bueno con ella y aunque la carga de atender a su familia era pesada, pensaba que no debía quejarse; consideraba que otras personas estaban peor que ella; después de todo era enfermera y había visto eso de primera mano. Finalmente reconoció que se dejaba utilizar por sus hijos, pero no creía tener las habilidades verbales necesarias para hacer algo al respecto. Hacía poco se había puesto su estetoscopio y detectó un bloqueo en la arteria carótida del cuello. Asustada, fue a su médico, que la envió a un cardiólogo, el cual le dijo que tenía bloqueada la carótida en un 75 por ciento, y que también había algunos bloqueos en sus arterias coronarias (del corazón).

La enfermedad tiene muchos aspectos. Se debe en parte a factores genéticos, en parte a la dieta y en parte a toxinas ambientales. La intuición médica se centra en los aspectos emocionales y conductuales de la salud. En la historia de Karen se combinaban todos estos factores. Su madre había muerto de un derrame cerebral y su padre de un ataque al corazón. Su padre siempre fue muy cuidadoso en su dieta, pero de todos modos tenía alto el colesterol e hipertensión, pese al buen cuidado médico; su madre siempre tuvo sobrepeso, por mucho que intentara bajar los kilos de más. Los dos eran unos estoicos minnesotanos que cuidaban de sus hijos con muy poco dinero y poco apoyo del resto de su familia. Karen jamás los oyó quejarse, enfadarse y ni siquiera estar en desacuerdo. Está claro que ella salió a sus padres, no sólo en lo genético, sino también en lo emocional. Y su riesgo de enfermedad vascular [de los vasos sanguíneos] era igual que el de ellos.

En el caso de que tu historia familiar se parezca a la de Karen, puedes romper la cadena de la herencia y disminuir el riesgo. El primer paso es saber qué es exactamente el endurecimiento de las arterias, por qué ocurre y qué se puede hacer al respecto.

La anatomía de una arteria

Las arterias llevan sangre desde el corazón a todos los órganos y tejidos corporales. Están revestidas interiormente por células endoteliales, las cuales secretan anticoagulantes (moléculas que previenen la formación de coágulos, la oclusión coronaria, los ataques al corazón y las embolias) y proteínas coagulantes (que previenen las hemorragias o derrames). Si este revestimiento endotelial está lesionado o produce un exceso de los factores coagulantes que acompañan al estrés y la consiguiente inflamación celular, aumenta el riesgo de sufrir un ataque al corazón o un accidente cerebrovascular.

Los vasos sanguíneos experimentan cambios que comienzan en la infancia, según sean la dieta, las tendencias genéticas y la forma en que aprendemos a manejar la expresión de nuestras emociones. En el famoso Bogalusa Heart Study, por ejemplo, se descubrió inicios de enfermedad cardiaca en niños de sólo nueve años.[13]

El desarrollo de la arteriosclerosis ocurre en tres fases:

1. *Vetas formadas por depósitos de grasa.* Se han encontrado en niños. Las células inmunitarias llamadas macrófagos, que se hallan en la superficie de los vasos sanguíneos, engullen el colesterol LDL a medida que pasa. Las gotas grasas se acumulan, formando vetas en las paredes de las arterias coronarias y la aorta. El colesterol LDL y otros componentes de las placas arteriales no se adhieren al revestimiento endotelial de las paredes a no ser que haya algún tipo de lesión en ellas; normalmente estas lesiones son consecuencia del daño causado en las células por los radicales libres, debido a una dieta de alimentos refinados o pobre en nutrientes, al consumo de grasas malas, a toxinas ambientales (el humo del tabaco, por ejemplo), a sustancias químicas producidas por el estrés, o una combinación de todo esto.

2. *Formación de placas fibrosas.* Con el tiempo las vetas crecen, produciendo cicatrices en el revestimiento endotelial de las paredes arteriales, y estas cicatrices se convierten en placas de tejido fibroso graso que forman elevaciones dentro de la aorta, las arterias coronarias y

las carótidas del cuello; las carótidas son las que llevan sangre al cerebro, y en ellas suelen producirse accidentes cerebrovasculares (allí fue donde Karen detectó una obstrucción al paso de la sangre). Estas placas o bultos en forma de cúpula tienen un núcleo central formado por cristales de colesterol.

3. *Lesiones complicadas.* La placa lipídica en forma de cúpula finalmente crece tanto que estrecha de modo importante los vasos sanguíneos, lo que va cerrando el paso a la sangre, disminuyendo así la llegada de nutrientes y oxígeno a los tejidos, igual como la acumulación de cal obstruye las tuberías. La placa calcificada puede comenzar a ulcerarse; cuando ocurre esto, hay un riesgo mucho mayor de que el vaso sanguíneo se rompa, con la consecuencia de una hemorragia o derrame. También se pueden desprender trocitos de arteria calcificada que son llevados por el torrente sanguíneo a partes distantes del cuerpo, donde quedan alojados en un vaso sanguíneo e interrumpen aún más el paso de la sangre, siendo causa de apoplejía (muerte de tejido cerebral), ataque al corazón (muerte de tejido cardiaco) o muerte de tejido en otras zonas del cuerpo.

Entre los trastornos caracterizados por la arteriosclerosis están la diabetes, la resistencia a la insulina, la hipertensión, una dieta demasiado rica en carbohidratos refinados y demasiado pobre en antioxidantes, una menor producción de hormona tiroidea y una tendencia genética a producir un exceso de homocisteína.

¿Cómo saber si tenemos sanos los vasos sanguíneos?

Sólo rara vez un médico puede diagnosticar arteriosclerosis al oír un sonido extraño (llamado rumor) en la arteria carótida o un clic o ritmo anormal en el corazón. Si la persona tiene diabetes, hipertensión o mucho sobrepeso, no hace nunca ejercicio, sigue una mala dieta o es fumadora, hay muchas posibilidades de que tenga al menos un comienzo de arteriosclerosis.

La mayoría de las veces, la arteriosclerosis no se diagnostica hasta después de que la persona ha tenido un problema cardiovascular de algún tipo, como un accidente cerebrovascular o un ataque al corazón. A las personas que tienen dolor de pecho o dificultad para caminar debido a una insuficiencia vascular se les suele hacer una radiografía llamada angiograma, en que se visualizan los vasos sanguíneos, a los que se ha inyectado un tinte. A veces se usa un aparato de diagnóstico por ultrasonografía (ecografía) llamado Doppler para ver si están obstruidos los vasos sanguíneos.

Lo bueno es que en gran parte la arteriosclerosis se puede prevenir o curar mediante la dieta y el estilo de vida. De hecho, el famoso estudio Salud de las Enfermeras, en que se hizo un seguimiento a más de 84.000 mujeres durante más de catorce años, ha demostrado que el riesgo de arteriosclerosis es muy bajo en las mujeres que hacen ejercicio periódicamente, no fuman y siguen el tipo de dieta que recomiendo en el capítulo 7.[14] A continuación vamos a ver los factores de riesgo con más detalle. Es importante que toda mujer perimenopáusica se haga una revisión médica completa con un profesional cualificado para evaluar su estado cardiovascular. Esta revisión ha de incluir, como mínimo, un historial completo, un examen físico, un electrocardiograma, la toma de la tensión arterial y un perfil lipídico.

Factores relacionados con un mayor riesgo de enfermedad cardiovascular

- Ser o haber sido fumadora habitual
- Tener alto el nivel de colesterol LDL, el «malo» (superior a 130 mg/dl)
- Tener bajo el nivel de colesterol HDL, el «bueno» (inferior a 46 mg/dl)
- Tener alto el nivel de triglicéridos (superior a 200 mg/dl)
- Tener alta la tensión arterial (superior a 13/8,5)
- Tener alto el nivel del aminoácido homocisteína
- Exceso de peso (índice de grasa corporal superior a 25), con figura de manzana (predominio de grasa corporal por encima del nivel de las caderas)
- Tener gingivitis
- Tener diabetes
- Vida sedentaria y no hacer ejercicio
- Historial de depresión clínica importante

El colesterol

Un perfil lipídico es el resultado de la medición de los niveles de colesterol total, colesterol LDL, colesterol HDL y triglicéridos. A continuación, las cifras a las que hay que aspirar en el perfil lipídico.

COLESTEROL TOTAL. Inferior a 200. (*Observación:* Si tu nivel es ligeramente superior a 200, no te preocupes si tu nivel de colesterol HDL es suficientemente elevado.)

HDL (LIPOPROTEÍNAS DE ALTA DENSIDAD). El nivel de colesterol HDL, el «bueno», debería ser de 45 o más; 67 o superior es ideal. Se ha comprobado que el nivel bajo de colesterol HDL es un factor de riesgo más fuerte en las mujeres que en los hombres. Las mujeres con un nivel bajo de este subtipo de colesterol (35 o menos) tienen siete veces más riesgo de enfermedad cardiaca que las que lo tienen normal.[15] El nivel bajo de HDL es uno de los primeros indicadores de resistencia a la insulina.

LDL (LIPOPROTEÍNAS DE BAJA DENSIDAD). El nivel de colesterol LDL, el «malo», debería ser de 130 o menos. En muchas mujeres, el nivel de este tipo de colesterol sube después de la menopausia, hecho que se ha aprovechado para promocionar la terapia sustitutiva de estrógeno, que disminuye su nivel. Si el nivel de este colesterol es superior a 150 mg/dl, se considera que la mujer corre un alto riesgo de enfermedad de la arteria coronaria. El colesterol LDL sufre daños por los radicales libres y forma placas en las arterias.

TRIGLICÉRIDOS. Su nivel debería ser de 150 o inferior. Los triglicéridos son un factor de riesgo independiente para las mujeres. Un nivel de triglicéridos ideal para una mujer es de alrededor de 75. Si el nivel es superior a 200, hay un 14 por ciento de riesgo de contraer la enfermedad de la arteria coronaria. El nivel elevado de triglicéridos se asocia con grasa abdominal tóxica y estrés glucémico, en parte debido a que el hígado, como también otras partes del cuerpo, almacena el exceso de azúcar en forma de triglicéridos.

RELACIÓN ENTRE COLESTEROL TOTAL Y COLESTEROL HDL. Ninguno de los dos tipos de colesterol es malo o bueno de suyo. Los dos son necesarios para la buena salud. Han de estar equilibrados. Divide la cifra de colesterol total por la del HDL. Si el número resultante es 4 o menos, tu riesgo es bajo. La razón colesterol total/HDL es un indicador de riesgo mucho mejor que la cifra de colesterol total. Pídele a tu médico que te dé una copia de tu perfil lipídico para familiarizarte con tus cifras. Es muy motivador ver mejorar el perfil lipídico año a año cuando uno se compromete a ponerse más sana que nunca en la edad madura.

Actualmente el 40 por ciento de las mujeres mayores de 55 años tienen elevado el nivel de colesterol.[16] Aunque la interpretación de los resultados del perfil lipídico varía de un laboratorio a otro, un nivel de colesterol total de 225 a 240 no indica necesariamente que la mujer corra un mayor riesgo de enfermedad cardiaca si también es alto su nivel de colesterol HDL (45 o más). Dado que la mayoría de los estudios sobre las enfermedades cardiacas y los niveles de lípidos en la sangre se han realizado en hombres, todavía no sabemos exactamente cuáles son los niveles óptimos para las mujeres. Lo que sí sabemos es que las mujeres pueden tener niveles de colesterol total más elevados que los de los hombres y no correr el riesgo de sufrir una enfermedad cardiaca.

Si tu perfil de lípidos es normal, háztelo repetir por lo menos cada cinco años. Si tienes alto el nivel de azúcar, pide que te hagan ese análisis con más frecuencia.

Si tienes alto el nivel de colesterol, debes saber que un cambio dietético y un buen programa de suplementos te lo pueden bajar de modo considerable y rápido. Aunque hay muchas maneras de hacer esto, yo me inclino por el Programa Reset de USANA (explicado en el capítulo 7). Muchas veces estos cambios positivos son tan motivadores que estimulan a hacer cambios permanentes en el estilo de vida que mantienen sanos los niveles de colesterol y permanente la pérdida de grasa. Si no puedes o no quieres introducir mejoras en tu estilo de vida, por lo menos toma grasas omega-3 en suplemento o ve la posibilidad de tomar ajo, que tiene propiedades antioxidantes (cómelo fresco muy poco cocido o tómalo en suplemento, en un equivalente a 4.000 mg de ajo fresco y que garantice que contiene el ingrediente activo alicina).

¿Y las estatinas?

Me preocupa mucho el abuso en el consumo del grupo de fármacos llamados estatinas (Lipitor, Crestor, Zocor, etc.), que se recetan a millones de mujeres en la creencia de que, porque bajan el nivel del colesterol LDL, previenen la enfermedad cardiaca. Esta es la misma línea de razonamiento que llevó a los médicos a recetar Premarin a millones de mujeres en los años ochenta y noventa porque estaba demostrado que elevaba el nivel del colesterol HDL (el «bueno»). Por desgracia, esta forma de razonar es gravemente defectuosa. El nivel elevado de colesterol LDL no es una enfermedad; por lo menos la mitad de las personas que enferman del corazón no tienen elevado el colesterol. Simplemente bajar el nivel de colesterol LDL no previene la enfermedad cardiaca. La causa de la enfermedad cardiaca es la inflamación celular y el daño en las paredes arteriales, que oxida al LDL, con lo cual este se adhiere a las paredes arteriales y es causa de que se formen placas de ateromas. Esto se puede prevenir (o mejorar) con una buena dieta, ejercicio, reducción del estrés y los nutrientes apropiados en suplemento. *Observación:* Continuamente se está reduciendo el valor «normal» del colesterol LDL, debido principalmente a la influencia entre bastidores de la industria farmacéutica, que ofrece la mayoría de las becas para investigación a la medicina académica. En las recomendaciones de The American Heart Association de 2004 se bajó a 70 el valor «normal» del colesterol LDL, lo que yo considero ridículo.[17]

Esto es lo que toda mujer debe saber acerca de las estatinas: a pesar de toda la publicidad y bombo, muchos estudios extensos no han demostrado que sean muy beneficiosas. La siguiente es una lista parcial de los estudios:

- El experimento clínico ALLHAT (anunciado en 2002) fue el estudio más extenso del mundo en que se usó Lipitor.[18] A 10.000 participantes con colesterol LDL elevado se los trató o bien con estatinas o con cambios de estilo de vida. Aunque las personas del grupo que tomó Lipitor bajaron considerablemente el nivel de colesterol LDL, comparadas con las del grupo de control, no hubo diferencia en la incidencia de muerte por ataque al corazón en esos dos grupos.

- El estudio Heart Protection supuestamente confirió beneficios «masivos» a los participantes que tomaron Zocor durante cinco años, comparados con los del grupo de control que no tomaron el fármaco.[19] Pasados los cinco años, entre aquellos que tomaron el fármaco el índice de supervivencia era de un 87,1 por ciento, con el 85,4 por ciento entre los que no lo tomaron. Pero estos índices de supervivencia no tenían que ver con que les hubiera bajado el nivel de colesterol, así no había diferencia entre los dos grupos en cuanto a reducción del índice de muertes por enfermedad cardiaca.

- El experimento japonés Lipid Intervention, publicado en 2002, fue un estudio de seis años de 47.294 pacientes tratados con Zocor. El fármaco bajó considerablemente el nivel de colesterol LDL a algunos participantes, y a otros moderadamente o nada. Pasados cinco años no había correlación entre el nivel de colesterol LDL y el índice de muertes.[20]

- En un metaanálisis realizado en 2003 de cuarenta y cuatro estudios clínicos en que participaron 9.500 pacientes, se descubrió que el índice de muerte entre aquellos que tomaron estatinas era idéntico al de los que no tomaron ningún fármaco. Más preocupante es que el 65 por ciento de las personas que tomaron estatinas experimentaron efectos secundarios adversos que fueron causa de que muchos se retiraran del estudio. Lo principal: las estatinas no produjeron ningún beneficio en cuanto a reducir el número general de muertes.[21]

- El estudio ASCOT-LLA (Anglo-Scandinavian Cardiac Outcomes Trial-Lipid Lowering Arm), publicado en 2003, comparó los beneficios de Lipitor/placebo en personas que tenían normal el colesterol LDL pero sufrían de hipertensión y tenían otros factores de riesgo de enfermedad cardiaca.[22] Pasados tres años a Lipitor se le atribuyó el mérito de disminuir los riesgos de ataque al corazón y accidente cerebrovascular. Pero no hubo reducción en el índice de muertes. Y en realidad hubo más muertes entre las mujeres que tomaron Lipitor que entre las que no lo tomaron.

- En el estudio Therapeutics Initiative de la Universidad de British Columbia, publicado en 2003, se comprobó que las estatinas no previenen la enfermedad cardiaca en mujeres.[23]

Las estatinas agotan nutrientes esenciales

Si las estatinas fueran muy, muy eficaces en disminuir el índice de mortalidad por enfermedad cardiovascular, sus beneficios podrían superar sus riesgos; pero está claro que no es así. Y los riesgos, aunque es mucho lo que no se informa acerca de ellos, son considerables. Los graves efectos secundarios que producen las estatinas son consecuencia de cómo actúan: bloquean la producción de colesterol inhibiendo a una enzima llamada HMG-CoA reductasa (HMG-CoA: hidroximetilglutaril coenzima A). Esta es la misma ruta que usa el cuerpo para producir la coenzima Q_{10} y las sustancias llamadas dilocoles, que son absolutamente esenciales para la buena salud de las células. Al bloquear la producción de colesterol, las estatinas también bloquean la producción de estos nutrientes esenciales.

Los dilocoles dirigen a las proteínas hacia las partes de las células que necesitan reparación. Sin ellos, las células no pueden realizar su programación genética para el funcionamiento y reparación celular. Por lo tanto, las estatinas son una posible causa de estrago en la reparación celular. La coenzima Q_{10} (ubiquinona o CoQ_{10}), que es mucho más conocida que los dilocoles, es un nutriente celular esencial, necesario para producir energía en la forma de adenosín trifosfato (ATP) en la parte de la célula llamada mitocondrias. El ATP es una molécula que lleva energía para el funcionamiento celular por lo que es comparable con la gasolina para el funcionamiento del motor del coche. Sin ella, nada funciona. El corazón, en particular, necesita una enorme cantidad de energía y CoQ_{10} para funcionar eficientemente. La CoQ_{10} es necesaria también para el papel fundamental que desempeñan las membranas celulares (el verdadero «cerebro» de la célula) y para la producción de colágeno y elastina, que forman el tejido conectivo de la piel, los músculos y las paredes de los vasos sanguíneos. Dado que cada célula del cuerpo necesita coenzima Q_{10} para funcionar bien, el agotamiento de esta enzima por los fármacos de estatinas causa problemas en todo el cuerpo.

Una observación acerca de la industria farmacéutica

Es importante para la salud comprender hasta qué punto influye la industria farmacéutica en la investigación médica, en los informes médicos (tanto en revistas especializadas como en los medios) y en las prescripciones o recetas. La excesiva prescripción de estatinas es un ejemplo clarísimo de esta influencia. La doctora Marcia Angell, ex jefa de redacción del prestigioso *New England Journal of Medicine*, ha documentado, con mucha energía y eficacia, cómo influyen las empresas farmacéuticas en la

Efectos secundarios de las estatinas

- *Debilidad muscular y cansancio.* Este es el efecto secundario más común de las estatinas y es consecuencia directa del agotamiento de la coenzima Q_{10} en los músculos y el corazón. La doctora Beatrice Golomg ha estudiado los efectos secundarios de estos fármacos e informa que casi todos los pacientes que tomaban Lipitor y un tercio de los que tomaban Mevachor han experimentado problemas musculares.[24]

- *Cardiopatías y fallo cardiaco.* El nivel de la coenzima Q_{10} baja naturalmente a medida que nos hacemos mayores; entre los veinte y los ochenta años baja en alrededor del 50 por ciento. Este es uno de los motivos de que con la edad aumente el riesgo de sufrir ataque al corazón, accidentes cerebrovasculares y cáncer. Las estatinas agotan aun más este nutriente, aumentando por lo tanto el riesgo de sufrir cardiomiopatía y fallo cardiaco. El corazón es el órgano donde el efecto del agotamiento de CoQ_{10} es peor porque necesita tanta energía que debe reaprovisionarse constantemente. El doctor Peter Langsjoen, cardiólogo, ha informado sobre los efectos adversos de Lipitor entre veinte pacientes que comenzaron a tomar este fármaco teniendo totalmente sano el corazón. Pasados seis meses de tomar una dosis baja de Lipitor (20 mg al día), dos tercios de estos pacientes comenzaron a tener problemas cardiacos.[25] El doctor Langsjoen atribuye este efecto al agotamiento de la coenzima Q_{10}. Si bien el índice de ataques al corazón ha disminuido un tanto en los veinte últimos años, ha aumentado la incidencia de cardiomiopatías y debilidad cardiaca. Temo que este problema aumente aún más entre las personas que toman estatinas.

- *Daños al hígado.* El hígado desintoxica constantemente la sangre y lleva a cabo una inmensa cantidad de reacciones enzimáticas; por lo tanto, también necesita una buena provisión de CoQ_{10}. Incluso una pequeña insuficiencia puede causar problemas hepáticos, los que se reflejan en un aumento de las enzimas hepáticas en un análisis de sangre. Las personas que toman estatinas deben hacerse control de las enzimas hepáticas con regularidad. Los daños al hígado pueden comenzar en el momento en que se comienza a tomar estatinas.

- *Daños al cerebro y los nervios.* La coenzima Q_{10} es esencial para el funcionamiento normal del cerebro y el sistema nervioso; cuando se agota, la consecuencia puede ser la demencia. Por eso muchas personas que toman estatinas tienen problemas de memoria, de ánimo y para pensar o razonar con claridad. En un estudio de 500.000 personas realizado en Dinamarca, los investigadores descubrieron una incidencia considerablemente elevada de neuropatías, entre otras la neuropatía periférica, entre las personas que tomaban estatinas.[26] En otro estudio se comprobó que el riesgo de neuropatía era catorce veces mayor entre las personas del grupo que tomaban estatinas, comparadas con las del grupo de control.[27]

- *Depresión.* Está bien documentado que un nivel bajo de colesterol va acompañado de depresión, e incluso podría aumentar el riesgo de suicidio. Esto tiene lógica. El colesterol es un componente esencial de los tejidos cerebral y nervioso; es como el «recubrimiento de los cables» que rigen la conducción y función nerviosas, entre otras cosas, el mantenimiento de la estabilidad anímica. Es bastante común que las mujeres comiencen a sentir ansiedad y problemas anímicos cuando han empezado a tomar fármacos que contienen estatinas. En un estudio de 121 mujeres de edades comprendidas entre los 18 y los 27 años se comprobó que aquellas que tenían bajo el nivel de colesterol tenían dos veces más probabilidades de sufrir de depresión y ansiedad.[28] Complementar la dieta con el tipo adecuado de grasas ricas en omega-3 suele solucionar espectacularmente este problema, como también dejar de tomar estatinas.

- *Cáncer.* Se ha descubierto que las estatinas inhiben el sistema inmunitario (por eso a veces se recetan a personas con enfermedades inflamatorias, como la artritis). Y eso también explica por qué han tenido cierto efecto en disminuir trastornos cardiovasculares como el accidente cerebrovascular, que es consecuencia de la inflamación de las paredes de los vasos sanguíneos. En realidad, cualquier efecto beneficioso de las estatinas podría deberse a este efecto antiinflamatorio. Lamentablemente, está bien documentado que los fármacos que inhiben el sistema inmunitario aumentan el riesgo de cáncer. A esto se debe que en estudios con roedores se haya descubierto que las estatinas causan cáncer.[29] El motivo más probable de que no hayamos visto este efecto en estudios con seres humanos es que los experimentos clínicos no han durado más de dos a cinco años. Sería necesario más tiempo para ver este efecto. No es de extrañar que la coenzima Q_{10} sea eficaz en disminuir el riesgo de muchos cánceres, entre ellos el de colon, recto, mama, pulmón, próstata y páncreas.[30]

- También me preocupa mucho el mayor riesgo de cáncer de mama en que están las mujeres que toman estatinas.[31] De hecho, en el estudio CARE (Cholesterol and Recurrent Events) del Hospital Brigham and Women's de Boston se encontraron doce nuevos casos de cáncer de mama entre las 250 mujeres que tomaban Lipitor mientras sólo hubo uno entre las del grupo que tomaban placebo.[32] Si bien esto no demuestra una relación causa-efecto, es precupante, sin duda. Aunque en otros estudios no se ha visto este efecto, no se han han realizado con el método de doble ciego y grupo de control con placebo.[33]

investigación médica, en lo que se informa y lo que se receta, en su libro *The Truth About the Drug Companies: How They Deceive Us and What to Do About It* (Random House, 2004). Para más información sobre el debate de las estatinas, lee *Lipitor: Thief of Memory, Statin Drugs and de Misguided War on Cholesterol*, (Infinity Publishing, 2004), de Duane Graveline, ex astronauta y científica de investigación médica aeroespacial que dos veces sufrió de amnesia total después de tomar Lipitor por recomendación de su médico.

La actual situación con la industria farmacéutica se puede comparar con la influencia de la industria tabacalera en la profesión médica allá por los años cuarenta y cincuenta, cuando los médicos y las mutuas médicas exponían a sus pacientes a los «beneficios» de fumar y eran muy bien remunerados con cigarros. Finalmente ganó la verdad. Y volverá a ganar.

La hipertensión

La presión arterial varía constantemente, hora a hora y día a día, y debido a esto se han hecho excesivos diagnósticos de hipertensión y se ha tratado innecesariamente a millones de personas. ¡No es raro que se eleve la tensión arterial simplemente en reacción a la visita a un médico! A esto se le llama «síndrome de la bata blanca», y lo he visto muchísimas veces. Por otro lado, la verdadera hipertensión es un conocido factor de riesgo de ataque al corazón, enfermedad renal y accidente cerebrovascular. La tensión arterial debería ser de 13/8,5 o menos. El 20 por ciento o más de las norteamericanas de 45 a 64 años tienen hipertensión de moderada a grave, trastorno que, en el famoso estudio Salud de las Enfermeras, se descubrió que aumenta 3,5 veces el riesgo de enfermedad de la arteria coronaria.[34]

Se puede bajar la tensión arterial de modo importante con cualquiera de los siguientes cambios de estilo de vida: ejercicio periódico (como caminatas vigorosas), técnica de *biofeedback*, mejor dieta o adelgazamiento. Incluso en mujeres con mucho sobrepeso, bajar sólo de 5 a 9 kilos suele bajar considerablemente la tensión arterial. Si estas medidas no dan resultado, entonces es aconsejable tomar un medicamento para bajarla, aun cuando estos medicamentos pueden tener efectos secundarios como mareos, dolor de cabeza y cansancio.

No olvides pedir que te hagan de nuevo tu perfil de lípidos y te tomen la tensión arterial a los tres o seis meses. *Observación:* si sigues la dieta normalizadora de la insulina que recomiendo en la perimenopausia, puedes esperar considerables mejorías en tu perfil de lípidos, nivel de azúcar y tensión arterial en un periodo de dos a cuatro semanas.

La homocisteína

El nivel elevado del aminoácido homocisteína, que se encuentra en gran cantidad en la proteína de origen animal, constituye un fuerte factor de riesgo de enfermedad cardiovascular. Por lo menos un 10 por ciento de la población tiene una tendencia genética a tener elevado el nivel de homocisteína. Cuando ese nivel baja, se reduce en un 20 por ciento el riesgo de ataque al corazón, en un 40 por ciento el riesgo de accidente cerebrovascular por trombo, y en un impresionante 60 por ciento el riesgo de formación de trombos de sangre venosa en cualquier otra parte del cuerpo. En estudios se ha comprobado que el consumo en la dieta de vitaminas B_{12} y B_6 y folato, así como reducir el consumo de proteínas de origen animal, va bien para prevenir y tratar el nivel elevado de homocisteína. Pídele a tu médico que te haga hacer un análisis para determinar tu nivel de homocisteína (debería ser inferior a 7). Si está muy elevado, necesitas añadir a la dieta ácido fólico activado (L-metil folato) y vitaminas B_{12} y B_6. El L-metil folato es la forma de ácido fólico más activa y aprovechable biológicamente. Se ha comprobado que muchas veces la conversión del ácido fólico la obtaculizan factores genéticos, factores relativos a la edad y problemas metabólicos. Tomar folato activado sortea esos problemas.[35] Tal vez podrías necesitar tomar de 1.000 a 2.000 µg, durante unos tres meses, y luego disminuir la dosis a una cantidad para mantenimiento. (Teniendo yo una tendencia genética hacia el nivel elevado de homocisteína, logré normalizar el nivel tomando ácido fólico extra.)

La gingivitis y el riesgo cardiaco

Un importante porcentaje de estadounidenses adultos sufre de gingivitis (inflamación e infección de las encías). En los últimos años, un buen número de convincentes estudios han demostrado que esta enfermedad de las encías es un factor de riesgo de enfermedad de las arterias coronarias y de accidente cerebrovascular. Aunque nadie puede decir que la gingivitis sea una causa directa de las enfermedades cardiovasculares, los estudios demuestran claramente que es más predominante entre pacientes de cardiopatía aguda o crónica. Esta relación podría deberse en parte a que la inflamación tiene un papel esencial tanto en la enfermedad de las encías como en el endurecimiento de las arterias. También se ha comprobado que la inflamación que se ve en la gingivitis está relacionada con el estrechamiento de las arterias carótidas, factor de riesgo de accidente cerebrovascular.[36]

La gingivitis se previene (y muchas veces se trata) fácilmente mediante una buena limpieza, con cepillo e hilo dental, y visitas periódicas al dentista para que haga una evaluación y una limpieza profesionales. Cuidar de los dientes y encías es una manera práctica y fácil de disminuir al menos un factor de riesgo de enfermedad cardiaca o de accidente cerebrovascular.

Tabaquismo

El tabaco es responsable del 55 por ciento de las muertes por problemas cardiovasculares entre mujeres menores de 65 años, debido a que aumenta enormemente el estrés oxidante en todas las células del cuerpo. En el estudio Salud de las Enfermeras se hizo un seguimiento a más de 117.000 enfermeras de edades comprendidas entre los 30 y los 55 años. En este estudio se comprobó que el riesgo relativo de cardiopatía coronaria entre las fumadoras era cuatro veces mayor que el de las no fumadoras. En las que dejaron de fumar, el riesgo relativo disminuyó inmediatamente a 1,5. Dos años después de dejar de fumar, el riesgo disminuyó hasta quedar igualado al de una mujer que no ha fumado nunca. El tabaco es también la causa de alrededor de un 29 por ciento de todos los cánceres. Desde 1987, el cáncer de pulmón ha sido la causa principal de muerte por cáncer entre las mujeres.[37]

Al menos trece estudios han demostrado que las fumadoras dejan de menstruar uno o dos años antes que las no fumadoras. El efecto depende

---

Cómo dejar de fumar

Es necesario desear dejar de fumar para lograrlo, pero con cada intento aumentan las posibilidades de dejarlo totalmente. El mayor problema que tienen las mujeres para conseguirlo es que suelen tener que cambiar de amistades y de comportamientos y empezar a considerarse no fumadoras.

La acupuntura puede ir bien, porque es útil para abandonar adicciones. A algunas mujeres les van bien los programas de Fumadores Anónimos o los parches de nicotina.

Te recomiendo llamar al hospital de tu localidad para ver de qué métodos disponen. O habla con tu médico acerca de cómo puedes dejar de fumar.

de la dosis, y la diferencia persiste aunque se controle el peso. Además, las fumadoras de más de sesenta años tienen bastante menos densidad ósea en las caderas que las no fumadoras.[38]

La edad

El único motivo de que la edad sea un factor de riesgo de enfermedad cardiaca es que a los cincuenta años ya suelen estar bien establecidos los procesos que obstruyen las arterias. En muchos casos la enfermedad de las coronarias comienza en la adolescencia. Esto es consecuencia de las decisiones diarias en todos los aspectos: emocional, físico y psíquico. Para tratarla, mejorarla o prevenirla, es necesario cambiar esos actos cotidianos que conducen a ella.

En un extenso estudio de los factores de riesgo coronario realizado en chicos de quince años y jóvenes adultos, se comprobó que de 197 chicos y 197 chicas, el 31 por ciento de los chicos y el 10 por ciento de las chicas ya tenían calcificaciones en las arterias coronarias a los quince años. Sabemos que estas calcificaciones están estrechamente relacionadas con ataque al corazón, accidentes cerebrovasculares y aneurismas más adelante en la vida. Para determinar mejor qué personas tienen más probabilidades de tener esas lesiones, los investigadores descubrieron que los siguientes factores eran los más importantes indicadores de patología en las arterias coronarias: alto índice de masa corporal y bajo nivel de colesterol HDL, el «bueno».[39] ¡En todos los caminos nos topamos con el estrés glucémico!

Potencia frente a impotencia

Si la persona se considera valiosa y poderosa en el mundo, y con opciones, hay más probabilidades de que el corazón le funcione óptimamente. También es cierto a la inversa. Al menos en dos estudios se ha demostrado una relación entre el trabajo de la mujer y su salud. En un estudio se descubrió que las mujeres casadas y con empleo disfrutan de mejor salud, tengan o no tengan hijos. Si su marido las apoya, tanto mejor. También hay una relación entre la buena salud y trabajos más complejos y difíciles caracterizados por su autonomía.

Pero si la persona considera que no tiene autonomía, aumenta su riesgo de enfermedad cardiaca. Las oficinistas cuyos supervisores son exigentes y cuya situación laboral no les permite expresar enfado corren un mayor riesgo de enfermar del corazón. Las prisas por cumplir plazos son también un factor de riesgo de mala salud.[40]

Si la mujer no tiene su corazón en el trabajo, no puede expresar su ira por esto y considera que no lo puede dejar, este conflicto le da de lleno en el corazón, órgano exquisitamente sensible a los efectos del exceso de catecolaminas con el tiempo. Además, una mujer que hace un trabajo estresante en el que cree no tener voz ni voto tiende a fumar, lo cual tiene por consecuencia mayores tensión arterial y nivel de colesterol, dos factores adicionales de riesgo de enfermedad cardiaca.

Los estudios sugieren que un nivel de educación bajo va asociado con un mayor riesgo de enfermedad coronaria en las mujeres. Pero esto no se refiere necesariamente a la educación formal, sino más bien al hecho de que las personas que tienen más educación tienden a cuidar mejor de sí mismas y saben que tienen opciones. Además, el índice de masa corporal y fumar están en relación inversa al nivel educacional. La actividad vigorosa en tiempo de ocio también está relacionada con el nivel educacional. El grado de buena forma física evaluada en el aparato andador se ha relacionado directamente con el nivel educacional en las mujeres, pero no en los hombres.[41] Lo bueno es que no es necesario ir a la universidad a hacer estudios avanzados para cambiar la percepción de las cosas y hacerse responsable del estilo de vida.

El número y la diversidad de las amistades y otras relaciones también contribuye a la buena o mala salud cardiaca. Se ha comprobado que las mujeres que tienen muchos hijos y demasiada demanda de su tiempo, junto con una carencia de apoyo emocional, corren un mayor riesgo de enfermedad cardiaca, pero si se sienten apoyadas por sus familiares, el riesgo disminuye.

SHARON: MORIR POR LA PENSIÓN DE JUBILACIÓN

Sharon era clienta mía desde hacía años. Tenía nueve kilos de sobrepeso, pero hacía caminatas y disfrutaba de una feliz relación con su marido; tenía normales la tensión arterial y el colesterol y estaba bien de salud. También tomaba Premarin y Provera, dos hormonas recetadas que comenzó a tomar al comienzo de su menopausia, para los sofocos; le había ido bien con ellas y no había ningún motivo para cambiárselas (en ese tiempo no teníamos información sobre las alternativas que hay ahora). A los 54 años comenzó a sentir dolor de pecho, y un examen cardiaco reveló que se le habían estrechado las arterias coronarias; le hicieron anastomosis por *by-pass*. Cuando le pregunté si estaba pasando por algún estrés no habitual alrededor del periodo en que le comenzó el dolor de pecho, me contó que había estado esperando jubilarse anticipadamente de su puesto de profesora universitaria; ella y su marido se habían comprado una casa en Florida, donde pasaban el mayor tiempo posible. Pero descubrió que si adelantaba su jubilación no tenía la opción de recibir la pensión completa; así pues, sin ningún entusiasmo, decidió que no le quedaba más remedio que seguir trabajando otros diez años. Poco después de tomar esta decisión, le empezó el dolor del pecho. Cuando le hice el examen pelviano y de mamas anual, le pregunté si de verdad creía que valía la pena seguir otros diez años en un trabajo que literalmente le estaba cerrando el corazón a la dicha. Y recordé que las personas que continúan en trabajos que detestan sólo por no perder su pensión de jubilación, rara vez llegan a aprovecharla.

Las emociones ocultas pueden causar hipertensión

No cabe duda de que factores tales como la obesidad, el consumo de sal y una vida sedentaria llevan a la hipertensión. Y también el estrés. Pero no de la manera que se nos ha hecho creer. El doctor Samuel J. Mann, catedrático de medicina clínica en el Hypertension Center del Presbyterian Hospital Weill Cornell Medical Center de Nueva York, ha visto a miles de personas con todas las variedades de tensión arterial alta. Con los años comenzó a observar una pauta que no encajaba con la visión habitual de la hipertensión. En su libro *Healing Hypertension: A Revolutionary New Approach* (John Wiley, 1999) dice: «Ni siquiera los pacientes de hipertensión grave se veían más afligidos emocionalmente que otros. En todo caso se veían menos afligidos. Daba la impresión de que su hipertensión estaba más relacionada con lo que "no sentían" que con lo que "sentían"».[42] Comenzó a comprender que traumas del pasado, no sanados y reprimidos, eran principales culpables de la hipertensión de sus pacientes. Al fin y al cabo, muchas veces la rabia y el estrés elevan la tensión arterial, pero el efecto es temporal, no son la causa principal de la hipertensión. Son nuestras emociones ocultas, dice el doctor Mann, las emociones que no sentimos, las que llevan a la hipertensión y a otros muchos trastornos físicos no explicados.

Para tratar la hipertensión (y cualquier otra cosa, si es por eso) es necesario sacar a la luz esas emociones ocultas, llevarlas a la conciencia y tratarlas.

Mi amiga y colega Annemarie Colbin, fundadora del Natural Gourmet Institute for Health and Culinary Arts de Manhattan, relata su experiencia con la hipertensión cuando, a pesar de su muy sano estilo de vida, se la diagnosticaron:

Doy testimonio de la validez de este método. En el verano de 2000 leí acerca del doctor Mann en un diario gratuito que reparten por mi barrio de Nueva York. En el momento me pareció una sorprendente coincidencia o sincronía, pues de repente me encontraba con episodios de tensión arterial muy alta, hasta de 22/12. No podía dormir por la noche, o como mucho dormía entre dos y tres horas, cosa totalmente nueva para mí. También tenía dificultad para concentrarme. Aunque soy muy contraria a tomar medicamentos, consulté a un médico y tomé algunos. También fui a ver a mis terapeutas de medicina alternativa, quiropráctico, homeópata y acupuntor, cuyos tratamientos me hicieron algún bien, pero yo sabía que no del todo.

Después de leer ese artículo sobre el doctor Mann compré su libro para leer más acerca de su perspectiva tan única. Después fui a verlo, y con su aliento comencé a explorarme para ver qué tipo de emociones ocultas podía tener. No me llevó mucho tiempo comprender que lo que debía explorar eran mis recuerdos reprimidos, o tal vez no expresados verbalmente, de los tres años que pasé en Budapest durante la Segunda Guerra Mundial, desde los dos a los cinco años de edad. Estaba ahí con mi madre (mi padre, me enteré años después, estaba en un campo de trabajos forzados) y pasábamos muchas noches en bodegas y sótanos con 30 a 40 personas desconocidas, ocultas para evitar las bombas y las granadas. Sabía que en ese periodo tenía que haber algo en cuanto a emociones, pero no tenía ningún recuerdo.

Un día de agosto, después de un fin de semana en que había dormido sólo una noche de las tres, me encontré nuevamente con la tensión alta, 20/10, y fui a caminar al parque, descalza, por la hierba (había adoptado esta caminata a modo de desestresante). Pensando en los años de la guerra y también en cómo me sentía la noche anterior sin dormir, caí en la cuenta de que estaba tranquila y vigilante. No pensaba, no me preocupaba, no me agitaba ni me daba vueltas y vueltas en la cama; simplemente estaba muy alerta. Me pareció que era como si estuviera esperando. ¿Esperando qué?, pensé.

Entonces recordé una noche cuando estábamos en un sótano y mi madre me dijo que la habían llamado de arriba, los soldados ocupantes, para una fiesta, junto con otra chica que estaba ahí. Por lo tanto tuvo que dejarme sola en ese sótano oscuro con todas las personas desconocidas a las que yo no les importaba nada. De repente sentí el intenso terror que sentiría una niñita de tres o cuatro años, el miedo de que mi madre no volviera. Recordé que sabía que me moriría si ella no volvía. No tenía casa, ni familiares ni personas amigas, nada, éramos sólo las dos, y sin ella yo no tenía la menor posibilidad de sobrevivir. Supongo que estuve despierta toda la noche esperando a mi madre y las noches que pasaba insomne en el presente revivía esa noche. Me tumbé en la hierba, en un lugar tranquilo y ahí temblé y lloré, sintiendo y liberando ese antiguo terror.

Pasado un rato de estremecerme y llorar, me calmé, me levanté y me fui a casa, sintiéndome curiosamente aliviada. Después fui a tomarme la presión. Me había bajado a 13,7/8,2 ¡en una hora! Comprendí que estaba en el camino correcto. Después me siguió subiendo y bajando y tuve que hacer muchísimo más trabajo espiritual, pero ahora, en el momento de escribir esto, cuatro meses después, me parece que la tensión se está manteniendo normal sin ningún medicamento. Han sido cuatro meses angustiosos, aún no se ha acabado, pero sé que estoy en el buen camino para limpiar todo ese viejo bagaje emocional, gracias a las revolucionarias percepciones del doctor Mann.

La depresión

Constantemente se relaciona la depresión con un alto riesgo de enfermedad cardiaca, tanto en hombres como en mujeres. En una reciente encuesta realizada a las suscriptoras de mi hoja informativa, el 46 por ciento contestaron que en el tema de la salud lo que más les preocupaba eran la depresión y la ansiedad; en cambio, sólo para el 18 por ciento la preocupación principal era la enfermedad cardiaca. Lo que estas y muchas otras mujeres no comprenden es que las emociones como la tristeza, la aflicción, la rabia, la depresión, el miedo y la ansiedad están muy conectados con las enfermedades cardiacas (y también con la salud ósea).

Los vasos sanguíneos de las mujeres son más pequeños que los de los hombres y son muy sensibles a los cambios bioquímicos que se producen en reacción a las emociones de la vida diaria. Estos cambios bioquímicos son causa o bien de constricción o de dilatación de los vasos sanguíneos. Cuando los vasos se constriñen en reacción a emociones como la rabia, la aflicción y el miedo, lo hacen debido a una efusión de sustancias químicas enviadas por el sistema nervioso simpático; se reduce el flujo sanguíneo y la consecuencia son lesiones en los tejidos y tensión arterial alta.

Dado que al menos el 25 por ciento de las mujeres sufren de depresión en algún momento de su vida, y son más propensas que los hombres a sufrirla, se trata de un factor de riesgo muy importante y modificable para las mujeres. Aunque está bien documentado que tanto los hombres como las mujeres sufren de depresión después de un ataque al corazón, nuevos estudios han llegado a la conclusión de que la depresión es un factor de riesgo de cardiopatía importante e independiente. En un estudio realizado recientemente en el Instituto de Medicina y Salud Pública de la Universidad Estatal de Ohio, se comprobó lo mucho que influye la depresión en las enfermedades coronarias en las mujeres. Haciendo las estimaciones correspondientes a factores tales como el tabaco, la obesidad y la falta de ejercicio, se vio que el riesgo de cardiopatía coronaria no mortal era un 73 por ciento mayor en las mujeres deprimidas, en comparación con las del grupo de control.[43] También se comprobó que las mujeres deprimidas eran dos veces más propensas a padecer una cardiopatía coronaria que las mujeres normales no deprimidas.

Carbohidratos, azúcar y salud del corazón: lo que toda mujer debe saber

Ya sabes que el consumo excesivo de carbohidratos refinados tiene un papel importante en el desarrollo de la diabetes tipo 2 o de adulto, enfermedad cuya incidencia está aumentando rápidamente a medida que la población engorda cada vez más. Pero lo que las mujeres no saben es que el mismo consumo de carbohidratos que tiene por consecuencia la obesidad, problemas de la piel y un desequilibrio hormonal es también un potente factor de riesgo de enfermedades cardiacas, hipertensión y accidente cerebrovascular. La dieta más recomendada para tratar y prevenir las enfermedades cardiacas, en hombres y en mujeres, es la rica en carbohidratos y pobre en grasas; por desgracia, esta dieta podría tener un efecto exactamente contrario. Se ha demostrado que, comparada con una dieta más rica en proteínas y grasas y con el mismo número de calorías, en mujeres posmenopáusicas sanas, la dieta rica en carbohidratos aumenta los factores de riesgo de cardiopatía isquémica, como niveles elevados de triglicéridos e insulina en la sangre; también disminuye el nivel del colesterol HDL.[44] Se ha comprobado además que una comida rica en carbohidratos desencadena antes la angina de pecho y reduce la tolerancia al ejercicio en pacientes de enfermedad cardiaca. Esto se debe probablemente a que un nivel elevado de insulina puede producir constricción de las arterias coronarias escleróticas.[45]

A muchas mujeres cuyos maridos siguen una dieta rica en carbohidratos y pobre en grasas después de haber sufrido un ataque al corazón, les ocurre que mientras ellos pierden peso y reducen su nivel de colesterol total, ellas suben de peso y bajan algo su nivel de colesterol HDL (el «bueno»), comiendo exactamente lo mismo. Para prevenir esto, la mujer ha de procurar comer solamente aquellos carbohidratos que no elevan demasiado el nivel de insulina o no lo elevan demasiado rápido[46] (véase el capítulo 7).

Para entender cómo el consumo excesivo de carbohidratos contribuye a las enfermedades cardiacas, hemos de volver al tema de la insulina. Cuando se comen carbohidratos rápidamente convertibles en azúcar, el páncreas vierte insulina en la sangre. La insulina es necesaria para transportar el azúcar desde la sangre a las células, donde se utiliza para producir energía, pero no se limita a regular el azúcar en la sangre, sino que también interviene en la regulación del almacenamiento de grasa en el cuerpo. Y las enfermedades cardiacas son fundamentalmente trastornos debidos al exceso de grasa en las arterias.

Veamos cómo ocurre esto. La insulina dirige hacia los tejidos los aminoácidos, los ácidos grasos y los productos de la descomposición de los carbohidratos. También regula la producción de colesterol. Ordena al hígado que comience a fabricar colesterol LDL (el «malo»); cuando el nivel de este colesterol es muy elevado, y se dan las circunstancias, se pega a las paredes de los vasos sanguíneos que ya han sido dañados por el estrés glucémico (nivel de azúcar demasiado elevado) y forma una placa. Y esta es la esencia de la enfermedad de la arteria coronaria y los trastornos cerebrovasculares, el tipo de enfermedad arterial que afecta el funcionamiento del cerebro y aumenta el riesgo de derrame o embolia y también de demencia.

Si se consume mucha azúcar o muchos carbohidratos de índice glucémico alto, como pastas, pan, caramelos, pasteles y patatas (y/o alcohol), y se es propensa a tener elevado el nivel de azúcar en la sangre o a la resistencia a la insulina (como lo somos alrededor del 75 por ciento), el hígado podría aumentar su síntesis de colesterol LDL, que tiende a pegarse en las paredes de los vasos sanguíneos formando placas y causando arteriosclerosis, o endurecimiento de las arterias.

La insulina también induce a los riñones a retener líquido, de una manera similar al tipo de sobrecarga de líquido que se ve en la enfermedad de la arteria coronaria y en la insuficiencia cardiaca congestiva. El exceso de insulina, por lo tanto, representa un importante riesgo de hipertensión, enfermedad de la arteria coronaria, obesidad y elevado nivel de colesterol, y no sólo de diabetes. La retención de líquido inducida por la insulina es el motivo de que las personas propensas engorden entre kilo y medio y dos kilos después de una sola comida abundante rica en carbohidratos (yo los llamo «kilos líquidos»).

La insulina y el engrosamiento de las paredes de los vasos sanguíneos

Además de todas sus otras funciones importantes, la insulina es también un factor de crecimiento: su exceso favorece el desarrollo de músculo liso en las paredes de los vasos sanguíneos, lo que contribuye a la formación de placas y es la causa de que las paredes arteriales se engrosen y se vuelvan rígidas. El exceso de azúcar en la sangre, consecuencia del consumo constante de carbohidratos, se une irreversiblemente a las moléculas de colesterol LDL que ya están adheridas a las paredes de los vasos. Este proceso morboso en los vasos sanguíneos predispone para el ataque de los radicales libres, que producen lesiones en las células similares a la oxidación en un coche.[47]

Lo principal es lo siguiente: si comemos demasiados carbohidratos de índice glucémico alto y no hacemos ejercicio, el cuerpo convierte esos carbohidratos en exceso de azúcar, grasa y colesterol LDL en la sangre. Además, cuanto mayor es el consumo de carbohidratos refinados, mayor es la inflamación celular, que es el camino común definitivo hacia la enfermedad cardiaca.[48]

Sigue una dieta que mantenga bajo el nivel de insulina, la misma que también previene el exceso de peso de la edad madura, equilibra las hormonas y mejora la piel.

Algunas mujeres mantienen normales su peso y sus niveles de colesterol comiendo muchos carbohidratos complejos, entre ellos panes de cereales integrales, y otras no (como yo y millones más). De todos modos es imposible equivocarse con una dieta compuesta principalmente de proteínas magras, grasas sanas y muchas frutas y verduras. Elige las frutas y verduras más coloridas, como arándanos, fresas, verduras de hoja verde, calabazas y coles. Estos son los alimentos que contienen más antioxidantes. Cientos de estudios han confirmado que los alimentos ricos en flavonoides, carotenoides y otros antioxidantes reducen el riesgo de enfermedad cardiovascular. Las mujeres que comen habitualmente de cuatro a cinco raciones de frutas y verduras al día (en particular las variedades de hoja verde, crucíferas y cítricas) tienen un riesgo entre un 28 y un 35 por ciento menor de sufrir un accidente cerebrovascular (un 7 por ciento menos de riesgo por cada ración).[49]

Se ha comprobado claramente que las isoflavonas y otras sustancias presentes en la soja tienen un efecto beneficioso en los niveles de lípidos en la sangre. En un análisis de 38 pruebas clínicas controladas, se llegó a la conclusión de que el consumo de proteína de soja en lugar de proteína de carne disminuye de modo importante los niveles de colesterol total, colesterol LDL y triglicéridos.[50] El consumo habitual de proteína de soja y semillas de lino molidas también se ha relacionado con menores niveles de colesterol y un menor riesgo de arteriosclerosis.[51]

Por último, aunque no menos importante, evita las grasas parcialmente hidrogenadas.

Suplementos que protegen el corazón

La que sigue es una lista de los alimentos y suplementos más estudiados en relación a su efecto protector del corazón. No es necesario tomarlos todos. Muchos se encuentran en una buena fórmula completa para mujeres. Pero otros, como una dosis mayor de vitamina C, una taza de té verde al día o un diente de ajo, son fáciles de añadir a la dieta.

Magnesio

Entre sus muchas funciones en el cuerpo, el magnesio contribuye a estabilizar la conducción eléctrica en el músculo cardiaco. También relaja los músculos lisos de los vasos sanguíneos,[52] con lo que contribuye a mantener normales la tensión arterial y el tono vascular, y ayuda a la insulina a transportar glucosa hasta las células, combatiendo el estrés glucémico. Dado que relaja todos los músculos (incluidos los de la arteria coronaria), es muy eficaz para prevenir problemas cardiacos e incluso la muerte después de un ataque al corazón. (De hecho, hasta el 40-60 por ciento de muertes por ataque cardiaco se deben a espasmos en las arterias, no a bloqueo por trombo ni a arritmia.)[53]

La insuficiencia de magnesio es relativamente común; dado que en la agricultura comercial actual se usan mucho los fertilizantes inorgánicos, nuestros alimentos tienden a ser pobres en este mineral. El procesado de los alimentos también reduce la cantidad de magnesio que contienen. El estrés emocional y mental crónico es también causa de insuficiencia de magnesio, porque las hormonas del estrés, cortisol y adrenalina, extraen el magnesio de las células, el cual luego se excreta por la orina.

Los diuréticos también producen pérdida de magnesio por la orina; a esto se debe que la toma continuada de estos fármacos se haya relacionado con la muerte súbita cardiaca. Si tomas un diurético para la hipertensión o por cualquier otro motivo, no olvides tomar magnesio, potasio y zinc además. La toma excesiva de inhibidores de la secreción ácida gástrica, como la cimetidina (Tagamet) y la ranitidina (Zantac) también podría producir una insuficiencia de magnesio. Toma de 400 a 1.000 mg de magnesio diarios repartidos en dosis, con las comidas.

En general, los cereales integrales de cultivo biológico (entre ellos el germen y el salvado de trigo) y las verduras son ricas fuentes de magnesio, como lo son la sal marina de buena calidad y las algas (el kelp, por ejemplo). Entre otras buenas fuentes están las almendras, los cacahuetes y el tofu. También se puede obtener magnesio añadiendo sales Epsom (que son sulfato de magnesio) al agua del baño, para que se absorba por la piel.

Los suplementos de magnesio vienen en varias formas, p. ej., óxido de magnesio, cloruro de magnesio y magnesio quelado (también se vende combinado con calcio). Si estás sana, comienza con 200 mg dos veces al día. Si tienes problemas cardiovasculares, aumenta la dosis a 500 mg dos veces al día (sabrás cuando has llegado a tu límite cuando las heces salgan pastosas). También hay magnesio transdérmico, en una fórmula ideada por el doctor Norm Shealy (véase «Recursos y proveedores»). Para más información sobre el magnesio, lee *The Miracle of Magnesium*, de la doctora Carolyn Dean (Ballantine Books, 2003).

Calcio

Todas las células del cuerpo necesitan calcio, incluido el sistema eléctrico del corazón. Un buen consumo de calcio contribuye a mantener normal la tensión arterial. Este mineral actúa en tándem con el magnesio, por lo tanto es importante tomarlos juntos. En general, conviene asegurarse de que el calcio esté equilibrado por el magnesio, en una proporción 1:1 o 2:1. Toma de 400 a 1.200 mg al día, con las comidas, teniendo en cuenta la cantidad de calcio que contiene tu dieta.

Antioxidantes

Miles de estudios han documentado la capacidad de los antioxidantes de resistir los daños ocasionados por los radicales libres en el corazón, los vasos sanguíneos y todos los demás tejidos del cuerpo, y mantener así la buena salud. A continuación ofrezco un repaso de mis favoritos, aunque existen otros.[54]

COENZIMA Q_{10}. Este nutriente se encuentra concentrado en las carnes de vísceras, como el hígado, los riñones y el corazón. Interviene en la producción de adenosintrifosfato (ATP), la molécula básica de energía de todas las células del cuerpo. También es un potente antioxidante. Numerosos estudios han documentado sus efectos beneficiosos en el corazón, tanto en mantenerlo sano como en sanarlo si está enfermo. (Se ha descubierto incluso que en dosis elevadas sana algunos tipos de cardiomiopatía.[55])

La coenzima Q_{10} mejora la capacidad del corazón de bombear bien la sangre; también se ha comprobado que baja la tensión arterial y reduce la insuficiencia cardiaca congestiva en quienes ya tienen cardiopatía. También es muy importante para la salud de las mamas. El nivel de coenzima Q_{10} en los músculos cardiacos puede ser diez veces mayor que en otros tejidos, porque el corazón funciona continuadamente, sin parar. Por eso cualquier trastorno que deteriore la capacidad del corazón de realizar su trabajo lo hace más vulnerable al daño de los radicales libres.

Como ya he dicho, esta coenzima se podría agotar en las mujeres que toman algún tipo de estatina para bajar el colesterol, como la lovastatina (Mevacor), la pravastatina (Pravacol) y la atorvastatina (Lipitor).[56] En estudios se ha comprobado que casi la mitad de los pacientes de hipertensión tienen insuficiencia de coenzima Q_{10}, como también que tomar 50 mg dos veces al día durante diez semanas baja de modo importante la tensión arterial.[57] A los pacientes que ya tomaban medicamento para la hipertensión, tomar coenzima Q_{10} (225 mg diarios) les disminuyó poco a poco la necesidad de tomarlo, en alrededor de cuatro meses y medio; algunos pudieron dejar el medicamento totalmente.[58] En un estudio con grupo de control con placebo, en que los participantes tomaron suplementos de coenzima Q_{10}, se comprobó que esta les redujo el riesgo de ataque al corazón y muerte en un 50 por ciento, ya fuera que estuvieran tomando estatinas o no.[59]

La dosis mínima de coenzima Q_{10} que recomiendo es de 30 mg al día. Si hay antecedentes familiares de enfermedad cardiaca, recomendaría de 60 a 90 mg diarios para prevenir el desarrollo de la enfermedad. La dosis puede subir hasta 300 o 400 mg diarios en el caso de cardiopatía avanzada.[60] Para más información, lee *The Coenzyme Q_{10} Phenomenon*, del cardiólogo doctor Stephen T. Sinatra (Keats Publishing, 1998).

CAROTENOIDES. Decenas de estudios han demostrado que las personas que comen grandes cantidades de alimentos muy pigmentados corren un menor riesgo de enfermedad cardiaca. Esos alimentos contienen abundantes carotenoides, como el betacaroteno, que disminuyen el riesgo de lesiones por radicales libres en el corazón y los vasos sanguíneos. En un estudio de personas que ya tenían una angina de pecho inestable y se les había practicado un *by-pass* en la arteria coronaria, la adición de betacaroteno a su dieta disminuyó en un 50 por ciento las crisis cardiovasculares importantes como el ataque al corazón y el derrame cerebral, la necesidad de más operaciones de *by-pass* y la muerte debida a un paro cardiaco.[61] El betacaroteno previene la oxidación de las lipoproteínas de baja densidad (LDL, el colesterol «malo»). La dosis habitual es de 25.000 UI al día, en forma de suplemento.

Sin embargo, es mejor tomar una mezcla de carotenoides en lugar de uno solo. Por ejemplo, la luteína está presente en el colesterol HDL (el «bueno») y puede prevenir la oxidación del colesterol LDL. La mejor manera de obtener luteína es comer frutas y verduras, pero también se encuentra en forma de suplemento en las tiendas de alimentos dietéticos; la dosis es de 3 a 6 mg diarios. El licopeno es otro buen antioxidante; comiendo tomates un par de veces a la semana se obtiene todo el licopeno que se necesita.

VITAMINA E. Se ha comprobado que este antioxidante mantiene «resbaladizas» las plaquetas, disminuyendo así el riesgo de que se formen coágulos o trombos. La vitamina E tiene un efecto antiinflamatorio en músculo cardiaco. También podría inhibe la arritmia y la cardiomiopatía. En el estudio Salud de las Enfermeras, a las participantes que tomaban de 400 a 800 UI de vitamina E al día se les redujo en un 30 por ciento el riesgo de ataque al corazón.[62] En el Cambridge Heart Study (Estudio del corazón), que investigó los efectos de la vitamina E en dos mil pacientes de enfermedad cardiaca documentada, se comprobó un 77 por ciento de disminución de la enfermedad cardiovascular en aquellos que tomaron entre 400 y 800 UI diarias de esta vitamina durante un año.[63]

Un metaanálisis de estudios anteriores realizado por el doctor Edgar Miller III en 2005 produjo todo un revuelo al sugerir que la toma de vitamina E en dosis elevada podría aumentar la mortalidad en adultos.[64] Sin embargo, el análisis del doctor Miller no incluyó muchos de los estudios más extensos, con miles de personas, porque el índice de mortalidad total era bajo. Ninguno de esos estudios demostraba que la vitamina E aumentara el índice de mortalidad. Por otro lado, muchos de los estudios que el doctor Miller incluyó en su análisis eran menos extensos (con menos de mil personas), y sólo esos estudios indicaban efectos adversos importantes por tomar vitamina E. Algunos de estos estímulos estudiaban segmentos de población anormales, p. ej., de adultos muy mayores que ya tenían enfermedades crónicas degenerativas. También es revelador que el análisis secundario de los investigadores indicaba que las diferencias en índices de muerte eran estadísticamente insignificantes; con la mayor dosis de vitamina E, el riesgo de muerte era más bajo en realidad. Lo principal: no sólo hay pruebas convincentes, como las del estudio Salud de las Enfermeras y el Estudio del Corazón de Cambridge, que demuestran que la vitamina E fortalece la salud cardiovascular, sino que, además, otros estudios demuestran que la vitamina E reduce de modo importante el índice de cáncer de intestino,[65] reduce el riesgo de demencia[66] e incluso enlentece el desarrollo de cataratas.[67] Sin duda la vitamina E debe formar parte de un programa de suplementos completo.

La dosis es de 200 a 800 UI al día de d-alfa-tocoferol (vitamina E natural; lee la etiqueta) o tocoferoles mezclados.

TOCOTRIENOLES. Los tocotrienoles forman parte de la familia de compuestos de la vitamina E. Comparados con la vitamina E normal son entre cuarenta y sesenta veces más potentes como antioxidantes. Tienen un efecto positivo en los tres principales factores de riesgo de enfermedad de la arteria coronaria: nivel de colesterol total, oxidación de las lipoproteínas de baja densidad (LDL o colesterol «malo») y la agregación eritrocitaria (de glóbulos rojos) que hace más probable el accidente cerebrovascular.[68] El daño de los radicales libres (estrés oxidante debido a una mala dieta, estrés psíquico, tabaco, etc.) que acompaña a la oxidación del colesterol LDL es particularmente peligroso porque puede causar graves lesiones en la paredes arteriales y venosas.

Los tocotrienoles bajan el colesterol favoreciendo la degradación natural de la enzima HMG-CoA reductasa, que controla la descomposición del colesterol LDL en el hígado. Esta es la misma enzima a la que atacan las estatinas, sólo que actúan mediante un mecanismo distinto. Por este motivo, muchas veces se puede bajar el nivel de colesterol con tocotrienoles en lugar de con estatinas.

Muchos multivitamínicos no contienen cantidades importantes de tocotrienoles, por lo que hay que añadirlos. Si deseas bajar el colesterol con tocotrienoles, toma unos 50 mg al día durante un mes y después baja la dosis a unos 30 mg (dos cápsulas al día). Si ya estás tomando un fármaco con estatina, añade tocotrienoles, porque actúan de modo sinérgico con las estatinas, aumentando así su efectividad; toma entre 30 y 55 mg diarios. Hay suplementos vitamínicos que incluyen tocotrienoles y en otros casos estos se venden por separado. También contienen tocotrienoles y los otros tipos de vitamina E las frutas frescas, las verduras de hoja verde, las almendras, los cacahuetes y el germen de trigo.

SELENIO. Se ha comprobado que este antioxidante disminuye el riesgo de lesiones causadas por los radicales libres en las paredes de los vasos sanguíneos. La dosis habitual es de 50 a 200 µg al día.

PROANTOCIANIDINAS OLIGOMÉRICAS. Las proantocianidinas pertenecen a la clase de nutrientes llamados flavonoides. El riesgo de enfermedad cardiovascular es inversamente proporcional al consumo de flavonoides.[69] Las proantocianidinas oligoméricas proceden de semillas de uva o de la corteza de pino (una marca es Pycnogenol). Este es un suplemento sin el cual yo no podría vivir, debido a sus muchos beneficios. Las proantocianidinas oligoméricas se absorben rápidamente en el torrente sanguíneo, contribuyen a regenerar el nivel de vitamina E y previenen la oxidación del colesterol LDL por los radicales libres. Además, mejoran las elasticidad de los vasos sanguíneos y de la piel, al impedir que los radicales libres dañen el colágeno, reducen o eliminan las molestias de la artritis, previenen problemas de circulación y disminuyen la coagulación excesiva de la sangre. También previenen todos los síntomas de la alergia y la fiebre del heno. La dosis habitual es de 40 a 120 mg al día.

Ácido alfa-lipoico. Es un antioxidante único, en el sentido de que es a la vez hidrosoluble y liposoluble. Esto significa que puede montar guardia contra los radicales libres en todas las partes de la célula. También se ha comprobado que contribuye a conservar los niveles intracelulares de las vitaminas C y E, y a regenerar el nivel de otro antioxidante llamado glutatión. Es útil también para el metabolismo de la insulina, y en Alemania ha sido aprobado para el tratamiento de la neuropatía diabética (lesiones en los nervios). Se ha demostrado que estimula la circulación sanguínea hacia los nervios y la piel, mejorando así su irrigación. La dosis habitual es de 50 a 200 mg al día.

Vitamina C. Este potente antioxidante protege el revestimiento endotelial de los vasos sanguíneos; también se ha comprobado que mejora la absorción del calcio y el magnesio, dos minerales esenciales para la salud del corazón. Está demostrado que una dosis de 1.000 mg diarios reduce de modo importante la presión sistólica, aunque el mecanismo no está claro. Recomiendo tomarla en forma de ácido ascórbico. Si tienes sensible el estómago, tómala en forma de ascorbato. La dosis habitual es de 1.000 a 3.000 mg diarios.

Vitaminas del grupo B y ácido fólico

Más de la mitad de las mujeres no obtienen de su dieta el ácido fólico que necesitan. Esto no sólo las pone en riesgo de tener hijos con defectos de nacimiento como la espina bífida, sino que también les aumenta el riesgo de sufrir de arteriosclerosis y enfermedad cardiaca. Se ha descubierto que las personas que tienen los mayores niveles de homocisteína tienen también los menores niveles de ácido fólico y vitaminas B_{12} y B_6. Una dosis de ácido fólico mayor que la recomendada oficialmente se ha relacionado con un menor riesgo de ataque al corazón (es posible que inhiba la agregación plaquetaria y alargue el tiempo de coagulación); también es el antídoto del exceso de homocisteína.[70] Las mujeres que tienen niveles adecuados de vitaminas B y folato sin duda están en menor riesgo de enfermedad cardiaca.[71]

Las dosis habituales son: vitamina B_6, 40-80 mg al día; vitamina B_{12}, 20 µg al día; ácido fólico, 400-800 µg al día. Siempre es mejor tomarlas junto con el resto de vitaminas del complejo B (véase el capítulo 7).

Alimentos para la salud del corazón

PESCADO. Los estudios han demostrado que 3 gramos diarios de aceite de pescado que contenga ácido eicosapentaenoico (EPA) y ácido docosa-hexaenoico (DHA) protegen el corazón porque hace más resbaladizas las plaquetas y disminuye la inflamación celular.[72] Una alternativa es comer tres raciones a la semana de pescado azul o de agua fría, como salmón, caballa, pez espada o sardinas. Una ración de 120 gramos de salmón contiene unos 200 mg de DHA.

Si no comes pescado con regularidad, complementa tu dieta con suplementos de ácidos grasos omega-3, ya sea en aceite de pescado, aceite de lino, aceite de cáñamo o DHA extraído de algas (bueno para las vegetalianas). La dosis habitual de DHA es de 100-200 mg al día; para otras grasas omega-3 la dosis es de 1.000-5.000 mg al día.

TÉ VERDE. Los flavonoides que contiene el té verde se llaman polifenoles. Estas sustancias tienen un potente efecto antioxidante, que podría ser mayor o igual al de las vitaminas C y E. Con sólo una taza de té verde al día tendrás la protección.[73]

AJO. El ajo tiene un largo historial de uso en el tratamiento de la hipertensión. En un estudio piloto se comprobó que dosis elevadas de ajo (2.400 mg de ajo desodorizado al día) reducen de modo importante la tensión arterial diastólica y sistólica. Al parecer, igual que el ácido alfa-lipoico, el ajo aumenta la actividad de las células endoteliales productoras de óxido nítrico, que relaja los vasos sanguíneos.

Numerosos estudios han demostrado también que el consumo habitual de ajo reduce el colesterol en un 10 por ciento o más, y el nivel de triglicéridos hasta en un 13 por ciento. También podría inhibir la agregación plaquetaria y la formación de coágulos o trombos.[74]

La Comisión Alemana E, que evalúa las propiedades terapéuticas de las sustancias naturales que se le proponen, recomienda una dosis equivalente a 1-4 dientes de ajo crudo fresco al día. Esta es la cantidad que según los cálculos proporciona 4.000 μg de alicina, uno de los compuestos más beneficiosos del ajo. En el mercado hay muchos buenos suplementos de ajo. Busca uno que contenga el ingrediente activo aliina, porque esta substancia es relativamente inodora hasta que se convierte en alicina en el cuerpo. Los productos que contienen aliina proporcionan todos los beneficios del ajo fresco, pero son más aceptables socialmente. Una dosis diaria debería ser de 10 mg de aliina, o un potencial total de alicina de 4.000 μg (véase «Recursos y proveedores»).

ESPINO BLANCO. En su inspirado libro *Herbal Rituals*, la excelente herbolaria Judith Berger observa que las hojas, flores o bayas del espino blanco (*Crataegus oxycantha*), en extracto preparado en agua o alcohol, es «un aliado enérgico y protector para quienes desean prevenir trastornos cardiacos transmitidos de generación en generación».[75] El extracto de bayas de espino blanco calma las palpitaciones, restablece la elasticidad de los vasos sanguíneos, reduce la acumulación de líquido en el corazón, detiene la degeneración grasa del corazón, dilata las arterias coronarias y baja la tensión arterial. Lo pueden tomar quienes ya toman medicamentos para el corazón, y es posible que permita reducir las dosis de estos medicamentos. Yo tomo mi espino blanco en infusión. Se compran bolsitas de bayas de cultivo biológico en una tienda de alimentos naturales y se remojan en agua caliente. No hay nada estandarizado en este método, pero mientras bebo la infusión me imagino creándome un corazón sano, y no tratando una enfermedad cardiaca. No se ha documentado que el espino blanco tenga algún efecto secundario adverso.

Si prefieres tomarlo en comprimido, busca un extracto estandarizado, un producto que contenga un 10 por ciento de proantocianidinas o un 1,8 por ciento de vitexina-4"-ramnósido. La dosis habitual es de 100 a 250 mg tres veces al día.

SOJA. Desde hace años los estudios han demostrado que la soja baja los niveles de triglicéridos y de colesterol total, incluido el LDL (el «malo») a la vez que eleva el del HDL (el «bueno»).[76] También se ha demostrado que reduce el nivel en la sangre de la Proteína C-reactiva (PCR o CRP)[77] y de la homocisteína,[78] ambas indicadoras de problemas cardiovasculares. Algunos estudios incluso documentan mejoría en el calibre de las arterias.[79] Esto podría deberse a sus propiedades antioxidantes, que tal vez impiden que el colesterol LDL obture las arterias.[80] Los datos han sido tan pasmosos que, el 26 de octubre de 1999, el FDA aprobó la petición de declarar que consumir 25 mg de proteína de soja al día reduce el riesgo de enfermedad de la arteria coronaria.[81]

En un estudio reciente se reemplazó una comida por batidos y barras nutritivas a base de soja y de leche. En las personas del grupo que tomaron los productos de soja los investigadores observaron una reducción del 15,2 por ciento en el nivel de colesterol total y del 17,4 en el nivel de colesterol LDL a las seis semanas, como también una reducción importante en el nivel de triglicéridos. En las personas que tomaron los productos a base de leche se comprobó una reducción del 7,9 por ciento en colesterol total y del 7,7 por ciento del LDL, y ninguna reducción en el nivel de triglicéridos.[82]

Equilibrio sodio/potasio

Disminuir el consumo de sodio y aumentar el de potasio puede ir bien para controlar la hipertensión, que es un importante factor de riesgo de problemas cardiacos y circulatorios.[83] El 60 por ciento de las personas cuya hipertensión está relacionada con el consumo de sodio pueden aliviar el efecto de éste en la tensión arterial aumentando el consumo de potasio. La insuficiencia de potasio está causada por una dieta pobre en frutas y verduras frescas y rica en sodio. Esta es la dieta de las comidas rápidas. Una dieta rica en frutas, verduras y cereales integrales proporciona entre 4.000 y 6.000 mg de potasio al día. Los diuréticos, los laxantes, la aspirina y otros fármacos también agotan el potasio. El ejercicio prolongado también es causa de pérdida de potasio: se pueden perder hasta 3.000 mg de potasio en un día sudando. Una dieta rica en potasio y pobre en sodio protege de la hipertensión, los accidentes cerebrovasculares y las enfermedades cardiacas. Se ha comprobado que los suplementos de potasio reducen de modo importante la tensión arterial sistólica y diastólica, pero tienen efectos secundarios, entre ellos náuseas, vómitos, diarrea y úlceras, si se toman en comprimido en dosis elevadas. Esto no ocurre si se aumenta el nivel de potasio sólo con la dieta.

La mayor parte de la población estadounidense tiene una proporción 1:2 de potasio/sodio, mientras que los científicos recomiendan una pro-

Alimentos que mejoran la proporción potasio/sodio	
	Proporción potasio/sodio
Patatas	110:1
Zanahorias	75:1
Manzanas	90:1
Plátanos	440:1
Naranjas	260:1

porción 5:1. Una visita a un establecimiento de pollo frito o una pizzería estropea esta proporción. Dado que las patatas, los plátanos y las manzanas son ricas fuentes de potasio, no te obsesiones demasiado por sus índices glucémicos altos. Siendo alimentos enteros, no te elevarán el nivel de insulina al extremo de causarte daño, a no ser que estén muy procesados, como las populares patatas fritas, por ejemplo. Son los carbohidratos simples de los productos de harina blanca los que deterioran las cosas en lo que se refiere a la insulina y la proporción potasio/sodio. Este es otro motivo más para que intentes incluir en tu dieta cinco raciones de frutas y verduras al día.

Puesto que a nivel celular el magnesio y el potasio actúan juntos, los niveles de ambos suelen estar bajos al mismo tiempo.

¿Y la aspirina?

En 1982 el doctor John Vane ganó el premio Nobel por demostrar que la aspirina inhibe la agregación plaquetaria en los vasos sanguíneos. Esto llevó a la generalizada recomendación de tomar aspirina para disminuir los riesgos de ataque al corazón y de accidente cerebrovascular al impedir que se formen trombos en las arterias estrechadas por la arteriosclerosis. Los estudios sugieren convincentemente que las personas que tienen indicios de isquemia en los músculos cardiacos (menor oxigenación del corazón) se pueden beneficiar tomando aspirina.[84]

En un estudio reciente de 40.000 mujeres profesionales de la salud mayores de 45 años, llamado Women's Health Study (Estudio de la Salud de las Mujeres), se comprobó que las mujeres que tomaron el equiva-

lente a una aspirina infantil día sí día no redujeron en un 17 por ciento el
riesgo de accidente cerebrovascular; pero no se vio reducción en el riesgo
de ataque al corazón. La toma de aspirina tiene sus riesgos, aunque en
dosis bajas estos son pequeños. Hubo 127 casos de hospitalización por
hemorragia gastrointestinal entre las que tomaban aspirina, comparados
con 97 casos entre las que no la tomaban.[85] (El consumo excesivo de alcohol es un conocido factor de riesgo de hemorragia gastrointestinal.)

La aspirina actúa disminuyendo la inflamación celular y la consiguiente agregación plaquetaria en los vasos sanguíneos. Pero hay otras
formas mucho más eficaces y sanas de hacer esto sin ningún posible efecto secundario.

Comer frutas y verduras. Los estudios demuestran que las mujeres que
comen de cinco a seis raciones de frutas y verduras al día disminuyen en
un 31 por ciento el riesgo de accidente cerebrovascular. El efecto más
fuerte lo tienen la verduras crucíferas, como el brécol, la coliflor, la col,
las coles de Bruselas, seguidas por las verduras de hoja verde y las frutas
cítricas y sus zumos.[86]

Comer zanahorias. La doctora JoAnn Manson y sus colegas de la Facultad de Medicina de Harvard hicieron un seguimiento de ocho años a
87.000 enfermeras, en el estudio Salud de las Enfermeras, y comprobaron
que las mujeres que comían cinco zanahorias grandes a la semana bajaron
en un 68 por ciento el riesgo de accidente cerebrovascular, en relación a
las que sólo comían una zanahoria a la semana.[87]

Beber té. Se ha comprobado que tanto el té negro como el verde tienen
efectos beneficiosos en el revistimiento endotelial de los vasos sanguíneos, lo que disminuye el riesgo de accidente cerebrovascular.[88] En el
estudio Zutphen de personas mayores, realizado en los Países Bajos,
se descubrió que los alimentos ricos en un antioxidante llamado quercetina (como las manzanas, el té y las cebollas) también disminuyen el
riesgo de accidente cerebrovascular. El consumo de té negro (cinco o
más tazas al día) disminuyó en un 69 por ciento el riesgo de accidente
cerebrovascular.[89]

Tomar tocotrienoles. Los tocotrienoles tienen el mismo efecto de la
aspirina sin el riesgo de hemorragia gastrointestinal. Tal como la aspi-

rina, disminuyen la «agregación» de las plaquetas, con el consiguiente peligro de formación de trombos, inhibiendo la producción de un factor coagulante llamado tromboxano. Puesto que la sangre más delgada, que fluye más libremente, entraña un menor riesgo de accidente cerebrovascular, ataque al corazón y ataque isquémico transitorio, los tocotrienoles tienen un efecto equivalente al de la aspirina infantil, por cuanto disminuyen la agregación plaquetaria hasta en un 15 a 30 por ciento.[90] (Si ya tomas aspirina puedes tomar tocotrienoles también, pues no aumentan de forma importante los efectos de la aspirina, si es que los aumentan.)

Comer pescado. Constantemente se ha demostrado que comer pescado o tomar aceite de pescado (u otra fuente de grasas omega-3) disminuye el riesgo de accidente cerebrovascular.[91]

¡A moverse!

El ejercicio ofrece inmensos beneficios cardiovasculares, y se ha demostrado repetidamente que reduce de modo importante el riesgo de cardiopatía, hipertensión y accidente cerebrovascular.[92] También se ha comprobado que, una vez diagnosticada la cardiopatía coronaria, un programa de ejercicio mejora la circulación sanguínea hacia el corazón al mejorar la capacidad del endotelio (revestimiento de los vasos) de mantener abiertos los vasos sanguíneos y activar la circulación por los vasos colaterales del músculo cardiaco que sirven para prescindir de los vasos obturados.[93] Los beneficios del ejercicio incluso después de un ataque al corazón son una prueba de cuánto perdonan este órgano y los vasos sanguíneos recuperándose cuando se los cuida.

El objetivo deberá ser hacer ejercicio de cinco a seis días a la semana durante al menos treinta minutos. Caminar va muy bien pero ten presente que la verdadera buena forma física incluye fuerza, flexibilidad y resistencia, por lo que la actividad debe favorecer estas tres cosas. El levantamiento de pesas, por ejemplo, forma masa muscular magra que no sólo aumenta la fuerza sino que también aumenta la velocidad metabólica; el yoga es fabuloso para la flexibilidad; la actividad aeróbica aumenta la resistencia. El ejercicio también disminuye los niveles de insulina y azúcar en la sangre y nos hace un «favor» mucho mayor en lo que respecta a la dieta, es decir, cuando hacemos ejercicio nos podemos tomar más libertades con lo que comemos.

La función de la linfa

Uno de los principales motivos de que el ejercicio tenga tanto poder sanador es que aumenta enormemente la circulación de la linfa en el cuerpo. La linfa es el líquido transparente que rezuman las células y entra en el sistema linfático, la red de vasos de pared delgada presentes en todos los órganos y tejidos del cuerpo. Los vasos linfáticos contienen pequeñas válvulas que impiden que la linfa retroceda. A intervalos a lo largo de los vasos linfáticos se encuentran unas estructuras en forma de alubia llamadas ganglios linfáticos; los principales centros de ganglios están en las ingles, el cuello y las axilas, y a lo largo de la aorta y la vena cava inferior del pecho y el abdomen. La función de los ganglios linfáticos es triple: 1) drenar y destruir las sustancias extrañas, como las bacterias y el polvo; 2) producir algunos de los glóbulos blancos llamados linfocitos, que combaten los tumores y otros invasores, y 3) producir anticuerpos que actúan en el sistema inmunitario de vigilancia. Toda la linfa se vierte finalmente en un gran vaso central situado en la cavidad torácica, llamado conducto torácico, desde el cual la linfa va a parar al corazón, para que vuelvan a mezclarse la linfa y la sangre después que los ganglios linfáticos han eliminado los desechos, las bacterias y otras impurezas.

Además del papel de mantener a raya las bacterias y otras sustancias invasoras, el sistema linfático es esencial para el mecanismo por el cual se procesan las grasas en el cuerpo. Los vasos linfáticos que drenan el intestino delgado recogen la grasa digerida de los alimentos que comemos y la introducen directamente al torrente sanguíneo, sin pasar por el hígado. Una vez que la grasa está en la sangre, podría o no depositarse en las paredes de los vasos del corazón formando las vetas grasas que finalmente producen el endurecimiento de las arterias y el comienzo de la enfermedad cardiovascular. Que ocurra o no esto depende de la dieta, de los hábitos de ejercicio y del estado emocional y psíquico.

Me entrevisté con el doctor Jerry Lemole, un importante cirujano cardiovascular de Filadelfia, que atiende a muchos pacientes de enfermedades cardiacas en fase terminal. Sus estudios de investigación sobre el papel del sistema linfático son interesantísimos y motivadores.

Conexión entre colesterol HDL y linfa

Los vasos linfáticos del corazón participan estrechamente en el proceso que lleva a la cardiopatía coronaria. Las lipoproteínas de baja densidad (LDL), el colesterol «malo», son moléculas grasas de aspecto algodonoso que se introducen en las paredes de los vasos sanguíneos a través de las grietas de la íntima (capa más interior del revestimiento del vaso). Esto tiende a ocurrir especialmente cuando el colesterol LDL está oxidado. Una vez que la molécula de LDL se queda atascada allí, suele romperse y dejar depósitos de colesterol.

Las lipoproteínas de alta densidad (HDL), el colesterol «bueno», son moléculas lisas en forma de pelota pequeña que entran en el tejido que rodea la pared del vaso sanguíneo y aspiran los depósitos de colesterol dejados por las lipoproteínas de baja densidad.

Para que las lipoproteínas de alta densidad o HDL hagan su trabajo de limpiar los depósitos de colesterol deben llegar adonde estos están situados. Esto lo hacen a través de la circulación linfática. El doctor Lemole compara estas moléculas que recogen el colesterol de las paredes arteriales con los taxis de la ciudad de Nueva York. Si se mira Manhattan desde un helicóptero, se ve un cierto número de taxis. Dado que el tráfico de Nueva York suele quedar atascado en los túneles por los que se entra y se sale de la ciudad, en cualquier momento dado hay muchos taxis retenidos allí, no disponibles en las calles para los pasajeros que los necesitan. Si se pudiera acelerar el paso de los taxis por los túneles, habría más taxis disponibles en las calles.

Lo mismo puede decirse de la capacidad de las lipoproteínas de alta densidad o HDL. Cuando la circulación de la linfa es lenta, estas moléculas sencillamente no están disponibles para recoger el exceso de colesterol en depósitos. Si se acelera la circulación de la linfa, también se mejora la eficiencia de estas lipoproteínas para engullir el exceso de grasa de las arterias.[94]

Cómo acelerar la circulación de la linfa

1. *No permanecer sentada largos periodos de tiempo.* Las mujeres que están sentadas mucho tiempo en trabajos sedentarios son más propensas a enfermar del corazón porque la circulación linfática por su caja torácica es limitada.

2. **Respirar hondo con regularidad.** Una inspiración larga y profunda por la nariz, haciendo llegar el aire hasta los lóbulos inferiores de los pulmones, seguida por una espiración enérgica, da un masaje al conducto torácico y a todos los vasos y ganglios linfáticos de la caja torácica, lo cual ayuda a las lipoproteínas de alta densidad o HDL a llegar a todos los lugares donde necesitan ir para hacer su trabajo.

3. **Moverse.** La circulación de la linfa depende de que se muevan los músculos. Cada vez que caminamos, hacemos yoga, respiramos profundamente, corremos o ejercitamos con energía los músculos, estimulamos el movimiento de la linfa. El doctor Lemole dice que el promedio del paso de proteínas por la linfa es de una a dos veces al día. Pero cuando se hace ejercicio con regularidad, este número se puede aumentar a entre tres y cinco veces al día. Así pues, el ejercicio da al cuerpo de tres a cinco oportunidades de librarse del exceso de colesterol depositado en los vasos sanguíneos que rodean el corazón.

4. **No excederse en el ejercicio.** Cuando hacemos ejercicio, en realidad aumentamos el estrés oxidante en el cuerpo, lo cual tiene por consecuencia la producción de radicales libres. Con el tiempo, esto puede hacer más daño que bien. Por eso tantos atletas de pruebas de resistencia tienen deteriorada la función inmunitaria, lo que los hace más vulnerables a infecciones y enfermedades. Esto no tiene por qué ocurrir si siempre inspiras y espiras plenamente por la nariz mientras haces ejercicio y nunca te exiges más de lo que te resulta cómodo con este tipo de respiración. (Para más información sobre esto, lee *Body, Mind, and Sport*, de John Douillard.)

El doctor Lemole recomienda caminar a una velocidad de unos 6 km por hora, lo que significa que se tarda alrededor de treinta minutos en caminar tres kilómetros. Cualquier velocidad superior a esa produce mucho estrés oxidante en el cuerpo, lo que hará necesario tomar más vitaminas antioxidantes para protegerse del posible daño. Ten presente que si haces ejercicio de modo que inspires y espires cómodamente por la nariz, tu cuerpo también estará funcionando a un ritmo que disminuye el daño de los radicales libres, porque la respiración cómoda por la nariz produce un equilibrio entre el sistema nervioso simpático y el parasimpático.

El ejercicio reduce muchos riesgos cardiovasculares, incluida la hipertensión. En un estudio se comprobó que las personas que no hacían ejercicio vigoroso con regularidad tenían un 35 por ciento más de riesgo de hipertensión que las que lo hacían. Aunque sirve haber sido activa en los años de estudios, no estarás protegida si no continúas haciendo periódicamente un ejercicio vigoroso el resto de tu vida.

La conexión corazón-estrógeno: ¿qué ocurre en realidad?

Dado que entre las mujeres de alrededor de cincuenta años aumenta la incidencia de cardiopatías y a esta misma edad comienza a bajar el nivel de estrógeno, los científicos suponían que estas enfermedades después de la menopausia tenían que estar relacionadas con la insuficiencia de estrógeno. Y puesto que los estudios han demostrado que el estrógeno baja el nivel del colesterol LDL, aumenta el del HDL y contribuye a proteger las paredes de los vasos sanguíneos, naturalmente pensaron que dar estrógeno a todas las mujeres resolvería el problema de las enfermedades cardiacas. Pero el primer estudio WHI (Women's Health Initiative) se interrumpió cuando los investigadores descubrieron que Prempro (Premarin más Provera) aumentaba el riesgo de formación de trombos, de ataque al corazón y de accidente cerebrovascular en mujeres sanas. Además, tanto en el estudio HERS (Estrogen/Progestin Replacement Study), el estudio ERA (Estrogen Replacement and Atherosclerosis), y el estudio WHI, se demostró que la terapia con estrógeno no disminuye la incidencia de ataque al corazón entre las mujeres que ya tienen una enfermedad cardiaca y que, de hecho, aumenta el riesgo durante un tiempo. Lógicamente estos resultados apagaron el desmadrado entusiasmo por recetar Premarin que caracterizó a la profesión médica durante los años noventa.[95]

Ahora ha aparecido un nuevo nubarrón en la conexión estrógeno-corazón que los científicos sospechaban desde hace tiempo. En 2006, en un análisis de los datos del estudio Salud de las Enfermeras, que escribió con sus colegas la doctora JoAnn Manson, quien fue una de las principales investigadoras en el estudio WHI, se descubrió que las enfermeras que comenzaron a tomar suplemento hormonal cerca de la menopausia sí tenían un 30 por ciento de menor riesgo de contraer enfermedad cardiaca que las mujeres que no tomaban hormonas.[96] En cambio, en las enfermeras que comenzaron la terapia hormonal diez o más años después de la menopausia no se vio ningún beneficio. En el estudio no se encontró ninguna diferencia entre las que tomaban estrógeno solo y las que lo tomaban combinado con una progesterona sintética o progestina. En el estudio también se reanalizaron los datos del estudio WHI y se confirmó que el riesgo de problemas cardiacos aumentaba en las mujeres que comenzaron a tomar suplementos hormonales diez años o más después de la menopausia (se comprobó un 22 por ciento de aumento del riesgo en aquellas que comenzaron la terapia hormonal de diez a diecinueve años después de la menopausia). Pero aquellas que la comenzaron dentro de los dos años después de su última regla experimentaron una disminución del 11 por ciento del riesgo de enfermedad cardiaca. Más sorprendente aún, en la rama del estudio WHI con solo estrógeno, publicado en 2006, se vio que las mujeres de entre cincuenta y cinco y cincuenta y nueve años tenían un riesgo un 44 por ciento menor de enfermar del corazón.

Los resultados de este último estudio tienen lógica, dado que muchísimos estudios demuestran que el estrógeno tiene un efecto beneficioso en el corazón y los vasos sanguíneos (al menos en mujeres más jóvenes).

Este es el resumen de los efectos documentados del estrógeno suplementario en el corazón y los vasos sanguíneos:

- Ejerce un efecto protector en los vasos sanguíneos y dilata las arterias coronarias (no las constriñe);[97] modifica y normaliza la función del endotelio y del músculo liso vascular.
- Tiene un efecto favorable en los niveles de lipoproteínas, colesterol y fibrinógeno, y contrarresta algunos de los efectos adversos del metabolismo de los lípidos.
- Disminuye la retención endotelial de las lipoproteínas de baja densidad (LDL) en las arterias coronarias.[98]
- Se ha empleado estrógeno como alternativa a los fármacos para bajar el colesterol, como la lovastatina y la pravastatina. Combinado con pravastatina puede incluso tener un efecto adicional sobre el colesterol y las lipoproteínas.[99]

El nuevo análisis de los datos de los estudios WHI y Salud de las Enfermeras, realizado en 2006, es decididamente interesante y alentador, y sin duda aclara en parte la confusión generada por estudios anteriores. Pero a pesar de estos datos, yo no recetaría terapia hormonal a todas las mujeres sólo para prevenir la enfermedad cardiaca. Hay que tomar en cuenta muchísimos otros factores, entre ellos los posibles riesgos de cáncer de mama y de accidente cerebrovascular. Como siempre, es necesario que la mujer y su médico tomen la decisión en colaboración con su intuición y sabiduría corporal.

Cómo amar y respetar a nuestro corazón

Las energías del amor, el entusiasmo, la alegría y la pasión realmente vigorizan al corazón. Para favorecer la salud cardiaca hay que tener un objetivo, una pasión, una razón para vivir.

Muchas mujeres enferman del corazón cuando, por diversos motivos, ya no tienen el corazón puesto en su trabajo o en su vida. No hace mucho una clienta mía de ochenta y cinco años, muy sana, sin el menor indicio de enfermedad cardiaca, me dijo que creía que no viviría muchos años más; su marido de noventa años había estado hospitalizado por enfermedad cardiaca y no había vuelto a su estado normal de salud. Me dijo: «Llevamos sesenta años casados. Yo no podría seguir viviendo sin él». Es bien sabido que en muchas parejas mayores los cónyuges mueren a las pocas semanas de la muerte del otro. Incluso en la profesión médica a esto se le llama «morir de corazón roto».

En la edad madura, más que nunca, el corazón nos llama hacia el hogar. Hemos de recordar que en cada comportamiento, sea favorecedor o pernicioso para la salud, hay emociones que son procesadas por el corazón y todo el sistema cardiovascular; y que detrás de cada emoción hay una creencia, una percepción de la realidad. Los pensamientos y creencias que sustentan el amor propio y la autoestima favorecen la salud, el bienestar y el estilo de vida y comportamientos que los apoyan. Cuanto más cuidamos de nosotras mismas, de verdad, mejor es nuestra salud.

Las emociones que no podemos expresar o encarar con franqueza y elegancia se nos introducen en el cuerpo y dirigen nuestro comportamiento, es así de sencillo. En la edad madura esta verdad se revela pasando con la fuerza de un tren de carga.

Aunque se ha dicho que «el hogar está donde está el corazón», según mi experiencia el hogar es también el lugar donde se rompe más fácilmente el corazón. Uno de los grandes desafíos de la edad madura es sentirnos a gusto, en casa, con nosotras mismas. Esto sólo podemos hacerlo permitiéndonos llegar al corazón del asunto, y nuestras emociones siempre nos llevan al interior. Muchísimas mujeres recurren a la adicción (a la comida, al alcohol, al tabaco, al exceso o la insuficiencia de ejercicio o a las drogas recreativas) como forma de evitar los sentimientos que las llevarían a encontrarse a sí mismas, al hogar. Sólo logrando el equilibrio emocional llegaremos a sentirnos verdaderamente a gusto, en casa, con nosotras mismas. Solamente aprendiendo a equilibrar nuestras emociones estaremos dispuestas a perseverar en la dieta sana, el ejercicio y los programas de suplementos que sanan el corazón. Aunque te sugiero seguir las orientaciones dietéticas y de ejercicio que he explicado, creo que es aún más importante que aprendas a amarte y aceptarte a ti misma. Este viaje a casa siempre es intenso, y muchas veces doloroso, pero siempre, siempre, vale la pena.

Una de mis amigas perimenopáusicas cuya madre tuvo una enfermedad mental, y que sabía que siempre había recurrido a la comida para poder arreglárselas con la locura de tener que cuidar de su madre y de sus hermanos menores, me contó que, cuando cumplió los 43 años, logró por fin darse permiso para sentir realmente el dolor de todos esos años de su infancia y olvidarlo. «Recuerdo la primera vez que estuve sentada en la consulta de mi terapeuta y me permití sentir el pánico absoluto que llevaba dentro a consecuencia del miedo de enfermar igual que mi madre. Y en ese momento comprendí por qué muchas veces las personas que tienen graves problemas de peso no logran bajar los kilos de más o si lo logran los recuperan en seguida. Prefieren atiborrarse de comida y ser obesas a permitirse sentir la intensidad de la desesperación y el sufrimiento que llevan dentro.» Afortunadamente mi amiga tiene muchísima fe, y con la ayuda de Dios se permitió por fin sacar a la luz todos esos viejos sentimientos, proceso que le llevó varios meses y le costó muchas lágrimas.

Ella atribuye a esto el haber pasado por la menopausia sin ningún síntoma. Ya no usa la comida para sofocar sus emociones y ha mantenido estable su peso durante más de diez años. La única salida era pasar por ese proceso.

Tengas o no síntomas cardiacos como palpitaciones, hipertensión, colesterol elevado, dolor de pecho, dolor de mandíbula, dolor del brazo o cualquier otro indicio de enfermedad cardiaca, si deseas prevenir esta enfermedad para no sufrirla en el futuro, te debes a ti misma aprender el lenguaje de tu corazón.

Los animales domésticos nos ensanchan el corazón

Una de las primeras cosas que hice después de que mi marido se marchó de casa fue ir a un refugio de animales a adoptar dos gatos, algo que desde hacía tiempo deseaba hacer; mi marido era alérgico a los gatos. Pocas cosas me han hecho tanto bien y beneficiado tanto mi salud como mis dos gatos, *Buddy* y *Francine*. Una de mis amigas maduras de Nueva York, profesional que tiene un trabajo muy dinámico, se compró un perro hace poco. «Es cierto que la felicidad es un cachorro cariñoso», me dijo. «¡Qué maravilloso es despertar cada mañana y encontrarse con un amor tan incondicional! Todos lo quieren en el edificio en que vivo. Y cuando lo saco a pasear, hago todo tipo de nuevas amistades.» La literatura científica sobre los beneficios para la salud de los animales domésticos confirma sin el menor asomo de duda que el amor incondicional que estos animales aportan a nuestra vida nos sana el corazón.

Aunque los animales no pueden ofrecernos todos los diferentes tipos de apoyo que necesitamos los seres humanos, de todos modos nos dan compañía, seguridad y la sensación de ser necesarios. También nos conectan con el mundo que nos rodea, y nos enfocan la atención fuera de nosotros mismos, lo cual es muy útil para quienes sufren de depresión. El doctor Larry Dossey, internista que ha investigado exhaustivamente el poder sanador de la oración, llama «oración con cuatro patas» a los animales de compañía.

La presencia de un animal doméstico en casa se ha relacionado con una menor reactividad cardiovascular, lo cual significa que su influencia nos estabiliza los vasos sanguíneos y el ritmo cardiaco. Se ha descubierto que las personas tienen más lento el ritmo cardiaco y más baja la tensión arterial cuando están con sus animales. Esto se traduce en miles de menos latidos a lo largo de meses y años. En un estudio realizado en el Brooklyn College se comprobó que los animales domésticos hacen más lento el ritmo cardiaco incluso entre personas de personalidad tipo A muy estresadas y nerviosas.[100]

Los animales domésticos de todo tipo bajan la tensión arterial. Se ha comprobado que acariciar a un perro reduce la tensión arterial de estudiantes sanos, ancianos hospitalizados y adultos hipertensos. Cuando una persona les habla a sus pájaros, le baja la tensión arterial un promedio de 1 punto. Se ha comprobado que contemplar los peces de un acuario baja la tensión a menos de la normal en estado de reposo. También se ha descubierto que, cuando los niños están sentados callados y leyendo, su tensión arterial es más baja si hay un perro en la habitación.[101]

El cariño y el apoyo que ofrecen los animales domésticos se ha relacionado con una mayor supervivencia entre pacientes de cardiopatía coronaria, al margen de su estado civil o situación o circunstancias de su vida. Aaron Katcher y Erika Friedmann, investigadores de la Universidad de Pensilvania, comprobaron que las personas que tenían animales domésticos vivían más tiempo después de un ataque al corazón que aquellas que no los tenían.[102] Estudios posteriores han demostrado que entre las personas que sufren de ataque al corazón, el índice de muerte de las que tienen animales domésticos es cinco veces menor que el de las que no los tienen.[103] Si no puedes tener un animal doméstico, haz algún trabajo voluntario en un refugio de animales o visita a personas que los tengan. Los animales domésticos son un tónico cardiaco sin efectos secundarios.

El intelecto sabe, sin duda, pero el corazón siempre gana

Me ha llevado la mitad de la vida saber una cosa de cierto: el intelecto existe para servir a la sabiduría del corazón. Sin embargo, nuestra sociedad conducida por el intelecto nos lleva a creer que es al revés. Así pues, esperamos el próximo fármaco o avance tecnológico, pensando que nos salvará. Pero al final, la sabiduría del corazón siempre gana.

Ni todos los fármacos ni técnicas del mundo pueden reparar un corazón roto ni sanar a una persona cuyo corazón ya no está en el juego de la vida. Los impulsos eléctricos que se miden en un electrocardiograma son sesenta veces más fuertes que los de las ondas cerebrales que se miden en un electroencefalograma. Así pues, cuando hay un conflicto entre el intelecto y el corazón, siempre gana el corazón. Y la única manera de sanar las verdaderas aflicciones del corazón es sentirlas totalmente, tener fe en un poder superior a nosotros y luego vivir la vida en toda su plenitud.

Mi receta para prevenir y sanar la enfermedad cardiaca

• Comprende que cada corazón se sana a sí mismo si se le da el espacio y el permiso para sentir lo que necesita sentir.

- Ten la disposición a entrar en los lugares no sanados de tu corazón con valentía y compasión. Cuando conectas íntimamente con tu dolor y sufrimiento y te comprometes a sanarlos, finalmente llegas a la alegría o dicha que es tu estado natural. Y también descubres que tienes muchísima menos dificultad para mantener el corazón abierto hacia los demás. Tu sola presencia se convierte en parte de la curación de las personas que te rodean, ya que comprenden que no están solas y que también son dignas de franca aceptación.

- Debes saber que parte del Gran Misterio consiste en que algunas personas abran sus corazones a sí mismas y hagan el trabajo de sanar y otras no. De todos modos, conserva la esperanza y la compasión, por débiles que te parezcan.

- En lugar de echarnos encima la insostenible carga de pensar que sanar a los demás es nuestro trabajo, debemos recordar que el mayor regalo que podemos hacer a otra persona es un corazón sano, dichoso y compasivo. Y eso es, y siempre será, un trabajo interior.

- Se consiga o no un nuevo animal doméstico, un nuevo trabajo o una nueva pareja, la edad madura es un periodo de renacimiento. El corazón recién abierto de la madurez es tierno, verde y nuevo. No permitas que te lo pisen; aprende a protegerte; pide ayuda y date permiso para recibirla. Abre tu corazón, cuida de él y deja que te lleve a casa.

Epílogo

La calma después de la tormenta

Después de mi divorcio, un día de invierno me levanté a las seis para ir a mi clase de ejercicio en Portland. Aunque el informe del tiempo decía que estaba lloviendo, abrí la puerta muy decidida y me encontré ante una tormenta de nieve que se acumulaba a unos cinco centímetros por hora. Decidí ir a mi clase de todos modos; al fin y al cabo soy veterana en los inviernos de nieve hasta la cintura del oeste de Nueva York. Cuando tomé la autopista hacia el sur, observé que la visibilidad era casi nula y me pasó por la cabeza la idea de volver, pero, con mi característico estoicismo, continué, segura de que la tormenta amainaría de un momento a otro. De pronto patinó el coche y comenzó a girar en círculo, descontrolado, en dirección hacia la valla de protección; me preparé para el choque, pensando al mismo tiempo si sobreviría a la andanada de coches que venían detrás. Cuando choqué contra la valla cubierta de nieve, que amortiguó el golpe, me preparé para los siguientes choques. Por milagro los coches lograron frenar a tiempo. Vacilante, sin saber muy bien qué hacer, puse la marcha, volví a entrar en la autopista y continué lentamente mi camino hacia Portland. Cuando entré en la ciudad ya no nevaba y acabé asistiendo a mi clase. Aunque estaba afectada, los daños sufridos por el coche fueron en gran parte superficiales, sólo una abolladura en el lado izquierdo del parachoques de atrás. Me sentí muy afortunada; podría haber muerto.

Tuve la impresión de que ese accidente era una especie de representación energética rápida de mi perimenopausia, rematada por la ruptura de mi matrimonio y de partes de mi personalidad que debían morir si quería mantenerme sana y crecer. El accidente ocurrió casi exactamente al año del día en que mi marido y yo nos separamos y comenzamos los trámites del divorcio. Durante ese año, una fuerza sobre la que yo no tenía control había zarandeado mi vida y mi personalidad anterior, igual que mi coche en el hielo de ese camino. A pesar de mis peores temores, al final fui capaz de continuar adelante por mi propio poder. Y aunque en esos momentos me pareció que el efecto de la ruptura podría destruir una parte esencial de mí, el daño, como el del coche, resultó ser en gran parte superficial. Mi vida ya no parecía un cuadro perfecto, como en otro tiempo. Sin embargo, descubrí que lo único verdaderamente importante que se rompió fue la muy protegida y consoladora ilusión de que algo o alguien exterior a mí podía y debía salvarme de vivir la vida que estaba destinada a vivir. Después de veinticuatro años de matrimonio, había logrado pasar un año sin un hombre. Había sobrevivido a mucha aflicción y sufrimiento, descubrí que era capaz de mantener a mis hijas y mantenerme a mí misma y, aunque afectada, había salido más intrépida que antes.

La mañana siguiente a mi accidente desperté a un hermoso día soleado, con mis dos gatos durmiendo a los pies de la cama. Sí, estaba sola en la casa; sí, mi nido estaba vacío; pero mi corazón estaba más lleno de amor, alegría y fe en el futuro de lo que había estado hacía más de un año. Era libre, y por primera vez en mi vida podía crear el resto de mi vida según mis condiciones, en lugar de tratar de complacer a otras personas, ya fueran mis padres, mis profesores, mi marido o mis hijas.

También comprendí, en la misma médula de mis huesos, que debía apreciar mis momentos de soledad en casa, porque podrían no durar eternamente. Si conocía a un hombre con el cual pudiera ser totalmente yo misma, compartiendo con él mi vulnerabilidad y mi competencia, y valorando en él la misma mezcla de cualidades, me encantaría volver a tener pareja. Pero por ahora sé que mi principal relación es la que tengo conmigo misma. Ya no puedo perderme a mí misma en una relación con alguien ni anteponer el bienestar de nadie al mío. Así pues, en esta fase de transición de mi vida estoy saboreando todas las puestas de sol y todas las mañanas de despertar a nuevas posibilidades y nuevas aventuras.

Encuentre o no a esa pareja de vida, sé que no estoy sola. Y tampoco lo estás tú, estés o no casada, tengas o no hijos o vivas en comunidad o no. Tú y yo formamos parte de un enorme grupo de mujeres capaces, sanas y seguras de sí mismas que están redefiniendo lo que significa ser mujer en la mitad de la vida, física, emocional, económica y espiritualmente. Vuelven a nosotras todas esas cosas que nos apasionaban en la adolescencia, pero esta vez tenemos las habilidades, las conexiones y el entendimiento necesarios para actuar según nuestra pasión y hacerla realidad. Una vez que nos convertimos en la verdadera pareja de nuestro espíritu en la edad madura, no sólo restablecemos nuestra fe en nosotras mismas, sino que también nos convertimos en una fuerza que hay que tomar en cuenta.

En la primera edición de este libro escribí: «Cada mañana me miro en el espejo y me gusta la mujer que veo. Me gusta su fuerza física y emocional y su corazón compasivo, un corazón que ha sido roto pero que ahora se está volviendo lo suficientemente valiente para volver a amar, si (y sólo si) encuentro a alguien que me corresponda sin pedirme que comprometa ninguna parte de mí misma». Ahora, seis años después de escribir esto, ya he encontrado por fin a esa persona especial que me ama sin exigirme compromisos. ¡Yo! Me llevó un tiempo, pero después de que aprendí a aceptarme, celebrarme y disfrutar realmente, claro, también encontré a un hombre maravilloso que se enorgullece de mí y es capaz de celebrarme además. Tuve que cambiar por dentro para que el cambio se reflejara en el exterior en una verdadera relación. Esto siempre es así, sin excepciones.

Estamos despertando juntas, tú y yo. No permitas que nadie te diga que las pasiones que en estos momentos te estremecen hasta el fondo de tu ser son simplemente una tormenta hormonal. No permitas que nadie te diga que pides demasiado o que debes ser más «realista». Tus pasiones son reales y te están pidiendo que actúes según ellas. Pero no te aterres si sientes algún dolor. Siempre que damos a luz algo importante, como la nueva relación con nuestra alma que es posible en la edad madura, hay dolores de parto. No hay necesidad de hacer esta transición de la noche a la mañana. Tenemos meses, incluso años.

No olvides nunca que la gran sabiduría de la vida viene en la menopausia; hay mucho poder en esto. Aunque los principales medios de comunicación tratan de hacer casi invisibles a las mujeres de edad madura, estamos en un momento decisivo. Hay una masa crítica en nosotras, y comenzamos a conocer nuestro poder. Todavía nadie sospecha cuánto podemos realizar cuando nos metemos en nuestros negocios, iglesias, clubes y familias y, callada y pacíficamente, como los sigilosos misiles que somos, nos ponemos a cambiarlo todo para mejorarlo.

¿Qué ocurre cuando cada una de nosotras, a su manera única, comienza a negarse a recitar los parlamentos que le han entregado, se niega a desempeñar los papeles que ha heredado de las mujeres que la precedieron, mujeres que hicieron lo mejor que sabían pero cuyo papel ahora está tan obsoleto como el que yo elegí desempeñar en mi matrimonio allá por los años setenta?

Se calcula que, en el año 2008, las mujeres de 50 a 65 años ya serán el mayor grupo demográfico de Estados Unidos. Y por primera vez en la historia humana, el dinero que estaremos empleando será dinero ganado por nosotras. ¿Qué ocurre cuando despertamos al poder que siempre ha estado ahí pero que nuestra madre y nuestras abuelas no cogieron porque se las convenció de no hacerlo? ¿Qué ocurre cuando, dados nuestro número y las circunstancias de nuestros años de formación, despertamos y comprendemos que las personas que hemos estado esperando somos nosotras? Cuando flexionemos nuestros músculos económicos, mentales y físicos y pongamos nuestro dinero y nuestra energía donde están nuestros ideales, el mundo cambiará de modos que reflejen nuestra sabiduría femenina innata, que tiene la capacidad de beneficiar no sólo a las mujeres, sino también a los hombres, los niños y los demás seres vivos de este planeta.

Notas

Capítulo 1. La menopausia pone la vida bajo un microscopio

1. J. Sams y D. Carson, *Medicine Cards*, Bear & Co., Santa Fe, 1988, p. 150.

Capítulo 2. El cerebro se enciende en la menopausia

1. L. J. Seymour (ed.), «News from Redbook», *Redbook*, abril 1999, p. 16.
2. D. A. Oren y otros, «An open trial of morning ligth therapy for treatment of antepartum depression», *Am. J. of Psychiatry*, 159 (4), abril 2002, pp. 666-669.
3. C. Larsson y J. Hallman, «Is severity of premenstrual symptoms related to illness in the climateric?», *J. Psychosomatic Obstetrics & Gynecology*, 18, 1997, pp. 234-243; C. Novaes y O. P. Almeida, «Premenstrual syndrome and psychiatric morbidity at the menopause», *J. Psychosomatic Obstetrics & Gynecology*, 20, 1999, pp. 56-57; J. C. Arpels, «The female brain hypoestrogenic continuum from PMS to menopause: A hypothesis and review of supporting data», *J. Reproductive Medicine*, 41 (9), 1996, pp. 633-639.
4. P. Schmidt y otros, «Differential behavioral effects of gonadal steroids in women with and in those without premenstrual syndrome», *NEJM*, 338 (4), 1998, pp. 209-216.
5. Véase nota 3: C. Larsson y J. Hallman, «Is severity...?»; C. Novaes y O. P. Almeida, «Premenstrual...».
6. T. Benedek y B. Rubenstein, «Correlation between ovarian activity and psychodinamic processes: The ovulatory phase», *Psychosomatic Medicine*, 1 (2), 1939, pp. 245-270.
7. G. R. Weitoft y otros, «Mortality among lone mothers in Sweden: A population study», *Lancet*, 355, 2000, pp. 1215-1219.
8. S. E. Taylor y otros, «Biobehavioral responses to stress in females: Tend-and-befriend, not fight-or flight», *Psychol. Rev.*, 109 (4), octubre 2002, pp. 745-750.
9. A. Herzog, «Neuroendocrinology of epilepsy», en S. C. Schacter y O. Devinsky (eds.), *Behavioral Neurology and the Legacy of Norman Geschwind*, Williams & Wilkins, Lippincott (Filadelfia), 1997, pp. 235-236; K. E. Moyer, *The Psychology of Aggression*, Harper & Row, Nueva York, 1976; I. Albert y otros, «Inter-male social aggression in rats: Suppression by medical hypothalamic lesions independently of enhanced defensiveness of decreased testicular testosterone», *Physiology & Behavior*, 39, 1987, pp. 693-698; R. M. Post, «Transduction of psychosocial stress into the neurobiology of recurrent affective disorder», *Am. J. Psychiatry*, 149, 1992, pp. 999-1010.

10. M. Linehan, *Skills Training Manual for Treating Borderline Personality Disorder*, Guilford Press, Nueva York, 1993, p. 143.

11. A. G. Herzog, «Perimenopausal depression: Possible role of anomalous brain substrates», *Brain Dysfunction*, 2, 1989, pp. 146-154.

12. J. E. Ledoux, «Sensory systems and emotions: A model of affective processing», *Integrative Psychiatry*, 4, 1986, pp. 237-243. Para un análisis completo de este aspecto, véase M. L. Schulz, *Awakening Intuition*, Harmony, Nueva York, 1998, pp. 113-135; hay traducción al castellano: *Despierta tu intuición*, Ediciones Urano, Barcelona, 1999.

13. L. Musante y otros, «Potential for hostility and dimensions of anger», *Health Psychology*, 8, 1989, p. 343; M. A. Mittleman y otros, «Triggering of acute MI onset of episodes of anger», *Circulation*, 92, 1995, pp. 1720-1725. Para una lista completa de los estudios científicos que documentan los factores emocionales de riesgo de ataque al corazón, véase M. L. Schulz, obra citada en nota anterior, cap. 9, pp. 216-250; en la versión castellana, pp. 271-311.

14. S. Porges y otros, «Infant regulaiton of the vagal «brake» predicts child behavior problems: A psychobiological model of social behavior», *Developmental Psychobiology*, 29 (8), 1996, pp. 697-712; S. Porges, «Vagal tone: A physiological marker of stress vulnerability», *Pediatrics*, 90, 1992, pp. 498-504; Y. Donchin y otros, «Cardiac vagal tone predicts outcome in neurosurgical patients», *Critical Care Medicine*, 20, 1992, pp. 941-949.

15. C. Heim y otros, «Pituitary-adrenal and autonomic responses to stress in women after sexual and physical abuse in childhood», *JAMA*, 284 (5), 2000, pp. 592-596.

16. Bruce Lipton, *The Biology of Belief*, Elite Books, Santa Rosa (California), 2005. Versión en castellano: *La biología de la creencia*, Palmyra, Madrid, 2007.

17. Doctora M. L. Schulz, neurocientífica conductista y neuropsiquiatra, comunicación personal, 20 marzo 2000.

18. B. A. Van DerKolk, «The body keeps the score: approaches to the psychobiology of posttraumatic stress disorder», en *Traumatic Stress: The Effects of Overwhelming Experience on Mind, Body, and Society*, Guilford Press, Nueva York, 1996. Versión en castellano: *Estrés traumático: los efectos en la mente, cuerpo y sociedad de las experiencias que sobrecogen al ser humano*, Drug Farm, Madrid, 2002.

19. B. H. Clow, *The Liquid Light of Sex: Kundalini Rising at Midlife Crisis*, Bear & Co., Berkeley, 1996. Este libro es completo; contiene cuadros para determinar cuándo exactamente ocurrirán o han ocurrido los pasajes esenciales en nuestra vida, lo que nos permite sacar el máximo beneficio de lo que de otro modo podríamos considerar una crisis sin sentido.

Capítulo 3. Encuentro con nosotras mismas: de la dependencia a una autonomía sana

1. Yo aprendí a hacer esto mediante el proceso llamado Proprioceptive Writing [Escritura propioceptiva], enseñado por Linda Metcalf y Tobin Simon.

2. E. M. Brody, *Family at Risk in Alzheimer's Disease*, National Institute of Mental Health, Bethesda (Maryland), 1996, pp. 2-49, DHHS Publication n.° 89-1569.

3. Las investigaciones de Julie Brines, socióloga de la Universidad de Washington que estudia a las llamadas parejas en situación invertida, se exponen en «Excuse me, I'm the Breadwinner», *Money for Women Magazine*, mayo-junio, 2000, pp. 16-17.
Estos son los informes: Los hombres cuyas esposas ganan todo el dinero de la familia dedican un promedio de cuatro horas menos a las labores domésticas que los hombres que ganan igual que sus parejas. Cuando el marido trabaja y la mujer se queda en casa, el marido dedica tres horas a la semana a labores domésticas mientras su mujer dedica las veinticuatro horas. Cuando marido y mujer trabajan y ganan igual cantidad de dinero, el marido hace nueve horas de trabajo doméstico por semana mientras su mujer hace dieci-siete horas. Pero cuando la mujer trabaja y el marido se queda en casa, sólo dedica cinco horas a la semana a labores domésticas mientras la mujer dedica dieciséis horas por semana.

Capítulo 4. «Esto no puede ser la menopausia, ¿verdad?» La base física del cambio

1. J. Randolph y M. F. Sowers, «Research on perimenopausal changes in 500 Michigan women», en *Midlife Women's Health Sourcebook*, American Health Consultants, Atlanta, 1999.

2. S. M. McKinlay y otros, «The normal menopausal transition», *Maturitas*, 14, 1992, p. 103; A. E. Treloar y otros, «Menstrual cyclicity and the peri-menopause», *Maturitas*, 3, 1981, p. 249.

3. K. Munster y otros, «Length and variation in the menstrual cycle: a cross-sectional study from a Danish county», *British J. Obstetrics & Gynecology*, 99 (5), 1992, p. 422; M. E. Collett y otros, «The effect of age upon the pattern of the menstrual cycle», *Fertility & Sterility*, 5, 1954, p. 437.

4. G. Rannevik, «A longitudinal study of the perimenopausal transition: Altered profiles of steroid and pituitary homrones, SHBG and bone mineral density», *Maturitas*, 21, 1995, p. 103.

5. C. B. Coulam, S. C. Adamson y J. F. Annegers, «Incidence or premature ovarianfailure», *Am. J. Obstetrics & Gynecology*, 67 (4), 1986, pp. 604-606; T. Miyake y otros, «Acute oocyte loss in experimental autoimmune oopho-ritis as a possible model of premature ovarian failure», *Am. J. Obstetrics & Gynecology*, 158 (1), 1988, pp. 186-192; C. B. Coulam, «Premature gona-dal failure», *Fertility & Sterility*, 38, 1982, p. 645; H. J. Gloor, «Autoimmu-ne oophoritis», *Am. J. Clinical Pathology*, 81, 1984, pp. 105-109; M. Leer, B. Patel, M. Innes y otros, «Secondary amenorrhea due to autoimmune ovarian failure», *Australian, New Zealand J. Obstetrics & Gynecology*, 20, 1980, pp. 177-179; International Medical News Service, «Evidence of autoimmune etiology in some premature menopause», *OB-GYN News*, 20 (21), noviembre 1985, pp. 1, 30.

6. S. Sumiala y otros, «Salivary progesterone concentrations after tubal sterilization», *Obstetrics & Gynecology*, 88. 1996. pp. 792-796.

7. S. Aksel y otros, «Vasomotor symptoms, serum estrogens and gonadotropin levels in sugical menopause», *Am. J. Obstetrics & Gynecology*, 126, 1976, pp. 165-169; H. L. Judd y D. R. Meldrum, «Physiology and pathophysiology of menstruation and menopause», en S. L. Romney, M. J. Gray, A. B. Little y otros (eds.), *Gynecology and Obstetrics: The Health Care of Women*, McGrawHill, Nueva York, 1981, 2.ª ed., pp. 885-907.

8. «Saliva as a Diagnostic Fluid», *Proceedings of the New York Academy of Sciences*, 694, 20 septiembre 1993, pp. 1-348; H. P. Lawrence, «Salivary markers of systemic disease: noninvasive diagnosis of disease and monitoring of general health», *J. Can. Dent. Assoc.*, 68 (3), marzo 2002, pp. 170-174; R. F. Vining, «Possibilities and pitfalls», *J. Steroid Biochem.*, 27 (1-3), 1987, pp. 81-94; L. A. Bothby, P. L. Doering y S. Kipersztok, «Bioidentical hormone therapy: A review», *Menopause*, 11 (3), mayo-junio 2004, pp. 356-67; D. Rakel (ed.), *Integrative Medicine*, Saunders, Filadelfia, 2003.

9. M. S. Massoudi y otros, «Prevalence of thyroid antibodies among healthy middle-aged women. Findings from the thyroid study in healthy women», *Annals of Epidemiology*, 5 (3), 1995, pp. 229-233.

10. W. McK. Jeffries, *The Safe Uses of Cortisone*, Charles C. Thomas, Springfield (Illinois), 1996.

11. J. Guthrie y otros, «Hot flushes, menstrual status, and hormone levels in a population-based sampel of midlife women», *Obstetrics & Gynecology*, 94, 1996, pp. 437-442.

12. H. Leonetti y otros, «Trandermal progesterone cream for vasomotor symptoms and postmenopausal bone loss», *Obstetrics & Gynecology*, 94, 1999, pp. 225-228.

13. R. R. Freedman y S. Woodward, «Behavioral treatment of menopausal hot flashes: Evaluation by ambulatory monitoring», *Am. J. Obstetrics & Gynecology*, 167, 1992, pp. 436-439; S. W. Stevenson y D. J. Delprato, «Multiple component self-control program for menopausal hot flashes», *J. Behavioral Therapy & Experimental Psychology*, 14 (2), 1983, pp. 137-140; A. D. Domar y H. Dreher, *Healing Mind, Healthy Woman*, Delta, Nueva York, 1997, pp. 291-292.

Capítulo 5. La terapia hormonal sustitutiva: elección personal

1. Writing Group for the Women's Health Initiative Investigators, «Risks and benefits of estrogen plus progestin in healthy postmenopausal women: Principal result from the Women's Health Initiative randomized controlled trial», *JAMA*, 288, 2002, pp. 327-333.

2. J. V. Lacey y otros, «Menopausal horme replacement therapy and risk of ovarian cancer», *JAMA*, 288, 2002, pp. 334-341.

3. F. Grodstein, J. E. Manson y M. J. Stampfer, «Hormone therapy and coronary hearth disease: The role of time since menopause and age at hormone

initiation», *J. Womens Health (Larchmt.)*, 15 (1), enero-febrero 2006, pp. 35-44.

4. L. Shen, S. Qiu, Y. Chen, F. Zhang y otros, «Alkylation of 2'-deoxynucleosides and DNA by the Premarin metabolite 4-hydroxyequilenin semiquinone radical», *Chemical Research in Toxicology*, 11, 1998, pp. 94-101; B. Bhavnani, «Pharmacokinetics and pharmacodynamics of conjugated equine estrogens: Chemistry and metabolism», *Proceedings of the Society for Biological Medicine*, 217 (1), 1998, pp. 6-16; F. Zhang y otros, «The major metabolite of equilin, 4-hydroxyequilin, autoxidizes to an σ-quinone which isomerizes to the potent cytotoxin 4-hydroxiequilenin-σ-quinone», *Chemical Research in Toxicology*, 12, 1999, pp. 204-213.

5. W. Cole y otros, «The estrogen dilemma», *Time*, 26 junio 1995, reportaje principal, pp. 46-53.

6. J. Brody, «Sorting through the confusion about hormone replacement therapy», New York Times, 3 septiembre 2002.

7. C. Shaak, «Restoration of early luteal phase hormone levels in menopausal women by transdermal application of progesterone, estradiol, and testosterone», en prensa. Nota: en este estudio se usó la siguiente fórmula patentada de hormonas bioidénticas llamada TransproET: 150 mg de progesterona, 0,5 mg de estradiol y 0,5 mg de testosterona por centímetro cúbico (cc) de crema. Las pacientes debían aplicarse una parte (1/8-1/4) de una cucharadita de crema, normalmente dos veces al día, según sus niveles hormonales endógenos. Para más información, escribir a Dr. Shaak, a WomanWell, 405 Great Plain Avenue, Needham, MA 02492, teléfono 781-453-0321; J. Hargrove y otros, «Absorption of estradiol and progesterone delivered via Jergens lotion used as hormone replacement therapy», sesión mediante cuadros presentada en la reunión anual de la North American Menopause Society en Filadelfia, 1998.

8. J. T. Hargrove y J. Beckum, «Utility of estradiol and progesterone suspended in propylene glycol and administered by the drop for more accurate individualization of HRT», presentado en la reunión anual de la North American Menopause Society en Nueva York en septiembre de 1999.

9. A. Follingstad, «Estriol, the forgotten hormone», *JAMA*, 239 (1), 1978, pp. 29-39; H. Lemon, «Clinical and experimental aspects of the antimammary carcinogenic activity of estriol», *Frontiers of Hormonal Research*, 5 (1), 1977, pp. 155-173; H. Lemon, «Estriol prevention of mammary carcinoma induced by 7,12-dimethylbenzathracene and procarbazine», *Cancer Research*, 35, 1975, pp. 1341-1353; H. Lemon, «Oestriol and prevention of breast cancer», *Lancet*, 1 (802), 1973, pp. 546-547; H. Lemon, «Pathophysiologic considerations in the treatment of menopausal patiens with oestrogens: The role of oestriol in the prevention of mammary cancer», *Acta Endocrinologica*, 233 (suplemento), 1980, pp. 17-27; H. Lemon, H. Wotiz, L. Parsons y otros, «Reduced estriol excretion in patients with breast cancer prior to endocrine therapy», *JAMA*, 196, 1966, pp. 1128-1136.

10. G. M. Heimer y D. E. Englund, «Effects of vaginally administered oestriol on postmenopausal urogenital disorders: A cytohormonal study», *Maturitas*, 3, 1992, pp. 171-179; C. S. Iosif, «Effects of protracted admin-

istration of estriol on the lower urinary tract in postmenopausal women», *Archives of Gynecology and Obstetrics*, 3 (251), 1992, pp. 115-120; A. L. Kirkengen, P. Andersen, E. Gjersoe y otros, «Oestriol in the prophylactic treatment of recurrent urinary tract infections in postmenopausal women», *Scandinavian Journal of Primary Health Care*, junio 1992, pp. 139-142; K. Raz y W. Stamm, «A controlled trial of intravaginal estriol in postmenopausal women with recurrent urinary tract infections», *NEJM*, 329, 1993, pp. 753-756.

11. The American College of Obstetricians and Gynecologists, «Cognition and dementia», *Obstetrics and Gynecology*, 104 (sup. 4), 1 octubre 2004, pp. 25-40.

12. L. Speroff y otros, *Clinical Gynecologic Endocrinology and Infertility*, Lippincott, Williams & Wilkins, Filadelfia, 1999, 6ª ed., pp. 56-64.

13. L. Speroff, «Commentary: Postmenopausal therapy reduces the risk of colorectal cancer», *OB/GYN Alert*, septiembre 1999, p. 35.

14. R. R. Love, L. Cameron, B. L. Connell y H. Leventhal, «Symptoms associated with tamoxifen treatment in postmenopausal women», *Arch. Intern. Med.*, 151, 1991, pp. 1842-1847.

15. S. J. Zimminski y otros, «Induction of tamoxifen-dependent rat mammary tumors», *Cancer Res.*, 53, 1993, pp. 2937-2939; W. Powell-Jones y otros, «Influence of anti-oestrogens on the specific binding in vitro of (3H)oestradiol by cytosol of rat mammary tumors and human breast carcinomata», *Biochem. J.*, 150, 1975, pp. 71-75; P. M. Vancutsem y otros, «Frequent and specific mutations of the rat p53 gene in eptocarcinomas induced by tamoxifen», *Cancer Res.*, 54, 1994, pp. 3864-3867; S. Shuibutani y otros, «Miscoding potential of tamoxifen-derived DNA adducts: Alpha-(N2-deoxiguanosiny) tamoxifen», *Biochem.*, 36, 1997, pp. 13010-13017; R. Simon, «Discovering the truth about tamoxifen: Problems of multiplicity in statistical evaluation of biomedical data», *J. Natl. Cancer Inst.*, 87, 1995, pp. 627-629.

16. H. Koenig y otros, «Progesterone synthesis and myelin formation by Schwann cells», *Science*, 268, 1995, pp. 1500-1503.

17. Cuando hacía mis prácticas como residente en el St. Margaret's Hospital de Boston a mediado de los años setenta, veía a mujeres cercanas a los cuarenta años y más que tenían muchos hijos y continuaban quedando embarazadas año tras año hasta que aceptaban hacerse histerectomía para evitar más embarazos. Sus vidas, creencias y biología están en claro contraste con las de la profesional actual de 36 años que, ya al cumplir los 35, empezó a preocuparse de que no iba a poder quedar embarazada. Nuestras creencias tienen efectos sutiles pero potentes en nuestra biología, efectos confirmados por los estudios de investigación. Brant Secunda es un chamán estadounidense formado por los indios huichol, que viven en una remota región de México. Brant dice que entre las mujeres huichol es normal quedar embarazadas pasados los cincuenta años y en algunos casos ya pasados los sesenta. La doctora Alice Domar, del Centro de Medicina Cuerpo Mente Beth Israel Diaconess, informa de un 50 por ciento de aumento de embarazos entre

mujeres que antes eran infértiles, la mayoría profesionales mayores de 30 y 40 años, cuando participan en programas caracterizados por un grupo de apoyo, relajación profunda y atención el cuidado de sí mismas. Estos embarazos se han hecho posibles gracias a la capacidad de la mente y las creencias para influir en los niveles hormonales que más favorecen la concepción.

18. S. Hully y otros, «Randomized trial of estrogen plus progestin for secondary prevention of coronary heart disease in postmenopausal women», *JAMA*, 280, 1998, pp. 605-618; J. M. Sullivan y otros, «Progestin enhances vasoconstrictor responses in postmenopausal women receiving estrogen replacement therapy», *Menopause*, 4, 1995, pp. 193-197; J. K. Williame y otros, «Effects of hormone replacement therapy on reactivity of atherosclerotic coronary arteries in cynomologous monkeys», *J. Am. Coll. Cardiol.*, 24, 1994, pp. 1757-1761; P. Sarrel, «The differential effects of oestrogens and progestins on vascular tone», *Human Reproduction Update*, 5 (3), 1999, pp. 205-209.

19. G. W. K. Tang, «The climacteric of Chinese factory workers», *Maturitas*, 19, 1994, pp. 177-182.

20. C. B. Hammond, «Women's concerns with hormones replacement therapy-compliance issues», *Fertility & Sterility*, 62 (supl. 2), 1994, pp. 1575-1605.

21. El estudio PEPI (Postmenopausal Estrogen/Progestin Intervention), «Effects of estrogen or estrogen/progestin regimens on heart disease risk factors in postmenopausal women», *JAMA*, 273, 1995, pp. 199-206.

22. The American College of Obstetricians and Gynecologists, «Coronary disease», *Obstetrics and Gynecology*, 104 (sup. 4), 1 octubre 2004, pp. 415-485.

23. K. Yaffe, L.-Y. Lui, D. Grady, J. Cauley, J. Kramer y S. R. Cummings, «Cognitive decline in women in relation to non-protein-bound estradiol concentrations», *Lancet*, 356 (9231), 2000, pp. 708-712.

24. F. Grodstein, P. A. Newcomb y M. J. Stampfer, «Postmenopausal hormone therapy and the risk of colorectal cancer: A review and meta-analysis», *Am. J. Medicine*, 106 (5), 1999, pp. 574-582.

25. G. Kolata, «Citing risks, U.S. will halt study of drugs for hormones», *New York Times*, 9 julio 2002.

Capítulo 6. Alimentos y suplementos para apoyar el cambio

1. T. Hudson, «A pilot study using botanical medicine in the treatment of menopausal symptoms», National College of Naturophatic Medicine and the Bastyir University of Natural Health Sciences, Portland (Oregón), 1994.

2. V. E. Tyler, *The Honest Herbal: A Sensible Guide to the Use of Herbs and Related Remedies*, Haworth Press, Binghampton (Nueva York), 1993, 3ª ed.

3. M. I. Elghamry y I. M. Shihata, «Biological activity of phytoestrogens», *Planta Medica*, 13, 1965, pp. 352-357.

4. D. Knight y J. Eden, «A review of the clinical effects of phytoestrogens, Part 2», *Obstetrics & Gynecology*, 87 (5), 1996, pp. 897-904; R. S. Kaldas, y C. L. Hughes, «Reproductive and general metabolic effects of phytoestrogens in mammals», *J. Reproductive Toxicology*, 3, 1989, pp. 81-89.

5. D. P. Rose, «Dietary fiber, phytoestrogens, and breast cancer», *Nutrition*, 8, 1992, pp. 47-51.

6. T. Tamaya y otros, «Inhibition by plant herb extracts of steroid bindings in uterus, liver, and serum of the rabbit», *Acta Obstetrica Gynecologica Scandinavia*, 65, 1986, pp. 839-842.

7. K. Yoshiro, «The physiological actions of tan-kwei and cnidium», *Bull. Oriental Healing Arts Institute USA*, 10, 1985, pp. 269-278; M. Harada, M. Suzuki y Y. Ozaki, «Effects of Japanese *Angelica* root and peony root on uterine contraction in the rabbit *in situ*», *J. Pharmacol. Dynam.*, 7, 1984, pp. 304-311; D. P. O. Zhu, «Dong quai», *Am. J. Chinese Medicine*, 15, 1987, pp. 117-125.

8. K.-J. Bohnert, «The use of *Vitex agnus-castus* for hyperprolactinemia», *Quarterly Review of Natural Medicine*, primavera 1997, pp. 19-20; American Botanical Council, *Kommission E monograph: Agnus casti fructus (chaste tree fruits)*, Fort Worth (Tejas), 1992.

9. E. M. Duker y otros, «Effects o extracts from *Cimicifuga racemosa* on gonadotropin release in menopausal women and ovariectomized rats», *Planta Medica*, 57, 1991, pp. 420-424.

10. A. Cassidy, S. Bingham y K. Setchell, «Biological effects of a diet of soy protein rich in isoflavonas on the menstrual cycle of premenopausal women», *Am. J. Clin. Nutr.* 60, 1994, pp. 333-340; J. W. Anderson y otros, «Effects of soy protein on renal function and proteinuria in patiens with Type 2 diabetes», *Am. J. Clin. Nutr.*, 68 (supl. 6), 1998, pp. 1347-1353.

11. W. W. Wong, W. C. Heird y E. O. Smith, «Potential health benefits of soy in postmenopausal women», informe presentado en la Experimental Biology Meeting, San Diego (California), abril 2000.

12. D. Foth y J. M. Cline, «Effects of mammalian and plant estrogens on mammary glands and uteri of macaques», *Am. J. Clin. Nutr.*, 68 (supl.), 1998, pp. 1413-1471.

13. M. Scheiber y K. Setchell, «Dietary soy isoflavonas favorably influence lipids and bone turnover in healthy postmenopausal women», Endocrine Society's 81st Annual Meeting Synopsis, junio 1999.

14. X. G. Zhuo, M. K., Melby y S. Watanabe, «Soy isoflavone intake lowers serum LDL cholesterol: A meta-analysis of 8 randomized controlled trials in humans», *J. Nutr.*, 134, septiembre 2004, pp. 2395-2400.

15. J. W. Anderson, B. M. Johnstone y M. E. Cook-Newell, «Meta-analysis of the effects of soy protein intake on serum lipids», N. Engl. J. Med., 333 (5), 3 agosto 1995, pp. 276-282.

16. W. L. Hall y otros, «Soy isoflavone-enriched foods and inflammatory biomarkers of cardiovascular disease risk in postmenopausal women: Interactions with genotype and equol production», Am. J. Clin. Nutr., 82 (6), diciembre 2005, pp. 1260-1268.

17. S. Desrochesm y otros, «Soy protein favorably affects LDL size independently of isoflavones in hypercholesterolemic men and women», *J. Nutr.*,
134 (3), marzo 2004, pp. 574-579; C. Nagata y otros, «Soy product intake
is inversely associated wit serum homocysteine level in premenopause Japanese women», *J. Nutr.*, 133 (3), marzo 2003, pp. 797-800.
18. FDA (Food & Drug Administration), Department of Health and Human
Services, texto de conferencia: «FDA approves new health claim for soy
protein and coronary heart disease» (T99-48), 1999.
19. K. William, «Interactive effects of soy protein and estradiol on arterial
pathobiology», sesiones científicas anuales de la American Heart Association, Orlando, noviembre 1997.
20. P. Alexandersen y otros, «Ipriflavone in the treatment of postmenopausal osteoporosis: A randomized controlled trial», *JAMA*, 285 (11), 2001,
pp. 1482-1488.
21. A. H. Roudsari y otros, «Assessment of soy phytoestrogens' effects on bone
turnover indicators in menopausal women with osteopenia in Iran: A before
and after clinical trial», *Nutrition Journal*, 4, 29 octubre 2005, p. 30.
22. M. R. Bennink, L. D. Thiagarajan y otros, «Dietary soy is associated with
decreased cell proliferation rate and zone in the colon mucosa of subjects
at risk for colon cancer», moción presentada en la American Institute for
Cancer Research Meeting, septiembre 1999; información de Reuters Health
News Service.
23. B. Bruce, G. A. Spiller y L. Holloway, «Soy isoflavones do not have an anti-
thyroid effect in postmenopausal women over 64 years of age. Experimental Biology», San Diego, Health Research and Studies Center, Los Altos,
CA 94022, 15-18 abril 2000; Palo Alto VA Health Care System, Palo Alto,
CA 94034; A. M. Duncan y otros, «Soy isoflavones exert modest hormonal
effects in menopausal women», *J. Clinical Endocrinology & Metabolism*,
84 (1), 1999, pp. 192-197; A. M. Duncan y otros, «Modest hormonal effects
of soy isoflavones in postmenopausal women», *J. Clinical Endocrinology
& Metabolism*, 84 (10), 1999, pp. 3479-3484.
24. P. Albertazzi y otros, «The effect of dietary soy supplementation on hot
flashes», *Obstetrics & Gynecology*, 91, 1998, pp. 6-11.
25. Ibíd.
26. K. Dupree y otros, «Effects of soy on quality of life in postmenopausal
women», The Endocrine Society Annual Meeting, San Diego, California,
4-7 junio 2005.
27. R. Handayani y otros, «Soy isoflavones alter expression of genes associated
with cancer progression, including interleukin-8, in androgen-independent
pc-3 human prostate cancer cells», *J. Nutr.*, 136 (1), enero 2006, pp. 75-82;
P. Thelen y otros, «Pharmacological potential of phytoestrogens in the
treatment of prostate cancer», *Urologe A.* [E. pub. antes de imprimir], alemán; G. A. Sonn, W. Aronson y M. S. Litwin , «Impact of diet on prostate
cancer: A review», *Prostate Cancer Prostatic Dis.*, 8 (4), 2005, pp. 304-310.
28. H. Aldercreutz y otros, «Determination of urinary lignans and phytoestrogen
metabolites, potential antiestrogens and anticarcinogens in urine of women

on varios habitual diets», *J. Steroid Biochemistry*, 25 (5B), 1986, pp. 791-797.

29. H. Aldercreutz, «Does fiber-rich food containing animal lignan precursors protect agains both colon and breast cancer? An extension of the «fiber hypothesis»», *Gastroenterology*, 86 (4), 1984, pp. 761-764; M. Jenab y otros, «The influence of flaxseed and lignans on colon carcinogenesis and beta-glucuronidase activity», *Carcinogenesis*, 17 (6), 1996, pp. 1343-1348; P. V. Johnstone, «Flaxseed oil and cancer: Alpha-linolenic acid and carcinogenesis», en S. C. Cunnane y L. U. Thompson (eds.), *Flaxseed in Human Nutrition*, AOCS Press, Champaign (Illinois), 1995; M. Serraino y otros, «The effect of flaxseed supplementation on early risk markers for mammary carcinogenesis», *Cancer Letter*, 60, 1991, pp. 135-142; M. Serraino y otros, «The effect of flaxseed supplementation on the initiation and promotional stages of mammary tumorigenesis», *Nutrition & Cancer*, 17, 1992, pp. 153-159.

30. J. W. Lampe y otros, «Urinary lignan and isoflavonoid excretion in premenopausal women consuming flaxseed powder», *Am. J. Clin. Nutr.*, 60, 1994, pp. 122-128; Y. Mousavi y otros, «Enterolactone and estradiol inhibit each other's proliferative effect on MCF and breast cancer cells in culture», *J. Steroid Biochemistry & Molecular Biology*, 41, 1992, pp. 615-619.

31. M. L. Bierenbaum y otros, «Reducing atherogenic risk in hyperlipemic humans with flaxseed supplementation: A preliminary report», *J. Am. College Nutrition*, 12 (5), 1993, pp. 501-504.

32. E. Middleton & C. Kandaswami, «Potential health-promoting properties of citrus bioflavonoids», *Food Technology*, noviembre 1994, pp. 115-119.

33. Estoy en deuda con Maureen Manetti, M.Ac., y su madre, Fern Tsao, por su ayuda en la preparación de esta sección sobre medicina china tradicional y la menopausia.

34. P. Vernejoul y otros, «Étude des méridiens d'acupuncture par les traceurs radioactifs», *Bulletin Académie Nationale Médicine*, 169 (7), 1985, pp. 1071-1075.

Capítulo 7. Plan de alimentación para la menopausia: programa para equilibrar las hormonas y prevenir el engrosamiento de la edad madura

1. J. T. Fine, G. A. Colditz, E. H. Coakley y otros, «A prospective study of weight change and health-related quality of life in women», *JAMA*, 282, 1999, pp. 2136-2142.

2. *Dr. Atkins' New Diet Revolution* fue el libro de dieta número uno en ventas a fines de los años noventa. Los estudios de investigación que respaldan este libro son sensatos aunque polémicos.

3. Un estudio clínico de la dieta Atkins, presentado a la Southern Society of General Internal Medicine de Nueva Orleans (1999) por el doctor Eric Westman, prominente investigador y catedrático ayudante de medicina de la Universidad Duke de Carolina del Norte, no demostró ningún efecto

adverso en las funciones renal y hepática de las 41 personas moderadamente obesas estudiadas, que limitaron su consumo de hidratos de carbono a menos de 20 g diarios. También tomaron un suplemento multivitamínico-mineral y otro de aceite de pescado, e hicieron ejercicio tres veces a la semana. El estudio Durham duró cuatro meses y las personas participantes bajaron un promedio de nueve kilos cada una. Sus niveles de colesterol bajaron un 6,1 por ciento y los de triglicéridos, un 40 por ciento, mientras los niveles del colesterol protector HDL subieron alrededor de un 7 por ciento. La tensión arterial y la composición corporal también experimentaron cambios favorables. Los resultados del estudio Durham fueron respaldados por un segundo estudio, más extenso, de 319 personas con sobrepeso u obesas, realizado en un periodo de un año en el Atkins Center for Complementary Medicine de Nueva York. Los resultados fueron similares, acabando con toda preocupación sobre los posibles riesgos de esta dieta. Sin embargo, en muchos trastornos perimenopáusicos es posible que ni siquiera la dieta Atkins sea tan eficaz como en otras fases de la vida, ni como lo es en los hombres.

4. N. K. Fukagawa y otros, «Effect of age on body composition and resting metabolic rate», *Am. J. Physiology*, 259, 1990, p. 233.
5. J. L. Groff y S. Gropper, *Advanced Nutrition and Human Metabolism*, Wadsworth, Belmont (California), 2000, pp. 147, 252, 447.
6. G. M. Reaven, *Syndrome X: Overcoming the Silent Killer That Can Give You a Heart Attack*, Simon & Schuster, Nueva York, 2000.
7. J. Eriksson y otros, «Early metabolic defects in persons at increased risk for non-insuli-dependent diabetes mellitus», *NEJM*, 321, 1989, pp. 337-343; S. Lillioja y otros, «Insulin resistance and insulin secretory dysfunction as precursors of non-insulin-dependent diabetes mellitus: Prospective studies of the Pima Indians», *NEJM*, 329, 1993, pp. 1988-1992.
8. G. M. Reaven, «Roleof insulin resistance in human disease», *Diabetes*, 37, 1988, pp. 1595-1607; I. Zavaroni y otros, «Risk factors for coronary artery disease in healthy persons with hyperinsulinemia and normal glucose tolerance», *NEJM*, 320, 1989, pp. 702-706.
9. M. M. Fuh y otros, «Abnormalities of carbohydrate and lipid metabolism in patients with hypertension», *Arch. Intern. Med.*147, 1987, pp. 1035-1038; I. Zavaroni y otros, «Evidence that multiple risk factors for coronary disease exist in persons with abnormal glucose tolerance», *Am. J. Medicine*, 83, 1987, pp. 609-612.
10. J. Nestler y otros, «Ovulatory and metabolic effects of D-chiroinositol in the polycystic ovary syndrome», *NEJM*, 340, 1999, pp. 1314-1320.
11. R. Kazer, «Insulin resistance, insulin-like growth factor 1 and breast cancer: A hypothesis», *International J. Cancer*, 62 (4), 1995, pp. 403-406.
12. P. F. Bruning, J. M. Bonfrer y otros, «Insulin resistance and breast-cancer risk», *International J. Cancer*, 52 (4), 1992, pp. 511-516; S. Seely, «Diet and breast cancer: The possible connection with sugar consumption», *Medical Hypotheses*, 11, 1983, pp. 319-327.
13. P. F. Bruning y otros, ibíd.
14. R. Kazer, obra citada en nota 11.

15. Z. Huang, W. C. Willet, G. A. Colditz y otros, «Waist circumference, waist: hip ratio, and risk of breat cancer in the Nurses's Health Study». *Am. J. Epidemiology*, 150 (12), 1999, pp. 1316-1324. El doctor Zhi-ping Huang, de la Facultad de Salud Pública de Harvard, y sus colegas estudiaron la relación entre contorno de cintura y razón de cintura-cadera con el subsiguiente riesgo de cáncer de mama. Se comprobó que aquellas mujeres cuyo contorno de cintura estaba entre los 81 y 91 cm tenían un riesgo de cáncer 1,5 veces mayor que el normal, mientras aquellas cuyo contorno de cintura estaba entre los 91 y 140 cm tenían casi el doble de riesgo que las mujeres cuyo contorno de cintura estaba entre los 63,5 y 71 cm. La adiposidad abdominal va acompañada por un exceso de andrógenos y una mayor conversión de andrógenos en estrógeno en el tejido adiposo. El estudio también concluyó que «todas las usuarias de hormonas posmenopáusicas están en mayor riesgo de cáncer de mama, independientemente de la obesidad central».

16. R. D. Wild y otros, «Lipoprotein lipid concentrations and cardiovascular risk in women with polycystic ovarian syndrome», *J. Clinical Endocrinology & Metabolism*, 61, 1985, p. 946; K. Rexrode y otros, «Abdominal adiposity and coronary heart disease in women», *JAMA*, 280, 1998, pp. 1843-1848.

17. Z. Huang y otros, obra citada en nota 15.

18. L. Gillespie, *The Menopause Diet Mini Meal Cookbook*, Healthy Life Productions, Beverly Hills (California), 1999, p. 3.

19. J. Michnobicz, «Environmental modulation of estrogen metabolism in humans», *International Clinical Review*, 7, 1987, pp. 169-173; K. E. Anderson, «The influence of dietary protein and carbohydrate on the principal oxidative biotranformations of estradiol in normal subjets», *J. Clinical Endocrinology & Metabolism*, 59 (1), 1984, pp. 103-107.

20. R. G. Cutler, «Carotenoids and retinol: Their possible importance in determining longevity of primate species», *Proceedings of the National Academy of Sciences*, 81, 1984, pp. 7627-7631.

21. M. Murakoshi y otros, «Potent preventive action of alpha-carotene against carcinogenesis», *Cancer Research*, 52, 1992, pp. 6583-6587.

22. S. Franceschi y otros, «Tomatoes and risk of digestive-tract cancers», *International J. Cancer*, 59, 1994, pp.181-184.

23. E. C. Opara y otros, «L-glutamine supplementation of a high fat diet reduces body weight and attenuates hyperglycemia and hyperinsulinemia in C57BL/6J mice», *J. Nutrition*, 126 (1), 1996, pp. 273-279; L. L. Rogers y otros, «Voluntary alcohol consumption by rats following administration of glutamine», *J. Biological Chemistry*, 214, 1955, pp. 503-507.

24. G. Hornstra, «Essential fatty acids in mothers and their neonates», *Am. J. Clin. Nutr.*, 71 (supl.), 2000, pp. 1262-1269.

25. Este concepto lo presentan los doctores Mary Dan Eades y Michael Eades, autores de *Protein Power* (Bantam, Nueva York, 1996), y he comprobado que es cierto. Hay que tener presente, sin embargo, que es posible producir demasiada insulina por comer un exceso de cualquier cosa, y también durante periodos de estrés, aunque no haya ningún hidrato de carbono presente.

26. Ray Strand, *Healthy for Life: Developing Healthy Lifestyles That Have a Slide Effect of Permanent Fat Loss*, Real Life Press, Rapid City (Dakota del Sur), 2005, pp. 228-229.

27. P. Ianoli y otros, «Glucocorticois epregulate intestinal nutrient transport in a time-dependent substrate-specific fashion», *Gastrointestinal Surgery*, 2 (5), 1998, pp. 449-457.

28. J. E. McGuigan, «Peptic ulcer and gastritis», en K. Isselbacher y otros (eds.), *Harrison's Principles of Internal Medicine*, vol. 2, McGraw-Hill, Nueva York, 194, 13ª ed., p. 1369.

29. M. Murray y J. Pizzorno, *Encyclopedia of Natural Medicine*, Prima Publishing, Rocklin (California), 1998; J. van Marle y otros, «Deglycyrrhizinised licorice (DGL) and renewal ofthe rat stomach epithelium», *European J. Pharmacology*, 72, 1981, pp. 219-275.

Capítulo 8. Creación de salud y poder pelvianos

1. J. M. Helms, «Acupuncture for the management of primary dysmenorrhea», *Obstetrics & Gynecology*, 69 (1), 1987, pp. 51-56.

2. L. A. Lepine y otros, «Hysterectomy surveillance-United States, 1980-1993», *MMWR*, 46, 1997, pp. 1-15.

3. L. Bradley y J. Newman, «Uterine artery embolization for treatment of fibroids: From scalpel tu catheter», *The Female Patient*, 25, 2000, pp. 71-78.

4. S. West, *The Hysterectomy Hoax*, Doubleday, Nueva York, 1994.

5. C.-R. Garcia y W. B. Cutler, «Preservation of the ovary: A reevaluation», *Fertility & Sterility*, 42 (4), 1984, pp. 510-514.

6. W. B. Cutler, «Human sex-attractant pheromones: discovery research, develoment, and application in sex therapy», *Psychiatric Annals*, 29, 1999, pp. 54-59.

7. H. Hasson, «Cervical removal at hysterectomy for bening disease: Risks and benefits», *J. Reproductive Medicine*, 58 (10), 1993, pp. 781-789.

8. K. Carlson, B. Miller y F. Fowler, «The Maine Women's Health Study. I. Outcomes of hysterectomy», *Obstetrics & Gynecology*, 83, 1994, pp. 556-565.

9. T. J. Rohner hijo y J. F. Rohner, «Urinary incontinence in America: The social significance», en P. D. O'Donnel (ed.), *Urinary Incontinence*, Mosby-Yearbook, St. Louis (Missouri), 1997.

10. N. Resnick, «Improving treatment of urinary incontinence», *JAMA*, 280 (23), 1998, pp. 2034-2035.

11. M. Pandit y otros, «Quantification of intramuscular nerves within the female striated urogenital sphincter muscles», *Obstetrics & Gynecology*, 95, 2000, pp. 797-800.

12. N. Bathia, D. C. H. Tchou y otros, «Pelvic floor musculature exercises in treatment of anatomical urinary stress incontinence», *Physical Therapy*, 68, 1988, pp. 652-655; A. Diokno, «The benefits of conservative management in SUI», *Contemporary Urology*, 8, 1996, pp. 34-48.

13. A. Singla, «An update on the management of SUI», *Contemporary Ob/Gyn*, 45 (1), 2000, pp. 68-85.

14. K. Burgio y otros, «Behavioral vs. drug treatment for urge incontinence in older women: A randomized trial», *JAMA*, 280 (23), 1998, pp. 1995-2000.
15. N. Galloway y otros, *Multicenter trial: Extracorporeal magnetic resonance therapy (EMRT) for the treatment of stress urinary incontinence*, Primera Consulta sobre Incontinencia, Mónaco, junio-julio, 1998, Extracto 31.
16. S. D. Eckford, S. R. Jackson, P. A. Lewis y otros, «The continence control pad —a new external occlusion device in the management of stress incontinence», *British J. Urology*, 77, 1996, pp. 538-540.
17. D. Staskin y otros, «Effectiveness of a urinary control insert in the management of SUI: Early results of a multicenter study», *Urology*, 47, 1996, pp. 629-636.
18. G. Lose y E. Versi, «Pad-weighing tests in the diagnosis and quantification of incontinence», *International J. Urogynecology*, 3, 1996, pp. 324-328; E. Versi y otros, «Evaluation of the home pad test in the investigation of female urinary incontinence», *British J. Obstet. Gynaecol.*, 103, 1996, pp. 162-167.
19. G. W. Davila y otros, «The bladder neck support prosthesis: A non-surgical approach to stress urinary incontinence in adult women», *Am. J. Obstetrics & Gynecology*, 171, 1994, pp. 206-211.
20. A. Bergman y G. Elia, «Three surgical procedures for genuine stress incontinence. Five-year follow-up of a prospective randomized study», *Am. J. Obstetrics & Gynecology*, 173, 1995, pp. 66-71.
21. A. Singla, obra citada en nota 12.
22. R. P. Santarosa y J. G. Blaivas, «Periurethral injection of autologous fat for the treatment of sphincteric incontinence», *J. Urology*, 151, 1994, pp. 607-611; C. R. BArd, «PMAA submission to U.S. Food & Drug Administration for IDE #G850010».
23. K. Burgio y otros, obra citada, nota 13.

Capítulo 9. Sexualidad y menopausia: mitos y realidad

1. U. Hartmann y otros, «Low sexual desire in midlife and older women: Personality factors, psychological development, present sexuality», *Menopause*, 11 (6, parte 2), 2004, pp. 726-740.
2. R. Basson, «Recent advances in women's sexual function and dysfunction», *Menopause*, 11 (6, parte 2), noviembre/diciembre 2004, pp. 714-725.
3. *NAMS Supplement - Update on Sexuality at Menopause and Beyond: Normative, Adaptive, Problematic, Dysfunctional*, North American Menopause Society, vol. 11, núm. 6, noviembre 2004, pp. 708-786.
4. J. Bancroft, J. Loftus y J. S. Long, «Distress about sex: A national survey of women in heterosexual relationships», *Archives of Sexual Behavior*, 32 (3), junio 2003, pp. 193-208.
5. P. Sarrel y M. I Whitehead, «Sex and menopause: defining the issues», *Maturitas*, 7, 1985, pp. 217-224.
6. R. H. van Lunsen y E. Laan, «Genital vascular responsiveness and sexual feelings in midlife women: Psychophysiologic, brain, and genital imaging

studies», *Menopause*, 11 (6, parte 2), noviembre/diciembre 2004, pp. 741-748.

7. N. Avis y otros, «Correlates of sexual function among multi-ethnic middle-aged women: Results from the Study of Women's Health Across the Nation (SWAN)», *Menopause*, 12 (4), agosto 2005, pp. 385-398; L. Dennerstein y P. Lehert, «Women's sexual functioning, lifestyle, mid-age, and menopause in 12 European countries», *Menopause*, 11 (6, parte 2), noviembre/diciembre 2004, pp. 778-785.

8. K. Bergmark y otros, «Vaginal changes and sexuality in women with a history of cervical cancer», *NEJM*, 340, 1999, pp. 1383-1389.

9. L. Savage, *Reclaiming Goddess Sexuality*, Hay House, Carlsbad (California), 1999 p. 23.

10. S. Bondansky y V. Bondansky, Extended Massive Orgasm: *How You Can Give and Receive Intense Sexual Pleasure*, Hunter House, Alameda (California). Versión en castellano: *Sobre el orgasmo*, Random House Mondadori, Barcelona, 2002.

11. P. Love y J. Robinson, *Hot Monogamy: Essential Steps to More Passionate, Intimate Lovemaking*, Dutton, Nueva York, 1994, p. 371.

12. D. F. Hurlburth, «The role of assertiveness in female sexuality: a comparative study between sexually assertive and non-sexually assertive women», *J. Sex. & Marital Ther.*, 12, 1991, pp. 183-190; Z. Hoch y otros, «An evaluation of sexual performance comparison between sexually dysfunctional couples», *J. Sex. & Marital Ther.*, 17, 1981, pp. 90-102.

13. L. Zussman y otros, «Sexual responses after hysterectomy-oophorectomy: recent studies and reconsideration of psychogenesis», *Am. J. Obstetrics & Gynecology*, 40 (7), 1981, pp. 725-729.

14. G. A. Bachman, «Correlates of sexual desire in postmenopausal women», *Maturitas*, 3, 1985, pp. 725-729.

15. A. Graziottin y R. Basson, «Sexual Dysfunction in women with premature menopause», *Menopause*, 11 (6, parte 2), noviembre-diciembre 2004, pp. 766-777.

16. J. L. Alexander y otros, «The effects of postmeopausal hormone therapies on female sexual functioning: A review of double-blind, randomized controlled trials», *Menopause*, 11 (6, parte 2), noviembre-diciembre 2004, pp. 749-765.

17. P. Sarrel, «Sexuality and menopause», *Obstetrics & Gynecology*, 75 (4, supl.), 1990, pp. 26-35; P. Sarrel, «Sex problems after menopause: A study of 50 married couples treated in a sex counseling programme», *Maturitas*, 4 (4), 1982, pp. 231-239.

18. R. H. van Lunsen y E. Laan, obra citada en nota 6.

19. P. Sarrel, obra citada en nota 17, 1990.

20. P. Sarrel y otros, «Estrogen and estrogen-androgen replacement in postmenopausal women dissatisfied with estrogen-only therapy», *J. Reproductive Medicine*, 43 (10), 1998, pp. 847-856; B. Sherwin y otros, «Differential symptom response to parenteral estrogen and/or androgen administration in the surgical menopause», *Am. J. Obstetrics & Gynecology*, 151, 1985, pp. 153-160.

21. P. Love y J. Robinson, obra citada en nota 11, pp. 73-76, comentando el estudio de P. Schreiner-Engel, «Sexual arousability and the menstrual cycle», *Psychosomatic Medicine*, 43, 1981, pp. 1999-2212.
22. G. Collins, «Safe sex: Important at any age», *The Female Patient*, 20, 2000, pp. 4-8.
23. P. Love y J. Robinson, obra citada en nota 11, pp. 234-235.

Capítulo 10. Nutrición del cerebro: sueño, depresión y memoria

1. D. L. Bliwise y otros, «Prevalence of self-reported poor sleep in a healthy population age 50-65», *Social Science Medicine*, 34 (49), 1992, p. 49.
2. J. K. Walsh y otros, «Insomnia», en S. Chokroverty (ed.), *Sleep Disorders Medicine: A Comprehensive Textbook*, Butterworth, Stoneham (Massachusetts), 1992, p. 100.
3. A. Rapkin y otros, «Progesterone metabolite allopregnenolone in women with premenstrual syndrome», *Obstetrics/Gynecology*, 90 (5), 1997, pp. 709-714.
4. W. L. Cowden, A. Saenz y J. Icaza, «The treatment of insomnia in patiens of 4 hospitals in Guayaquil, Ecuador, using two novel herbal extracts: A double-blind, randomized, multiple crossover, placebo controlled, multicenter study». Estudio no publicado, patrocinado por Nutramedix LLC y Bionatus S.A., en Guayaquil; accesible online en la siguiente página web *www.bionatus.com/nutramedix/pages /moreinfo_Babuna.html.*
5. P. D. Leathwood y otros, «Aqueous extract of valerian root *(Valeriana officinalis)* reduces latency to fall asleep in man», *Planta Medica*, 54, 1985, pp. 144-148.
6. M. Murray, *5-HTP: The Natural Way to Overcome Depression, Obesity, and Insomnia*, Bantam Books, Nueva York, 1998.
7. E. Holm, U. Staedt, J. Heep y otros, «Untersuchungen zum Wirkungsprofil von D, L-Kavain: Zerebrale Angriffsorte und Schlaf-Wach-Rhythmus im Tier-experiment [Perfil de acción de D, L-kavain: Sitios cerebrales y ritmos sueño-vigilia en animales]», *Arzneimittelforschung*, 41 (7), 1991, pp. 673-683; ANPA Commitee on Research, «The use of herbal alternative medicines in neuropsychiatry: A report of the ANPA Commitee on Research», *J. Neuropsychiatry & Clinical Neurosciences*, 12, 2000, pp. 177-192.
8. J. B. McKinlay y otros, «The relative contribution of endocrine changes and social circumstances to depression in mid-aged women», *J. Health & Social Behavior*, 28, 1987, pp. 345-363; N. F. Woods, E. S. Mitchell, «Patterns of depressed mood in midlife women: Observations from the Seattle Midlife Women's Health Study», *Research in Nursing & Health*, 19 (2), 1996, pp. 111-123; E. W. Martinsen, «Benefits of exercise for the treatment of depression», *Sports Medicine*, 9 (6), 1990, pp. 380-389; J. Morgan y otros, «Psychological effects of chronic physical activity», *Medical Science & Sports*, 2 (4), 1970, pp. 213-217; R. C. Kessler y otros, «Sex and depression in the National Comorbidity Survey. I: Lifetime prevalence, chronicity and recurrence», *J. Affective Disorders*, 29, 1993, p. 85.

9. L. Pratt, «Depression, psychotropic medication and risk of myocardial infarction», *Circulation*, 94 (12), 1996, pp. 3123-3129; D. Michelson y otros, «Bone mineral density in women with depression», *NEJM*, 335, 1996, pp. 1176-1181; J. Denollet y otros, «Personality as independent predictor of long-term mortality in patients wigh coronary heart disease», *Lancet*, 347, 1996, pp. 417-421; N. Frasure-Smith, F. Lesperance y M. Talajic, «Depression and 18-month prognosis after myocardial infarction», *Circulation*, 91 (4), 1995, pp. 999-1005.

10. J. Sarno, *Healing Back Pain: The Mind-Body Connection*, Warner Books, Nueva York, 1991, pp.26-27; N. Shealy, *Miracles Do Happen*, Element Books, Rockport (Massachusetts), 1995, p. 250.

11. N. F. Woods, E. S. Mitchell y C. Adams, «Memory functioning among midlife women: Observations from the Seattle Midlife Women's Health Study», *Menopause*, 7 (4), 2000, pp. 257-265.

12. F. A. Aleem, «Menopausal syndrome: Plasma levels of beta-endorphin in postmenopausal women measured by a specific radioimmunoassay», *Maturitas*, 7, 1985, pp. 329-334; A. R. Genazzani y otros, «Steroid replacement treatment increases beta-endorphin and beta-lipotropin plasma levels in postmenopausal women», *Gynecology & Obstetrical Investigation*, 26, 1988, pp. 153-159.

13. C. A. Roca y otros, «Gonadal steroids and affective illness», *Neuroscientist*, 5 (4), 1999, p. 227-237; U. Halbreich, «Role of estrogen in postmenopausal depression», *Neurology*, 48 (5, supl.), 1997, pp. 16-20.

14. L. M. Garcia-Segura y otros, «Effect on sex steroids on brain cells», en B. G. Wren (ed.), *Progress in the Management of the Menopause. The Proceedings of the 9th International Congress on the Menopause, Sydney, Australia*, Parthenon Publishing, Nueva York, noviembre 1996, pp. 278-285.

15. R. J. Young, «Effect of regular exercise on cognitive functioning and personality», *British J. Sports Medicine*, 13 (3), 1979, pp. 110-117; B. Gutin, «Effect of increase in physical fitness on mental ability following physical and mental stress», *Research Quarterly*, 37 (2), 1966, 211-220.

16. D. P. Doogan y V. Caillard, «Sertraline in the prevention of depression», *British J. Psychiatry*, 160, 1992, pp. 217-222; L. Eric, «A prospective, double-blind, comparative, multicenter study of paroxitine and placebo preventing recurrent major depressive episodes», *Biological Psychiatry*, 29 (supl. 1), 1991, pp. 254-255.

17. C. B. Pert, Carta al director, *Time*, 150 (16), 20 octubre 1997.

18. A. Coppen, «The biochemistry of affective disorders», *British J. Psychiatry*, 113, 1967, pp. 1237-1364; J. W. Stewart y otros, «Low B6 levels in depressed outpatients», *Biological Psychiatry*, 19 (4), 1984, pp. 612-616; R. C. W. Hall y J. R. Joffe, «Hypomagnesemia: Physical and psychiatric symptoms», *JAMA*, 224 (13), 1973, pp. 1749-1751; J. Lieb, R. Karmali y D. Horrobin, «Elevated levels of prostaglandin E2 and thromboxane B2 in depression», *Prostaglandins Leukot. Med.*, 10 (4), 1983, pp. 361-367.

19. M. Fux, J. Levine, A. Aviv y R. H. Belmaker, «Inositol treatment of obsessive-compulsive disorder», *Am. J. Psychiatry*, 153 (9), 1996, pp. 1219-1221;

J. Levine y otros, «Double-blind, controlled trial of inositol treatment of depression», *Am. J. Psychiatry*, 152, 1995, pp. 792-794.

20. M. DeVenna y R. Rigamoni, «Oral S-adenosyl-L-methionine in depression», *Curr. Ther. Res.*, 52, 1992, pp. 478-485; P. Di Benedetto y otros, «Clinical evaluation of S-adenosyl-L-methionine versus transcutaneous electrical nerve stimulation in primary fibromyalgia», *Curr. Ther. Res.*, 53, 1993, pp. 222-229; P. R. Muskin (ed.), *Complementary and Alternative Medicine in Psychiatry (Review of Psychiatry)*, American Psychiatric Association Press, Washington, D.C., vol. 19, pp. 8-18; V. O. Shehin y otros, «SAM-e in adult ADHD», *Psychopharmacology Bulletin*, 25, 1990, pp. 249-253.

21. P. H. Evans, «Cephaloconiosis: A free radical perspective on the proposed particulate-induced etiopathogenesis of Alzheimer's dementia and related disorders», *Medical Hypotheses*, 34 (3), 1991, pp. 209-219.

22. M. Freedman y otros, «Computerized axial tomography in aging», en M. L. L. Albert (ed.), *Clinical Neurology of Aging*, Oxford University Press, Nueva York, 1984; J. Lehr y R. Schmitz-Scherzer, «Survivors and non-survivors: Two fundamental patterns of aging», en H. Thomae (ed.), *Patterns of Aging: Finding from the Bonn Longitudinal Study of Aging*, S. Kargel, Basilea, 1976; M. L. Benton y otros, «Normative observations on neuropsychological test performance in old age», *J. Clinical Neuropsychiatry*, 3, 1981, pp. 33-42.

23. A. F. Jorm y otros, «The prevalence of dementia: A quantitative integration of the literature», *Acta Psychiatrica Scandinavia*, 76, 1987, pp. 465-479; M. S. Aronson y otros, «Women, myocardial infarction, and dementia in the very old», *Neurology*, 40, 1990, pp. 1102-1106.

24. J. M. Nash, «The new science of Alzheimer's», *Time*, 156 (4), 24 julio 2000, p. 51.

25. D. Snowdon y otros, «Linguistic ability in early life and cognitive function and Alzheimer's disease in late life: Findings from the Nun Study», *JAMA*, 275 (7), 1996, 528-532; D. Snowdon y otros, «Brain infarction and the clinical expression of Alzheimer's disease. The Nun Study», *JAMA*, 277 (10), 1997, pp. 813-817.

26. M. Baldereschi y otros, «Estrogen replacement therapy and Alzheimer's disease in the Italian Longitudinal Study on Aging», *Neurology*, 50, 1998, pp. 996-1002; C. Kawas y otros, «A prospective study of estrogen replacement therapy and the risk of developing Alzheimer's disease: The Baltimore Longitudinal Study of Aging», *Neurology*, 48, 1997, pp. 1517-1521; A. Paganini-Hill y V. W. Henderson, «Estrogen replacement therapy and risk of Alzheimer's disease», *Arch. Intern. Med.*, 156 (19), 1996, pp. 2213-2217; M. X. Tang y otros, «Effect of oestrogen during menopause on risk and age at onset of Alzheimer's disease», *Lancet*, 358, 1996, pp. 429-432; V. Ohkura y otros, «Evaluation of estrogen treatment in female patients with dementia of Alzheimer's type», *Endocrinology J.*, 41, 1994, pp. 361-371; V. Henderson y otros, «Estrogen replacement therapy in older women: Comparisons between Alzheimer's disease cases and non-demented control subjets», *Archives of Neurology*, 51, 1994, pp. 896-900; A. Paganini-Hill y otros, «Estrogen deficiency and risk of Alzheimer's disease in women»,

Am. J. Epidemiol., 140, 1994, pp. 256-261; D. E. Brenner y otros, «Postmenopausal estrogen replacement therapy on the risk of Alzheimer's disease: A population-based case control study», *Am. J. Epidemiol.*, 140, 1994, pp. 262-267; H. Honjo y otros, «An effect of conjugated estrogen to cognitive impairment in women with senile dementia, Alzheimer's type: A placebo-controlled double-blind study», *J. Japanese Menopause Society*, 1, 1993, pp. 167-171; H. Kantor y otros, «Estrogen for older women», *Am. J. Obstetrics & Gynecology*, 116, 1973, pp. 115-118; B. M. Caldwell, «An evaluation of psychological effects of sex hormone administration in aged women», *J. Gerontology*, 9, 1954, pp. 168-174.

27. B. S. McEwen y otros, «Inhibition of dendritic spine induction on hippocampal ca-1 pyramidal neurons by nonsteroidal estrogen antagonists in female rats», *Endocrinology*, 140, 1999, pp. 1044-1047.

28. J. J. Manly y otros, «Endogenous estrogen levels and Alzheimer's disease among postmenopausal women», *Neurology*, 54, 2000, pp. 833-837.

29. M. Baldereschi y otros, obra citada, nota 22; L. S. Schneider y otros, «Effects of estrogen replacement therapy on response to tacrine in patients with Alzheimer's disease», *Neurology*, 46, 1998, pp. 1580-1584; R. D. Brinton y otros, «17-beta-estradiol increases the growth and survival of cultured cortical neurons», *Neurochemical Research*, 22, 1997, pp. 1339-1351; R. D. Brinton y otros, «Equilin, a principal component of the estrogen replacement therapy Premarin, increases the growth of cortical neurons via an NMDA receptor-dependent mechanism», *Experimental Neurology*, 147, 1997, pp. 211-220; A. Matsumoto y otros, «Estrogen stimulates neuronal plasticity in the deafferented hypothalamic arcuate nucleus in aged female rats», *Neuroscience Research*, 2, 1985, pp. 412-418; T. Okhura y otros, «Estrogen increases cerebral and cerebellar blood flow in postmenopausal women», *Menopause*, 2, 1995, pp. 13-18; M. Singh y otros, «Ovarian steroid deprivation results in a reversible learning impairment and compromised cholinergic function in female Sprague-Dawley rats», *Brain Research*, 644, 1994, pp. 305-312; M. Singh y otros, «The effect of ovariectomy and estradiol replacement on brain derived neurotrophic factor messenger hippocampal brain expression in cortical and hippocambal brain regions of female Sprague-Dawley rats», *Endocrinology*, 136, 1996, pp. 2320-2324.

30. B. Scherwin, «Estrogen effects of cognition in menopausal women», *Neurology*, 48 (supl. 7), 1997, pp. 21-26.

31. B. S. McEwen y C. S. Wooley, «Estradiol and progesterone regulate neuronal structure and synaptic connectivity in adult as well as developing brain», *Experimental Gerontology*, 29, 1994, pp. 431-436; C. S. Wooley y B. S. McEwen, «Roles of estradiol and progesterone in regulation of hippocampal dendritic spine density during the estrous cycle in the rat», *J. Comparative Neurology*, 336, 1993, pp. 293-306.

32. I. J. McLaughlin y otros, «Zinc in depressive disorder», *Acta Psychiatr. Scandinavia*, 82, 1990, pp. 451-453.

33. D. M. Shaw y otros, «Senile dementia and nutrition», carta, *British Medical J.*, 288, 1988, pp. 792-793.

34. Q. E. Gibson y otros, «Reduced activities of thiamine dependent enzymes in the brains and peripheral tissues of patients with Alzheimer's disease», *Archives of Neurology*, 45, 1988, pp. 836-840.

35. R. N. Strachan y J. G. Henderson, «Dementia and folate deficiency», *Quarterly J. Medicine*, 36, 1967, pp. 189-204; A. J. Perkins y otros, «Association of antioxidants and memory in multiethnic elderly sample using the Third National Health and Nutrition Examination Study», *Am. J. Epidemiol.*, 150, 1999, pp. 37-44.

36. S. Rovio y otros, «Leisure-time physical activity at midlife and the risk of dementia and Alzheimer's disease», *Lancet Neurol.*, 4 (11), noviembre 2005, pp. 705-711.

37. H. Petrovitch y L. White, «Exercise and cognitive function», *Lancet Neurol.*, 4 (11), noviembre 2005, pp. 690-691.

38. Hoffman y Herbert, «Beware of cold remedies in the elderly», *Courtland Forum*, 1990, pp. 28-41.

39. S. Y. Lim y H. Suzuki, «Intakes of dietary docosahexaenoic acid ethyl ester and egg phosphatidylcholine improve maze-learning ability in young and old mice», *J. Nutr.*, 130 (6), junio 2000, pp. 1629-1632; S. Gamoh y otros, «Chronic administration of docosahexaenoic acid improves reference memory-related learning hability in youn rats», *Neuroscience*, 93 (1), 1999, pp. 237-241; F. Calon y otros, «Docosahexaenoic acid protects from dendritic pathology in an Alzheimer's disease mouse model», *Neuron*, 43 (5), 2 septiembre 2004, pp. 633-645.

40. S. Kalmijn y otros, «Dietary intake of fatty acids and fish in relation to cognitive performance at middle age», *Neurology*, 62 (2), 27 enero 2004, pp. 275-280.

41. Y. Pan y otros, «Soy phytoestrogens improve radial arm maze performance in ovariectomized retired breeder rats and do not attenuate benefits of 17-beta-estradiol treatment», *Menopause*, 7 (4), 2000, pp. 230-235; H. Kim y otros, «Attenuation of neurodegeneration-relevant modifications of brain proteins by dietary soy. Review», *Biofactors*, 12 (1-4), 2000, pp. 243-250.

42. Y. Pan y otros, «Effect of estradiol and soy phytoestrogens on choline acetyltransferase and nerve growth factor mRNAs in the frontal cortex and hippocampus of female rats», *Proc. Soc. Esp. Biol. Med.*, 221 (2), 1999, pp. 118-125.

43. H. Zeng, Q. Chen y B. Zhao, «Genistein ameliorates beta-amyloid peptide (25-35)-induced hippocampal neuronal apoptosis», *Free Radic. Biol. Med.*, 36 (2), 15 enero 2004, pp. 180-188; M. Sonee, T. Sum, C. Wang y S. K. Mukherjee, «The soy isoflavone, genistein, protects human cortical neuronal cells from oxidative stress», *Neurotoxicology*, 25 (5), septiembre 2004, pp. 885-891.

44. S. E. File y otros, «Eating soya improves human memory», *Psychopharmacology* (Berl), 157 (4), octubre 2001, pp. 430-436.

45. S. E. File y otros, «Cognitive improvement after 6 weeks of oy supplements in postmenopausal women is limited to frontal lobe function», *Menopause*, 12 (2), marzo 2005, pp. 193-201.

46. D. Kritz-Silverstein, D. von Muhlen, E. Barret-Connor y M. A. Bressel, «Isoflavones and cognitive function in older women: The Soy and Postmenopausal Health in Agin (SOPHIA) Study», *Menopause*, 10 (3), mayo-junio 2003, pp. 196-202.

47. S. L. Refat y otros, «Effect of exposure of miners to aluminum powder», *Lancet*, 336, 1990, pp. 1162-1165.

48. Council of Scientific Affairs, «Aspartame: Review on safety issues», *JAMA*, 254 (3), 1985, pp. 400-402; U.S. Department of Health and Human Services, *Decision of the Public Board of Inquiry* (DHHS docket of 75F-0335), Food and Drug Administration; Rockville (Maryland), 1980; R. J. Wurtman, «Neurochemical changes following high-dose aspartame with dietary carbohydrates», *NEJM*, 309, 1983, pp. 429-430; H. Yokogoshi y otros, «Effects of aspartame and glucose administration on brain and plasma levels of large neutral amino acids and brain 5-hydroxyindoles», *Am. J. Clin. Nutr.*, 40 (1), 1984, pp. 1-7; Aspartame Consumer Safety Network: P.O. Box 780634, Dallas, TX 75378, Tel. 214-352-4268.

49. B. S. McEwen y otros, obra citada, nota 27.

50. B. R. Levy, M. D. Slade, S. R. Kunkel y S. V. Kasl, «Longevity increased by positive self-perceptions of aging», *J. Pers. Soc. Psychol.*, 83 (2), agosto 2002, pp. 261-270.

51. J. R. Connor, J. H. Melone y A. R. Yuen, «Dendritic lenght in aged rats' occipital cortex: An environmentally induced response», *Experimental Neurology*, 73 (3), 1981, pp. 827-830; J. R. Connor, M. C. Diamond y R. E. Johnson, «Aging and environmental influences on two types of dendritic spines in the rat occipital cortex», *Experimental Neurology*, 70 (2), 1980, pp. 371-379.

52. P. Eriksson y otros, «Neurogenesis in the adult human hippocampus», *Nature Medicine*, 4 (11), 1998, pp. 1313-1317.

53. M. Diamond y otros, «Plasticity in the 904-day male rat cerebral cortex», *Experimental Neurology*, 87, 1985, pp. 309-317.

54. J. Hausdorff y otros, «The power of ageism on physical function of older persons: Reversibility of age-related gait changes», *J. Am. Geriatric Soc.*, 47, 1999, pp. 1346-1349.

55. E. Langer, *Mindfulness*, Addison-Wesley, Reading (Massachusetts), 1989, p. 113.

Capítulo 11. De botón de rosa a escaramujo: cultivar la belleza de la edad madura

1. G. J. Fisher y otros, «Pathophysiology of premature skin aging induced bay ultraviolet light», *NEJM*, 337 (20), 1997, pp. 1419-1428.

2. E. J. van Scott y R. J. Yu, «Alpha hydroxy acids: Procedures for use in clinical practice», *Cutis*, 43 (3), marzo 1989, pp. 222-228.

3. E. J. van Scott y R. J. Yu, «Hyperkeratinization, corneocyte cohesion, and alpha hydroxid acids», *J. Am. Acad. Dermatol.*, 11 (5, parte 1), noviembre 1984, pp. 867-879; M. J. Stiller y otros, «Topical 8% glycolic acid and 8%

L-lactic acid creams for the treatment of photodamaged skin: A double-blind vehicle-controlled clinical trial», *Arch. Dermatol.*, 132 (6), junio 1996, pp. 631-636.

4. D. P. Steenvoorden y G. M. van Henegouwen, «The use of endogenous antioxidants to improve photoprotection», *J. Photochem. Photobiol. B.*, 41 (1-2), noviembre 1997, pp. 1-10.

5. J. Fuchs y H. Kern, «Modulation of UV-light-induced skin inflammation by D-alpha-tocopherol and L-ascorbic acid: a clinical study using solar simulated radiation», *Free Radic. Biol. Med.*, 25 (9), diciembre 1998, pp. 1006-1012; D. P. Steenvoorden y G. Beijersbergen van Henegouwen, «Protection against UV-induced systemic immunosuppression in mice by a single topical application of the antioxidant vitamins C and E», *Int. J. Radiat. Biol.*, 75 (6), junio 1999, pp. 747-755.

6. E. Servinova y otros, «Free radical recycling and intermembrane mobility in the antioxidant properties of alpha-tocopherol and alpha-tocotrienol», *Free Radical Biology & Medicine*, 10, 1991, pp. 263-275.

7. M. G. Traber y otros, «Penetration and distribution of alpha-tocopherol, alpha- or gamma-tocotrienols applied individually onto murine skin», *Lipids*, 33 (1), enero 1998, pp. 87-91.

8. U. Hoppe y otros, «Coenzime Q_{10}, a cutaneous antioxidant and energizer», *Biofactors*, 9 (2-4), 1999, pp. 371-378.

9. S. Sinatra, *The Coenzyme Q_{10} Phenomenon*, Keats Publishing, Chicago, 1998.

10. E. Bangha, P. Elsner y G. S. Kistler, «Suppression of UV-induced erythema by topical treatment with melatonin (N-acetyl-5-methoxytryptamine): A dose response study», *Arch. Dermatol Res.*, 288 (9), agosto 1996, pp. 522-526.

11. J. Zhao, J. Wang, Y. Chen y R. Agarwal, «Anti-tumor-promoting activity of a polyphenolic fraction isolated from grape seeds in the mouse skin two-stage initiation-promotion protocol and identification of procyanidin B5-3'-gallate as the most effective antioxidant constituent», *Carcinogenesis*, 20 (9), septiembre 1999, pp. 1737-1745; T. Kanda y otros, «Inhibitory effects of apple polyphenol on induced histamine release from RBL-2H3 cells and rat mast cells», *Biosci. Biotechnol. Biochem.*, 62 (7), julio 1998, pp. 1284-1289; Tomen, Inc., 1994-1999, informes no publicados.

12. D. R. Owen y otros, «Anti-aging technology for skincare '99», *Global Cosmetic Industry*, febrero 1999, pp. 38-43.

13. K. Katayama y otros, «A pentapeptide form type 1 procollagen promotes extracellular matrix production», *J. Biol. Chem.*, 268 (14), 15 mayo 1993, pp. 9941-9944.

14. Ibíd.

15. Sederma, Inc., informe no publicado.

16. R. E. Wildinson, «Photoaging: The role of UV radiation in premature skin aging and a review of effective defense strategies», artículo publicado en el website de Trienelle, *www.trienelle.com/research-monograph.aspx*.

17. J. Schmidt y otros, «Treatment of skin aging with topical estrogens», *International J. of Pharmaceutical Compounding*, 2 (4), 1998, pp. 270-274.

18. Z. Draelos, «The effect of Revival soy on the health and appareance of the skin, hair, and nails in postmenopausal women», noviembre 2005, estudio no publicado al que se puede acceder online en *www.revivalsoy.com/home/ newsletter/v08n01/art2.html.*

19. S. Kim y otros, «Protective effects of dietary soy isoflavones agains UV-induced skin-aging in hariless mouse model», *J. Am. Coll. Nutr.*, 23 (2), abril 2004, pp. 157-162; K. Miyazaki, T. Hanamizu, R. Iizuka y K. Chiba, «Genistein and daidzein stimulate hyaluronic acid production in transformed human keratinocyte culture and hairless mouse skin», *Skin Pharmacol. Appl. Skin Physiol.*, 15 (3), mayo-junio 2002, pp. 175-183; R. DiSilvestro, «A diversity of soy antioxidant effects», presentado en el quinto Simposio Internacional sobre el papel de la soja en la prevención y tratamiento de la enfermedad crónica, Orlando (Florida), septiembre 2003; Z. Djuric, G. Chen, D. R. Doerge, L. K. Heilbrun y O. Kucuk, «Effects of soy isoflavone supplementation on markers of oxidative stress in men and women», *Cancer Lett.*, 172 (1), 22 octubre 2001, pp. 1-6.

20. C. Saliou y otros, «French *Pinus maritima* bark extract prevents ultraviolet-induced NF-KB-dependent gene expression in a human keratinocyte cell line», extracto de una presentación de cartel en el Oxygen Club of California, Congreso Mundial 1999.

21. M. López-Torres y otros, «Topical application of alpha-tocopherol modulates the antioxidant network and diminishes ultraviolet-induced oxidative damage in murine skin», *British J. Dermatology*, 138, 1998, pp. 207-215; B. Eberlein-Konig y otros, «Protective effect agains sunburn of combined systemic ascorbic acid and vitamin E», *J. American Academy of Dermatology*, 38, 1998, pp. 45-48.

22. W. D. Engels, «Dermatological disorders: Psychosomatic illness review (N.º 4 en la serie)», *Psychosomatics*, 23 (12), 1982, pp. 1209-1219; E. Bick, «Experience of the skin in early object relations», *International J. of Psychoanalysis*, 49, 1968, pp. 484-486.

23. J. S. Strauss y P. E. Pochi, «The human sebaceous gland: Its regulation by steroidal hormones, and its use as an end organ for assaying androgenicity *in vivo*», *Recent Progress in Hormonal Research*, 19, 1963, pp. 385-444.

24. G. L. Peck y otros, «Prolonged remissions of cystic and conglobate acne with 13-retinoic acid», *NEJM*, 300, 1979, pp. 329-333.

25. W. D. Engels, obra citada en nota 22; E. Bick, obra citada en nota 22; H. I. Kaplan y B. J. Sadock (eds.), *Comprehensive Textbook of Psychiatry*, Lippincott, Williams & Williams, Filadelfia, 1989, 5ª ed., pp. 1221.

26. R. L. DeVille y otros, «Androgenic alopecia in women: Treatment with 2% topical minoxidil solution», *Arch. Dermatology*, 130 (3), 1994, pp. 303-307.

27. A. Lewenberg, «Minoxidil-tretinoin combination for hair regrowth: Effects of frequency, dosage, and mode of application», *Advances in Therapy*, 13 (5), 1996, pp. 274-283.

28. U. E. Halsner y M. W. Lucas, «New aspects in hair transplantation for women», *Dermatol. Surg.*, 21 (7), 1995, pp. 605-610.

29. T. Hayden y otros, «Our quest to be perfect», *Newsweek*, 9 agosto 1999, pp. 52-59.

30. D.P.Burkittyotros,«Dietaryfiberanddisease»,*JAMA*,229(8),1974,pp.1068-1074; E. Braunwald (ed.), *Harrison's Principles of Internal Medicine*, Mc-Graw-Hill, Nueva York, 1987, 11ª ed.
31. G. L. Grismond, «Treatment of pregnancy-induced phlebopathies», *Minerva Ginecol.*, 33, 1981, pp. 221-230.
32. W. Ries, «Prevention of venous disease from nutritional-physiologic aspect», *ZFA*, 31 (4), 1976, pp. 383-388; E. Braunwald, obra citada en nota 20.
33. H. Ako y otros, «Isolation of fibrinolysis enzyme activator from commercial bromelain», *Arch. Int. Pharmacodyn.*, 254, 1981, pp. 157-167.

Capítulo 12. Erguidas toda la vida: la formación de huesos sanos

1. NIH Consensus Development Panel on Osteoporosis Prevention, Diagnosis, and Therapy, «Osteoporosis prevention, diagnosis and therapy», *JAMA*, 285 (6), 14 febrero 2001, pp. 785-795.
2. S. Cummings y otros, «Epidemiology of osteoporosis and osteoporotic fractures», *Epidemiology Review*, 7, 1985, pp. 178-208.
3. R. Lindsay, «The burden of osteoporosis: Cost», *Am J. Medicine*, 98 (2A), 1995, pp. 9S-11S.
4. P. Shipman y otros, *The Human Skeleton*, Harvard University Press, Cambridge (Massachusetts), 1985; J. Brown, *The Science of Human Nutrition*, Harcourt Brace Jovanovich, Nueva York, 1990.
5. L. E. Lanyon, «Skeletal responses to physical loading», en G. Mundy y J. T. Martin (eds.), *Physiology & Pharmacology of Bone*, vol. 107, Springer-Verlag, Berlín, 1993, pp. 485-505.
6. J. Travis, «Boning up: Turning on cells that build bone and turning off ones that destroy it», *Science News*, 157, 2000, pp. 41-42.
7. S. C. Manolagas, «Sex steroids, cytokines, and the bone marrow: New concepts on the pathogenesis of osteoporosis», *Ciba Foundation Symposium*, 191, 1995, pp. 187-202.
8. B. Riggs y otros, «In women dietary calcium intake and rates of bone loss from midradius and lumbar spine are not related», *J. Bone & Mineral Research*, 1 (supl.), 1986, p. 167; H. K. Genant y otros, «Osteoporosis: Assessment by quantitative computed tomography», *Orthopedic Clinic of North America*, 16 (3), 1985, pp. 557-568.
9. M. Trotter y otros, «Sequential changes in weight, density, and percentage weight of human skeleton from an early fetal period through old age», *Anatomical Record*, 179, 1974, pp. 1-8.
10. P. Adams y otros, «Osteoporosis and the effects of aging on bone mass in elderly men and women», *J. Medical News Series*, 39, 1970, pp. 601-615.
11. S. Harris y otros, «Rates of change in bone mineral density of the spine, heel, femoral neck and radius in healthy postmenopausal women», *Bone Mineralization*, 17 (1), 1992, pp. 87-95; B. Riggs y otros, «Rates of bone loss in the appendicular and axial skeletons of women: Evidence of substantial vertebral loss before menopause», *J. Clinical Investigation*, 77, 1985, pp. 1487-1491.

12. T. Fujita y otros, «Comparison of osteoporosis and calcium intake between Japan and the United States», *Proc. Soc. Experimental Biology & Medicine*, 200 (2), 1992, pp. 149-152.

13. H. Frost, «The pathomechanics of osteoporosis», *Clinical Orthopedics*, 200, 1985, pp. 198-225.

14. D. Chappard y otros, «Spatial distribution of trabeculae in iliac bones from 145 osteoporotic females», *Maturitas*, 10, 1988, pp. 353-360; A. A. Biewener, «Safety factors in bone strength», *Calcified Tissue International*, 53 (supl. 1), 1993, pp. 68-74.

15. S. Brown, *Better Bones, Better Body: Beyond Estrogen and Calcium*, Keats Publishing, Los Angeles, 1996.

16. B. Lees y otros, «Differences in proximal femur bone density over two centuries», *Lancet*, 341, 1993, pp. 673-675; S. Eaton y otros, «Calcium in evolutionary perspective», *Am. J. Clinical Nutr.*, 54 (supl.), 1991, ppp. 281-287.

17. D. C. Bauer y otros, «Factors associated with appendicular bone mass in older women», *Ann. Internal Medicine*, 118 (9), 1993, pp. 647-665.

18. N. A. Rigotty y otros, «Osteoporosis in women with anorexia nervosa», *NEJM*, 311 (25), 1984, pp. 1601-1605.

19. J. Prior y otros, «Spinal bone loss and ovulatory disturbances», *NEJM*, 323 (18), 1990, pp. 1221-1227; C. Cann y otros, «Decreased spinal mineral content in amemorrheic women», *JAMA*, 251 (5), 1984, pp. 626-629.

20. M. Schuckit, «Section 5: Alcohol and alcoholism», en K. Isselbacher y otros (eds.), *Harrison Principles of Internal Medicine*, vol. 2, McGraw-Hill, Nueva York, 1994, 13ª ed., p. 2420.

21. T. Diamond y otros, «Ethanol reduces bone formation and may cause osteoporosis», *Am. J. Medicine*, 86, 1989, pp. 282-288; D. D. Bikler y otros, «Bone disease in alcohol abuse», *Ann. Internal Medicine*, 103, 1985, pp. 42-48.

22. P. W. Gold y otros, «Responses to corticotropin-releasing hormone in the hypercortisolism of depression and Cushing's disease: Pathophysiology and diagnostic implications», *NEJM*, 314, 1986, pp. 1329-1325; D. Michelson y otros, «Bone mineral density in women with depression», *NEJM*, 335 (16), 1996, pp. 1176-1181.

23. S. Tatemi y otros, «Effect of experimental human magnesium depletion on parathyroid hormone secretion and 1,25-dihydroxyvitamin D metabolism», *J. Clin. Endocrinol. Metab.*, 73 (5), 1991, pp. 1067-1072; A. Gaby y J. Wright, *Nutrients and Bone Health*, Wright/Gaby Nutrition Institute, Seattle, 1988.

24. A. D. Adinoff y J. R. Hollister, «Steroid-induced fracture and bone loss in patients with asthma», *NEJM*, 309 (5), 1983, pp. 265-268.

25. R. J. Hahn y otros, «Altered mineral metabolism in glycocorticoid-induced osteopaenia: Effect of 25-hydroxyvitamin D adminstration», *J. Clinical Investigation*, 64, 1988, pp. 655-665.

26. R. G. Crilly y otros, «Steroid hormones, ageing and bone», *Clinical Endocrinology & Metabolism*, 10 (1), 1981, pp. 115-139.

27. O. Johnell y otros, «Bone morphology in epileptics», *Calcified Tissue International*, 28 (2), 1979, pp. 93-97.

28. J. A. Franklin y otros, «Long-term thyroxine treatment and bone mineral density», *Lancet*, 340, 1992, pp. 9-13; T. L. Paul y otros, «Long-term L-thyroxine therapy is associated with decreased hip bone density in premenopausal women», *JAMA*, 259, 1988, pp. 3137-3141; J. M. Coindre y otros, «Bone loss in hypothyroidism with hormone replacement: A histomorphometric study», *Arch. Intern. Med.*, 146, 1986, pp. 48-53.

29. M. P. Brincat y otros, «A screening model for osteoporosis using dermal skin thickness and bone densitometry», en B. G. Wren (ed.), *Progress in the Management of the Menopause: The Proceedings of the 8th International Congress on the Menopause*, Parthenong Publishing Group, Sidney, 1996, pp. 175-178.

30. S. P. Robins, «Collagen crosslinks in metabolic bone disease», *Acta Orthopedica Scandinavia*, 66 (supl. 266), 1995, pp. 171-175; P. Garnero y otros, «Comparison of new biochemical markers of bone turnover in late postmenopausal osteoporotic women in response to alendronate treatment», *J. Clin. Endocrinol. Metab.*, 79, 1994, pp. 1693-1700; C. Chesnut y otros, «Hormone replacement therapy in postmenopausal women: Urinary N-telopeptide of type I collagen monitors therapeutic effect and predicts response of bone mineral density», *Am. J. Medicine*, 102, 1997, pp. 29-37.

31. S. R. Cummings y otros, «Regression to mean in clinical practice: Women who seem to lose bone density during treatment for osteoporosis usually gain if treatment is continued», *JAMA*, en prensa, citado en B. Ettinger, «Sequential osteoporosis treatment for women with post-menopause osteoporosis», *Menopausal Medicine, Newsletter of the American Society for Reproductive Medicine*, 8 (2), 2000, p. 3.

32. R. G. Munger, «Prospective study of dietary protein intake and risk o hip fracture in postmenopausal women», *Am. J. Clin. Nutr.* 69 (1), 1999, pp. 147-152.

33. S. M. Potter, J. A. Baum y otros, «Soy protein and isoflavonas: Their effects on blood lipids and bone density in postmenopausal women», *Am. J. Clin. Nutr.* 68 (6, supl.), 1998, pp. 1375-1379.

34. X. Zang y otros, «Prospective cohort study of soy food consumption and risk of bone fracture among postmenopausal women», *Arch. Intern Med.*, 165 (16), 12 septiembre 2005, pp. 1880-1895.

35. E. Lydeking-Olsen, «Soymilk or progesterone for prevention of bone loss - a 2-year randomized, placebo controlled trial», *Eur. J. Nutr.*, 43 (4), agosto 2004, *Epub*. 14 abril 2004.

36. T. Bonfield, «Research backs benefits of soy: postmenopausal women take note», *Cincinnati Enquirer*, 15 junio 1999. Este estudio, realizado por el doctor Michael Scheiber, del Departamento de Obstetricia y Ginecología de la Universidad de Cincinnati, y el doctor Kenneth Setchell, director de espectometría de masa del Centro Médico del Children's Hospital, demostró que comer tres raciones de soja al día, con un contenido total de 70 mg de isoflavonas, tiene un claro efecto en la construcción de huesos que podría ser tan bueno como el del estrógeno.

37. V. Hegarty y otros, «Tea drinking and bone mineral density in older women», *Am. J. Clin. Nutr.* 71, 2000, pp. 1003-1007.

38. N. B. Watts y otros, «Comparison of oral estrogens and estrogens plus androgen on bone mineral density, menopausal symptoms, and lipid-proteina profiles in surgical menopause», *Obstetrics & Gynecology*, 85, 1995, pp. 529-537.

39. S. Cummings y otros, «Endogenous hormones and the risk of hip and vertebral fractures among older women», *NEJM*, 339, 1998, pp. 733-738.

40. B. Riggs y L. Melton, «Involutional osteoporosis», *NEJM*, 26, 1986, pp. 1676-1686; J. R. Buchanan y otros, «Early vertebral trabecular bone loss in normal premenopausal women», *J. Bone & Mineral Research*, 3 (5), 1988, pp. 583-587.

41. M. D. Carter y otros, «Bone mineral content at three sites in normal perimenopausal women», *Clinical Orthopedics*, 266, 1991, pp. 295-300; S. Harris y B. Dawson-Hughes, «Rates of change in bone mineral density of the spine, heel, femoral neck and radius in healthy postmenopausal women», *J. Bone & Mineral Research*, 17 (1), 1992, pp. 87-95.

42. R. P. Heaney, «Estrogen-calcium interactions in the postmenopause: A quantitative description», *J. Bone & Mineral Research*, 11 (1), 1990, pp. 67-84.

43. L. Speroff, «Treatment options for the prevention of osteoporosis», *Ob/Gyn Clinical Alert*, 1 octubre 1999, p. 46.

44. J. Lee, «Is natural progesterone the missing link in osteoporosis prevention and treatment?», *Medical Hypotheses*, 35, 1991, pp. 316-318; J. Prior, «Progesterone and the prevention of osteoporosis», *Can. J. Ob-Gyn & Women's Healthcare*, 3 (4), 1991, pp. 178-183; J. Lee, «Osteoporosis reversal: The role of progesterone», *Clinical Nutrition Review*, 10, 1990, pp. 884-889; M. C. Prior y otros, «Cyclic medroxyprogesterone increases bone density: A controlled trial in active women with menstrual cycle disturbances», *Am. J. Medicine*, 96, 1994, pp. 521-530; J. D. Adachi y otros, «A double-blind randomized controlled trial of the effects of medroxyprogesterone acetate on bone density of women takins oestrogen replacement therapy», *British J. Obstet. Gynaecol.*, 104, 1997, pp. 64-70; J. C. Prior y otros, «Premenopausal ovariectomy-related bone loss: A randomized, double-blind, one-year trial of conjugated estrogen or medroxyprogesterone acetate», *J. Bone & Mineral Research*, 12 (11), 1997, pp. 1851-1863.

45. J. E. Rossouw y otros, «Risks and benefits of estrogen plus progestin in healthy postmenopausal women: Principal results from the Women's Health Initiative randomized controlled trial», *JAMA*, 288 (3), 17 julio 2002, pp. 321-333.

46. R. Lindsay, J. C. Gallagher, M. Kleerekoper y J. H. Pickar, «Effect of lower doses of conjugated equine estrogens with and without medroxiprogesterone acetate on bone in early postmenopausal women», *JAMA*, 287 (20), 22-29 mayo 2002, pp. 2668-2676.

47. F. A. Tremollieres, D. D. Strong, D. J. Baylink, y S. Mohan, «Progesterone and promegestone stimulate human bone cell proliferation and insulin-like growth factor-2 production», *Acta Endocrinol (Copenh.)*, 26 (4), abril 1992, pp. 329-337.

48. G. Abraham, «The importance of magnesium in the management of primary postmenopausal osteoporosis: A review», *J. Nutritional Medicine*, 2, 1991, pp.165-178; A. Gaby y J. Wright, «Nutrients and osteoporosis: A review article», *J. Nutritional Medicine*, 1, pp. 63-72.

49. L. M. Buckley y otros, «Calcium and vitamin D3 supplementation prevents bone loss in the spine secondary to low-dose corticosteroids in patients with rheumatoid arthritis. A randomized, double-blind, placebo-controlled trial», *Ann. Internal Medicine*, 125 (12), 1996, pp. 961-968.

50. B. E. Nielson y otros, «Effects of dietary boron on mineral, estrogen, and testosterone metabolism in postmenopausal women», *FASEB*, 1, 1987, pp. 394-397.

51. G. Dawson-Hughes y otros, «A controlled trial of the effects of calcium supplementation on bone density in postmenopausal women», *NEJM*, 323, 1990, pp. 878-883.

52. J. McGuigan, «Peptic ulcer and gastritis», en K. Isselbacher y otros (eds.) *Harrison Principles of Internal Medicine*, vol. 2, McGraw-Hill, Nueva York, 1994, 13ª ed., p. 1369.

53. J. Y. Chu y otros, «Studies in calcium metabolism, II. Effects of low calcium and variable protein intake on human calcium metabolism», *Am. J. Clin. Nutr.*, 28, 1975, pp. 1028-1035; B. Abelow y otros, «Cross cultural association between dietary animal protein and hip fracture: A hypothesis», *Calcified Tissue International*, 50, 1992, pp. 14-18.

54. L. Gillespie, *The Menopause Diet: Lose Weight and Boost Your Energy*, Healthy Life Publ., Beverly Hills, 1999, p. 36.

55. L. Aiello y P. Wheeler, «The expensive tissue hypothesis: The brain and the digestive system in human and primate evolution», *Current Anthropology*, 36 (2), 1995, pp. 199-221; K. Lorenz y V. A. Lee, «The nutritional and physiological impacto of cereal products in human nutrition», *Critical Reviews in Food Science & Nutrition*, 8, 1997, pp. 383-456; C. M,. Cassiday, «Nutrition and health in agriculturalists and hunter-gatherers: A case study of two prehistoric populations», en R. F. Kandel, G. H. Pelto y N. W. Jerome (eds.), *Nutritional Anthropology: Contemporary Approaches to Diet and Culture*, Redgrave Publishing Co., Pleasantville (Nueva York), 1980, pp. 117-145; S. B. Eaton y D. A. Nelson, «Calcium in evolutionary perspective», *Am. J. Clin. Nutr.*, 54 (supl.), 1991, pp. 281-287; A. H. Goodman, D. Dufour y G. H. Pelto, *Nutritional Anthropology: Biocultural Perspectives on Food and Nutrition*, Mayfield Publishing, Mountain View (California), 2000. Véase también *The Paleopathology Newsletter*, publicada por la Paleopathology Association; contactar con Ms. Eve Cockburn, 18655 Parkside, Detroit, MI 48221-2208.

56. Las fuentes para este cuadro son: U.S. Department of Agriculture, *Composition of Foods*, manuales 8 y 456, U.S. Government Printing Office, Washington, D.C., 1963; J. A. Duke y A. A. Atchley, *Handbood of Proximate Analysis: Tables of Higher Plants*, CRC Press, Boca Ratón, 1986; Leonard Jacobs, artículo en *East/West Journal*, mayo 1985; John Lee, «Osteoporosis reversal: The role of progesterone», *International Clinical Nutrition Review*, vol 10, 1990, pp. 384-391; Judith Cooper Madlener, *The Sea Vegeta-*

ble Book, Clarkson N. Potter, Nueva York, 1977; Nutrition Search, Inc., John Kirschmann (dir. compil.), *Nutrition Almanac*, McGraw-Hill, Nueva York, 1979, ed. revisada; U.S. Department of Agriculture, *Nutritive Value of Foods*, manual 72, U.S. Government Printing Office, Washington, D.C., 1971; Mark Pedersen, *Nutritional Herbology*, Pedersen, Bountiful (Utah), 1987, y Maine Coast Sea Vegetables Co., Shore Road, Franklin, ME 04634.

57. A. Caspit, «Alendronatel: An investigational agent for the prevention and treatment of osteoporosis», *Drug Therapy*, 24, 1994, p. 41.

58. G. H. Guyatt y otros, «Summary of meta-analyses of therapies for post-menopausal osteoporosis and the relationship between bone density and fractures», *Endocrinol. Metab. Clin. North Am.*, 31 (3), septiembre 2002, pp. 669-679, XXI; A. Cranney y otros, «Meta-analyses of therapies for post-menopausal osteoporosis. IX: Summary of meta-analyses of therapies for postmenopausal osteoporosis», *Endocr. Rev.*, 23 (4), agosto 2002, pp. 570-578; D. M. Black y otros, «Randomised trial of effect of alendronate on risk of fracture in women with existing vertebral fractures. Fracture Intervention Trial Research Group», *Lancet*, 348 (9041), 7 diciembre 1996, pp. 1535-1541; M. R. McClung y otros, «Effect of risedronate on the risk of hip fracture in elderly women. Hip Intervention Program Study Group», *N. Engl. J. Med.*, 344 (5), 1 febrero 2001, pp. 333-340; S. T. Harris y otros, «Effects of risedronate treatment on vertebral and nonvertebral fractures in women with postmenopausas osteoporosis: a randomized controlled trial. Vertebral Efficacy with Risedronate Therapy (VERT) Study Group», *JAMA*, 282 (14), 13 octubre 1999, pp. 1344-1352.

59. P. C. DeGroen, «Esophagitis associated with the use of alendronate», *NEJM*, 335, 1996, pp. 1016-1021.

60. P. Delmas y otros, «Effects of raloxifene on bone mineral density, serum cholesterol concentrations, and uterine endometrium in postmenopausal women», *NEJM*, 337, 1997, pp. 1641-1647; B. Ettinger y otros, «Reduction of vertebral fracture risk in postmenopausal women with osteoporosis treated with raloxifene: Results from a 3-year randomized clinical trial. Multiple Outcomes of Raloxifene Evaluation (MORE) Investigators», *JAMA*, 282 (7), 18 agosto 1999, pp. 637-645.

61. S. L. Silverman y M. Azria «The analgesic role of calcitonin following osteoporotic fracture», *Osteoporos. Int.*, 13 (11), noviembre 2002, pp. 858-867.

62. M. Nelson y otros, «Effects of high-density strength training on multiple risk factors for osteoporotic fractures: A randomized controlled trial», *JAMA*, 272 (24), 1994, pp. 1909-1914.

63. M. Nelson, *Strong Women Stay Young*, Bantam, Nueva York, 2000.

64. M. Fiatarone y otros, «Exercise training and nutritional supplementation for physical frailty in very elderly people», *NEJM*, 330 (25), 1994, pp. 1769-1775.

65. C. Rosen y otros, «The effects of sunlight and diet on bone loss in elderly women from rural Maine», *Maine J. Health Issues*, 1 (2), 1994, pp. 35-48. Estudio realizado por Michael Holick en Bangor (Maine).

66. R. Veith, «Vitamin D supplementation, 25-hydroxyvitamin D concentrations, and safety», *Am. J. Clin. Nutr.*, 69, 1999, pp. 842-856 (cualquiera que

desee seriamente tener más información sobre la vitamina D y la luz del sol debería leer este impresionante artículo sobre el tema).

67. Ibíd.

68. R. M. Neer y otros, «Stimulation by artificial lighting of calcium absorption in elderly human subjects», *Nature*, 229, 1971, p. 255.

69. M. F. Holick, «Environmental factors that influence the cutaneous production of Vitamin D», *Am. J. Clin. Nutr.*, 61 (supl. 3), 1995, pp. 638-645.

70. B. Dawson-Hughes y otros, «Effect of vitamin D supplementation on wintertime and overall bone loss in healthy postmenopausal women», *Ann. Internal Medicine*, 115 (7), 1991, pp. 505-511.

71. T. McNeil, «The vitamin D guru: School of Medicine professor sees the light and spreads the news», *Bostonian*, primavera 1998, pp. 34-35.

72. R. Veith, obra citada en nota 66.

73. J. Berger, *Herbal Rituals*, St. Martin's Press, Nueva York, 1998, pp. 64-72.

74. S. Weed, *Healing Wise: Woman's Herbal*, Ashtree Publications, Woodstock (Nueva York), 1989.

Capítulo 13. Salud de los pechos

1. S. Toikkanene y otros, «Factors predicting late mortality from breast cancer», *European J. Cancer*, 27 (5), 1991, pp. 586-591.

2. C. C. Chen y otros, «Adverse life events and breast cancer: Case-control study», *British Medical J.*, 311, 1995, pp. 1527-1530.

3. Henry Dreher, comunicación personal, 12 octubre 2005.

4. S. Levy y otros, «Correlation of stress factors with sustained depression of natural killer cell activity and predicted prognosis in patients with breast cancer», *J. Clinical Oncology*, 5, 1987, pp. 348-353.

5. D. Spiegel y otros, «The effect of psychosocial treatment on survival of patients with metastatic breast cancer», *Lancet*, 2 (8669), 1989, pp. 888-891.

6. J. Prior, «Critique of estrogen treatment for heart attack prevention: The Nurses' Health Study», *A Friend Indeed*, 8 (8), 1992, pp. 3-4; C. Schairer y otros, «Menopausal estrogen and estrogen-progestin replacement therapy and breast cancer risk», *JAMA*, 283 (4), 2000, pp. 485-491.

7. P. D. Bulbrook, M. C. Swain, D. Y. Wang y otros, «Breast cancer in Britain and Japan: Plasma oestradiol-17b, oestrone, and progesterone, and their urinary metabolites in normal British and Japanese women», *European J. Cancer*, 12, 1976, pp. 725-735.

8. R. T. Chlebowski y otros, «Dietary fat reduction in postmenopausal women with primary breast cancer: Phase III women's intervention nutrition study (WINS)», presentado en la reunión anual de la American Society of Clinical Oncology (ASCO), Orlando, 16 mayo 2005.

9. S. Seely y otros, «Diet and breast cancer: The possible connection with sugar consumption», *Medical Hypotheses*, 11, 1983, pp. 319-327; R. Kazer, «Insulin resistance, insulin-like growth factor I and breast cancer: A hypothesis», *International J. Cancer*, 62, 1995, pp. 403-406; P. Bruning y otros, «Insulin

resistance and breast-cancer risk», *International J. Cancer*, 52, 1992, pp. 511-516.

10. A. Tavani y otros, «Consumption of sweet foods and breast cancer risk in Italy», *Annals of Oncology*, 25 octubre 2005.

11. W. C. Willet y otros, «Moderate alcohol consumption and the risk of breast cancer», *NEJM*, 316, 1987, pp. 1174-1180.

12. E. Ginsburg, «Effects of alcohol ingestion on estrogens in postmenopausal women», *JAMA*, 276 (21), 1996, pp. 1747-1751.

13. S. Zhang y otros, «A prospective study of folate intake and the risk of breast cancer», *JAMA*, 281 (17), 1989, pp. 1632-1637.

14. C. Ambrosone y otros, «Cigarette smoking, N-acetyltransferase 2 genetic polymorphisms, and breast cancer risk», *JAMA*, 276 (18), 1996, pp. 1494-1501.

15. L. Bernstein y otros, «Lifetime recreational exercise activity and breas cancer risk among black women and white women», *J. Natl. Cancer Inst.*, 97 (22), 16 noviembre 2005, pp. 1671-1679.

16. I. Thune y otros, «Physical activity and the risk of breast cancer», *NEJM*, 336, 1997, pp. 1269-1275.

17. P. K. Verkasalo y otros, «Sleep duration and breast cancer: A prospective cohort study», *Cancer Res.*, 65 (20), 15 octubre 2005, pp. 9595-9600.

18. D. E. Blak y otros, «Melatonin-depleted blood from premenopausal women exposed to light at night stimulates growth of human breast cancer xenografts in nude rats», *Cancer Res.*, 65 (23), 1 diciembre 2005, pp. 11174-11184.

19. E. S. Schernhammer y S. E. Hankinson, «Urinary melatonin levels and breast cancer risk», *J. Natl. Cancer Inst.*, 97 (14), 20 julio 2005, pp. 1084-1087.

20. E. S. Schernhammer y otros, «Rotating night shifts and risk of breast cancer in women participating in the Nurses' Health Study», *J. Natl. Cancer Inst.*, 93 (20), 17 octubre 2001, pp. 1563-1568.

21. B. C. Coleman, «Fatty diet and breast cancer: No link?», *Portland Press Herald*, 10 marzo 1999.

22. H. Adlercreutz y otros, «Excretion of the lignans enterolactone and enterodiol and of equol in omnivorous and vegetarian postmenopausal women and in women with breast cancer», *Lancet*, 1 (8311), 1982, pp. 1295-1299.

23. B. R. Goldin, H. Adlercreutz y otros, «Estrogen excretion patterns and plasma levels in vegetarian and omnivorous women», *NEJM*, 307, 1982, pp. 1542-1547.

24. M. Percival, «Phytonutrients and detoxification», en *Clinical Nutrition Insights*, de la Foundation for the Advancement of Nutritional Education, 1997, pp. 1-4. Se puede obtener en Metagenics North East, P.O. Box 848, Kingston, NH 03848.

25. D. Zava y G. Duwe, «Estrogenic and antiproliferative properties of genistein and other flavonoids in human breast cancer cells *in vitro*», *Nutrition & Cancer*, 27 (1), 1997, pp. 31-40.

26. A. R. Thomseny otros, «Influence of Prevastein, an isoflavone-rich soy product, on mammary gland development and tumorigenesis in Tg.NK (MMTV/c-neu) mice», *Nutr. Cancer*, 52 (2), 2005, pp. 176-188; C. D. Allred y otros, «Soy processing influences growth of estrogen-dependent breast cancer tumor», *Carcinogenesis*, 25 (9), 2004, pp. 1649-1657.

27. C. D. Allred y otros, obra citada en nota anterior.

28. C. Nagata y otros, «Decreased serum estradiol concentration associated with high dietary intake of soy products in premenopausal Japanese women», *Nutr. Cancer*, 29 (3), 1997, pp. 228-233; L. J. Lu y otros, «Increased urinary excretion of 2-hydroxyestrone but not 16-alpha-hydroxyestrone in premenopausal women during a soya diet containing isoflavones», *Cancer Res.*, 60 (5), 2000, pp. 1299-1305; A. Cassidy, S. Bingham y K. D. Setchell, «Biological effects of a diet of soy protein rich in isoflavones on the menstrual cycle of premenopausal women», *Am. J. Clin. Nutr.*, 60 (3), 1994, pp. 333-340.

29. X. Xu y otros, «Effects of soy isoflavones on estrogen and phytoestrogen metabolism in premenopausal women», *Cancer Epidemiol. Biomarkers Prev.*, 7 (12), 1998, pp. 1101-1108.

30. C. Wood y otros, «Breast and uterine effects of soy isoflavones and conjugated equine estrogens in postmenopausal female monkeys», *J. Clin. Endocrinol. Metab.*, 89 (7), 2004, pp. 3462-3468.

31. D. Bagga y otros, «Dietary modulation of omega-3/omega-6 polyunsaturated fatty acid ratios in patients with breast cancer», *J. Nat. Cancer Inst.*, 89 (15), 1997, pp. 1123-1131.

32. K. Lockwood y otros, «Partial and complete regression of breast cancer in patients in relation to dosage of coenzyme Q_{10}», *Biochemical & Biophysical Research Communications*, 199 (3), 1994, pp. 1504-1508.

33. H. G. Welch y W. C. Black, «Using autopsy series tu estimate the disease «reservoir» for ductal carcinoma in situ of the breast: How much more breast cancer can we find?», *Ann. Internal Medicine*, 127 (11), 1997, pp. 1023-1028; M. Nielsen y otros, «Breast cancer and atypia among young and middle-aged women: A study of 110 medicolegal autopsies», *British J. Cancer*, 56 (6), 1987, pp. 814-819.

34. H. G. Welch y W. C. Black, obra citada nota anterior, p. 1023.

35. S. Moody-Ayers y otros, «"Benign" tumors and "early detection" in mammography-screened patients of a natural cohort with breast cancer», *Arch. Intern. Med.*, 160 (8), 2000, pp. 1109-1115.

36. National Institutes of Health Consensus Development Panel, «National Institutes of Health Consensus Development Conference Statement: Breast cancer screening for women ages 40-49», *J. Natl. Cancer Inst.*, 89 (14), 1997, pp. 1015-1026.

37. K. Prager, «Outrage over mammogram screening unwarranted», *Medical Tribune*, citado por Gina Kolata en el *New York Times* de 28 enero 1997.

38. R. Harris, «Effectiveness: The next question for breast cancer screening», *Journal of the National Cancer Institute*, 97 (14), 20 julio 2005, pp. 1021-1023.

39. D. A. Berry y otros, «Effect of screening and adjuvant therapy on mortality from breast cancer», *NEJM*, 353 (17), 27 octubre 2005, pp. 1784-1792.

40. J. P. van Netten y otros, «Physical trauma and breast cancer», *Lancet*, 343 (8903), 16 abril 1994, pp. 978-979.

41. C. L. Christiansen y otros, «Predicting the cumulative risk of false-positive mammograms», *J. Natl. Cancer Inst.*, 92 (20), 2000, pp. 1657-1666.

42. J. G. Elmore y otros, «Ten-year risk of false positive screening mammograms and clinical breast exams», *NEJM*, 338 (16), 16 abril 1998, pp. 1089-1096.

43. P. C. Gotzche y O. Olsen, «Is screening for breast cancer with mammography justifiable?», *Lancet*, 355, 2001, pp. 129-134; P. C. Gotzche y O. Olsen, «Cochrane review on screening for breast cancer with mammography», *Lancet*, 358, 2001, pp. 1340-1342.

44. A. B. Miller y otros, «Canadian National Breast Screening Study-2: 13-year results of a randomized trial in women aged 50-59 years», *Journal of the National Cancer Institute*, 92 (18), 20 septiembre 2000, pp. 1490-1499.

45. K. Kerlikowske y otros, «Continuing screening mammography in women aged 70 to 79 years: Impact on life expectancy and cost-effectiveness», *JAMA*, 282 (22), 8 diciembre 1999, pp. 2156-2163.

46. C. Baines, «Rethinking breast screening —again», *British Medical Journal*, 331, 2005, p. 1031.

47. F. Moore, «Breast self-examination», *NEJM*, 299 (6), 1978, pp. 304-305.

48. D. B. Thomas y otros, «Randomized trial of breast self-examination in Shanghai: Final results», *J. Natl. Cancer Inst.*, 94, 2002, pp. 1445-1457.

49. Comunicación personal con Dana Wyrick. Dana Wyrick, terapeuta masajista titulada, que ideó este masaje para la salud de los pechos después de estudiar con especialistas en terapia para linfoedemas en Europa y Australia, donde es más común esta técnica.

50. K. Kerlikowske y otros, «Positive predictive value of screening mammography by age and family history of breast cancer», *JAMA*, 270 (2), 1993, p. 444.

51. National Council on Aging, *Myths and Perceptions About Aging and Women's Health*, Washington, D.C., 1997; autor no nombrado, «Assessing the odds», *Lancet*, 350 (9091), 1997, p. 1563.

52. S. Love, *Dr. Susan Love's Breast Book* (145), Da Capo Lifelong Books, Cambridge (Massachusetts), 2005.

53. L. A. G. Ries, M. P. Eisner, C. L. Kosary, B. F. Hankey, B. A. Miller, L. Kleg y B. K. Edwards (eds.), *SEER Cancer Statistics Review, 1973-1993*, National Cancer Institute, Bethesda, 2000; W. C. Black y otros, «Perceptions of breast cancer risk and screening effectiveness in women younger than 50 years old», *J. Nat. Cancer Inst.*, 87, 1995, pp. 720-731.

54. K. A. Phillips, «Putting the risk of breast cancer in perspective», *NEJM*, 340 (2), 1999, pp. 141-144.

55. Y. Hirshaut y P. Pressman, *Breast Cancer: The Complete Guide*, Bantam, Nueva York, 2000, p. 256.

56. American College of Obstetrics & Gynecology, Committee on Genetics, *Breast-Ovarian Cancer Screening* (Committee Opinion n° 176), Washington, D.C., octubre 1996.
57. F. S. Collins, «BRCA1-lots of mutations, lots of dilemmas», *NEJM*, 334 (3), 1986, pp. 186-188.
58. T. Weisberg, «Genetic testing for breast cancer», *Maine Cancer Perspectives*, 2 (4), octubre 1996, p. 3.
59. Y. A. Kesaniemi (no publicado), citado en A. Viitanen, «A new estrogen gel: Clinical benefits», en B. G. Wren (ed.), *Progress in the Management of the Menopause: The Proceedings of the 8th International Congress of the Menopause*, Parthenon, Sydney, 1996, p. 168.
60. C. LaVecchia, E. Negri, S. Franceschi y otros, «Hormone replacement therapy and breast cancer risk: A cooperative Italian study», *British J. Cancer*, 72, 1995, pp. 244-248.
61. C. Campagnoli y otros, «HRT and breast cancer risk: A clue for interpreting the available data», *Maturitas*, 33, 1999, pp. 185-190; Collaborative Group on Hormonal Factors in Breast Cancer, «Breast cancer and hormone replacement therapy: Collaborative reanalysis of data from 51 epidemiological studies of 52,705 women with breast cancer and 10,411 without breast cancer», *Lancet*, 350, 1997, pp. 1047-1059.
62. B. R. Bhavani y otros, «Pharmacokinetics of 17-B-dihydroequilin sulfate and 17-B-dihydroequilin in normal postmenopausal women», *J. Clin. Endocrinol. & Metab.*, 78, 1994, pp. 197-204.
63. J. Hargrove y E. Eisenberg, «Menopause», *Med. Clin. North Am.*, 79 (6), 1995, pp. 1337-1363.
64. C. Campagnoli, obra citada en nota 61; Collaborative Group on Hormonal Factors in Breast Cancer, obra citada en nota 61.
65. V. Beral, Million Women Study Collaborators, «Breas cancer and hormone-replacement therapy in the Million Women Study», *Lancet*, 362 (9382), 2003, pp. 419-427.
66. N. J. Coombs y otros, «Hormone replacement therapy and breast cancer: Estimate of risk», *BMJ*, 331 (7512), 2005, pp. 347-349.
67. N. J. Coombs y otros, «Hormone replacement therapy and breast cancer risk in California», *Breast J.*, 11 (6), noviembre-diciembre 2005, pp. 410-415.
68. C. Campagnoli, obra citada en nota 61. Dados los resultados del estudio WHI con Prempro y las consiguientes pérdidas económicas sufridas por Wyeth Ayerst, es dudoso que alguna vez tengamos los datos necesarios para probar esto.
69. Z. Huang, W. C. Willett, G. A. Colditz y otros, «Waist circumference, waist:hip ratio, and risk of breast cancer in the Nurses' Health Study», *Am. J. Epidemiol.*, 150 (12), 1999, pp. 1316-1324. «Además», escriben, «se ha propuesto que la adiposidad abdominal va acompañada por un exceso de andrógeno y más conversión de andrógeno en estrógeno en el tejido adiposo». También señalan que es probable que la toma de hormona por las mujeres posmenopáusicas les aumente el nivel de la hormona a todas. «[En consecuencia] todas las consumidoras de hormonas posmenopáusicas estaban en

mayor riesgo de cáncer de mama independientemente de la obesidad central», razonan.

70. M. Melamed y otros, «Molecular and kinetic basis for the mixed agonist/antagonist activity of estriol», *Molecular Endocrinology*, 11 (12), noviembre 1997, pp. 1868-1878.

71. L. Rajkumar y otros, «Prevention of mammary carcinogenesis by short-term estrogen and progestin treatments», *Breast Cancer Research*, 6 (1), 2004, pp. R31-37.

72. J. B. Henrich, «The postmenopausal estrogen/breast cancer controversy», *JAMA*, 268, 1992, pp. 1900-1902; H. H. Wotiz, D. R. Beebe y E. Muller, «Effect of estrogen on DMBA-induced breast tumors», *J. Steroid Biochem.*, 20, 1984, pp. 1067-1075.

73. J. O. Drife, «Breast development in puberty», *Ann. N.Y. Acad. Sci.*, 464, 1986, pp. 58-65; R. Dulbecco y otros, «Cell types and morphogenesis in the mammary gland», *Proc. Natl. Acad. Sci. USA*, 79, 1982, pp. 7646-7350; T. Longacre y S. Bartow, «A correlative morphologic study of human breast and endometrium in the menstrual cycle», *Am. J. Surgical Path*, 10 (6), 1986, pp. 382-393; R. A. Wainberg, «How cancer arises», *Scientific American*, septiembre 1996, pp. 62-70.

74. H. Lemon, «Oestriol and prevention of breast cancer», *Lancet*, 1 (802), 1973, p. 546; «Estriol prevention of mammary carcinoma induced by 7,12-dimethyl-benzanthracene and procarbazine», *Cancer Res.*, 35, 1975, pp. 1341-1353; «Pathophysiologic considerations in the treatment of menopausal patiens with oestrogens: The role of oestriol in the prevention of mammary cancer», *Acta Endocrinol.*, 1, 1980, pp. 17-27; H. Lemon, H. Wotiz, L. Parsons y otros, «Reduced estriol excretion in patients with breast cancer prior to endocrine therapy», *JAMA*, 196, 1966, pp. 1128-1136.

75. S. Z. Bu y otros, «Progesterone induces apoptosis and upregulation of p53 expression in human ovarian carcinoma cell lines», *Cancer J. American Cancer Society*, 79 (10), 1997,, pp. 1944-1950.

76. D. T. Zava y G. Duwe, «Estrogen and antiproliferative properties of genistein and other flavonoids in human breast cancer cells *in vivo*», *Nutr. & Cancer*, 27 (1), 1997, pp. 31-40.

77. A. D. Cowan y otros, «Breast cancer incidence in women with a history of progesterone deficiency», *Am. J. Epidemiol.*, 114 (2), 1961, p. 209.

78. K. J. Chang y otros, «Influences of percutaneous administration of estradiol and progesterone on human breast epithelial cell cycle *in vivo*», *Fertility & Sterility*, 63, 1995, pp. 785-791.

79. R. A. Badwe y otros, «Timing of surgery during menstrual cycle and survival of premenopausal women with operable breast cancer», *Lancet*, 337, 1991, pp. 785-791.

80. W. Hrushesky, «Breast cancer, timing of surgery, and the menstrual cycle: Call for prospective trial», *J. Women's Health*, 5 (6), 1996, pp. 555-566.

81. B. Wren y J. A. Eden, «Do progesterons reduce the risk of breast cancer? A review of the evidence», *Menopause: The J. of the N. Am. Menopause Soc.*, 3 (1), 1996, pp. 4-12.

82. Ibíd.

83. B. S. McEwen y otros, «Inhibition of dendritic spine induction on hippo-campal ca-1 pyramidal neurons by nonsteroidal estrogen antagonist in female rats», *Endocrinology*, 140, 1999, pp. 1044-1047; B. S. McEwen y C. S. Wooley, «Estradiol and progesterone regulate neuronal structure and synaptic connectivity in adult as well as developing brain», *Experimental Gerontology*, 29, 1994, pp. 431-436; C. S. Wooley y B. S. McEwen, «Roles of estradiol and progesterone in regulation of hippocampal dendritic spine density during the estrous cycle in the rat», *J. Comparative Neurology*, 336, 1993, pp. 293-306.

84. D. Timmerman y otros, «A randomized trial on the use of ultrasono-graphy or office hysteroscopy for endometrial assessment in postmeno-pausal patiens with breast cancer who were treated with tamoxifen», *Am. J. Obstetrics & Gynecology*, 179, 1998, pp. 62-70; M. Franchi y otros, «En-dometrial thickness in tamoxifen-treated patients: An independent pre-dictor of endometrial disease», *Obstetrics & Gynecology*, 93, 1999, pp. 1004-1008; L. M. Ramoneta y otros, «Endometrial cancer in polyps associated with tamoxifen use», *Am. J. Obstetrics & Gynecology*, 180, 1999, pp. 340-341.

85. C. K. Osborne, «Questions and answers about tamoxifen», en V. Craig (ed.), *Tamoxifen for the Treatment and Prevention of Breast Cancer*, PRR, Melville (Nueva York), 1999; [no hay autor], «NSABP halts B-14 trial: No benefits seen beyond 5 years of tamoxifen use», *J. Nat. Cancer Inst*, 87, 1995, p. 1829.

86. B. Fisher, «Tamoxifen for prevention of breast cancer: Report of the Na-tional Surgical Adjuvant Breast and Bowel Project P-1 Study», *J. Nat. Cancer Inst.*, 90 (18), 1998, pp. 1371-1388.

87. M. H. Gail y otros, «Projecting individualized probabilities of developing breast cancer for white females who are being examined annually», *J. Nat. Cancer Inst.*, 81 (24), 1989, pp. 1879-1886.

88. J. Melnikov y otros, «Chemoprevention: Drug pricing and mortality: The case of tamoxifen», *Cancer*, publicado online el 24 de julio de 2006, antes de su impresión.

89. A. Gandey, «Tamoxifen fails to reduce breast cancer risk in most wom-en», *Medscape Medical News*, 26 julio 2006; se puede consultar en la página *www.medscape.com/viewarticle/54157.*

Capítulo 14. Vivir de corazón, con pasión y alegría: cómo escuchar y amar a nuestro corazón en la madurez

1. N. A. Svendsen, carta personal, resumida en *Health Wisdom for Women*, 6 (10), octubre 1999, p. 8. Citada aquí con el permiso de la autora.

2. F. A. Tremollieres y otros, «Coronary heart disease risk factors and meno-pause: A study in 1,684 French women», *Atherosclerosis*, 142 (2), 1999, pp. 415-423.

3. B. H. Clow, *Liquid Light of Sex: Kundalini Rising at Mid-life Crisis*, Bear & Co., Santa Fe, 1996, pp. 103-104.

4. National Center for Health Statistics, *Vital Statistic of the United States, 1992. Vol. 11: Mortality, Part A*, U.S. Dept. of Health and Human Services, Hyattsville, 1996 (DHHS Publication 96-1101).

5. American Heart Association, *Heart and Stroke Statistical Update*, Dallas, 1997; Centers for Disease Control and Prevention, National Center for Health Statistics, *Health, United States, 1995*, U.S. Dept. of Health and Human Services, Public Health Service, Hyattsville, 1997 (PHS Publication 96-1232); J. M. Leiman, J. E. Meyer, N. Rothschild y L. J. Simon, *Selected Facts on U.S. Women's Health: A Chart Book*, The Commonwealth Fund, Nueva York, marzo 1997; C. Maynard y otros, «Gender differences in the treatment and outcome of acute myocardial infarction. Results from the Myocardial Infarction Triage and Intervention Registy», *Arch. Intern. Med.*, 152 (5), 1992, pp. 972-976.

6. *Selected Facts on U.S. Health*, obra citada en nota anterior.

7. D. Childre y H. Martin, *The HeartMath Solution*, HarperSanFrancisco, San Francisco, 1999, prólogo.

8. J. Skinner, «Neurocardiology: Brain mechanisms underlying fatal cardiac arrythmias», *Neurologic Clinics*, 11 (2), 1993, pp. 325-351.

9. P. J. Kudenchuk y otros, «Comparison of presentation, treatment and outcome of acute myocardial infarction in men vs. women (The Myocardial Infarction Triage and Intervention Registry)», *Am. J. Cardiology*, 78 (1), 1996, pp. 9-14.

10. G. S. Cooper, «Menstrual and reproductive risk factors for ischemic heart disease», *Epidemiology*, 10 (3), 1999, pp. 255-259; F. P. Hazeltine y B. Jacobson, *Women's Health Research: A Medical and Policy Primer*, APA Press, Washington, D.C., 1997, p. 173.

11. C. Iribarren y otros, «Association of hostility with coronary artery calcification in young adults: The CARDIA Study», *JAMA*, 283 (19), 2000, pp. 2546-2551.

12. M. Friedman y R. Rosenman, *Type A Behavior and Your Heart*, Alfred A. Knopf, Nueva York, 1974.

13. L. S. Webber y otros, «Ocurrence in children of multiple risk factors for coronary artery disease: The Bogalusa Heart Study», *Preventive Medicine*, 8, 1979, pp. 407-418; P. Khoury y otros, «Clustering and interrelationships of coronary disease risk factors in schoolchildren, ages 6-19», *Am. J. Epidemiol.*, 112, 1980, pp. 524-538.

14. M. Stampfer y otros, «Primary prevention of coronary heart disease in women through diet and lifestyle», *NEJM*, 343, 2000, pp. 16-22.

15. L. Mo-Suwan y L. Lebel, «Risk factors for cardiovascular disease in obese and normal school age children: Association of insulin with other cardiovascular risk factors», *Biomed. Environ. Sci.*, 9 (2-3), 1996, pp. 269-275; R. R. Wing y R. W. Jeffery, «Effect of modest weight loss on changes in cardiovascular risk factors: Are there differences between men and women between weight loss and maintenance?», *Int. J. Obes. Relat. Metab. Disord.*, 19 (1), 1995, pp. 67-73.

16. J. E. Manson y otros, «The primary prevention of myocardial infarction», *NEJM*, 326 (21), 1992, pp. 1406-1416; L. Mosca y otros, «Guide to pre-

ventive cardiology for women. AHA/ACC Scientific Statement Consensus panel statement», *Circulation*, 99 (18), 2480-2484.

17. S. M. Grundy y otros, «Implications of recent clinical trials for the National Cholesterol Education Program Adult Treatment Panel III guidelines», *Circulation*, 110 (2), 13 julio 2004, pp. 227-239.

18. ALLHAT Officers and Coordinators for the ALLHAT Collaborative Research Group, «Major outcomes in moderately hypercholesterolemic, hypertensive patients randomized to pravastin vs usual care: The Antihypertensive and Lipid-Lowering Treatmen to Prevent Heart Attack Trial (ALLHAT-LLT)», *JAMA*, 288 (23), 18 diciembre 2002, pp. 2998-3007.

19. Heart Protection Study Collaborative Group, «MRC/BHF Heart Protection Study of cholestero lowering with simvastatin in 20,536 high-risk individuals: A randomised placebo-controlled trial», *Lancet*, 360 (9326), 6 julio 2002, pp. 7-22.

20. M. Matsuzaki y otros, «Large-scale cohort study of the relationship between serum cholesterol concentration and coronary events with low-dose simvastatin therapy in Japanese patients with hypercholesterolemia», *Circ. J.*, 66 (12), diciembre 2002, pp. 1087-1095.

21. C. B. Newman y otros, «Safety of atorvastatin derived from analysis of 44 completed trials in 9,416 patients», *Am. J. Cardio.*, 92 (6), 15 septiembre 2003, pp. 670-676.

22. P. Sever y otros, «Prevention of coronary and stroke events with atorvastatin in hypertensive patients who have average or lower-than-average cholesterol concentrations, in the Anglo-Scandinavian Cardiac Outcomes Trial-Lipid Lowering Arm (ASCOT-LLA): A multicentre randomised controlled trial», *Lancet*, 361 (9364), 5 abril 2003, pp. 1149-1158.

23. A. J. Jenkins, «Might money spent on statins be better spent?», *BMJ*, 327 (7420), p. 933.

24. E. Laise, «The Lipitor dilemma», *Smart Money: The Wall Street Journal Magazine of Personal Business*, 12 (11), 18 octubre 2003, pp. 90-96.

25. P. H. Lagsjoen y A. M. Langsjoen, «The clinical use of HMG CoA-reductase inhibitors and the associated depletion of coenzime Q_{10}. A review of animal and human publications», *Biofactors*, 18 (1-4), 2003, pp. 101-111.

26. D. Gaist y otros, «Statins and risk of polyneuropathy: A case-control study», *Neurology*, 58 (9), 14 mayo 2002, pp. 1333-1337.

27. G. G. Schwartz y otros, «Effects of atrovastatin on early recurrent ischemic events in acute coronary syndromes: The MIRACL study: A randomized controlled trial», *JAMA*, 285 (13), 4 abril 2001, pp. 1711-1718.

28. E. C. Suárez, «Relations of trait depression and anxiety to low lipid and lipoprotein concentrations in healthy young adult women», *Psychosom. Med.*, 61 (3), mayo-junio 1999, pp. 273-279.

29. T. B. Newman y S. B. Hulley, «Carcinogenicity of lipid-lowering drugs», *JAMA*, 275 (1), 3 enero 1996, pp. 55-60.

30. K. Folkers y otros, «Activities of vitamin Q_{10} in animal models and a serious deficiency in patients with cancer», *Biochem. Biophys. Res. Commun.*, 234 (2), 19 mayo 1997, pp. 296-299; K. Lockwood y otros, «Progress on

therapy of breast cancer with vitamin Q_{10} and the regression of metastases», *Biochem. Biophys. Res. Commun.*, 212 (1), 6 julio 1995, pp. 172-177.

31. S. Sinatra, *Heart Sense for Women*, Lifeline, Washington, D. C., 2000, p. 108.

32. F. M. Sacks y otros, «The effect of pravastatin on coronary events after myocardial infarction in patients with average cholesterol levels. Cholesterol and Recurrent Events Trial investigators», *N. Engl. J. Med.*, 335 (14), 3 octubre 1996, pp. 1001-1009.

33. D. M. Boudreau y otros, «The association between 3-hydroxy-3-methylglutaryl coenzime A inhibitor use and breast carcinoma risk among postmenopausal women: A case-control study», *Cancer*, 100 (11), 1 junio 2004, pp. 2308-2316.

34. J. E. Manson y otros, «A prospective study of obesity and risk of coronary heart disease in women», *NEJM*, 332 (13), 1990, pp. 882-889.

35. P. Kelly y otros, «Unmetabolized folic acid in serum: Acute studies in subjects consuming fortified food and supplements», *Am. J. Clin. Nutr.*, 65 (6), junio 1997, pp. 1790-1795; H. Morita y otros, «Genetic polymorphism of 5,10-methylenetetrahydrofolate reductase (MTHFR) as a risk factor of coronary artery disease», *Circulation*, 95 (8), 15 abril 1997, pp. 2032-2036.

36. T. Wu y otros, «Periodontal disease and risk of cerebrovascular disease: The first national health and nutrition examination survey and its followup study», *Arch. Intern. Med.*, 160 (18), 2000, pp. 2749-2755; P. P. Hujoel y otros, «Periodontal disease and coronary heart disease risk», *JAMA*, 284 (11), 2000, pp. 1406-1410.

37. American Cancer Society, *Cancer Facts and Figures*, Atlanta, 1997, p. 5008.

38. K. A. Hollenbach y otros, «Cigarette smoking and bone mineral density in older men and women», *Am. J. Public Health*, 83, 1993, pp. 1265-1270.

39. G. S. Berenson y otros, «Association between multiple cardiovascular risk factors and atherosclerosis in children and young adults», *NEJM*, 338, 1998, pp. 1650-1656.

40. D. Mann, «Job stress can cause fatal MI», *Medical Tribune, Primary Care Edition*, 21, 2 mayo 1996; P. Suadicani, H. O. Hein y F. Gyntelberg, «Are social inequalities as associated with the risk of ischaemic heart disease a result of psychosocial working conditions?», *Atherosclerosis*, 101 (2), 1993, pp. 165-175; S. E. Legault y otros, «Pathophysiology and time course of silent myocardial ischemia during mental stress: Clinical, anatomical, and physiological correlates», *British Heart J.*, 73, 1995, pp. 242-249; G. A. Kaplan y J. E. Keil, «Socioeconomic factors and cardiovascular disease: A review of the literature», *Circulation*, 88, 1993, pp. 1973-1998.

41. W. P. Castelli, «Cardiovascular disease in women», *Am. J. Obstetrics & Gynecology*, 158 (6), 1998, pp. 1553-1560, 1566-1567; A. Z. Lacroix, «Psychosocial factors in risk of coronary heart disease in women: An epidemiologic perspective», *Fertility-Sterility*, 62 (supl. 2), 1994, pp. 133-139; L. T. Mahoney y otros, «Coronary risk factors measured in childhood and young adult life are associated with coronary artery calcification in young adults: The Muscatine Study», *J. Am. Coll. Cardiol.*, 27 (2), 1996, pp. 277-284; E. J. Schaefer y otros, «Factors associated with low and elevated plasma

HDL cholesterol and apolipoprotein A-I levels in the Framingham Offspring Study», *J. Lipid Research*, 35 (5), 1994, pp. 871-872; R. J. Garrison y otros, «Educational attainment and coronary heart disease risk: The Framingham Offspring Study», *Prevention Medicine*, 22 (1), 1993, pp. 54-64.

42. S. J. Mann, *Healing Hypertension: A Revolutionary New Approach*, vol. 2, John Wiley, Nueva York, 2000.

43. A. K. Ferketich y otros, «Depression as an antecedent to heart disease among women and men in the NHANES I Study», *Arch. Intern. Med.*, 160, 2000, pp. 1261-1268.

44. J. Jeppesen, «Effects of low-fat high-carbohydrate diets on risk for ischemic heart disease in postmenopausal women», *Am. J. Clin. Nutr.*, 65 (4), 1997, pp. 1027-1033.

45. M. T. Kearney y otros, «William Heberden revisited: Postprandial angina —interval between food and exercise and meal composition are important determinants of time to onset of ischemia and maximal exercise tolerance», *J. Am. College of Cardiology*, 29 (2), 1997, pp. 302-307.

46. P. A. Crapo y otros, «Plasma glucose and insulin responses to orally administered simple and complex carbohydrates», *Diabetes*, 25 (9), 1976, pp. 741-747; P. A. Crapo, «Postprandial plasma-glucose and -insulin responses to different complex carbohydrates», *Diabetes*, 26 (12), 1977, pp. 1178-1183.

47. M. Modan y otros, «Hyperinsulinemia: A link between hypertension, obesity and glucose intolerance», *J. Clin. Invest.*, 75, 1985, pp. 809-817.

48. P. M. Ridker y otros, «C-reactive protein and other markers of inflammation in the prediction of cardiovascular disease in women», *NEJM*, 342 (12), 2000, pp. 836-843; H. R. Black, «Coronary artery disease paradox: The role of hyperinsulinemia and insulin resistance and its implications for therapy», *J. Cardiovascular Pharmacology*, 15 (supl. 5), 1990, pp. 26-38; D. M. Brindley y Y. Rolland, «Possible connections between stress, diabetes, obesity, hypertension, and altered lipoprotein metabolism that may result in arteriosclerosis», *Clinical Science*, 77 (5), 1989, pp. 453-461; R. DeFronzo y E. Ferrannini, «Insulin resistance: A multifaceted syndrome responsible for NIDDM, obesity, hypertension, dyslipidemia, and atherosclerotic cardiovascular disease», *Diabetes Care*, 14 (3), 1991, pp. 173-194; M. Eades y M. D. Eades, *Protein Power*, Bantam, Nueva York, 1996; R. Kazer, «Insulin resistance, insulin-like growth factor I and breast cancer: A hypothesis», *International J. Cancer*, 62, 1995, pp. 403-406; A. L. Lehninger, *Principles of Biochemistry*, Worth, Nueva York, 1993; J. Jeppesen, obra citada en la nota 44.

49. D. L. Tribble, «AHA science advisory. Antioxidant consumption and risk of coronary heart disease: Emphasis on vitamin C, vitamin E, and beta-carotene: A statement for health care professionals from the American Heart Association», *Circulation*, 99 (4), 1999, pp. 591-595.

50. J. W. Anderson y otros, «Meta-analysis of the effects of soy protein intake on serum lipids», *NEJM*, 333 (5), 1995, pp. 276-282.

51. G. J. Nelson y J. G. Chamberlain, «The effects of dietary alpha-linolenic acid on blood lipids and lipoproteins in humans», en S. C. Cunnane y L. U.

Thompson (eds.), *Flaxseed in Human Nutrition*, AOCS Press, Champaign (Illinois), 1995; P. J. Nestel, S. E. Pomeroy, T. Sasahard y otros, «Arterial compliance in obese subjects is improved with dietary plant omega-3 fatty acid from flaxseed oil despite increased LDL oxidizability», *Arterioscler. Throm. Vasc. Biol.*, 17, 1997, pp. 1163-1170.

52. J. C. Witteman y otros, «Reduction of blood pressure with oral magnesium supplementation in women with mild to moderate hypertension», *Am. J. Clinical Nutrition*, 60 (1), 1994, pp. 129-135.

53. M. J. Eisenberg, «Magnesium deficiency and sudden death», *American Heart Journal*, 124 (2), 1992, pp. 544-549; P. D. Turlapaty y B. M. Altura, «Magnesium deficiency produces spasms in coronary arteries: Relationship to etiology of sudden death ischemic heart disease», *Science*, 208 (4440), 11 abril 1980, pp. 198-200; B. M. Altura, «Sudden death ischemic heart disease and dietary magnesium intake: Is the target site coronary vascular smooth muscle?», *Medical Hypotheses*, 5 (8), agosto 1979, pp. 843-848.

54. B. M. Altura y otros, «Cardiovascular risk factors and magnesium: Relationships to atherosclerosis, ischemic heart disease, and hypertension», *Magnes. Trace Elem.*, 10, 1991, pp. 182-192; R. M. Bostick, «Relation of Ca+, vitamin D, and dairy food intake to ischemic heart disease mortality among postmenopausal women», *Am. J. Epidemiol.*, 149 (2), 1999, pp. 151-161; H. Morrison y otros, «Serum folate and risk of fatal coronary heart disease», *JAMA*, 275 (24),1996, pp. 1893-1896; M. J. Stampfer y otros, «Vitamin E consumption and the risk of coronary disease in women», *NEJM*, 328, 1993, pp. 1444-1149; L. Yochum y otros, «Dietary flavonoid intake and risk of cardiovascular disease in postmenopausal women», *Am. J. Epidemiol.*, 149 (10), 1999, pp. 943-949; L. H. Kushi y otros, «Dietary antioxidant vitamins and death from coronary heart disease in postmenopausal women», *NEJM*, 334, 1996, pp. 1156-1162.

55. V. Digiesi y otros, «Effect of coenzyme Q_{10} on essential hypertension», *Current Therapy Research*, 47, 1990, pp. 841-845.

56. F. Ghirlanda y otros, «Evidence of plasma CoQ_{10}-lowering effects by HMG-CoA reductase inhibitors: A double-blind, placebo-controlled study», *J. Clinical Pharmacology*, 33, 1993, pp. 226-229.

57. R. B. Singh y otros, «Effect of hydrosoluble coenzyme Q_{10} on blood pressures and insulin resistance in hypertensive patients with coronary artery disease», *J. Human Hypertension*, 13 (3), 1999, pp. 203-208.

58. T. Yamagami y otros, «Effect of coenzyme Q_{10} in essential hypertension», en K. Folkers y Y. Yamamura (eds.), *Biochemical and Clinical Aspects of Coenzyme Q_{10}*, vol. 1, Elsevier, Amsterdam, 1977, pp. 231-242.

59. R. B. Singh y otros, «Effect of coenzime Q_{10} on riks of atherosclerosis in patients with recent myocardial infarction», *Mol. Cell. Biochem.*, 246 (1-2), abril 2003, pp. 75-82.

60. S. Sinatra, *The Coenzyme Q_{10} Phenomenon*, Keats Publishing, Los Ángeles, 1998.

61. A. N. Howard y otros, «Do hydroxycarotenoids prevent coronary heart disease? A comparison between Belfast and Toulouse», *International J. Vitamin & Nutritional Research*, 66, 1996, pp. 113-118.

62. M. J. Stampfer y otros, «Vitamin E consumption and the risk of coronary disease in women», *NEJM*, 328 (20), 20 mayo 1993, pp. 1444-1449.

63. N. G. Stephens y otros, «Randomized controlled trial of vitamin E in patients with coronary disease. Cambridge Heart Antioxidant Study (CHAOS)», *Lancet*, 347, 1996, pp. 781-786.

64. E. R. Miller, «Meta-analysis: High-dosage vitamin E supplementation may increase all-cause mortality», *Annals of Internal Medicine*, 4 enero 2005, pp. 37-46.

65. R. M. Bostick y otros, «Reduced risk of colon cancer with high intake of vitamin E: The Iowa women's health study», *Cancer Research*, 53 (18), 15 septiembre 1993, pp. 4230-4237.

66. P. P. Zandi, «Reduced risk of Alzheimer disease in user of antioxidant vitamin supplements: The Cache county study», *Archives Neurology*, 61 (1), enero 2004, pp. 82-88.

67. M. Lu, «Prospective study of dietary fat and risk of cataract extraction among US women», *American Journal of Epidemiology*, 161 (10), 15 mayo 2005, pp. 948-959.

68. M. A. Newaz y N. N. Naval, «Effect of gamma-tocotrienol on blood pressure, lipid peroxidation and total antioxidant status in spontaneusly hypertensive rats (SHR)», *Clin. Exp. Hyperens.*, 21 (8), noviembre 1999, pp. 1297-1313; A. A. Quereshi y D. M. Peterson, «The combined effects of novel tocotrienols and lovastin on lipid metabolism in chikens», *Atherosclerosis*, 156 (1), mayo 2001, pp. 39-47; C. K. Sen, S. Khanna, S. Roy y L. Packer, «Molecular basis of vitamin E action. Tocotrieno potently inhibits glutamate-induced pp60(c-Src) kinase activation and death of HT4 neuronal cells», *J. Biol. Chem.*, 275 (17), 28 abril 2000, pp. 13049-13055; A. Theriault y otros, «Tocotrienol: a review of its therapeutic potencial», *Clin. Biochem*, 32 (5), julio 1999, pp. 309-319

69. M. Janson, «Drug free management of hypertension», *Am. J. Natural Medicine*, 8 (8), 1997, pp. 14-17.

70. J. M. Gaziano, «Antioxidant vitamins and coronary artery disease risk», *Am. J. Medicine*, 97 (supl.)1994, 3-18, 3-21; M. S. Nenseter, V. Volden, T. Berg y otros, «No effect of beta-carotene supplementation on the susceptibility of low-density lipoprotein to *in vitro* oxidation among hypercholesterolaemic postmenopausal women», *Scan. J. Clin. Lab. Invest.*, 55, 1995, pp. 477-485; R. A. Riemersma y otros, «Risk of angina pectoris and plasma concentrations of vitamin A, E, C, and carotene», *Lancet*, 337 (8732), 1991, pp. 1-5; M. J. Stampger, C. H. Hennekens, J. E. Manson y otros, «Vitamin E consumption and the risk of coronary disease in women», *NEJM*, 328 (20), 1993, pp. 1444-1449; E. Steinberg y otros, «Antioxidants in the prevention of human atherosclerosis», *Circulation*, 85 (6), 1992, pp. 2238-2243; D. A. Street, G. W. Comstock, R. M. Salkeld, W. Schuep y M. J. Klag, «Serum antioxidants and myocardial infarction. Are low levels of carotenoids and alpha-tocopherol risk factors for myocardial infarction?», *Circulation*, 90 (3), 1994, pp. 1154-1161.

71. E. B. Rimm, «Folate and vitamin B6 from diet and supplements in relation to risk of coronary heart disease among women», *JAMA*, 279, 1998, pp. 359-364.

72. A. Leaf y otros, «Cardiovascular effect of omega-3 fatty acids», *NEJM*, 318 (9), 1988, pp. 549-557; C. von Schaky y otros, «The effect of dietary omega-3 fatty acids in coronary atherosclerosis: A randomized, double-blind, placebo-controlled trial», *Ann. Internal Medicine*, 130 (7), 1999, pp. 554-562.

73. M. G. Hertog y otros, «Antioxidant flavonols and coronary heart disease», *Lancet*, 349 (9053), 1997, p. 699.

74. A. K. Jain y otros, «Can garlic reduce levels of serum lipids? A controlled clinical study», *Am. J. Medicine*, 94, 1993, pp. 632-635; J. Kleijnen y otros, «Garlic, onions, and cardiovascular risk factors: A review of the evidence from human experiments wigh emphasis on commercially available preparations», *Br. J. Clin. Pharmacol.*, 28, 1989, pp. 535-544; F. H. Mader, «Treatment of hyperlipidemia with garlic powder tablets», *Arzneim-Forsh.*, 40, 1990, pp. 1111-1116; F. G. McMahon y R. Vargas, «Can garlic lower blood pressure? A pilot study», *Pharmacotherapy*, 13 (4), 1993, pp. 406-407.

75. J. Berger, *Herbal Rituals*, St. Martin's Press, Nueva York, 1998, pp. 132-138.

76. J. W. Anderson, B. M. Johnstone y M. E. Cook-Newell, «Meta-analysis of the effects of soy protein intake on serum lipids», *N. Engl. J. Med.*, 333 (5), 3 agosto 1995, pp. 276-282; X. G. Zhuo, M. K. Melby y S. Watanabe, «Soy isoflavone intake lowers serum LDL cholesterol: A meta-analysis of 8 randomized controlled trials in humans», *J. Nutr.*, 134 (9), septiembre 2004, pp. 2395-2400.

77. W. L. Hall y otros, «Soy-isoflavone-enriched foods and inflammatory biomarkers of cardiovascular disease risl in postmenopausal women: Interactions with genotype and equol production», *Am. J. of Clin. Nutr.*, 82 (6), diciembre 2005, pp. 1260-1268.

78. S. Desroches y otros, «Soy protein favorably affects LDL size independently of isoflavones in hypercholerestolemic men and women», *J. Nutr.*, 134 (3), marzo 2004, pp. 574-579; C. Nagata y otros, «Soy product intake is inversely associated with serum homocysteine level in premenopausal Japanese women», *J. Nutr.*, 133 (3), marzo 2003, pp. 797-800.

79. J. J. Anderson y otros, «Health potential of soy isoflavones for menopausal women», *Public Health Nutr.*, 76 (2), diciembre 1999, pp. 489-504.

80. D. J. Jenkins y otros, «Effects of high- and low-isoflavone soy-foods on blood lipids, oxidized LDL, homocysteine, and blood pressure in hyperlipidemic men and women», *Am. J. Clin. Nutr.*, 76 (2), agosto 2002, pp. 365-372.

81. Food & Drugs Administration, U.S. Department of Health and Human Services, «FDA talk paper: FDA approves new health claim for soy protein and coronary heart disease», 1999, T99-48.

82. J. W. Anderson y L. H. Hoie, «Weight loss and lipid changes with low-energy diets: Comparator study of milk-based versus soy-based liquid meal replacement interventions», *J. Am. Coll., Nutr.*, 24 (3), junio 2005, pp. 210-216.

83. F. Skrabal, «Low sodium/high potassium diet for the prevention of hypertension: Probable mechanisms of action», *Lancet*, 2 (8252), 1981, pp. 895-900.

84. G. W. Alpers y otros, «Antiplatelet therapy: New foundations for optimal treatment decisions», *Neurology*, 53 (7, supl. 4), 1999, pp. 25-31; Antiplatelet Trialists' Collaboration, «Collaborative overview of randomised trials of antiplatelet therapy-1: Prevention of death, myocardial infarction, and stroke by prolonged antiplatelet therapy in various categories of patients», *British Medicine J.*, 308, 1994, pp. 81-106; F. J. DeAbago y otros, «Association between SSRIs and upper GI bleeding», *British Medicine J.*, 319, 1999, pp. 1106-1109; J. D. Easton y otros, «Antipletelet therapy: Views from the experts», *Neurology*, 53 (7, supl. 4), 1999, pp. 32-37; Y. Rong y otros, «Pycnogenol protects vascular endothelial cells from induced oxidant injury», *Biotechnol. Therapy*, 5 (3-4), 1994, pp. 117-126.

85. P. M. Ridkeer y otros, «A randomized trial of low-dose aspirin in the primary prevention of cardiovascular disease in women», *N. Engl. J. Med.*, 352 (13), 31 marzo 2005, pp. 1293-1304.

86. K. J. Joshipura y otros, «Fruit and vegetable intake in relation to risk of ischemic stroke», *JAMA*, 282 (13), 6 octubre 1999, pp. 1233-1239.

87. S. K. Osganian y otros, «Dietary carotenoids and risk of coronary artery disease in women», *Am. J. Clin. Nutr.*, 77 (6), junio 2003, pp. 1390-1399.

88. S. J. Duffy y otros, «Short- and long-term black tea consumption reverses endothelial dysfunction in patients with coronary artery disease», *Circulation*, 104 (2), 10 julio 2001, pp. 151-156.

89. S. O. Keli y otros, «Dietary flavonoids, antioxidant vitamins, and incidence of stroke: The Zutphen study», *Arch. Intern. Med.*, 156 (6), 25 marzo 1996, pp. 637-642.

90. A. A. Quereshi y N. Quereshi, «Tocotrienols: Novel hypocholesterolemic agents with antioxidant properties», en L. Packer y J. Fuchs (eds.), *Vitamin E in Health and Disease*, Marcel Dekker, Nueva York, 1993.

91. R. Oh, «Practical applications of fish oil (omega-3 fatty acids) in primary care», *J. Am. Board Fam. Pract.*, 18 (1), enero-febrero 2005, pp. 28-36; D. Mozaffaian y otros, «Fish consumption and stroke risk in elderly individuals: the cardiovascular health study», *Arch. Intern. Med.*, 165 (2), 24 enero 2005, pp. 200-206; H. Iso y otros, «Intake of fish and omega-3 fatty acids and risk of stroke in women», *JAMA*, 285 (3), 17 enero 2001, pp. 304-312.

92. R. Hambrecht y otros, «Effect of exercise on coronary endothelial function in patients wigh coronary artery disease», *NEJM*, 342, 2000, pp. 454-460; E. Goldman, «Exercise equals estrogen for lowering heart risk», *Internal Medicine News*, 16, 1 noviembre 1999.

93. R. Belardinelly y otros, «Effects of moderate exercise training on thallium uptake and contractile response to low-dose dobutamine of dysfunctional myocardium in patients with ischemic cardiomyopathy», *Circulation*, 97, 1998, pp. 553-561.

94. J. Lemole, entrevista personal para el boletín de la Dra Northrup *Health Wisdom for Women*, febrero 1999.

95. D. Herrington y otros, «Effects of estrogen replacement on the progression of coronary artery atherosclerosis», *NEJM*, 343, 2000, pp. 522-529; S. Hulley y otros, del Heart and Estrogen/Progestin Replacement Study (HERS) Research Group, «Randomized trial of estrogen plus progestin for secondary prevention of coronary heart disease in postmenopausal women», *JAMA*, 280, 1998, pp. 605-613; autor no mencionado, «Estrogen replacement and atherosclerosis (ERA)», presentado en la 49 reunión anual del American College of Cardiology, Anaheim (California), 13 marzo 2000.

96. F. Grodstein, J. E. Manson y M. J. Stampfer, «Hormone therapy and coronary heart disease: the role of time since menopause and age at hormone initiation», *J. Womens Health (Larchmt.)*, 15 (1), enero-febrero 2006, pp. 35-44.

97. K. K. Koh, R. Mincemoyer, M. N. Bui y otros, «Effects of hormone replacement therapy on fibrinolysis in postmenopausal women», *NEJM*, 336, 1997, pp. 683-690; A. Nasr y M. Breckwoldt, «Estrogen replaacement therapy and cardiovascular protection: Lipid mechanisms are the tip of an iceberg», *Gynecol. Endocrinol.*, 12, 1998, pp. 43-59; S. Oparil, «Arthur C. Corcoran Memorial Lecture: Hormones and vasoprotection», *Hypertension*, 33, 1999, pp. 170-176; A. Pines, V. Mijatovic, M. van der Mooren y otros, «Hormone replacement therapy and cardioprotection: Basic concepts and clinical considerations», *Eur. J. Gynecol. Reprod. Biol.*, 71, 1997, pp. 193-197; M. M. varn der Mooren, V. Mijatovi y W. M. van Baal, «Hormone replacement therapy in postmenopausal women with specific risk factors for coronary artery disease», *Maturitas*, 30, 1998, pp. 27-36; G. Rosano, «17-8-estradiol therapy lessens angina in postmenopausal women with syndrome X», *J. Am. Coll. Cardiol.*, 28, 1996, pp. 1500-1505.

98. T. B. Clarkson y M. S. Anthony, «Effects on the cardiovascular system: Basic aspects», en R. Lindsay, D. W. Dempster y V. C. Jordan (eds.), *Estrogens and Antiestrogens*, Lippincot-Raven, Filadelfia, 1997, pp. 89-118; M. Gerhard y P. Ganz, «How do we explain the clinica benefits of estrogen? From bedside to bench», *Circulation*, 92, 1995, pp. 5-8; S. E. Reis, S. T. Gloth, R. S. Blumenthal y otros, «Ethinyl estradiol acutely attenuates abnormal coronary vasomotor ressponses to acetylcholine in postmenopausal women», *Circulation*, 89 (1), 1994, pp. 52-60; J. M. Sullivan, «Hormone replacement therapy in cardiovascular disease: The human model», *British J. Obstet. Gynaecol.*, 103 (supl. 13), 1996, pp. 50-67.

99. G. M. Darling, J. A. Johns, P. L. McCloud y otros, «Estrogen and progestin compared with simvastatin for hypercholesterolemia in postmenopausal women», *NEJM*, 337, 1997, pp. 595-601; M. H. Davidson, L. Testolin, K. C. Maky y otros, «A comparison of estrogen replacement, prevastatin, and combined treatment for the management of hypercholesterolemia in postmenopausal women», *Arch. Intern. Med.*, 157, 1997, pp. 1186-1192; K. K. Koh, C. Cardillo, M. N. Bui y otros, «Vascular effects of estrogen and cholesterol-lowering therapies in hypercholesterolemic postmenopausal women», *Circulation*, 99, 1997, pp. 354-360.

100. F. T. Fitzgerald, «The therapeutic value of pets», *Western J. Medicine*, 144, 1986, pp. 103-105.
101. Ibíd.
102. Friedman, A. Katcher, J. J. Lunch y S. A. Thomas, «Animal companions and the one-year survival of patients after discharge from a coronary care unit», *Public Health Reports*, 95, 1980, pp. 307-312.
103. A. Beck y A. Katcher, *Between Pets and People: The Importance of Animal Companionship*, Putnam, Nueva York, 1983; A. Katcher y A. Beck, *New Perspectives in Our Lives with Companion Animals*, University of Pennsylvania Press, Filadelfia, 1983.

Recursos y proveedores

Nota: Los números de teléfonos y las direcciones (de Estados Unidos) que aparecen en esta sección estaban vigentes en el momento de la publicación de este libro.

Recursos generales

Recursos de la doctora Christiane Northrup para la salud de la mujer

Christiane Northrup, M.D., F.A.C.O.G., P.O. Box 199, Yarmouth, ME 04096, USA, página web: *www.drnorthrup.com.*

El sitio web interactivo de la doctora Northrup es el mejor lugar donde encontrar información puesta periódicamente al día sobre sus conferencias y otros recursos. También recibe con gusto las cartas de las lectoras; muchas de las preguntas las contesta en su hoja informativa mensual *The Dr. Christiane Northrup Newsletter* (véase en sección siguiente).

BIBLIOGRAFÍA MÉDICA Y EDUCATIVA PARA MUJERES
Women's Bodies, Women's Wisdom: Creating Physical and Emotional Health and Healing, Bantam, 2006. Versión en castellano: *Cuerpo de mujer, sabiduría de mujer*, Ediciones Urano, Barcelona, 2000; la versión revisada aparecerá próximamente.
Este libro pionero, ahora totalmente revisado, ofrece información puesta al día sobre todo el abanico de problemas de salud femeninos.
Con más de 1.200.000 ejemplares ahora en prensa, y traducido a once idiomas, este primer libro está considerado medicina contemporánea de la mejor, combinando nuevas técnicas con remedios naturales y con el maravilloso poder sanador del propio cuerpo.

Mother-Daughter Wisdom: Understanding the Crucial Link Between Mothers, Daughters, and Health, Bantam, 2005. Versión en castellano: *Madres e hijas*, Ediciones Urano, 2006. Este último libro de la doctora Northrup explica cómo la relación madre-hija dispone el escenario para nuestra salud y bienestar de toda la vida. Dado que nuestra madre es el primero y más potente modelo femenino, de ella vienen nuestras creencias más arraigadas acerca de nosotras mismas como mujeres. Y nuestra conducta en las relaciones (con la comida, con los hijos, con la pareja y con nosotras mismas) es un reflejo de esas creencias. En este libro la doctora Northrup explica cómo una vez que entendemos nuestros lazos madre-hija podemos reconstruir nuestra salud, sea cual sea nuestra edad, y crear un legado positivo y duradero para la siguiente generación.

Women's Health Wisdom Monthly E-letter. En su e-carta mensual, la doctora Northrup ofrece un foro para hablar de soluciones sin riesgo, eficaces y naturales para los problemas de salud femeninos. Con su característica comprensión y compasión, presenta la información más actual sobre los diversos temas, desde el alivio de los sofocos a la elección de los mejores alimentos para el cuerpo. También contesta a las preguntas de las lectoras, relata casos de curaciones y da recomendaciones sobre lecturas. Las suscriptoras también tienen acceso a una amplia gama de productos y servicios destinados a ayudar a la mujer a vivir una vida más plena y sana. Disponible en la página web *www.drnorthrup.com.*

The Dr. Christiane Northrup Newsletter. Esta hoja informativa mensual cubre temas que van desde la sexualidad y menopausia hasta la relación entre la salud económica y física. En cada número la doctora incluye artículos, lecturas recomendadas y útiles consejos para conocerse el cuerpo, nutrir el alma y descubrir que «la verdadera salud viene del interior». También contesta preguntas de las lectoras y ofrece columnas escritas por famosos autores, entre ellos Louise Hay, Terah Kathryn Collins y Caroline Myss. Disponible en *www.drnorthrup.com* o a través de Hay House (800-654-5126 o 760-431-7695; *www.hayhouse.com*).

Cartas sanadoras

Women's Bodies, Women's Wisdom Healing Cards, paquete de cincuenta cartas y manual. Estas cartas las ideó la doctora Northrup para ayudar a las mujeres a encontrar claridad, satisfacción y éxito en cada una de las cinco facetas principales de la vida: fertilidad y creatividad, relación de pareja, nutrición y cuidado de sí mismas, autoexpresión y el desarrollo del corazón y la mente informados. El paquete viene acompañado por un manual de instrucciones de 72 páginas que ofrece diversas maneras prácticas de acceder a la información intuitiva sobre un buen número de temas. Disponible en Hay House, Inc. (800-654-5126 o 760-431-7695; *www.hayhouse.com*) o en la dirección *www.drnorthrup.com.*

Audio CD

Todos estos programas se pueden adquirir en *www.drnorthrup.com* o en Hay House (800-654-5126 o 760-431-7695; *www.hayhouse.com*)

Mother-Daughter Wisdom: Creating a Legacy of Physical and Emotional Health. La doctora Northrup narra una versión resumida de su último libro, *Mother-Daughter Wisdom,* explicando los lazos transmitidos de generación en generación que conforman nuestro bienestar físico, mental y espiritual.

Intuitive Listening: How Intuition Talks Through Your Body. Programa en seis CD, realizado por las doctoras Christiane Northrup y Mona Lisa Shulz, que nos ayudan a ayudan a sintonizar con nuestra guía interior comprendiendo el lenguaje en que nos habla el cuerpo. El programa cubre la salud del sistema inmunitario, del sistema endocrino, hormonal, digestiva, del sistema estructural y del cerebro y la mente.

Igniting Intuition: Unearthing Body Genius — Six Ways to Create Health, Happiness, and Almost Everything Else in Your Life. Programa en seis CD realizado por las doctoras Christiane Northrup y Mona Lisa Schulz, que nos muestran potentes herramientas vigorizadoras y transformadoras, para el crecimiento personal; nos enseñan a usar el lenguaje corporal intuitivo y único para sanar el cuerpo, la mente y el alma. También explican los siete centros emocionales asociados con los principales sistemas orgánicos, y cómo tanto la buena salud como la enfermedad nos comunican información que podemos utilizar para cambiar nuestra vida. Con ingenio y sabiduría nos enseñan a reconocer las pautas relacionadas con la enfermedad de modo que podamos cambiar el estado de las células modificando los pensamientos, las relaciones y las actividades.

Igniting Intuition. Programa en dos CD, realizado por las doctoras Christiane Northrup y Mona Lisa Shulz, en que exploran los elementos básicos de cómo está instalada la intuición en el cuerpo y el cerebro.

Capítulo 2. El cerebro se enciende en la menopausia

Emociones tóxicas - Perdón

LECTURAS RECOMENDADAS

Hay, Louise L., *Heal Your Body: The Mental Causes for Physical Illness and the Metaphysical Way to Overcome Them*, Hay House, Carlsbad, 1998. Versión en castellano: *Sana tu cuerpo*, Ediciones Urano, Barcelona, 1999.
Levine, Stephen, *Healing into Life and Death*, Doubleday, Nueva York, 1989. Versión en castellano: *Sanar en la vida y en la muerte*, Los libros del comienzo, Madrid, 1996.
Luskin, F., Forgive for Good, HarperSanFrancisco, San Francisco, 1989.
Northrup, Christiane, *Women's Bodies, Women's Wisdom*, Bantam Books, Nueva York, 2006. Versión en castellano: *Cuerpo de mujer, sabiduría de mujer*, Ediciones Urano, Barcelona, 2000; próxima aparición de edición revisada.

Capítulo 3. *Encuentro con nosotras mismas*

Creación intencionada

Jerry y Esther Hicks (830-755-2299; *www.abraham-hicks.com*) publican libros y casetes con mensajes espirituales acerca de todo, desde cómo crear con intención y descubrir la finalidad de la vida al valor de las relaciones con los demás. He disfrutado de sus publicaciones durante años.

Feng Shui

LECTURAS RECOMENDADAS
Collins, Terah Kathryn, *The Western Guide to Feng Shui: Creating Balance, Harmony, and Prosperity in Your Environment*, Hay House, Carlsbad, 1996. Versión en castellano: *Feng Shui para Occidente*, Ediciones Urano, Barcelona, 1999.
Collins, Terah Kathryn, *The Western Guide to Feng Shui —Room by room*, Hay House, Carlsbad, 1999. Versión en castellano: *Feng Shui, habitación por habitación*, Ediciones Urano, Barcelona, 2000.

Escritura propioceptiva

Proprioceptive Writing Center (212-213-5402; *www.pwriting.org*). La escritura propioceptiva es una terapia que emplea la escritura para explorar la psique usando el intelecto, la intuición y la imaginación al mismo tiempo. Esta práctica la idearon hace veinte años Linda Tricher Metcalf y Tobin Simon, después de diez años de enseñar escritura a estudiantes universitarios. Yo he trabajado con ellos en clases particulares y de grupo durante siete años. Hay cursos en sus talleres en el centro de Nueva York y online (particulares y de grupo).

Capítulo 4. *«Esto no puede ser la menopausia, ¿verdad?»*

Médicos de orientación holística

American Holistic Medical Association (AHMA) (505-292-7788; *www.holisticmedicine.org*). Fundada en 1978, es una organización de médicos titulados en medicina osteopática y alumnos que se están especializando en eso. Hay médicos de todas las especialidades. El sitio web contiene guía e información sobre médicos y una guía para elegir un médico holístico.

Análisis hormonales para las funciones suprarrenal y ovárica

Genova diagnostics (800-522-4762 o 828-253-0621; *www.gdx.net*) Genova (antes Great Smokies Diagnostic Laboratory) ofrece análisis hormonales salivales además de una amplia gama de una amplia gama de análisis funcionales de la salud intestinal, cardiovascular y más; material para análisis, artículos, extractos de ponencias y otras publicaciones sobre metodología analítica, aplicaciones clínicas y asistencia a pacientes. Recomiendo particularmente la evaluación Women's Hormonal Health Assessment (a la que se puede acceder en *www.gdx.net/home/assessment/womenshealth*).

Farmacias especializadas en fórmulas

Véase recursos para el capítulo 5.

DHEA (deshidroepiandrosterona). DHEA de calidad farmacológica se encuentra en las farmacias especializadas en fórmulas o en Emerson Ecologics (800-654-4432 o 603-656-9778; *www.emersonecologics.com*). Recomiendo DHEA sublingual de 5 mg fabricada por Douglas Laboratories. Dosis sugerida: media tableta al día o según instrucciones.

Jaquecas/Dolores de cabeza

Progesterona bioidéntica. Unas gotas de progesterona bioidéntica concentrada (glicol de propileno de 6.000 mg/30 ml) aplicadas a la piel calma una jaqueca a veces. Este preparado concentrado se puede obtener con receta en cualquier farmacia de fórmulas (véase también recursos para el capítulo 5). Una crema de progesterona al 2 por ciento también es eficaz si se usa diariamente una o dos semanas antes de la regla.

Matricaria. La matricaria actúa como la aspirina, inhibiendo a las prostoglandinas, previniendo los espasmos de los vasos sanguíneos que producen las migrañas o jaquecas. Mygrafew, fabricado por Nature's Way, contiene 12 mg de extracto de hojas de matricaria secadas. que da 600 µg de partenolida (partenolida estandarizada al 5 por ciento). Recomiendo la dosis de 1 tableta diaria. Se encuentra en Emerson Ecologics (800-654-4432 o 603-656-9778; *www.emersonecologics.com*).

Capítulo 5. La terapia hormonal sustitutiva

La información sobre análisis hormonales se encuentra en los recursos del capítulo 4.

Terapia hormonal individualizada

Muchos médicos y farmacéuticos especializados en fórmulas trabajan en unión con sus clientes para dar soluciones de terapia hormonal individualizada. Pregunta a tu médico acerca de esta atención a la medida; puede llamar a una farmacia local para consultar con un farmacéutico informado.

Para encontrar una una farmacia que elabore fórmulas según recetas individualizadas, contacta con:

International Academy of Compounded Pharmacists (IACP) (800-927-4227 o 281-933-8400; *www.iacprx.org*). IACP (antes llamada Professionals and Patients for Customized Care) es una organización no lucrativa formada por más de 1.300 farmacéuticos especializados en fórmulas de todo el país. Su sitio web tiene un localizador que te servirá para encontrar una farmacia de fórmulas en tu zona.

American Hormones, Inc (888-801-5777 o 845-296-1973; *www.americanhormones.com*) Esta farmacia la fundó la doctora Erika T. Schwartz, famosa experta en el campo de las hormonas naturales. Ofrece hormonas de alta calidad farmacológica y hace envíos a todo el país y el resto del mundo. Su sitio web contiene información sobre las hormonas bioidénticas.

Para más información sobre la terapia hormonal individualizada, contacta con:

Natural Woman Institute *(www.naturalwoman.org)* Este instituto, fundado por Christine Conrad, autora de *A Woman's Guide to Natural Hormones* (Perigee, Nueva York, 2000), tiene una base de datos nacional de médicos y otros profesionales de la salud que recetan hormonas bioidénticas.

Crema de progesterona

Hay un buen número de proveedores de cremas de progesterona (de una concentración del 2 por ciento). He usado los siguientes preparados y los encuentro comparables en calidad y eficacia.

ProGest Cream, de Emerita. Esta es la primera marca que he usado y recomendado. Se vende en Emerson Ecologics, (800-654-4432 o 603-656-9778; *www.emersonecologics.com*).

La **progesterona bioidéntica** en cápsulas, supositorios o en forma transdérmica se encuentra en cualquier farmacia de fórmulas. También en farmacias normales con los nombres de marca Prometrium o gel vaginal Crinone.

Capítulo 6. Alimentos y suplementos para apoyar el cambio

Hierbas

Existen muchos suplementos de hierbas de buena calidad. A continuación doy la lista de algunos de mis proveedores favoritos.

PROVEEDORES
Avena Botanicals (866-282-8362 o 207-594-0694; *www.avenabotanicals.com*). Para hierbas de cultivo biológico secadas, en cantidad de 100 gramos.

Blessed Herbs (800-489-4372; *www.blessedherbs.com*). Para compra de hierbas al por mayor.

Emerson Ecologics (800-654-4432 o 603-656-9778; *www.emersonecologics.com*). Ofrece suplementos nutricionales, antioxidantes, vitaminas, minerales, hierbas, extractos de hierbas estandarizados y ácidos grasos esenciales de la mejor calidad, procedentes de los principales fabricantes mundiales de suplementos.

PRODUCTOS HERBOLARIOS ESPECÍFICOS
Phytoestrin. Fórmula de ingredientes naturales, contiene fitoestrógenos de cinco fuentes diferentes. Entre los ingredientes hay isoflavonas de soja, cimicífuga, sauzgatillo, raíz de regaliz y dong quai o angélica. A la venta en USANA (999-950-9595 o 264-9863; *www.usana.com*).

Cimicífuga. El rizoma de *Cimicifuga racemosa* lo han empleado los indios norteamericanos durante siglos, más o menos igual que los chinos han empleado la angélica (dong quai). Se toma para el tratamiento de las dolencias menopáusicas debidas a una creciente insuficiencia ovárica, deficiencias funcionales después de una ovariectomía o una histerectomía, síndrome premenstrual y trastornos menstruales juveniles. Existen muchos y diferentes preparados. Recomiendo el extracto estandarizado Black Cohosh, de Emerson Ecologics, 40 mg dos veces al día. Remifemin es otra marca muy usada, de venta en muchas tiendas de productos dietéticos y también en Emerson Ecologics. Comienza con una tableta (de 20 mg) dos veces al día, o la dosis recomendada en la etiqueta.

Sauzgatillo *(Vitex agnus-castus).* Femaprin es un preparado elaborado por Nature's Way con sauzgatillo secado. Los mejores resultados se obtienen con una toma continuada. A la venta en Emerson Ecologics.

Women's Phase II (Vitanica). Esta es una combinación de dong quai, raíz de regaliz, bardana, ñame silvestre y agripalma. Esta fórmula la ideó la doctora Tori Hudson, médica naturópata y profesora de la Universidad Bastyr de

Ciencias Naturales de la Salud. Se ha probado clínicamente y se ha comprobado que alivia muchos síntomas menopáusicos comunes. A la venta en Emerson Ecologics.

Women's Menocaps (también llamadas Women's Hormone Balance/Menopause Formula). Estas cápsulas contienen dong quai, bardana, sauzgatillo, cimicífuga, agripalma y regaliz, de la mejor calidad. La empresa Wise Woman Herbals fue fundada por la doctora Sharol Tilgner, médica naturópata y ex directora de la farmacia del National College of Naturophatic Medicine. A la venta en Emerson Ecologics.

Soja

La información respecto a la soja se puede obtener en *www.soyfoods.com*. La finalidad de este sitio web es promocionar el consumo de productos de soja en todo el mundo ofreciendo información fiable de base científica acerca de sus beneficios para la salud, recetas probadas que incluyen información sobre su contenido nutritivo y otros recursos para consumidores, dietistas, periodistas, científicos y empresas fabricantes de productos de soja.

Revival Soy Products. Distribuidos por Physicians Laboratories (800-738-4825 o 336-722-2337; *www.revivalsoy.com*). Existen los siguientes productos:

Revival Soy. De todos los numerosos productos que hay en el mercado, mi favorito es éste, una bebida que contiene 20 g de proteína y más de 160 mg de isoflavonas de soja por ración y reemplaza una comida. Por gramo, esta bebida contiene más isoflavonas que la leche de soja, por ejemplo, porque está hecha con granos de soja enteros, genéticamente puros, y está seis veces más concentrada que la mayoría de los otros productos. Este sustituto de comida sano y proteínico no produce aumento de peso y tiene muchos beneficios tanto para los hombres como para las mujeres.

Revival Digestive Enzymes. En el caso de que la soja te produzca flatulencia, estreñimiento o hinchazón, este suplemento tiene quince veces la concentración de las principales enzimas digestivas existentes en el mercado.

Revival Soy Bars. Estas barras están hechas de crujientes copos de soja hinchados mezclados con malvavisco, trocitos de chocolate o cacahuetes. Entre los sabores están Smart-Carb Chocolate Peanut Paradise, Smart-Carb Chocolate Raspberry Zing, Smart-Carb Autumm Apple Frost, Peanut Chocolate Buddy, Peanut Pal, Chocolate Temptation, Apple Cinnamon Celebration y Marshmallow Krunch. Una ración equivale a seis raciones de productos normales de soja, y dan 160 mg de isoflavonas de soja (genisteína, daidzeína, gliciteína), 1.000 mg de saponinas y 15-17 g de proteína de soja de calidad médica. Estas barras proteínicas no contienen grasas hidrogenadas y satisfacen los criterios del FDA para la reducción del colesterol y el riesgo de enfermedad cardiaca. Las barras normales contienen de 28 a 32 gramos de carbohidratos, según sea el sabor, y las barras Smart-Carb, contienen de 6 a 8 gramos.

DHA (ácido decosahexaenoico). Véase recursos para el capítulo 7.

Semillas de lino

El Flax Council de Canadá (204-982-2115; *www.flaxcouncil.ca*) se ocupa de ofrecer información general sobre el lino para consumidores e información más especializada para nutricionistas, dietistas, agricultores y fabricantes.

FiProFlax. Semillas de alta calidad molidas en frío por Health from the Sun, con un alto contenido oleoso; las vende Emerson Ecologics.

Whole Flaxseed (semillas de lino enteras) de Cathy's Country Store, de cultivo biológico. También las vende Emerson Ecologics.

Dakota Flax Gold. Estas son semillas cultivadas biológicamente en Dakota del Sur por Heintzman Farms (888-333-5813 o 605-447-5823); *www.heintzmanfarms.com*). Existe un «starter kit» consistente en tres bolsas de semillas, de medio kilo cada una, y un molinillo eléctrico.

LECTURA RECOMENDADA
Bennet, M., *The Flaxseed Revolution: Nature's Source of Omega-E's, Lignans, and Fiber*, Optimal Healthspan Publications, 1998.

Medicina china tradicional

Acupuntura. Sola o en combinación con hierbas, la acupuntura es muy eficaz para los sofocos, el insomnio, los sudores nocturnos, la ansiedad, la agitación, la inestabilidad emocional, el mal humor, los dolores menstruales y el sangrado menstrual excesivo. Lo ideal sería que tu médico te recomendara un acupuntor, pero si no encuentras uno de este modo, contacta con la American Association of Oriental Medicine (866-455-7999 o 916-443-4770; *www.aaom.org*).

Hierbas chinas. Lo mejor para obtenerlas es visitar a un buen practicante de medicina china, pero si eso no te resulta posible en tu lugar de residencia, puedes comprarlas en Quality Life Herbs (207-842-4929; *www.qualityherbs.com*). Esta empresa la dirigen mi acupuntora, Fern Tsao, y su hija Maureen, especialistas en hierbas chinas. Todas las hierbas chinas mencionadas en este libro, y otras muchas, se pueden encargar por correo a esta empresa; sus productos satisfacen todas las exigencias posibles de eficacia y calidad. Durante muchos años he enviado a mis clientas a Fern, con excelentes resultados.

Dong quai (*Angelica sinensis*, también llamado dang gui, tang kuei). Es la base de casi todas las fórmulas para la menopausia, y se puede tomar indefinidamente. Se encuentra en muchas herboristerías y tiendas de productos dietéticos. También se presenta en cápsulas, comprimidos y extractos, aunque yo evito los extractos en base de alcohol. Las dosis recomendadas en la mayoría de los preparados de dong quai sin receta son muy bajas para ser eficaces. No es probable que aumentar la dosis a cuatro o cinco pastillitas dos veces al día cause ningún problema, pero siempre es mejor hacerlo bajo la supervisión de un herbolario acreditado o un practicante de medicina china. Se puede comprar en Enzymatic Therapy (800-783-2286 o 920-469-1313; *www.enzy.com*). Los productos de Enzymatic Therapy también se encuentran en las tiendas de productos dietéticos.

Joyful Change. Recomiendo encarecidamente esta fórmula, que contiene dong quai, porque trata los síntomas menopáusicos en su raíz y reequilibra el cuerpo. La dosis recomendada es de tres comprimidos dos veces al día antes de las comidas. Se encuentra en Quality Life Herbs (207-842-4929; *www.qualitylifeherbs.com*).

Yun Nan Bai Yao (también llamado yunna pai yao). Esta fórmula acaba con o disminuye el sangrado menstrual excesivo, pero no hay que tomarla durante mucho tiempo, y no trata la causa del problema. De todos modos, es muy útil para regular temporalmente la excesiva pérdida de sangre, tan común en mujeres perimenopáusicas. La dosis recomendada es de 1 o 2 cápsulas cuatro veces al día. Se encuentra en Quality Life Herbs.

Xiao Yao Wan Plus (también llamado Soothing Flow). Este es un suplemento nutritivo que va bien para el síndrome premenstrual, los dolores menstruales y los síntomas perimenopáusicos. Contiene peonía, tónico femenino muy conocido. La dosis recomendada es de 4 o 5 comprimidos cuatro veces al día, comenzando dos semanas antes de la regla hasta el primer día incluido. Podría llevar hasta tres meses experimentar resultados óptimos. Se encuentra en Quality Life Herbs.

Capítulo 7. Plan de alimentación para la menopausia

Suplementos dietéticos

COENZIMA Q_{10}

Dosis recomendada: 10-100 mg diarios. **CoQuinone 30**, de USANA, contiene 30 mg de coenzima Q_{10} y 12,5 mg de ácido alfalipoico por cápsula. Se encuentra en USANA (999-950-9595 o 264-9863; *www.usana.com*). También recomiendo Pure Coenzyme Q_{10}, de Verified Quality, a la venta en Emerson Ecologics (800-654-4432 o 603-656-9778; *www.emersonecologics.com*).

Ácido docosahexaenoico (dha)/Ácido eicosapentaenoico (EPA)
Dosis recomendada: 100 a 400 mg al día. Mi primera opción para tomar este aceite en forma de suplemento es Neuromins, hecho de algas. Para más información sobre DHA contacta con el DHA Information Center (888-652-7246 o 410-740-0081; *www.dhadepot.com*).

OptOmega. Esta es una mezcla de aceites (prensados en frío y de productos de cultivo biológico) de semillas de lino, semillas de girasol, semillas de calabaza y aceite de oliva extra virgen, que contiene una mayor proporción de ácidos grasos omega-6 en relación a los omega-6, y apoya la salud cardiovascular, mejora la función inmunitaria, la agudeza mental y la salud de la piel. A la venta en USANA.

Neuromins, fabricado por Nature's Way, se compra en Emerson Ecologics.

Martek Biosciences Neuromins Products (888-OK-BRAIN o 410-740-0081; *www.dhadepot.com*). Esta empresa vende, a través de su página web, Neuromins en cápsulas de 100 y 200 mg, y también un producto de 100 mg para niños.

BiOmega-3 contiene DHA y EPA, de aceite de pescado de aguas frías. A la venta en USANA.

Suplementos de vitaminas y minerales
Mi primera opción para multivitamínico es **USANA Health Pak 100** o **USANA Essentials**, fabricado por USANA Health Sciences, Inc. (888-950-9595 o 905-264-9863; *www.usana.com*).

También me gusta Super Multi-Complex, fabricado por Verified Quality, suplemento completo de vitaminas, minerales y oligoelementos, que contiene 28 ingredientes nutritivos esenciales, entre otros cobre y betacaroteno natural. A la venta en Emerson Ecologics.

Proantocianidinas
Estos potentes antioxidantes se encuentran en las semillas de uva y la corteza de pino. Recomendaciones: comienza por 2 mg por kilo de peso corporal al día, dividido en tres dosis. Al cabo de dos semanas, reduce la dosis a 40-80 mg al día.

Proflavanol y **Proflavanol 90** está a la venta en USANA.

OPC Pine Gold y **OPC Grape Gold**, fabricado por Primary Source, se encuentran en Emerson Ecologics. En farmacias y tiendas de alimentos dietéticos se encuentran también muchas excelentes marcas de productos OPC.

Probióticos
Los suplementos probióticos aportan apoyo nutritivo gastrointestinal aumentando las bacterias intestinales naturales. El microecosistema intestinal contiene

normalmente hasta cuatrocientas cepas de bacterias. Desde el punto de vista de la salud intestinal, tiene lógica un producto que proporcione bacterias para múltiples «nichos» probióticos. Esta flora podría agotarse por numerosas causas, entre ellas la terapia con antibióticos, la mala dieta y la enfermedad. Los suplementos probióticos son útiles para problemas como flatulencias o hinchazón intestinal, y también se pueden tomar cuando se están tomando antibióticos, para prevenir la infección por hongos. Conviene tomar un probiótico siempre que se toman antibióticos, pero hay que tomarlos a diferentes horas, para que el antibiótico no mate las nuevas bacterias amigas. Acabado el tratamiento antibiótico, conviene continuar tomando el probiótico durante una semana. De esta manera hay muchas menos probabilidades de coger una infección por hongos o un trastorno gastrointestinal debido al antibiótico.

Recomiendo **PB 8 Probiotic,** fabricado por Nutrition Now; no contiene azúcar ni fructo-oligosacáridos ni requiere refrigeración para conservar su potencia, como muchos otros probióticos; se toma directamente de la botella. Se encuentra en las tiendas de productos dietéticos. **Gastro Flora,** fabricado por Nutricology, se encuentra en Emerson Ecologics.

Vitamina C

La vitamina C es esencial para muchos sistemas y procesos corporales, especialmente la salud inmunitaria y de la piel y la función cardiovascular.

Poly C, de USANA (888-950-9595 O 905-264-9863; *www.usana.com*), está compuesto por varios ascorbatos minerales y bioflavonoides como la rutina y la quercetina.

Pure Vitamin C Caps, de Nutricology, contiene 1.000 mg de vitamina C por cápsula. Se compra en Emerson Ecologics (800-654-4432 o 603-656-9778; *www.emersonecologics.com*).

Auxiliares de la digestión

Aceite de menta piperita con recubrimiento entérico

La mayoría de los estudios realizados lo han utilizado en una dosis de 0,2 ml dos veces al día, entre comidas.

Pepogest, fabricado por Nature's Way, se puede comprar en Emerson Ecologics (800-654-4432 o 603-656-9778; *www.emersonecologics.com*).

Peppermint Plus, fabricado por Enzymatic Therapy (800-783-2286 o 920-469-1313; *www.enzy.com*). Los productos de Enzymatic Therapy se encuentran en las tiendas de productos dietéticos.

Regaliz desglicirricinado

Hay que tener presente, por favor, que la actividad cortisoloide de esta hierba podría causar problemas a las personas propensas a la hipertensión. Si se toma raíz de regaliz, hay que controlar periódicamente la tensión arterial para asegurarse de que permanece estable.

Gaia Herbs Licorice Root A/F (también llamado **Licorice Root Glycerite**) producto sin alcohol, y **Wise Woman Herbals Licorice Root Solid Extract** se encuentran en Emerson Ecologics. La dosis recomendada para el extracto sólido es de 1/4 a 1/2 cucharadita dos a tres veces al día.

Licorice Root Capsules, fabricado por Nature's Way, da 450 mg de regaliz desglicirricinado, con una potencia natural garantizada de no más del 6,5 por ciento de glicirricina. La dosis recomendada es de 1 a 2 cápsulas tres veces al día, con agua, en las comidas. A la venta en Emerson Ecologics.

Otros apoyos digestivos

ea Cure, fabricado por Proper Nutrition, es una proteína de pescado concentrada que está adquiriendo cada vez más reconocimiento por sus beneficios nutricionales en una amplia gama de enfermedades. Está recomendado para disfunciones digestivas como la ileítis regional, el síndrome del colon irritable y la colitis ulcerosa. También es útil después de la quimioterapia como apoyo nutritivo y al sistema inmunitario. No contiene mercurio ni otros metales pesados. La dosis recomendada es de 3 cápsulas por la mañana y 3 por la tarde. También lo vende Emerson Ecologics.

Swedish Bitters. Este tónico, que es excelente para los trastornos gástricos, se vende en tiendas de productos dietéticos en forma líquida o en cápsulas. **Swedish Bitters Elixir,** de Gaia Herbs, se vende en Emerson Ecologics.

Apoyo para las articulaciones

Procosa II. Este suplemento de USANA (888-950-9595 o 905-264-9863; *www.usana.com*) contiene una mayor cantidad de sulfato de glucosamina y de cúrcuma (antiinflamatorios naturales, inhibidores de la cyclooxigenasa-2, o COX-2), combinación que no se encuentra en ningún otro producto para la salud de las articulaciones.

Capítulo 8. Creación de salud y poder pelvianos

Para información sobre la progesterona, véase recursos del capítulo 5.

Miomas

RECURSOS EDUCACIONALES
Fibroid Network *(www.fibroidnetwork.com).* La misión de Fibroid Network, con sede en el Reino Unido, es fomentar la educación, la información, los

servicios de asistencia y la investigación sobre los miomas. Tienen una base de datos con los estudios actuales sobre miomas, de hospitales, médicos y naturópatas que los tratan. La información online viene en inglés, francés, castellano, italiano, húngaro, japonés e hindi.

Fibroid Treatment Collective (866-362-6463 o 310-208-2442; *www.fibroids.com*). Formada por un grupo de médicos especialistas en miomas dedicados a curarlos con terapias mínimamente invasivas, esta organización de Los Ángeles realizó la primera embolización uterina para la reducción de miomas en Estados Unidos. En su página web ofrece muchísima información sobre los miomas y su tratamiento.

Cleveland Clinic's Menstrual and Fibroid Treatment Center (800-223-2273, ext. 46601, o 216-444-6601; *www.clevelandclinic.org/obgyn*). Este nuevo centro de la famosa Cleveland Clinic se creó con el fin de dar a las mujeres opciones mínimamente invasivas para tratar los problemas menstruales y alternativas a la histerectomía. El centro también ofrece a las pacientes el acceso a ensayos clínicos pioneros, oportunidades de investigación clínica y programas de educación.

Dolor menstrual

Bupleurum (Xiao Yao Wan, también llamado Hsiao Yao Wan). Xiao Yao Wan Plus es un suplemento nutritivo chino que va bien para el síndrome premenstrual, los dolores menstruales y los síntomas perimenopáusicos. La fórmula llamada **Soothing Flow**, de Quality Life Herbs (207-842-4929; *www.qualitylifeherbs.com*), también contiene peonía, conocido tónico femenino.

Menastil, cuyo ingrediente activo es el aceite de caléndula. El FDA y Homeopathic Pharmacopeia reconocen este aceite de caléndula en grado puro para el alivio temporal de los dolores menstruales, como producto homeopático de aplicación tópica, de venta sin receta. A la venta en Claire Ellen Products (508-366-6311; *www.menastil.com*).

COMPRESAS DE ACEITE DE RICINO
Empapar un paño de franela en aceite de ricino y aplicar directamente en la zona a tratar. Cubrir con un plástico y aplicar una botella o bolsa de agua caliente encima. Mantener aplicado entre 30 y 60 minutos, cinco veces a las semana, o según recomiende un médico. Después se limpia la piel con agua en que se ha diluido un poco de bicarbonato.

Cold-Pressed Castor Oil and Wool Flanel (aceite de ricino prensado en frío y paño de franela de lana) y **Disposable Castor Oil Pack** (compresa de aceite de ricino de usar y tirar) están a la venta en Emerson Ecologics.

Reglas excesivamente abundantes/Insuficiencia de hierro

Iron 27+. Hierro quelado de liberación gradual, sin efectos secundarios gastrointestinales. Se absorbe rápido y suele ser la única fuente de hierro que las mujeres toleran con facilidad. Se compra en Advanced Nutritional Research (ANR) (800-836-0644 o 716-699-2020).

Iron Drops. Fabricado por Levine Health Products, es una forma de hierro muy bioasimilable que no produce estreñimiento. La dosis recomendada es de 1,5 ml dos veces al día. Lo vende Emerson Ecologics.

Yun Nan Bai Yao. Esta combinación de hierbas es fabulosa para los problemas de sangrado menstrual excesivo sin producir coágulos ni interrumpir la circulación. Se compra en Quality Life Herbs.

Preparación para intervención quirúrgica

Observación: No tomar vitamina E desde dos semanas antes de la operación hasta una semana después. Podría favorecer una hemorragia.

Successful Surgery. Visualización guiada realizada por Belleruth Naparsteck, a la venta en Health Journeys (800-800-8661 o 330-633-3831; *www.healthjourneys.com*). Dos casetes ideados para ayudar a la oyente a imaginarse una buena experiencia quirúrgica, rodeada de protección y apoyo, y la total colaboración de su cuerpo, haciendo más lenta la circulación y activando su capacidad de reparación. La cara B contiene afirmaciones. El casete 2 contiene música continuada para llevar al quirófano (la misma música de fondo para la visualización del casete 1). Este fue el programa que se estudió con tanto éxito en la Cleveland Clinic, en Kaiser Permanente, y en la Universidad de California, en el Davis Medical Center.

Prepare for Surgery, Heal Faster. Libro y casete para relajación y curación, por Peggy Huddleton (800-726-4173 o 303-487-4440; *www.healfaster.com*); se pueden comprar los dos o por separado. A mí me fue muy beneficioso su libro en mi recuperación de la operación. Esta obra de Peggy Huddleton ha ayudado a miles de otras personas también.

Problemas urológicos

La **crema vaginal de estriol** se compra con receta en cualquier farmacia especializada en fórmulas que emplee hormonas bioidénticas. Si tu médico no conoce ninguna, pídele que llame a una farmacia en que los farmacéuticos estén especializados en terapia hormonal individualizada. La concentración normal de la crema es de 0,5 mg/g.

Probióticos. Para tratar infecciones vaginales fúngicas recurrentes, recomiendo **PB 8 Probiotic,** de Nutrition Now, y **Gastro Flora,** fabricado por Nutricology. (Para más información, véanse los recursos del capítulo 7.)

PROLAPSO UTERINO
Para encontrar un médico que realice reposición o suspensión del útero puedes contactar con Inlet Medical, Inc. (800-969-0269 o 952-942-5034; *www.inletmedical.org*).

PESAS VAGINALES/PESARIOS
FemTone Weights y **Pesas vaginales FPI** (entrenador femenino personal). Ambas se pueden adquirir en As We Change (800-203-5585 o 619-213-2200; *www.aswechange.com*).

RECURSOS EDUCATIVOS
National Association for Continence (antes llamada Help for Incontinent People) (800-252-3337 o 843-377 0900; *www.nafc.org*).

National Institute on Aging, NIA Information Center (800-222-2225 o 301-496-1752; *www.nih.gov/nia*).

National Kidney and Urologic Diseases Information Clearinghouse (800-891-5390; *www.niddk.nih.gov*).

Capítulo 9. Sexualidad y menopausia

Lubricantes vaginales

Crème de la Femme. Este lubricante no hormonal sólo contiene sustancias vegetales puras. No contiene irritantes tintes con alcohol ni glicerina (azúcares), por lo que no entraña riesgo para las diabéticas. Se obtiene a través de *www.drnorthrup.com*.

Para información sobre laboratorios para análisis hormonales, véase recursos para el capítulo 4.

Capítulo 10. Nutrición del cerebro

La información sobre el feng shui la encontrarás en los recursos para el capítulo 3, y sobre hierbas, en los recursos para el capítulo 6.

Insomnio

Melatonina. La melatonina regula los ciclos sueño/vigilia, por lo tanto tomarla en suplemento va bien para que el cuerpo se ajuste a los diferentes husos horarios. La dosis habitual es de 1 a 3 mg. Recomiendo **Time Release Melatonin**, de Nutricology, a la venta en Emerson Ecologics, (800-654-4432 o 603-656-9778; *www.emersonecologics.com*).

Valeriana *(Valeriana officinalis)*. Valerian Root de Nature's Way está a la venta en Emerson Ecologics. La dosis recomendada (del producto estandarizado al 0,8 por ciento de ácido valeriánico) es de 150 a 300 mg a la hora de acostarse.

Extractos **Babuna** y **Amantilla** de NutraMedix (800-730-3130 o 561-745-2917; *www.nutramedix.net*). NutraMedix se especializa en la elaboración de productos vegetales con materia prima peruana. El proceso de extracción especialmente ideado produce extractos de hierbas completas, de amplio espectro, muy bioasimilables que dan excelentes resultados

Dolores de cabeza y migrañas menstruales

Véase recursos para el capítulo 6.

Trastorno afectivo estacional/Fototerapia o terapia de luz

La fototerapia suele ir bien a las mujeres que sufren del trastorno afectivo estacional. La luz de espectro completo también alivia el síndrome premenstrual, los síntomas perimenopáusicos y los trastornos ovulatorios y del ciclo menstrual. También aumenta el nivel de serotonina.

Light for Health (800-468-1104 o 303-823-0274; *www.lightforhealth.com*. Esta empresa fabrica luces de espectro completo en forma de caja de luz, tubos fluorescentes y fluorescentes compactos. Las lámparas Indoor Sunshine, hechas con una mezcla de fósforos de la mejor calidad, producen una luz que tiene los beneficios del rojo, naranja, verde, azul, violeta e incluso trazas de ultravioletas A y B equilibrados para emitir una luz similar a la natural del sol. Las lámparas BlueStar de esta empresa funcionan más rápido, con lo que la persona aumenta su nivel de serotonica entre quince y veinte minutos.

Las bombillas **Chromalux**, aunque no son de espectro completo, son muy superiores a las bombillas normales porque tienen corregido el color. Se venden en tiendas de productos naturales y a través de Internet.

Suplementos para el cerebro

5-HTP. Precursora de la serotonina, esta neurohormona es necesaria para la producción de melatonina y la regulación del apetito y del estado de ánimo. Este es un producto natural extraído de las semillas de *Griffonia simplicifolia*, a diferencia del triptófano en suplemento, que se produce sintéticamente o por fermentación bacteriana. La dosis recomendada es de 100 a 200 mg tres veces al día. Fabricado por Nature's Way, con recubrimiento entérico, está a la venta en Emerson Ecologics (800-654-4432 o 603-656-9778; *www.emersonecologics.com*), en Web Vitamins (800-919-9122 o 860-627-6627; *www.webvitamins.com*) y en Solgar Vitamins & Herbs Co. (877-765-4274 o 201-944-2311; *www.solgar.com*).

Chai Hu Long Gu Mu Li Wang. Según la medicina china tradicional, la mayoría de los problemas menopáusicos se deben a una deficiencia yin del hígado y los riñones, de modo que reforzando la energía de estos órganos se eliminan los desequilibrios. Esta combinación hace circular el chi del hígado y calma el espíritu. Es útil para la inestabilidad emocional, los estallidos de ira y la sensación de frustración. También es beneficioso para el insomnio. Se puede tomar indefinidamente, y en China su uso está muy extendido en la población en general, no sólo entre las mujeres menopáusicas. Se puede adquirir en Quality Life Herbs (207-842-4929; *www.qualitylifeherbs.com*).

DHA (ácido docosahexaenoico). Información en los recursos del capítulo 7.

Ginkgo biloba. Su uso está muy extendido para mejorar la memoria y la concentración y para tratar el estrechamiento de la arteria periférica. Recomiendo **Ginkgo-PS** de USANA (888-950-9595 o 905-264-9863; *www.usana.com*) y el ginkgo de Nature's Way, a la venta en tiendas de alimentos dietéticos o bien en Emerson Ecologics (800-654-4432 o 603-656-9778; *www.emersonecologics.com*). La dosis recomendada es de 40 mg tres veces al día.

Hipérico o hierba de San Juan (0,3 % de hipericina). Más de veinte estudios clínicos con el método de doble ciego han demostrado que el hipérico es tan eficaz como los antidepresivos estándar en el alivio de los síntomas de la depresión, pero es mucho mejor tolerado y tiene menos efectos secundarios. Sus ingrediente activos son la hipericina y la hiperforina, que aumentan el nivel de los neurotransmisores que mantienen normales el estado de ánimo y la estabilidad emocional. **Hi Potency St.-John's-Wort**, de Verify Quality, está estandarizado a un 3 por ciento de hipericina y un 3 por ciento de hiperforina. Se encuentra en las tiendas de alimentos dietéticos y en Emerson Ecologics. La dosis es de 300 mg tres veces al día, o según las intrucciones.

Inositol. Muchos estudios indican una dosis terapéutica de 12 g al día; es mejor tomarlo con comida. Recomiendo Inositol Powder, fabricado por Verified Quality; es una sustancia algo dulce que se disuelve en agua al instante. A la venta en Emerson Ecologics.

Pregnenolona. Es precursora de la DHEA (deshidroepiandrosterona). La dosis inicial recomendada es de 10-50 mg diarios, pero se ha tomado sin riesgos en dosis de hasta 100-200 mg al día; comienza con una dosis baja y ve aumentándola paulatinamente si es necesario. La pregnenolona de Douglas Laboratories (tabletas sublinguales de 5 mg) está a la venta en Emerson Ecologics.

Proantocianidinas. Información en los recursos del capítulo 7.

SAM-e (S-adenosil-L-metionina) está indicado para el estado anímico y el bienestar emocional, como también para la salud de las articulaciones, la movilidad y la comodidad. También estimula la actividad antioxidante y apoya la función inmunitaria. La dosis óptima para la mayoría de las personas y trastornos es de 800 a 1.600 mg al día. Es fundamental una dosis apropiada para obtener resultados óptimos. Lo fabrica Nutricology, y se encuentra en tiendas de alimentos dietéticos, farmacias y Emerson Ecologics.

Suplementos de aceite de pescado sin mercurio

Alaskan Sockeye Salmon Oil de Vital Choice (800-608-4825 o 360-293-9525; *www.vitalchoice.com*). El salmón salvaje es preferible al de criadero porque es mucho más sano y sin riesgos. Vital Choice es un proveedor particularmente bueno de salmón salvaje y de su aceite (una perla de 1.000 mg proporciona un total de 260 mg de ácidos grasos omega-6, entre ellos 150 mg de DHA y EPA).

Bi-Omega-3 contiene DHA (ácido docosahexaenoico) y EPA (ácido eicosapentaenoico) extraídos de aceite de pescado de agua fría. Se compra en USANA.

Capítulo 11. De botón de rosa a escaramujo

Cuidado externo de la piel

Sensé. USANA Health Sciences, Inc. (888-950-9595 o 905-264-9863; *www.usana.com*). Esta línea completa de productos contiene una amplia variedad de antioxidantes muy eficaces, entre otros coenzima Q_{10}, Proflavenol-T (potente antioxidante cianidínico), una vitamina C liposoluble llamada Proteo C (que estimula la producción de colágeno) y vitamina A, en un sistema de liposomas para el paso de estos antioxidantes a las células de la piel. Están preparados de modo que no causen irritación, ni siquiera en pieles sensibles. La línea Sensé contiene aceites vegetales (de caléndula, piel de naranja y ginseng), y formas liposolubles de proantocianidinas oligoméricas y prolina, las cuales, según se ha comprobado, favorecen el engrosamiento de la capa de colágeno. Además, contienen nitrato bórico, que da a la piel un brillo sano. Los ácidos málico, láctico y glicólico dan también propiedades exfoliadoras al suero de belleza. En pruebas clínicas con Sensé se ha comprobado que aumenta considerablemente la humedad de la piel y disminuye las arrugas finas. Esta línea de productos es también la única autopreservadora de la piel que hay en el mercado. No contienen conservantes parabenos ni de otro tipo. He visto resultados muy impresionantes. Para probar los productos, pide un paquete llamado Prelude.

Trienelle. Aspen Benefits Group (800-539-5195 o 208-292-2400; *www.trienelle.com*). Los productos Trienelle son ricos en el complejo vitamínico E, en especial tocotrienoles, y una amplia variedad de antioxidantes específicos para la piel, como la coenzima Q_{10}, el ácido alfahidroxilo, las proantocianidinas y un ingrediente de sostén para el colágeno llamado pentapéptidos microcolágenos; contienen además ácidos de frutas y extracto de manzana verde. Todos los ingredientes están en cantidades clínicamente eficaces. La crema para el día contiene un protector solar de muy alta calidad, y no es irritante, lo que la hace para el uso diario. A mí me ha impresionado mucho esta línea. Entre otros excelentes productos están **Daily Renewal Crème, Nightly Restoration Formula, Eye Reviving Gel** y **Acné Treatment Kit.**

Cuidado interno de los cabellos y la piel

USANA Health Pak 100 o **USANA Essentials.**

Shou Wu Pian, suplemento herbolario chino para el crecimiento del cabello. Se compra en Quality Life Herbs (207-842-4929; *www.qualitylifeherbs.com*). Recomendado tanto para hombres como para mujeres.

Cirugía

Información sobre preparación para la intervención quirúrgica, en recursos del capítulo 8

Capítulo 12. Erguidas toda la vida

Análisis de orina para determinar la densidad ósea

Bone Resorption Assessment, de Genova Diagnostics (800-522-4762 o 828-253-0621; *www.gsdl.com*) determina la velocidad a que se excretan los productos de la destrucción de hueso y, por lo tanto, se pierde masa ósea; requiere receta.

Osteomark se vende directamente a los médicos y se consigue en sus consultas.

Suplementos para la salud ósea

SUPLEMENTOS DE CALCIO/MAGNESIO

Calcium Complex, de Nature's Way, ofrece calcio y magnesio en proporción 1:1 y también contiene boro y vitamina K. La dosis recomendada es de 3 cápsulas tres veces al día. A la venta en Emerson Ecologics (800-654-4432 o 603-656-9778; *www.emersonecologics.com*).

Active Calcium y **Active Calcium Chewables (Body Rox),** de USANA (888-950-9595 o 905-264-9863; *www.usana.com*) contienen citrato y carbonato de calcio, citrato de magnesio, aminoácido quelado y óxido, vitamina D3, citrato de boro y silicio.

HIERBAS PARA INFUSIONES

Los siguientes proveedores ofrecen hierbas de cultivo biológico:

Avena Botanicals (866-282-8362 o 207-594-0694; *www.avenabotanicals.com*. Las hierbas vienen en paquetes de de 100 gramos.

Blessed Herbs (800-489-4372; *www. blessedherbs.com*). Venta de hierbas a granel.

VITAMINA D

Tomar vitamina D en suplemento es importante para las mujeres pasan poco tiempo al aire libre o para aquellas cuya dieta no contiene cantidad suficiente de esta vitamina.

La **vitamina D** de Verified Quality contiene 400 IU de vitamina D3 por cápsula. A la venta en Emerson Ecologics.

El **aceite de hígado de bacalao** contiene vitaminas A y D, EPA (ácido eicosapentaenoico) y DHA (ácido docosahexaenoico). Entre sus beneficios cardiovasculares están bajar la tensión arterial, disminuir el nivel de triglicéridos y reducir el riesgo de angina de pecho. **Norwegian Cod Liver Oil** proporciona 1.250 IU de vitamina A, 13 IU de vitamina D, 33-41 mg de EPA y 34-42 mg de DHA por cápsula. A la venta en Emerson Ecologics.

OTROS SUPLEMENTOS DE APOYO MUSCULO-ESQUELÉTICO

Procosa II. Este producto de USANA contiene 500 mg de sulfato de glucosamina y 125 mg de extracto de cúrcuma por comprimido, además de vitamina C y manganeso. La dosis habitual es de 2 comprimidos diarios.

Joint Synergy Plus, de Metabolic Response Modifiers, es un producto que combina, entre otros factores, 250 mg de glucosamina por cápsula, con condroitina, manganeso colágeno, bromelaína, metil sulfonil metano, ginseng, sauce blanco y cúrcuma. La dosis habitual es de 4 comprimidos al día. A la venta en Emerson Ecologics.

Osteoking es una combinación de seis hierbas ciento por ciento natural, tomada de la medicina china tradicional, ideada para la salud óptima de los huesos. Se presenta en forma líquida. A la venta en Nature's Healing Solutions (800-550-9285; *www.osteoking.com*).

También recomiendo los extractos **Turmeric** (cúrcuma), **Ginger** (jengibre) y **Green Tea** (té verde) de Nature's Way, a la venta en Emerson Ecologics.

Proantocianidinas. Véase recursos para el capítulo 7.

Ejercicio para fortalecerse

Strong Women Stay Young. Programa en vídeo y libros de Miriam Nelson (800-203-5585 o 619-213-2200; *www.strongwomen.com*).

Pilates. Para informarte acerca de instructores o el programa de ejercicios en tu zona, o para obtener el material del método, visita su website: *www.pilates-studio.com*.

The Firm (800-613-0414; *www.firmdirect.com*). Programas en vídeo de ejercicios aeróbicos con pesas. He hecho estos ejercicios con pesas durante casi diez años y los considero los más eficaces que existen en vídeo.

Capítulo 13. Salud de los pechos

En los recursos del capítulo 8 hay información sobre dónde obtener material para las compresas de aceite de ricino.

Información sobre el cáncer de mama y su tratamiento

J. Voell y C. Chatfield, *The Cancer Report: The Latest Research in Psychoneuroimmunology (How Thousands Are Achieving Permanent Recoveries)*, Change Your World Press, Naples (Florida), 2005. (Para más información sobre este estudio de investigación visita *www.cancer-report.com*).

National Cancer Institute Cancer Information Service (1-800-4-CANCER; *www.cancer.gov*). Llama a este número para pedir información sobre asesoramiento genético y servicios de análisis en centros del cáncer respaldados por el instituto.

Sanoviv Medical Institute (800-726-6848 o 801-954-7600; *www.sanoviv.com*). Este establecimiento médico en la Costa Baja de México (a una hora más o menos de San Diego) combina las medicinas tradicional y complementaria para tratar a toda la persona, la salud física, mental y espiritual. Ofrece de todo, desde intervenciones quirúrgicas a balneario. También trata a pacientes de enfermedades inducidas por el sistema inmunitario, entre otros de lupus, esclerosis múltiple, diabetes, cansancio crónico, y enfermedades degenerativas como las de Parkinson y de Alzheimer.

La doctora Dixie Mills *(www.drdixiemills.com)*, especialista en salud de los pechos, ofrece excelente información sobre el tema en su página web, incluido su autoexamen guiado en CD (con música) *Honoring Our Breast.*

Linfedema

National Lymphedema Network (800-541-3459 o 510-202-3200; *www.lymphnet.org*). Organización no lucrativa de información y red de contactos, reconocida internacionalmente, para asistir a pacientes de linfedema, ya sea primario (congénito, con el que se nace) o secundario (el que se contrae después de una operación o herida, especialmente una mastectomía con extirpación de ganglios linfáticos). Ofrece recomendaciones y cursos educativos para profesionales de la salud y pacientes, publica una hoja informativa trimestral muy útil, organiza una conferencia nacional bienal, y tiene una extensa base de datos por ordenador.

Suplementos para la salud de las mamas

Coenzima Q_{10}. Véanse los recursos del capítulo 7.

Semillas de lino. Véanse los recursos del capítulo 6.

Revival Soy. Véanse los recursos del capítulo 6.

Capítulo 14. Vivir de corazón, con pasión y alegría

Depresión

Información en los recursos del capítulo 10.

Perdón

Información en los recursos del capítulo 2.

Magnesio transdérmico

Biogenics Magnesium Lotion (888-242-6105 o 417-267-2900; *www.norm-shealy.com*). El magnesio que contiene este producto ideado por el doctor Shealy, pionero en el campo de la salud holística, se absorbe bien por la piel. El doctor Shealy es el fundador de The Shealy Institute, el primer establecimiento para el control del dolor y el estrés en Estados Unidos.

Suplementos para la salud del corazón

Muchos de los suplementos dietéticos recomendados para la salud del corazón están explicados con detalle en los recursos del capítulo 7.

Aceite de hígado de bacalao. Véase la información en recursos del capítulo 12.

Ajo. Garlic EC, de USANA (888-950-9595 o 905-264-9863; *www.usana.com*), contiene 650 mg de ajo en polvo por comprimido, estandarizado para que de 6.000 µg de alicina. **Garlicin,** de Nature's Way, contiene por lo menos 300 mg de ajo secado de alta potencia, que da un mínimo de 2.500 µg de alicina por comprimido; está a la venta en Emerson Ecologics (800-654-4432 o 603-656-9778; *www.emersonecologics.com*).

Espino blanco *(Crataegus oxycantha)*. Se encuentra en las tiendas de productos dietéticos en forma de bayas para infusión; también se vende en comprimidos. Si prefieres tomarlo en comprimido, busca un extracto estandarizado, que contenga un 10 por ciento de proantocianidinas o un 1,8 por ciento de vitexina-4''-ramnosido. La dosis es de 100-250 mg tres veces al día. **Heart-Care,** de Nature's Way, lo distribuye Emerson Ecologics. Otro proveedor fiable de espino blanco es Enzymatic Therapy (800-783-2286 o 920-469-1313; *www.enzy.com*).

Proantocianidinas. Véanse los recursos del capítulo 7.

Vitamina C. Véanse los recursos del capítulo 7.

Vitamina E. Esta vitamina consta de varios elementos, entre ellos alfa, beta, delta y gamma tocoferoes y alfa, delta y gamma tocotrienoles. **E-Prime,** de USANA (888-950-9595 o 905-264-9863; *www.usana.com*) proporciona un espectro completo de tocoferoles y tocotrienoles, de fuentes naturales. **Care Diem,** de Aspen Benefits Group, contiene 100 mg de Nutriene, complejo natural de tocotrienol/tocoferol al 30 por ciento extraído de aceite de salvado de arroz, y está a la venta en Emerson Ecologics.

Otros éxitos de Christiane Northrup
publicados por Ediciones Urano

CUERPO DE MUJER, SABIDURÍA DE MUJER
Próximamente edición revisada y actualizada

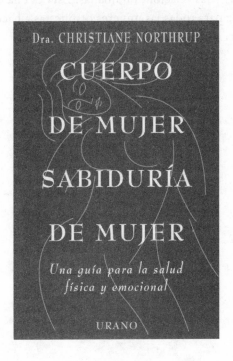

«Christiane Northrup nos ofrece la información necesaria para que conozcamos nuestro cuerpo y la forma de mantenernos sanas. Recomiendo este libro extraordinario.» —Louise L. Hay

«Recomiendo *Cuerpo de mujer, sabiduría de mujer* a todas las mujeres, y a todos los hombres que deseen entender y fortalecer a las mujeres de su vida.» —Dr. Deepak Chopra

Sin salud emocional, no hay salud física. Bajo estas premisas, la doctora Northrup nos habla en esta guía de la anatomía femenina y de las funciones naturales del cuerpo; de los problemas de salud más comunes, de cómo prevenirlos y de cómo sanar y mantenerse sana; de los criterios a tener en cuenta para elegir el tratamiento adecuado: desde la cirugía a la acupuntura.

Christiane Northrup aporta una visión revolucionaria de la salud como un todo del que no se pueden separar los sentimientos, las convicciones íntimas y las relaciones humanas. Esta es una obra de referencia indispensable para todas las mujeres dispuestas a hacerse cargo de su propio bienestar.

LOS PLACERES SECRETOS DE LA MENOPAUSIA
Ahora empieza el mejor momento de tu vida

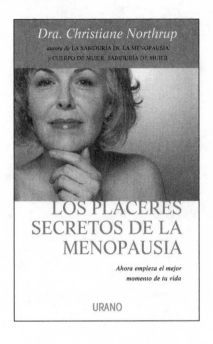

En esta época de la vida, dice la autora, la intuición se desarrolla, la creatividad adquiere un nuevo impulso. Sueños y sentimientos olvidados retornan con pasión renovada. Es el momento de dejar que aflore la verdadera esencia femenina. ¿Cómo? Cultivando el placer en todas sus formas. La doctora Northrup se apoya en hechos científicos para mostrar la relación del goce con una molécula, el óxido nítrico, equivalente físico de la energía vital. Auténtica «fuente de la juventud eterna», el óxido nítrico, al fluir en el organismo, aporta energía, dicha y salud. *Los placeres secretos de la menopausia* constituye el primer programa para hacer que esta molécula milagrosa inunde el cuerpo a diario y convertir la segunda etapa de la vida femenina en un auténtico renacer físico, espiritual y también sexual.

MADRES E HIJAS
Creando un legado de salud física y emocional

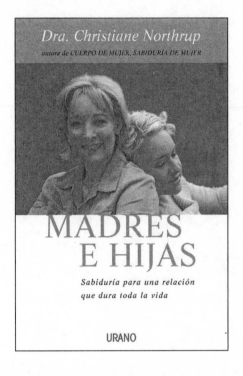

La maternidad puede ser la experiencia más rica y sanadora de la vida, si se cuenta con la guía de la doctora Christiane Northrup. Una de las autoras más apreciadas por las mujeres les enseña cómo asegurarse, para ellas y sus hijas, un futuro feliz y saludable. Para ello, deben reconocer cómo la historia de su madre ha influido y sigue influyendo en su estado de ánimo, creencias y modo de vida. Gracias a las explicaciones de la autora, así como a inspiradores testimonios, las mujeres descubrirán cómo reparar las deficiencias que han padecido durante su desarrollo y podrán mejorar la relación con su madre y consigo mismas. Al mismo tiempo, aprenderán a proporcionar a su hija los cuidados y el amor que toda mujer merece. Una obra maravillosa, que abarca tanto la salud física como la anímica y la espiritual, y que puede cambiar la vida no sólo de las mujeres de hoy sino también de las generaciones venideras.